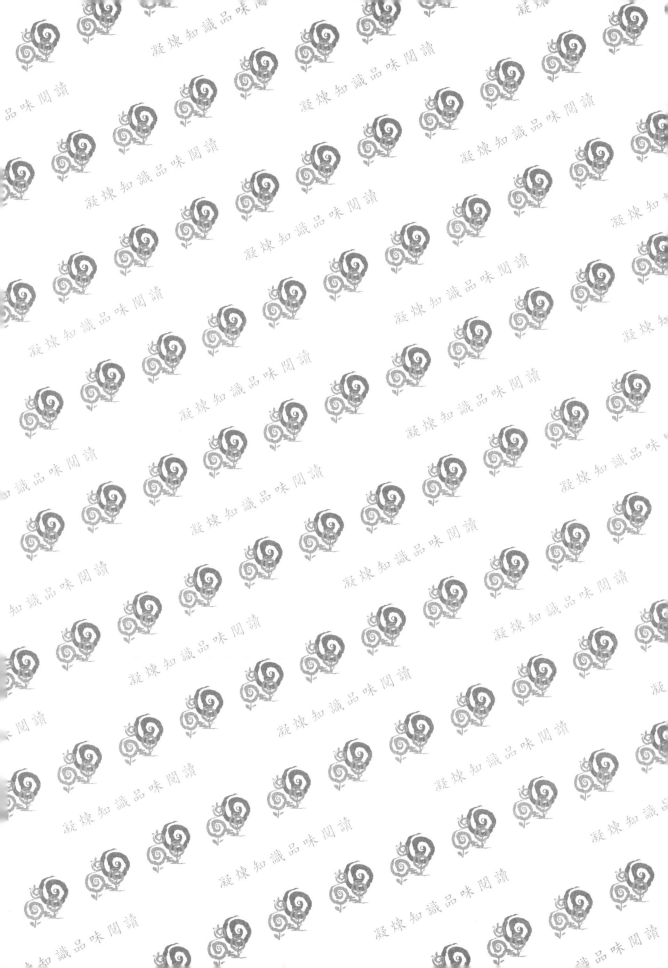

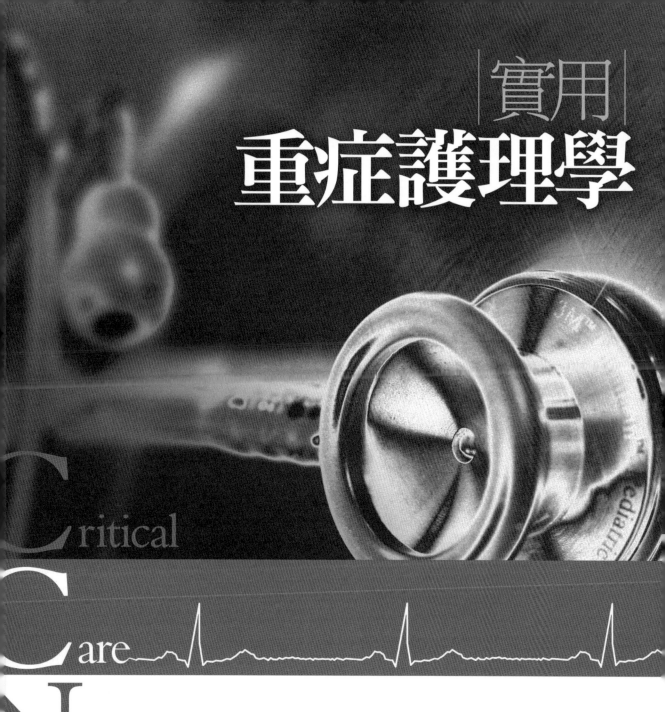

實用

重症護理學

Critical

Care

Nursing

五南圖書出版公司 印行

推薦序

　　重症護理是以全天候 24 小時提供精湛的照顧，使病人得有活命機會的護理任務，在重症加護工作的護理同仁必須具備豐富的學識、熟練的技術、敏捷的反應，以及不斷學習的心、不計較的包容力與不退縮的堅毅力，更重要的是要有與同仁同舟共濟的團隊精神、分享知識經驗的豁然大度，以及相互體諒支持的同胞情懷。因此，能在重症加護工作具有相當年資的護理同仁，必定具備這樣的特質，張美玉與劉慧玲便是具有這樣特質的人，而這本書的著作便是在她們願與人分享重症加護護理知識的願力下，以忙碌於工作與家庭之餘，一字一句刻畫完成的，身為其老長官與指導教授，欣慰感嘆之餘，樂於為之作序。

　　張美玉與劉慧玲都是我臺北榮民總醫院時的舊屬，也是我從事研究所教學時碩士論文的指導學生。十幾年來，看著她們在加護單位作病人護理的表現，看著她們赴南非受加護護理訓練後載譽返院，看著她們在臨床任小組長作同仁教學與護理監督的認真，看著她們在職進修碩士的勤學向上，看著她們學成返回臨床後的更加投入，如今看著她們將十多年臨床所得寫成這本書，以臨床角度陳述學理、以學術角度講解臨床，心目中浮現的是 Benner 在其大作中《From Novie to Exper》中活生生角色的實現。護理的教科書能由像這樣學術與臨床俱足的人來寫，對護理後進的教導與提攜將有更大的貢獻。

　　在臨床護理界應該還有不少像張美玉與劉慧玲這樣的工作經驗，足以教導與提攜後進的護理同仁存在，希望本書的出版能引發更多臨床護理同仁分享護理知識技術的願力，以臨床的角度寫更多的教科書，這樣我們的護理後輩將會更有基礎能突飛猛進，使我們的護理事業更蓬勃發展。

邱艷芬　謹識於
臺大護理學系所
中華民國重症加護護理委員會
2000 年 7 月 14 日

作者序

　　重症醫療照護隨著科技的進步在硬軟體的設施有改變，加上新型冠狀病毒肺炎（COVID-19）疫情的全面來襲，加速醫療照模式的改變，如加護病房空間規劃要能因應重症病人數激增的照護需求、推動智慧遠距照護、臨床護理師的工作負荷、重症病人的呼吸照護策略及血液動力學監測與時俱進更新，是此次再版修訂的內容之一。

　　實用重症護理學內容依總論、循環、氧合、神經、代謝及其他等六大單元來撰寫共有 54 章，包括重症病人血液動力學監測指引、新冠病毒肺炎成人病人的氧合與通氣的照護指引等重要主題。

　　醫學知識浩瀚無垠、醫療科技進步神速，作者仍需永不停止學習、與時俱進更新本書內容，提供臨床護理人員的專業知能的參考。本書內容有疏漏不妥之處，尚祈各界先進不吝指正。

　　本書能順利出版，在此感謝五南圖書公司之編輯群之校稿與編排。

張美玉

劉慧玲　謹識

2023 年 07 月 31 日

目　錄

第二篇　循　環

第十八章 | **重症單位心電圖監測** ⋯⋯⋯⋯⋯⋯⋯ *193*

第十九章 | **置有主動脈內氣球幫浦病人之護理** ⋯⋯⋯⋯ *211*

第三篇 氧 合

第三十六章 | 成人呼吸窘迫症候群病人之護理 *415*

第三十七章 | 成功脫離機械式換氣 *427*

第五篇　代　謝

第一篇

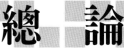

總　論

第一章　重症護理概論

學習目標

——研讀本章內容後，學習者應能達成下列目標：

1. 了解重症醫療與護理目標。
2. 了解重症單位組成要素。
3. 了解重症醫護照顧模式。
4. 了解重症護理人員角色功能。
5. 了解重症照護之全球性重要議題。

前言

一、重症護理之發展簡史

　　重症單位（ICU）的發展已超過 70 年。早在 1940～1950 年代，加護病房的設立因小兒麻痺大流行及天然災害或戰爭等帶來大量的傷患，迫切需要一群專業人員緊急且不眠不休的照顧。由於固定場所並集合一群醫護人員共同照顧重症病人有助於降低死亡率，於是重症單位就由早期南丁格爾時代（1860 年代）之護理站旁邊的小房間，演進為手術恢復室（1923 年），再逐漸發展成為現今重症單位的模式。1960 年代以後各種性質的加護單位陸續出現。

　　1963 年 Dr. Meltzer 及 Pinno 正式成立現代化的冠狀動脈加護中心提供心肌梗塞病人之加強照護，大幅降低死亡率。1972 年美國心臟護理協會正式更名為重症護理學會（American Association of Critical Care Nurses），隔年出版期刊雜誌 Heart and Lung 及推行資格考試制度，奠定了美國重症護理發展的基礎。重症護理的照護，目前則強調無論在何處提供重症病人的護理皆稱為重症護理，為因應時代環境的變遷甚而進一步發展重症病人之居家護理。

　　我國重症護理的發展較晚，民國 64 年在臺北榮總成立第一個現代化的加護中心並舉辦第一屆加護護理訓練班。當時正逢開心手術之發展藉由第一臺心律不整中央監護系統及呼吸器的使用，適時提供心臟手術病人較為精密及有效率的照護，但也同時讓重症護理人員倍覺壓力，除了照顧病人之外，仍需要熟悉運用現代化的儀器設備，這是護理人員前所未有的經驗。全民健保之後，由於加護給付較高，各醫院的加護中心也成倍數的發展，從事加護工作的護理人員也急劇的增加，中華民國護理學會遂於民國 83 年成立急症加護護理委員會，出版《急症加護護理技術標準》及《急症加護護理能力鑑定考題庫》，並於民國 85 年順利完成第一屆全國急症加護人員鑑定考試。急重症護理學會於民國 91 年 2 月 27 日正式成立，學會宗旨是發展急重症護理專業，促進急重症護理學術研究，提高急重症護理水準及加強國際護理組織之聯繫。此外，衛生署於民國 85 年開始積極推動加護評鑑制度，透過評鑑委員與臨床加護護理人員之互動，也逐漸提升了各醫院加護護理的品質。

二、重症醫療與護理目標

㈠重症醫療照顧的目標

　　1.回復病人的獨立功能狀態，以改善生活品質。

　　2.為嚴格達成生理目標，如穩定血液動力學，例如：使用血管收縮藥來維持適當

的血壓或因呼吸衰竭使用呼吸器來改善氧合狀態。

　　3.為某一時期延長生命或延緩死亡。

　　4.幫助瀕死病人祥和及尊嚴的死亡。

重症醫療照顧目的是救治那些可救治的病人，對於瀕死病人則讓其保有尊嚴的死亡。

(二)重症護理的目標

提供個別性護理措施，促使病人存活並能達到最佳的生理、心理、情緒及社會功能狀態。因此重症護理人員在疾病癒合過程就像催化劑（catalyst）一樣，提供明智的決策並採取行動，以協助病人及其家屬善用支持系統或資源，以增強個體環境的互動能力。

三、重症單位組成要素

(一)病人

重症單位的病人依其疾病種類及嚴重度可分為三類：

　　1.需要監測及觀察的病人（monitoring/observation）：這類病人其生理狀況穩定，但有高危險性合併症。例如：肝或脾撕裂傷、大血管重建。監測項目，包括：生命徵象、侵入性血液動力學監測、輸出入量監測、傷口換藥、口腔護理、擦澡、皮膚照護等。

　　2.廣泛性的護理需求（extensive nursing requirements）：這類病人生理穩定，病況不是很嚴重但也不是很好，須耗費護理時數去照顧。護理活動，包括：感染控制、病人安全、肌肉及關節活動、病人身體清潔、皮膚照顧等項目。病人群包括器官功能障礙、敗血症、營養狀態差等。這類病人在重症單位中占多數。

　　3.需持續的醫師照顧（constant physician care）：這類病人為多器官創傷呈現生理狀況極度不穩、成人呼吸窘迫症（ARDS）、肝臟移植等，因血液動力學不穩定，需每小時監測生命徵象及血液動力學，對於複雜的狀況可以有系統的分析並做成適當的決策，以提供護理措施。

(二)高科技及昂貴的硬軟體設備

為了能提供高品質及完善的醫護照顧，並提供醫護人員的安全環境，重症單位的硬體設備，包括：獨立的空調、隔離室、會議室、汙衣間、家屬休息室、醫師休息室、浴廁設備、空調設備、電動病床、病床旁監視器（提供動脈壓、中央靜脈壓、肺動脈壓、心電圖、呼吸型態、血氧飽和度 SPO_2 之監測）、呼吸器、輸液幫浦、床上磅秤、心電圖機、急救設備、電擊器等。

㈢具有專業知識及經驗的合格醫護人員

重症單位的護理人員均須接受加護護理訓練與成人高級心肺救命術（ACLS）及相關專業訓練。每年參與該科之在職教育課程，以提升重症護理知識及技術。

四、重症醫護照顧模式

多科際合作式之照顧模式（Multidisciplinary Collaborative Care Models）是現今重症醫護照顧模式。其意義是指醫師、護理人員及相關醫療人員使用共用的知識庫，秉持著相同的照顧理念，成員間相互敬重，促進彼此間良性互動，以提升病人的照顧品質。

㈠多科際合作照顧模式之組員

1.醫師：包括住院醫師、總醫師、主治醫師、主任，其職責分述如下：

⑴住院醫師：輪調於加護單位之間，須學習重症病人之基本照顧技巧、負責蒐集資料；整合資料作為醫療處置計畫之指引。

⑵總醫師：負責教學查房（teaching rounds），而晨間科際查房（morning rounds）是教學查房之一，亦是獲得知識、溝通以便計畫當天病人治療目標最重要的活動。參與的成員，包括：醫師、主治醫師、護理長、護理人員、呼吸科治療醫師、藥師、營養師等人。進行方式由總醫師簡報：①病人的姓名、年齡；②解釋病人轉入 ICU 的原因；③病情發展；④目前的問題及醫療處置。經由成員間的討論以擬定病人該天照顧目標。總醫師的職責必須定時探視病人，以了解治療是否照計畫執行、結果是否滿意，以決定進一步的治療計畫。

⑶主治醫師：為一研究者及有效的教育者、策略管理者，能掌握重症病人的生理及病理變化，了解監視系統及儀器的技術層面。同時應具備有協商的能力，排解異議。此外，與家屬溝通是身為單位主管最重要的工作，以期提供家屬清楚、無壓力及一致的訊息是非常重要的。

2.護理人員：是最了解病況的小組成員，亦是最好的資源。護理人員治療病人因疾病過程帶來病理、生理改變，導致功能性改變的反應。由於病人問題及其反應呈現的複雜性，使得合作式病人照顧有其必要性，而在此照顧模式下，護理人員的工作不只是侷限於所謂的測量及記錄，而是能對病人的問題做獨立的判斷，建立問題的優先順序，擬定具體措施並執行，同時須評值計畫的有效性。即使執行醫囑也是基於獨立的思考判斷及決策。

3.呼吸科治療醫師：評估病人呼吸功能，提供適當的氧療法。

4.營養師：評估病人的營養狀態，提供符合病人代謝需求的飲食。

5.藥師：評估病人藥治療的有效性，並作為藥物諮詢者。

6.其他：麻醉科、感染科醫師、復健師、社工師等。

(二)護理人力配置

護理人力不足是全球性問題，亦是重症護理的主要議題。研究結果顯示護理人力不足，而造成病人照護之負面結果，如護病比（nurse/patient ratio）降低時，增加中心導管感染率、壓瘡發生率、跌倒、給藥錯誤（Whitman, G., Yookyung, K., Davidson, U., et al., 2002）。重症護理人員數減少與術後合併症有關（Dang, et al., 2002）。因此，重症護理世界聯盟（WFCCN World Federation of Critical Care Nurses）提出護理人力指引，建議 1：1 護病比是確保重症病人照護品質的人力。

重症單位的護理人力配置是依病人的疾病嚴重度、護理時數來做護理人員與病人比之分配。所謂護理時數是指實際提供病人照顧的時數，根據研究顯示重症單位的護理時數平均 19.6 小時。當護理時數若小於 12 小時，其護理人力配置為 1：2（一位護理人員照顧兩位病人），而護理時數在 13～24 小時，其護理人力配置為 1：1；護理時數大於24 小時，護理人力配置超過 1：1。疾病嚴重度可以用 APACHE II 的分數作為人力配置的參考，當 APACHE II 的分數在 11.5±5.6 分護理人力為 1：2；APACHE II 為 18.3±8.7 分，護理人力為 1：1，當 APACHE II 為 16.0±2.7 分，配置為超過 1：1。另一疾病嚴重度之計分系統稱為醫療措施計分系統（TISS），當 TISS 分數為 19±6.7 分時，人力配置為 1：2；TISS 為 32.6±9.6 時，人力配置為 1：1；TISS 為 36±3.3 時，人力配置超過 1：1。

(三)加護病房照護之運作系統（operation model of Intensive Care Unit）

目前加護病房照護運作系統有三種運作模式，採取不同的照護系統對照護品質及醫療使用的影響不同，其中以封閉式系統（closed system）相較於開放式系統能提升照護品質（降低呼吸器使用天數、病人死亡率及降低加護病房住院天數）及減少醫療費用（鍾氏等人，2007; Ting, et al., 2010; Multz, et al., 1998）。

1.開放式（open system model）：病人住進加護病房由其原診治科別之主治醫師負責診療，沒有專責重症專科醫師的設置。

2.封閉式（closed system model）：此種加護病房設有專責重症專科醫師（intensivist），負責加護病房床位的分配、資源利用、品質改善以及與其他部門溝通協調等。幾乎所有時間均在加護病房，可隨時掌握危急病人之狀況，有效率的處理問題，減少了等待主治醫師作決定的時間。

3.過渡性系統（transitional system）：由原診治科別之主治醫師與加護病房專責醫師共同照顧病人，此種運作模式常因病人治療計畫決策之最後決定權及責任歸屬，造成團隊成員衝突或混淆。

五、急重症護理專業能力標準（standards of professional performance）

　　隨著醫療科技進步、全球人口年齡結構老化、疾病類型改變，醫療照護體制亦隨之變遷，為提升照護品質之有效性及持續性，應明確定位各類專科護理人員之執業範疇。我國之〈護理人員法〉第四章第 24 條明訂出有關「護士」、「護理師」的執業範疇，其業務與責任有四項：1.健康問題之護理評估；2.預防保健之護理措施；3.護理指導及諮詢；4.醫療輔助行為。然對於重症護理之執業範疇及專業能力標準尚未訂定，因此本書摘譯美國重症護理學會之急重症護理專業執業能力標準，提供重症護理人員執業時之參考。

　　美國重症護理學會（AACN）（Bell, L, 2008）依據美國護理學會（ANA）（2001）訂定之護理專業執業範圍和能力之內容，載明九項急重症護理專業能力標準，並訂出每項能力標準的評量標準，作為判定急重護理人員勝任與否之依據。專業能力標準，包括如下：

　　㈠專業能力標準 1：臨床照護品質（quality of practice）

　　護理人員於照顧急重症病人時，應該進行系統性評估，以促進護理照護品質及效益（effectiveness）。其評量標準如下：

- 護理人員經由參與品質促進活動，以增進臨床探究（clinical inquiry）的行為。
- 護理人員能系統性思考，以引動改變照護實務及健康照護系統之可能性。
- 護理人員須確保品質促進活動，能尊重病人與家屬的信念、價值觀及其喜好。
- 護理人員透過研究及經驗的學習，來評值整個照護過程是否為持續性及創新過程。
- 確認來自機構系統之障礙，此障礙會影響照護品質及病人結果。
- 蒐集資料以監測護理實務的品質與效益。
- 發展並執行照護政策、照護標準及指引，評值並定期更新上述政策，以促進護理實務的品質及效益。

　　㈡專業能力標準 2：臨床專業評值（professional practice evaluation）

　　護理人員於照顧急重症病人時，應該評值自己所執業的範疇是否符合專業執業標準、機構性的指引或相關法規。其評量標準如下：

- 護理人員應定期自我評值或經由正式績效評核方式，確認執業及專業發展優勢與劣勢。
- 護理人員主動了解來自醫護團隊、病人及家屬對自己專業能力之建設性回饋。
- 護理人員採取行動以達到專業能力目標。

㈢專業能力標準 3：教育（education）

護理人員於照顧急重症病人時，應努力吸取符合照護需求的專業知識，並與時俱進地更新專業知識。其評量標準如下：

- 護理人員應投入持續性學習活動，獲取所需的知識與技術，以照顧急症與重症病人及其家屬。
- 護理人員應投入實證照護（evidence-based practice）的學習活動，以確保所提供的照護知識與技能可以符合急重症病人及其家屬的需求。
- 護理人員參與專業實務有關之持續性學習活動。
- 護理人員要保存所有能力證明及終身學習之相關紀錄

㈣專業能力標準 4：同事愛（collegiality）

護理人員於照顧急重症病人時，應與照護團隊成員（病人、家屬、醫師、藥師、呼吸治療師、營養師、復健師等）之間保持互動，如此將有助於專業的發展。其評量標準如下：

- 護理人員應與同儕及照護團隊成員分享知識、技能。
- 護理人員應針對同儕及醫護團隊成員的執業情形給予建設性的回饋。
- 護理人員應與同儕及照護團隊成員互動，以增進彼此的專業能力，提升病人照護結果。
- 護理人員應致力於建立一個支持性及健康工作環境，這件事有益於發展醫護專業人員的教育。
- 護理人員與照護團隊成員互助合作以完成工作任務，並能肯定團隊成員的貢獻。

㈤專業能力標準 5：倫理（ethics）

護理人員在各專業領域執業時，應具備倫理素養，使決策與行動更貼近病人及其家屬的需求。評量標準如下：

- 護理人員執業時應遵循護理學會所訂定的護理倫理規範。
- 護理人員應尊重並維護病人隱私。
- 護理人員應尊重病人的自主性、人性尊嚴及權益，提供無偏見的照護服務。
- 發現工作團隊成員有不適當的醫療照護行為時，應採取保護服務對象的行為並同時報告主管或有關人員。

㈥專業能力標準 6：合作（collaboration）

護理人員於照顧急重症病人時，應透過良好的溝通與照護團隊成員合作，提供一個安全、人性化的照護環境。其評量標準如下：

- 護理人員應使用良好的溝通技巧以促進團隊合作。
- 護理人員應察覺病人狀況、環境及團隊成員之工作狀況，並相互合作，以產生最

佳之照護成效。

- 護理人員致力於建立與維持一個健康工作環境。
- 當病人有轉介需求時，護理人員應適當轉介病人以促進照護之持續性。
- 當病人有轉介需求時，護理人員應尊重並配合病人之家屬的意見，以確保照護機構間的持續性。

㈦專業能力標準 7：研究／臨床探究（research/clinical inquiry）

護理人員於照顧急重症病人時，應於臨床實務整合研究結果。其評量標準如下：

- 護理人員應持續提問及評值臨床照護實務，善用研究結果發現等之最佳實證，作為照護實務決策之指引。
- 護理人員應參與臨床探究活動，以增進護理知識、技能及經驗。

㈧專業能力標準 8：資源利用（resource utilization）

護理人員於照顧急重症病人，在擬定計畫與提供護理措施時，應多方考量安全、效益、成本等之因素。其評量標準如下：

- 護理人員於照護實務中面臨選擇時，應多方考量其安全性、可用性、效益、成本等之因素。
- 根據資源可用性，護理人員應協助病人及家屬確認適當的照護服務。
- 護理人員於轉介病人至適合之照護單位時，應綜合評估以下因素，以確保照護持續性：1.病人因素（狀況穩定性、需求、潛在性傷害、預後）；2.資源方便性；3.醫護團隊的可近性及專業能力。
- 護理人員於協助病人及家屬成為「知情的消費者」（informed consumer）時，應提供學習項目等相關訊息，以促進病人及家屬之學習。學習項目包括：治療選擇、替代治療方案之選擇、風險、利益、治療所需之成本。

㈨專業能力標準 9：領導（leadership）

護理人員於照顧急重症病人，應能學習及具備護理專業的領導角色。其評量標準：

- 護理人員應創造及維護健康的工作環境。
- 護理人員應透過師徒關係（mentoring）及其他策略，鼓勵同儕及工作夥伴。
- 在醫療照護環境快速變遷的環境中，護理人員應能展現彈性及有能力去維護以病人為中心的照護。
- 護理人員能參與專業委員會、協會、行政團隊之相關事務之運作。
- 護理人員應投入病人安全文化之建立。
- 護理人員能透過寫作、期刊發表、研討會發表等方式，以交流專業進階相關訊息。

- 護理人員應使用系統性方法學，進行發展、執行創新之解決方案。
- 協調團隊成員以提供持續性照護。

六、重症照護之全球性重要議題

根據 Williams 等人（2001）針對 44 個英語系國家之重症護理學會進行調查，確認出以下重要議題，依其重要性得分排序：護理人力、工作環境、優質教育課程之進修機會、薪資、實務指引、團隊合作、進階實務、與醫師之合作關係、有效證照之程序、科技使用、醫療設備與技能、團隊成員間關係建立。這些議題亦作為護理學會研究議題之優先順序參考。

七、加護病房設計規劃

㈠加護病房的規模：考量病人服務量、醫護人員配置（符合當地機構設置標準及醫院評鑑人力配置標準）、發展醫療照護特色、成本效益等問題，每個加護病房床數規劃最少 8 床，最多 40 床，平均床數 20 床為理想。

㈡加護病房的平面配置，跑道佈局設計是趨勢，有效使用四面牆將病室放在周邊，使病人擁有面向外的窗戶讓病房有自然光，有日夜的感覺，護理站及工作站置於中央，縮短醫護人員走到病人之間的距離，增加醫護人員目視病人的範圍。另外分散工作站於病房內或病室門外，方便護理師就近照護重症病人。

㈢單人房與非單人房設計：單人房的好處是增加病人隱私、噪音控制、感染控制，增進病人睡眠，缺點為單人房降低護理人員對病人之可見度、所需空間較大。COVID-19 大流行時加護病房床數不敷使用，此時單人房設計在高護病比下其缺點變多，包括單人房門關起來不方便護理人員直接觀察，警示聲不易聽、進單人房穿脫隔離衣頻繁；而共享空間多床設計在新興傳染疾病大流行，重症病人變多時，人力可以有效配置，減少穿脫隔離衣頻次。因此混合配置單人房及共享空間多床設計是比較彈性的設計，能隨時因應疫情大流行重症病人數增加。

㈣醫護人員工作區：工作區的功能主要是提供醫護人員記錄病人狀況、存放電腦設備及醫材的區域，常見的設計包括中央護理站、分區護理站及獨立病房外單一護理人員觀察區，目前大部分的設計都是合併使用分區護理站和個人觀察區，方便護理人員就近觀察病人及完成紀錄。

㈤加護病房智慧科技設備應用：COVID-19 疫情使用科技輔助臨床照護減輕護理人員負荷，包括使用非接觸式智慧監照護系統偵測呼吸、心跳和體溫，將病人生命徵象數值自動匯入護理作業系統，減少記錄時間；遠距視訊增進醫護病之間

的溝通，如 Line 視訊、視訊車等設備與家屬說明住院治療計畫及病程進展。智慧輸液幫浦雙向傳輸，整合醫囑系統、條碼給藥及智慧幫浦（smart pump）的精準給藥流程，由醫囑直接帶入輸注訊息，不需護理師手動設定，且系統全程監測輸注過程，提升給藥過程中病人、藥品、劑量、時間、途徑等之辨識，確保病人用藥安全。另外每床床邊設有標籤條碼編印、掃描機，減少檢體錯誤的風險；使用電子窗戶方便隨時調整明亮度。

結論

今日的重症護理人員面臨的挑戰是日新月異的醫護知識及科技的突飛猛進。高品質的照顧需醫護小組成員間的參與與溝通，而護理人員的角色是協調與合作者，鼓勵每位照顧者欣賞並尊重其他成員的貢獻，以期達到最佳的病人結果。

學習評量

1. 簡述重症醫療與護理目標。
2. 簡述重症單位的組成要素。
3. 簡述重症醫護照護模式。
4. 急重症護理專業能力標準為何？
5. 加護病房設置規劃時應該考量哪些？

參考文獻

一、中文部分

陳眞媛（1999）：重症護理新觀。中華民國重症醫學會，重症月專題演講稿。

彭瑞鵬校閱，盧崇正主編（1992）：機械通氣輔助。臺北：九州圖書。

鍾月枝、邱亨嘉、侯清正、蔡素貞、呂瑾立、鄭高珍（2007）：加護病房設置專責重症專科醫師對照護品質和醫療資源使用之影響。Journal Emergency Critical Care Medicine, 18(4) 139-145.

蘇理盈、尹彙文（2012）：加護病房設計規畫的未來趨勢。Taiwan Critical Medicine, 13: 30-37.

二、英文部分

American Association of Critical-Care Nurses. Mission, Vision, and an Ethic of Care. Aliso Viejo, CA: American Association of Critical-Care Nurses; 1997.

American Nurse Association. Code of Ethics for Nurses with Interpretive Statements. Washington, DC: American Nurses Association; 2001.

Arabi, Y. M., Azoulay, E., M Al-Dorzi, H., …, Citerio, G. (2021). How the COVID-19 pandemic will change the future of critical care. *Intensive Care Medicine*, *47*(3): 282-291. doi: 10.1007/s00134-021-06352-y.

Bell, L. (2008). AACN Scope and Standards for Acute and Critical Care Nursing Practice. USA: An AACN Critical Care Pulication.

Civetta, J.M., Taylor, R.W., & Kirby, R.R. (1997). *Critical Care (3rd ed.)*. Philadelphia: Lippincott-Raven.

Dang, D., Johantgen, M., Pronovost, P., et al. (2002). Postoperative complications: does intensive care unit staff nursing make a difference? *Heart Lung*, *31*, 219-228.

Dolan, J.T. (1991). *Critical Care Nursing*. Philadelphia: F. A. Davis Company.

Multz, AS., Chalfin, DB., Samson, IM., Dantzker, DR., et al. (1998). A "closed" medical intensive care unit improves resource utilization when compared with an "open" MICU. *American Journal Respiratory Critical Care Medicine*, *157*, 1468-1473.

Ting, Y., Liaw, SJ., Hu, PM., Liao, HC., Wu, MP., Khor, BS., & Yeh, MC. (2010). The impact of intensivists in the quality of critical care medicine. *Journal Emergency Critical Care Medicine*, *21*(2), 74-82.

Whitman, G., Yookyung, K., Davidson, U., et al. (2002). Measuring nurse sensitive patient outcomes across specialty units. *Outcomes Management*, *6*, 152-158.

Williams, G., et al., (2001). Worldwide overview of Critical Care Nursing organizations and their activities. *International Nursing Review*, *48*(4), 208-217.

Williams, G., Schmollgruber, S., & Alberto, L. (2006). Consensus Forum: Worldwide Guidelines on the Critical Care Nursing Workforce and Education Standards. *Critical Care Clinic*, *22*, 393-406.

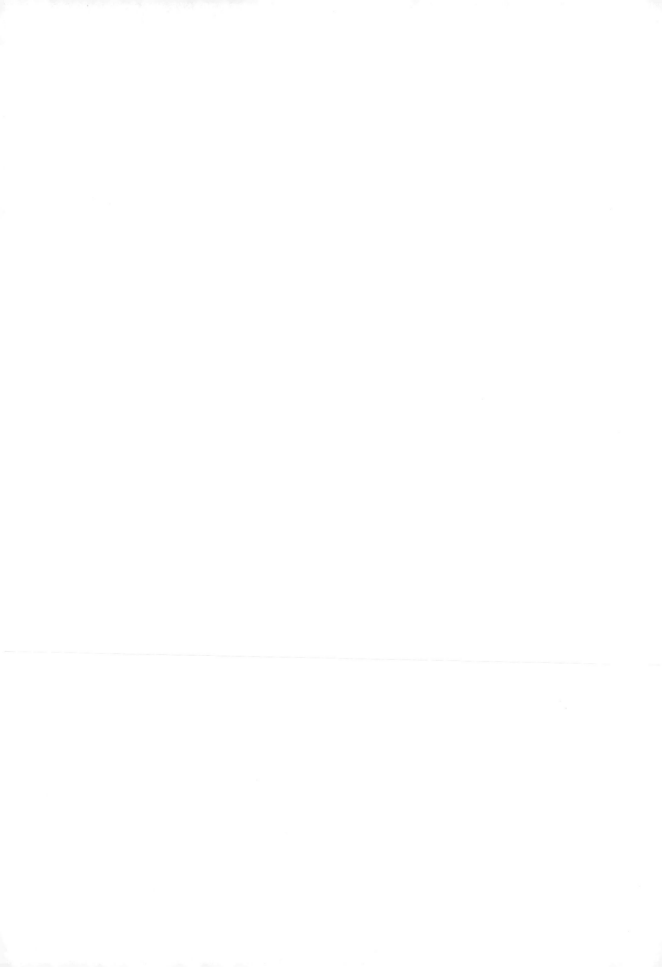

第二章　加護病房護理人員之疲乏與工作負荷之管理

學習目標

—— 研讀本章內容後，學習者應能達成下列目標：

1. 了解「疲勞」、「工作負荷」、「身心俱疲症候群」之定義。
2. 了解護理人員疲勞的原因及疲勞所帶來之不良影響。
3. 了解護理人員疲勞管理之建議指引。
4. 了解護理工作負荷與病人安全。

前言

　　護理人員的工作負荷過重是現代醫療照護體系的主要問題之一，其因素包括：護理人力不足、病人的住院天數縮短（Carayon & Gurses, 2005）及其他相關因素。護理人員工作負荷過重（high workload）可能會威脅到病人安全，且增加護理人員的身心俱疲症候群（Burnout Syndrome）並降低工作滿意度，使護理人員流動率增加。而加護病房相較於普通病房是一個高壓力的環境，其工作負荷及壓力是顯而易見，本文將說明護理人員之工作負荷與病人安全的關係、工作負荷的處理。

名詞定義

一、疲勞（fatigue）（Canadian Nurses association, 2010）

　　是一種主觀感覺非常疲憊，缺乏能量，感覺耗竭，而造成身體及心智功能減退。降低個人執行日常活動的能力、家庭或社會角色之水平功能，甚至影響工作效率。由於疲勞的影響因素為多層面，因此個體之疲勞通常是同時經驗到多重因素，除了嚴重干擾身心功能運作，還可能在個體休息時仍存在疲勞。

二、工作負荷（workload）

　　「工作負荷」很難精確定義，其具有多面向的概念，與情境性因素有關。沒有一個有效的量尺可以用來測量不同活動的工作負荷。但可經由個體描述他們對工作任務的經驗與感受，了解他們的工作負荷，如主觀評價個人的成效、您投入多少努力、您感受那些壓力與挫敗等。目前最常用的評估工具是美國太空總署工作負荷量表（NASA-TLX），NASA-TLX 係以心智需求（mental demand）、體力需求（physical demand）、時間（temporal demand）、自我績效（performance）、努力（effort）及挫折（frustration level）等六項指標，藉由各指標兩兩比較後的加權平均，即為各指標權重；之後，再根據六項指標的自我評分乘以其權重之所得數值，用以評估受測者的主觀心智負荷。

三、身心俱疲症候群（burnout syndrome）（Poncet, et al., 2007）

　　無法應付工作時的情緒性壓力。或者是過度使用能量及資源，產生一種失敗或耗竭的感覺。

四、壓力（stress）

　　心理學大師 Selye（1956）將壓力稱為「一般性的調適症候群」（General Adaptation

Syndrome），意指個體為應付超出自我調適功能上的需求與改變所產生系列性的反應。Ellis 指出導致壓力感產生的主因，並非直接全由觸發因素而來，而是受當事人對此事件的看法與解釋所影響。

護理人員疲勞的情形（Canadian Nurses association, 2010）

由於醫療生態改變，現代護理人員面臨到相當大的工作負荷，其心智、精神、社會與身體方面都遭逢沉重的要求，照顧病人數多，許多額外的行政事務，加上來自各界不同的要求，使得工作者產生壓力及疲勞感。根據國外研究顯示 55.5% 護理人員工作時一直感覺有疲勞情形，下班後 80% 的護理人員感覺疲勞。90% 護理人員感覺目前的工作所需之心智負荷是前所未有的狀態；60% 護理人員感覺工作的勞力負荷增加。國內護理人員疲勞亦是普遍的現象。超過半數的護理人員經常出現體力透支及精疲力竭的感受（王昭儀，2007）。經常出現的症狀為眼睛疲勞（83%、65%）、想睡（74%、47%）、打哈欠（67%、42%）、想躺下（59%、41%）及肩痛（57%、39%）（王氏，2009）。護理人員處在高度疲勞狀態會影響到臨床照護成效，而病人安全將亮起紅燈。

一、護理人員疲勞的原因

護理人員認為造成疲勞的原因包括：1.工作負荷增加；2.護理人力不足；3.病人及家屬的期待增加；4.病人的疾病嚴重度增加；5.不預期之緊急病況。22% 的護理人員認為在這五項的原因中，工作負荷是最重要的因素。由於工作時數增加，使工作負荷更具壓力性、沉重。

二、工作負荷與疲勞的關係

研究結果顯示針對每天工作 12 小時連續兩天，其工作負荷與疲勞有正相關，隨著工作負荷增加時（NASA-TLX 30～60 分）相較於低工作負荷（NASA-TLX 0～30 分），工作人員的主觀疲勞感顯著增加（Baulk, et al., 2007），而且反應時間（reaction time）及警覺能力測試時間（psychomotor vigilance test）均延長。因此，對於工作負荷過重可能影響工作人員疲勞，並可能影響工作執行效率，是值得關注與處理的問題。

三、護理人員之身心俱疲症候群（Poncet, et al., 2007）

研究顯示加護病房護理人員有 33% 的人有身心俱疲（burnout）的現象，其臨床症狀包括：睡眠型態紊亂、睡不著、焦躁、飲食習慣改變、想要換工作、喜歡花錢、很容易遺忘、性慾降低、憂鬱情形。影響加護病房護理人員是否會發生身心俱疲的主要因素如下：

㈠個人因素：年齡增長其壓力調適的資源多，較少發生身心俱疲。

㈡組織因素：排班是否符合護理人員的需求，護理人員依意願排休假時，其身心俱疲情形較少。

㈢工作環境與人際互動：與病人發生衝突、與護理長關係不好、與醫師關係不好時，易產生身心俱疲症候群。

㈣與病人生命末期照護品質有關：照顧瀕臨死亡病人、有關末期生命支持之決策，這些情境易使護理人員產生身心俱疲。

四、護理人員疲勞之不良影響

㈠病人安全問題

由於疲勞使決策能力降低：反應時間變慢、無法集中注意力。因此容易出現照護缺失。雖然有很高比例（70% 以上）的護理人員主觀認為即使他們處在疲勞狀態，也不曾發生不良事件。然而客觀數據顯示當工作時數超過 12.5 小時，工作時較易出現想睡、出錯率是工作時數 8 小時的 3 倍（Rogers, et al., 2004），此外 Suzuki 等人（2004）觀察性研究指出大夜班與不固定班別之護理人員較易出錯。

㈡倦職

25.8% 護理人員考慮辭職；20.2% 護理人員考慮退休；25.6% 護理人員考慮離開護理專業。

㈢人際間之互動關係不良

與團隊成員、同儕、病人、家屬之溝通時間少。

五、護理人員疲勞之管理建議指引（Recommendations）

基於上述文獻分析，護理人員疲勞與病人安全有關係，加拿大護理學會（CAN）與安大略護理學會（RNAO）共同合作進行護理員之疲勞研究，針對系統及組織個人提出建議指引，降低護理人員的工作負荷及疲勞。

㈠系統層面之建議（system-level）

1.政府各級應提撥適當資金，努力改善因工作負荷過重，導致人員疲勞之不安全的執業。

⑴增加護理人員以確保重症病人之照護。

⑵70% 的人員是全職護理人員，以確保照護品質。

2.政府各級應提供資金聘任本國之護理人員，拒絕非法召募國際護理人員。

3.鼓勵研究方向鎖定在護理人員疲勞與工作輪班制、適當休息、病人安全之關係。藉以發展最佳照護實務。

4.建立相關之健康照護政策標準,以減輕及管理護理人員的疲勞。

㈡組織層面之建議(organizational-level)

1.健康照護機構建立一套疲勞管理政策及計畫,以提升安全文化:

⑴建立護理人員的排班政策。

⑵發展過程記錄工作環境之疲勞之相關因素,如工作人員每天及每週之最高工作時數、病人疏失、護理人員留職之間的關係。

⑶明訂護理人員休息空間與時間、用餐之政策。

⑷教育護理人員確認個人及他人之疲勞症狀,並採取預防策略。

2.學校及臨床之護理教育課程,包括疲勞對臨床照護的影響。

3.護理學會應努力降低護理人員之疲勞:

⑴強化安全排班方式:限制工作時數;每天最高工作時數 12 小時(包含交班時間及 oncall 時間);每週上班時數最高 48 小時。

⑵要制定符合「約日節奏」(circadian rhythm)原則之排班型態及工作時數。

㈢個人層面之建議(individual-level)

各層級護理人員應有專業責任減輕及處理疲勞與安全照護。

1.護理人學習著確認個人疲勞的徵象與症狀。每日不斷自我檢查目前身心狀態是否適合執行醫療業務,是醫療專業素養的一部分,也是身為醫療團隊成員的責任。

2.護理人員應該了解與病人安全照護有關之政策及照護標準。

3.護理人員對於減輕工作相關疲勞應負起責任,例如是否要接受額外的班別或參加與工作無關的活動時,都要考慮是否會處於疲勞狀態。

4.投入護理專業組織,擁護安全的執業環境,如安全的排班。

六、身心俱疲之預防及處理

以下方法可以協助您預防身心俱疲發生。

㈠養成良好的病人照護工作習慣

熟悉病人照護之流程、熟知技術標準及護理作業常規,確實執行並納入工作流程。盡可能有效率的完成每天的常規(routine)工作。使用小工作夾板或記事本,記錄醫護團隊查房時交代的事項及其他預完成之工作。

㈡建立健康的飲食、運動、睡眠習慣

㈢學習計畫並安排時間表

沒有計畫便無法預測、準備和應付未來。計畫就是去決定你要做什麼,以及如何去著手。買一本記事本,寫上每星期你想要達成的目標,每晚臨睡前,重新檢查第二天所

計畫的事。弄清楚還有多少事項要做，才能達到預定的目的，這道手續可以幫助你修正必須調整的時間表。

(四)克服拖延的習慣

逃避已經決定的工作並不是個好方法，因為拖延的結果，很可能是一再拖下去。不要成為完美主義者、不要做不當的承諾。

(五)學會玩樂

對很多人來說，學會消遣及玩樂是很難做到的，不能夠玩樂的人通常較易憤怒、沮喪和焦慮，他的樂趣甚少，工作也缺乏效率。有時人們不太遊玩是因為缺乏計畫和安排，或因為他們拖了太久，沒有時間去玩了。無論如何，消遣及玩樂絕不應被視為紅利或奢侈的享受，而是一種必需品。

(六)改變對壓力認知與感覺

當個人覺得壓力源是無法避免而必須面對它時，可透過修正個人信念、態度或目標、培養幽默感、建立健康的生活態度等，都可以改善自己對壓力源的認知與感覺。

護理工作負荷與病人安全（workload and patient safety）

目前很多證據顯示護理工作負荷過重與病人照護品質良窳有關（Aiken, et al., 2002），而護理人力是造成護理敏感性之病人照護結果不好的重要因素（Needleman, et al., 2002; Stanton & Rutherford, 2004）。工作負荷過重會使工作人員對情境之察覺能力下降（situation awareness），而沒有辦法全面監測病人的狀況、團隊成員之適任狀態、當時的環境狀況等狀情形，無法預期潛藏的問題或危機，失去採取措施的良機。換句話說，透過以下機轉而影響病人安全照護結果：1.護理人員因為沒有充裕時間去執行標準作業流程（SOP），沒有時間與醫師、病人及家屬溝通。2.護理人員工作滿意度低而影響病人照護品質。3.壓力與身心疲憊：處在壓力與疲勞的護理人員，其身心狀態不佳及思考能力不好，會直接影響照護成效。4.決策錯誤。

一、工作負荷影響病人照護結果（Carayon & Gurses, 2005）

(一)院內感染率：當護理人員數充足時，泌尿道感染率下降。

(二)住院病人死亡率：護理人員之照顧病人數每增加一位，病人住院 30 天內之死亡率可能增加 7 倍。此外，需要接受急救病人之成功急救率下降。

(三)住院天數：當小夜班之護病比小於 1：2 時，腹部主動脈瘤手術後病人的住院天數延長 20%（Pronovost, et al., 1999）。

(四)其他照護品質指標：壓瘡發生率、跌倒發生率……。

二、造成護理工作負荷之因素

影響護理工作負荷之因素是多層面，通常護理人員都是同時面臨多重因素，如來自微觀系統（照護情境）及巨觀系統（護理人力）。

㈠病人層面（patient level）

造成護理工作負荷的主要原因來自臨床病人的狀況。當護理人員所照顧之病人病情加劇，又面臨護理人力不足時，其當下之工作負荷很重。

㈡任務層面（Job-level）

是指任務之穩定特性（工作情況）、護理專科屬性（如 icu 護理人員 vs. 普通病房護理人員），工作屬性不同之護理其工作負荷可能有差異，然而工作負荷的概念是多面向且有主觀的層面，因此「任務屬性」無法完全解釋工作負荷的變異。例如同一加護病房的兩位護理人員其所經驗的工作負荷將會因臨床工作情境不同而有不同。

㈢單位層面（unit level）

護病比（nurse-patient ratio）、每日之護理時數（hours of nursing care）是最常被拿來衡量單位屬性與工作負荷的關係。當機構基於成本考量，縮減護理人力，使得每位病人每天所接受到的護理時數相對變少，將負面影響病人照護結果。

㈣情境層面（situation level）

護理人員於臨床照護病人時的當下情境，面臨到的阻礙因素（obstacle）或促進因素（facilitators），如，當時的工作環境是否舒適、設備之供應是否充足、是否能滿足病人及其家屬需求、團隊之間的溝通是否有效……。

㈤與 COVID-19 有關的工作負荷

自 2019 年 12 月，新型冠狀病毒肺炎（COVID-19）開始在全球各地肆虐，至 2023 年 4 月 28 早上止，全球累計確診案例為 686,886,773 例，台灣 10,239,998 例，全球死亡案例 6,862,491 例，台灣則為 19,005 例死亡，在 2020-2022 年疫情最嚴峻時，配合國家防疫政策，及隔離政策，第一線護理師便須配合滾動式修正，從原本的臨床照護轉而投入各種防疫工作，包括專責病房及加護病房病人照護、機場檢疫、加強版集檢所、COVID-19 疫苗注射等等。

研究顯示 COVID-19 期間加護病房的護理工作量較高導致工作負荷高，主要原因是護理師照顧的病人數增加、護理活動變多，包括要執行嚴格的防疫措施、穿脫隔離衣及全身防護裝備、呼吸照護、俯臥擺位、提供病人家屬的心理支持（Hoogendoorn, et al., 2021）。疫情期間護理人員因工作負荷感受中度壓力、睡眠障礙、身心症狀困擾。心理的負荷包括擔心與社會隔離、擔心親友被自己傳染及擔心感染後與家人分離、緊張不安、為易苦惱或動怒、憂鬱心情低落。

三、工作負荷的管理（Dynamics Research Corporation, 2004）

工作負荷管理之目的為管理護理人員工作負荷，並確保病人照護安全。這裡將綜合文獻整理出以下方法來管理工作負荷。

㈠資源管理（Resource Management）

資源管理之目的是要達到團隊成員間的工作負荷平衡。所謂「資源」是指完成任務所需人、物、時間。經由嚴密的互相察覺團隊成員的工作整體狀態，確認是否出現任務過度負荷，並能迅速調整任務的分配而不需由小組長指示。方法包括：

1. 自願性調整個人的工作負荷及優先順序。
2. 基於病人數、急性程度及團隊成員個體的技能，予以調配或重新調配資源。
3. 善加使用團隊內及機構內、外之資源。

㈡評估工作之優先順序化（Prioritizing）

面對日益增加的工作任務，如何達成任務，就要學習「時間管理」及「排定工作優先順序」，選擇「對」的事情來做，做「對」的事情（Do Right Thing！），遠比你把事情作對（Do Thing Right！）來得有效。將各類事務依輕重緩急予以分類，對於「很緊急」且「很重要」的事（如病人急救）就要立即去做；對於「很緊急」但「不重要」的事（如出席某些會議），或者「不緊急」但「很重要」的事（如問題之調查），可以「授權」給適合的人去做；至於「不緊急」且「不重要」的事（如無關緊要的信件），則安排在最後來處理。

㈢授權（Delegation）

為了有效授權，其步驟如下：

1. 分析自己的工作決定授權的內容。
2. 決定授權給誰：應考慮接受任務的人之技能及相關資格是否能勝任。
3. 清楚的溝通以下事項：工作任務要求、預期目標（expected outcomes）、相關的任務背景資料。
4. 確效工作任務完成及目標是否達到：要追蹤目標是否達成，針對同仁執行成效予以回饋及認可同仁的成就。

㈣任務協助（Task Assistance）

任務協助是一種互助合作的行為，是團隊合作的基本要素，當察覺護理同仁之工作負荷過大時，應提供具體之協助。

㈤工作系統改善（work system redesign）

從人因工程學（human factors engineering）的層面來改善工作系統，增進人員的工作效能（Effectiveness）與效率（Efficiency）。

1. 組織機構層面（organizational level）：是否營造病人安全文化及團隊成員合作文化，是否訂定合理之照護病人之人力政策，是否投入機構硬體及軟體之研究……。

2. 環境（environment）：工作環境是否造成工作錯誤的來源？工作環境設計是否能增進工作人員執行任務之舒適度，工作流程動線是否流暢、適當之環境空間、適當之空調及溫度溼度及噪音等。

3. 設備與技術（tool/technology）：完成工作任務所需要之設備及技術，如資訊化設備、人性化之輔助用具使用、安全針具……。對於工作要求之技術及設備是否訂定標準流程並擬定教學計畫。

4. 工作／任務內容（job design）：工作內容是否潛藏病人安全風險或工作人員之傷害風險。工作人員對於工作之控制感及滿意度會影響工作負荷。透過工作分析找出無效的活動，作為改善依據。

5. 個人（individual）：工作人員之專業素養是否足以承擔病人之照護。

㈥因應 COVID-19 疫情期間工作負荷之管理

1. 滾動式及彈性排班：根據病人數及護理人力，採取多元排班，如 4、6、8、12 小時之排班，確保護理工作之間休息。

2. 人力盤點跨單位支援：徵調年資 2 年以上護理師支援加護病房，照護模式為混合功能性護理、成組護理，協助專責加護病房護理人員共同照護病人。

3. 招募學校或退休護理人員協助檢體採檢及疫苗注射，分擔醫院第一線護理人員的額外工作。

4. 辦理教育訓練增進醫護人員對 COVID-19 病人照護的專業知能。

5. 領導者開放式溝通激勵護理士氣，隨時注意同仁情緒表現、是否過度疲勞，及早介入處理、提供專責病房及加護病房工作人員的餐點及飲料，撫慰他們的辛勞。

6. 提供放鬆活動如舒壓按摩，減少護理師工作壓力。

結論

處在高壓力的工作環境中，我們可能不完全能掌控所有的工作負荷，但我們可以確認工作負荷所帶來的影響，並採取一些行動。

學習評量

1.簡述加護病房護理人員疲勞之原因及其影響。

2.簡述護理人員疲勞之管理方法。

3.簡述工作負荷之管理方法。

參考文獻

一、中文部分

王文華（2009）：護理人員生理疲勞狀況及工作壓力調查研究。碩士論文。

王昭儀（2007）：醫學中心護理人員之勞動條件對其工作壓力、工作負荷及疲勞影響之研究。碩士論文。

陳志立、曾承志、黃冠瑋（2010）：整夜睡眠剝奪對船員主觀睏睡度及心智負荷之影響。Maritime Quarterly, 19(2), 39-54。

馮明珠、武香君、林慧姿、雷蕾、趙嘉玲、陸椿梅、楊婉萍（2020）：面對全球新冠肺炎爆發台灣護理人員之壓力、心理困擾與緩解方式探討。護理雜誌，67(3)，64-74。https://doi.org/10.6224/jn.202006_67(3).09

二、英文部分

Aiken, LJ., Clarke, SP., Sloane, DM., et al., (2001). Hospital nurse staffing and patient mortality, nurse burnout, and job dissatisfaction. *JAMA, 288*(16), 1987-1993.

Baulk, SD., Kandelaars, KJ., Lamond, N., Roach, GD., Dawson, D., & Fletcher, A.(2007). Does variation in workload affect fatigue in a regular 12 hour shift system? *Sleep and Biological Rhythms, 5*, 74-77.

Carayon, P., & Gurses, AP. (2005). Nursing workload and patient safety in intensive care units: a human factors engineering evaluation of the literature. *Intensive Crit Care Nurs, 21*, 284-301.

Canadian Nurses association (2010) Nurse Fatigue and Patient Safety. Retrived from http://www.cna-nurses.ca/cna/practice/safety/full_report_e/files/fatigue_safety_2010_report_e.pdf.

Dynamics Research Corporation (2004). Emergency Team Coordination Course(r) Student Guide. Retrieved from http://teams.drc.com/Medteams/Articles/ETCC%20Student%20Guide.

Hart, S. (2006). Nasa-Task Load Index (Nasa-TLX); 20 Years Later. *Human Factors and Ergonomics Society Annual Meeting Proceedings, 50*, 904-908.

Hoogendoorn, .ME., Brinkman, S., Bosman, R.J., et al. (2021). The impact of COVID-19 on nursing workload and planning of nursing staff on the Intensive Care: A prospective descriptive multicenter study. *Int J Nurs Stud*, *121*, 104005. doi: 10.1016/j.ijnurstu.2021.104005.

Lang TA, Hodge M, Olson V, et al. (2004) Nurse-patient ratios: a systematic review on the effects of nurse staffing on patient, nurse employee, and hospital outcomes. *J Nurs Adm*, *34*(7-8), 326-37.

Needleman, J., Buerhaus, P., Mattke, S et al. (2002). Nurse staffing levels and the quality of care in hospitals. *N Engl J Medicine*, *346*(22), 1715-1722.

Poncet, MC., Toullic, P., Papazian, L., et al. (2007). Burnout sysdrome in the Critical Care Nursing Staff. *Am J Crit Care Med*, *175*, 698-704.

Pronovost, PJ., Jenckes, MW., Dorman, T., et al. (1999). Organizational characteristics of intensive care units related to outcomes of abdominal aortic surgery. *JAMA*, *281*, 1310-1317.

Rogers, A.E., Hwang, WT., Scott, LD., Aiken, LH., & Dinges, DF. (2004). The working hours of hospital staff nurses and patient safety. *Health Affairs*, *23*(4), 202-212.

Stanton, MW., Rutherford, MK. (2004). Hospital nurse staffing and quality of care. Rockville, MD: Agency for Healthcare Research and Quality, AHRQ pub. No. 04-0029.

第三章　加護病房護理人員倫理困境

學習目標

—— 研讀本章內容後，學習者應能達成下列目標：

1. 了解加護中心倫理困境情境及其對護理人員的影響。
2. 了解倫理、道德觀與價值觀間關係及影響倫理困境的因素。
3. 了解倫理原則。
4. 了解倫理決策的過程。

前言

　　快速的科技發展與社會型態的變遷，人們的價值觀念不斷地在轉換，而行為規範不再是一成不變，當這種價值觀念的轉換與行為規範轉變速度太快，或同一社會中的標準太多時，倫理議題（ethical issues）與倫理困境（ethical dilemma）就自然形成。加護單位是提供高科技醫療與高品質整體護理給重症病人的場所，這種醫療科技的進步擴大了可救治疾病的範圍，延長了人類的壽命，當病人受困於老年性退化疾病與生活品質喪失的情況時，醫護人員應以何種態度與方式照顧病人？又面臨瀕死患者是否持續或停止治療？對於已簽署「不作復甦術」的病人是否應安置於加護中心？此外，當有限的醫療資源，誰應獲得優先照顧？這些情況已不是日常工作中少數的特例，而是經常造成護理人員左右為難與迷惑的情境，為了維護病人及個人的權利，必須具備因應處置的能力。

加護中心倫理困境的發生及其對護理人員的影響

　　所謂倫理困境是指在某種情境下，相信且知道要實現理想的倫理規範，但因機構法令的障礙而無法實施，而導致的痛苦或心理不平衡的感覺（Jameton, 1984）；亦即當個人的倫理原則與角色要求有所衝突及其所秉持的兩個倫理原則相互衝突時，就造成倫理上兩難的困境。

　　此類的心理衝突多數來自兩方面：一為醫院法令政策或負責醫療的醫師；另外則是源於家屬、同僚或病人本身。Corley（1995）評估重症單位護理人員引起倫理困境發生的事件，與其程度及頻率。研究結果發現，重症單位護理人員倫理困境發生頻率最多的情境為：

1. 開始執行我認為只是「延長病人死亡」的救治措施。
2. 遵照家屬意願持續維持病人的生命，即使此舉對病人並非有利。
3. 由於無人可決定「人工氣道管拔除」，仍持續照顧需依賴呼吸器維生且恢復機會渺茫的病人。
4. 依醫囑執行非必要的檢驗與治療。
5. 當察覺病人可能未被充分告知而簽下同意書時，只能冷眼旁觀。

而引起重症加護護理人員倫理困境程度較高的情境為：

1. 當病人拒絕口服某藥時，卻改由靜脈注射給藥。
2. 病人已簽署「不施行心肺復甦術意願書」時，卻由靜脈注射給藥維持血液動力學穩定。
3. 心肺復甦術無法成功，卻仍遵醫囑繼續參與協助急救程式。
4. 雖不同意家屬的看法，卻仍遵照家屬希望的方式照顧病人。

「積極醫治已彌留的病人」、「執行非絕對必要的檢查」、「未誠實對病人說實話」等情境，都可能引起加護單位內照顧「不做復甦術」臨終病人的護理人員發生倫理困境。

林氏（1998）針對國內某醫學中心加護單位的護理人員共 104 位進行倫理困境的調查，結果發現加護護理人員最常發生倫理困境的情境為：

1.病人已拒心外按摩或插管，卻由靜脈注射給藥以維持血液動力學穩定。

2.病人已拒心外按摩或插管，仍由靜脈注射一般藥物。

3.開始執行只是「延長死亡」的急救程式。

4.遵照家屬意願繼續給予生命支持，即使此舉對病人並非有利。

5.由於無人可決定「將管拔除」，仍持續照顧需依賴呼吸器維生且恢復機會渺茫的病人。

大多數加護護理人員其倫理困境引發痛苦的程度屬於中度到重度，而痛苦程度最高的倫理困境情境為：

1.在一個護理人力不足，照顧品質不良的環境中工作。

2.一旦病人不再有能力給付醫療費用，便依照醫囑或院定政策終止治療。

3.提供較好的照顧給富有或高地位者，而提供一般照顧予貧困或地位較低者。

4.與「令人無安全感」的護理同仁一起工作。

5.為了增加實習醫師技能，讓其單獨執行令病人感到疼痛的治療措施。

造成加護護理人員倫理困境最多的來源為醫師，其次是家屬，再者是病人；面對倫理困境可能造成護理人員挫折、焦慮或激動，降低工作滿意度，若是沒有適當的因應措施，嚴重者將萌生離職的念頭。

倫理、道德觀與價值觀之關係及倫理困境的影響因素

倫理學是一種探討人類行為及其所含道德與價值觀的學科。道德觀（morality）是指個人行為能配合社會與參考團體的規範。價值觀（value）是對個人生命中有特殊意義的部分，以及個人的信念和對生命的態度等。Grippando 及 Mitcheal（1989）認為社會價值觀的改變是倫理困境頻繁出現的主因。例如 1960～1970 年代間，社會及法律層面開始凸顯對人權（human rights）的重視；平權的主張導致婦女、婚姻、家庭，甚至弱勢團體角色的改變。病人對自己接受照顧與治療方式，甚至如何能有尊嚴的離開人世都有更多的參與決定權。病人權益（patient's rights）日益受到重視，這不單是基於對人性尊嚴與價值的重視，或對每個人有接受及拒絕醫療照顧權利的尊重，也是尋求醫病關係平衡的方法與途徑。

護理人員在工作中時常面對下列情境，例如：專業角色與個人價值觀有所衝突，與同事、病人、家屬，或服務機構有不同的意見；或各項職掌出現矛盾。因此，當護理人員自養成教育時就被教導維持病人性命為其最大職責，而他所照顧的個案卻僅能以極端依賴或毫無尊嚴的方式活著，或是病危患者堅持拒絕任何必要的急救，這些倫理困境絕不是單靠法律規範就能解決的。

倫理理論與原則

倫理問題的判斷應先考慮行為特色是否符合特定情境的各項規章，再察看它與各項倫理原則和理論的配合情形。

一、當今盛行的倫理理論

(一)功利論（Utilitarianism）

主張是行為若能為最多數人謀最大福利就是對的。因此，行為本身不如其最終後果重要。同時功利論也隱含著行為的好壞是可以被衡量的，在取捨方面總有個平衡點。但是此理論面臨的問題是「福利」如何界定？有形的福利與心靈福利孰輕孰重？何者又是少數？

(二)行為論（Deon-tology 或 Formalism）

行為論則較重視行為本身而不論其後果，它可以遵循單一原則或多重原則，學者認為解決問題過程中多重原則常被同時引用。在採用多重原則的情況下，各原則的先後援用方面仍取決於不同的人與不同的情境。

二、倫理原則

包括：自主原則（autonomy）、不傷害原則（nonmalefiences）、行善原則（beneficence）和公平原則（justice）、誠信原則（veracity）。

(一)自主原則

注重個人行為的自由，其間包含獨立、自主、選擇的自由，當事人不能受到任何即刻性或長期的威脅。美國醫院學會明訂指示，醫療照顧的決策必須建立在醫師、病人與家屬及其他醫療團隊人員彼此溝通協定的情況下。尊重病人的自主權為首要考慮，一旦病人無決定事務的能力，如年幼、昏迷、心智喪失等，可依據其曾明白表示的意願（志願書、錄音帶、錄影帶、生前預囑）或預立醫療代理人或由家屬做代理人。若醫護人員發現家屬的決定明顯侵犯病人的權益時，就必須訴諸醫院倫理道德委員會或法律裁決。在尊重病人與家屬自主權的同時，也必須尊重醫療照顧人員的倫理道德觀及抉擇，一旦相互背馳時，醫護人員有義務將此病人轉介給願意接受此病人的同僚，並妥善

安置病人照護。

□不傷害原則

是不讓病人的身心受到傷害。這是一向被健康照顧人員所遵循的宗旨，同時也是醫護人員的行為規範。若所做的治療或措施是基於對病人有利的原則，然而可能伴隨不希望發生的副作用，這在倫理道德上是可以接受的。

□行善原則

是為了對方的利益著想，並施予好處。從病人的觀點來看，行善原則是醫療行為中最重要的原則。例如：醫療人員若未能緩解病人的疼痛，則是未能遵從行善原則。

四公平原則

在保障個人應有的部分，或他人及社會應給予病人的部分。尤其是對社會中弱勢團體的保障。臨床情境中，健康照顧專業人員在決定有限資源的應用，以及誰能優先獲得服務時，必須援用公平原則。例如，「先來先服務」及「急症與重病優先」的公平原則來服務病人。

由於不同學派有不同的價值標準，使公平原則的應用困難。例如：保守派的分配性質的公平學說是：(1)依照個人的功績來分配；(2)依照個人對社會的貢獻程度來分配；(3)依照個人可付款的能力來分配；(4)按照疾病的種類來分配。而自由學派則強調每一國民都應該共享醫療資源，並獲得足夠的健康照護，主張不分男女、老幼、婦孺、宗教、階級、黨派，一律都有平等享用相同質量之醫療資源的權利。

五誠信原則

說實話及履行個人諾言，醫護人員對病人有誠信的義務，醫護人員與病人家屬間，必須要能坦誠與互信。

倫理決策過程（Ethical Decision Making Process）

倫理困境之解決無所謂「對」或「錯」，只有最佳混合方案。本文將提出兩種倫理困境之決策分析方法，一種為倫理決策七步驟（Forester-Miller 及 Davis, 1996），另一種為臨床倫理思辨四象限（Jonsen, Siegler, Winslade, 2006）。

一、倫理決策七步驟

Forester-Miller 及 Davis（1996）綜合多位學者的主張，提出倫理決策七步驟。

□確認問題

盡可能收集客觀及相關之資料來描述情境，寫下自己的疑問。釐清這個問題是倫理的問題、法律問題、專業性問題，抑或臨床問題，此外也可以做如下思考：

1.這個議題與我的關係如何？我能做什麼？或不能做什麼？

2. 這個議題與病人或其家屬的關聯性如何？他們能能做什麼？或不能做什麼？

3. 這個議題與機構的政策有關聯嗎？如果此問題可以透過政策而獲得處理，那就要遵守機構之指引。通常您所面臨的倫理困境是複雜的，因此要考量多層面的因素。

(二)應用倫理規範

如果問題獲得初步確認時，可以先參考相關的倫理規範（如護理倫理規範內容、醫師倫理規範），看看倫理規範是否載明。因此有必要詳細閱讀倫理規範以作為執業的參考。如果問題較為複雜而且沒有明確的解決方案時，則可能是一個倫理困境，有必要進行以下的倫理決策步驟。

(三)決定倫理困境的本質與層面

評估以下層面：

1. 考量倫理原則（自主、不傷害、行善公平、誠信）的適用情形，決定哪個原則適用在特定的情境，並針對此個案的情況優先排序倫理原則。理論上每個倫理原則都是同等重要，因此當情境中同時有兩個倫理原則應用發生衝突時，就要抉擇先引用哪個倫理原則，這對醫護團隊的確是個挑戰。

2. 查證相關的專業文獻，以確認提供病人之專業照護是最新的，有助於最適策之擬定。

3. 諮詢有經驗的專業同仁或倫理委員會，有助於全盤考量各種因素，以提出最適策。

(四)提出可能的行動方案

醫護團隊成員透過腦力激盪盡可能擬定多種方案。

(四)考量所有行動方案的潛在利弊

仔細評估每種行動方案的利弊，倫理困境沒有最滿意的解決方案，只有為大部分人可以接受的方案。

(五)評值方案的可行性

為了確認行動方案擬定之適當性，學者建議可以做個小測試，測試方案是否符合公平原則，亦即在此相同情境用這些方案時，評估自己是否感到公平。

(六)執行

在付諸行動的同時，應顧及對所有相關人員給予必要的情緒支持，且要追蹤執行結果，以作為改善的參考。

二、臨床倫理思辨四象限

思辨四象限提供臨床照護人員一種蒐集與整合資料的方法，當四象限資料蒐集完畢

後，再加以確認這個議題的性質是什麼？衝突在哪裡？這個議題是否曾經處理過？是否有範例可參考？四象限包括如下：（此四象限之中譯者為趙可式教授）

（一）醫療因素（Medical Indications）	（二）病人意向考量（Patient Preferences）
行善與不傷害原則	尊重自主原則
1.病人主要醫療問題、病史、診斷及預後狀況為何？ 2.該醫療問題是急性的或慢性的？是否立即危及生命？是否必須緊急處理？病程是否可逆？ 3.治療的目標為何？ 4.治療成功的可能性有多大？ 5.若治療失敗的備案計畫為何？ 6.簡言之，病人如何於醫護照顧中受惠？如何避免傷害？	1.病人的心智狀態是否合乎在法律上具有行為能力之人？是否有證據顯示病人心智為失能狀態？ 2.如果病人心智狀態正常，他對自己的治療意見為何？ 3.病人是否已被告知各種醫療處置的益處與風險？是否知情同意？ 4.一旦心智狀態失能，誰是適當的醫療決策代理人，該代理人做決定的標準是否適當？ 5.病人之前是否曾表達過個人對醫療照護的觀點或意向？例如：有無預立醫囑。 6.病人是否沒有意願或能力配合治療？果真如此，原因為何？ 7.簡言之，病人的選擇權利是否受到倫理、法律最高的尊重？
（三）生命品質考量（Quality of Life）	（四）其他情境考量（Contextual Features）
行善、不傷害與自主原則	守信與公平正義原則
1.接受治療與否，病人回到正常生活的願景如何？ 2.若是治療成功，病人在身、心及社交功能上可能會有哪些負面效應？ 3.醫療人員自身的看法是否可能對病人產生生活品質評估的偏見？ 4.病人現在或未來的狀況是否被判定為負面的？ 5.是否有計畫或合理性放棄治療？ 6.是否適用安寧緩和醫療？	1.家庭因素是否會影響治療決定或方式？ 2.醫護人員是否可能影響治療決定或方式？ 3.該醫療方式是否涉及經濟或財務考量？ 4.該醫療方式是否涉及宗教或文化考量？ 5.醫療團隊對病人隱私有何守密的限制？ 6.病人的醫療有無資源分配的問題？ 7.病人的醫療決策有無相關的法律規定？ 8.病人的醫療是否有臨床研究或教學行為介入？ 9.病人與醫療團隊或醫療機構之間有無利益衝突？

結論

　　加護單位是提供高科技醫療及高品質整體護理給重症病人，期望病人回復最佳生理功能及身體健康的場所，但若不幸，其所面臨的死亡情境與慢性病或癌症病人截然不同。而加護護理人員是直接參與病人的照顧，無疑地，其可能面臨倫理困境亦是最

多,由於這些困境經常缺乏清楚的界線及明確的處理方法,因此對加護護理人員是種挑戰。面對倫理困境的因應能力與護理人員對倫理理論和倫理原則的了解程度、本身的價值觀、其臨床經驗及所具有的專業知識有關。為了增加護理人員在處理倫理困境的能力,除了建立一套可以遵行的倫理規範,透過潛移默化的學習以培養護理人員正向的價值觀外,亦應於護理教育內容加設倫理困境及其相關課程;而在臨床實務上,加護單位定期舉行醫療溝通協調會及家屬座談會,以開放性討論與溝通病人病情之處理;於護理行政方面則可考量醫療倫理委員會的成立,收集各種案例,定時召開討論會,以建立正確疏通倫理困境之管道。

臨床範例

情境說明	一位 59 歲主動脈瓣閉鎖不全合併心衰竭病人入院接受主動脈瓣置換術,手術後依賴呼吸器,並因心肺功能惡化而接受葉克膜(ECMO)機器裝置,住進加護病房期間檢測出 HIV 陽性反應,後來因肺部功能改善,醫師給予拔除葉克膜機器。三天後病人的肺部功能再度惡化,而且呈現多器官衰竭的情形,主治醫師決定再次裝置葉克膜機器。 議題:當一位 59 歲 HIV 陽性反應之病人合併多器官衰竭時,主治醫師因病人的 $PaCO_2$ 滯留要第二次裝置 ECMO,您是團隊的一員應如何處理?

醫療因素考量	生命品質考量
1. 基於不傷害原則:從醫療角度,應盡其所能挽救病人生命。就治療目標來說,應考量到再次裝置 ECMO 之治療對病人來說是受惠的治療,還是受折磨的治療,若傷害大於利益時,此項治療則違反了不傷害原則。 2. 病人主要醫療問題處於多器官衰竭(心、肺、腎、腸胃),在第一次拔除 ECMO 後,生命徵象仍不穩定,病程進展嚴重且也屬不可逆情況,因此治癒之機會極低。	1. 病人因處於意識不清狀態,無法行自主權時,配偶為主要決策者,故應與家屬討論病人之前是否表達過其個人好惡,尊重病人及家屬所做之決定。 2. 醫療團隊應向家屬告知目前之治療目標及醫療風險之好處、壞處,並由家屬共同決定對病人最適當之治療方式。 3. 病人之家屬明確表示不要再接受任何積極治療方式,以減輕病人的痛苦,簽署「不施行心肺復甦術同意書」。

病人意向考量	其他脈絡情境考量
1. 基於行善原則:病人已處於多器官衰竭,病情為不可逆,放置 ECMO 無法改善病況,當下應採症狀治療,增加其舒適感,減少放置管路所帶來的合併症。	1. 病人已為不可逆之病程,雖放置 ECMO 亦無法改善病人之病況,基於保護醫療人員避免暴露於高危險之感染下,應考慮此項醫療行為的適當性。

(續)

病人意向考量	其他脈絡情境考量
2.考量病人接受治療無法回到正常生活，雖然於治療成功後，因病人的肺部處於纖維化，必定要仰賴呼吸器，甚是會有使用呼吸器之相關合併症，生活品質應當列入考量之一。 3.至於病人之身、心、靈方面，因病人於急救後已無意識狀態，就生命之意義及尊嚴方面應再與家屬討論治療目標及方式，以尊重病人意願。 4.當主治醫師對於病人之治療方式及生活品質的評估有偏見或不恰當時，應請整個醫療團隊重新針對個案討論其適當之治療目標或請主任介入協調。	2.就病人之經濟財務因素，若病人治療成功，因意識昏迷且需依賴呼吸器維生，在這長期之醫療照護費用，不管對病人家屬或對國家之健保費用，都是一項龐大支出。 3.於宗教因素應幫助病人完成「善終」。 4.應考量醫療人員是否因此侵入性治療而感染到 HIV，造成院方之利益損失。
精進作為 （您可參考的做法）	1.醫護團隊應向家屬充分說明每種治療計畫之利弊，讓家屬有能力進行選擇，當家屬的意願與主治醫師的治療計畫不同時，亦能尊重病人及其家屬的意願，提供貼近病人及家屬需求之照護。 2.面對上述倫理原則之衝突時，醫護團隊應尊重病人及其家屬對生命品質的看法及決定，進行充分討論裝置葉克膜機器的利弊，是否有取代療法？使團隊成員對於治療計畫有共識。

學習評量

1.說明面對倫理困境可供參考的倫理原則為何？
2.如何應用倫理決策過程來處理倫理困境，試舉一例。

參考文獻

一、中文部分

尹裕君、靳曾珍麗等（民93）：護理倫理概論（二版）。臺北：華杏。

毛家齡、張玨（民85）：倫理困境與護理決策過程。護理雜誌，43(1)，40-45。

林佳靜（民85）：癌症疼痛處理的護理倫理。護理雜誌，43(1)，36-39。

林小玲、蔡欣玲（民87）：探討加護護理人員其倫理困境與相關因素。榮總護理，15(4)，363-374。

趙可式（民85）：臨終病人照護的倫理與法律問題。護理雜誌，43(1)，24-28。

盧美秀、魏玲玲、林秋芬（民 83）：我國護理倫理規範之研擬。護理雜誌，41(1)，40-50。

醫師倫理規範：http://www.tma.tw/ethical/doc/醫師倫理規範.pdf（2009. 5. 24）

二、英文部分

Catalano, J. T. (1997). Ethical decision making in the critical care patient. *Critical Care Nursing Clinics of North America, 9*(1), 45-52.

Corley, M. C. (1995). Moral distress of critical care nurses. *American Journal of Critical Care, 4*(4), 280-285.

Forester-Miller, H., & Davis, T. (1996) A Practitioner's Guide to Ethical Decision Making. American Counseling Association

Grippando, G. M., & Mitcheal, P. R. (1989). *Nursing perspectives and issues* (4th ed.). N.Y.: Delmar Publishers.

Jameton, A. (1984). *Nursing Practice: The Ethical Issues*. Englewood Cliffs, NJ: Prentice-Hall.

Jonsen, AR., Siegler, M., & Winslade, WJ. (2006) Clinical Ethics: A Practical Approach to ethical decisions in clinical medicine. 6th ed. NewYork, NY: McGraw-Hill.

第四章 重症病人及其家屬之需求與護理

學習目標

──研讀本章內容後，學習者應能達成下列目標：

1. 了解重症病人的壓力源及其需求。
2. 對於重症病人的壓力能提供適當的護理措施。
3. 能說出重症病人家屬的需求。
4. 能針對重症病人家屬需求提供適當的護理措施。

前言

　　加護中心對重症病人及其家屬而言是一個充滿壓力的地方，不當壓力反應對病人及其家屬造成身心的損傷，影響病人疾病之復原過程及其家庭功能之運作。加護中心護理人員照顧對象應包括病人及其家屬，這是加護單位整體護理的呈現。本章將介紹重症病人的壓力源及其壓力反應，重症病人家屬的需求及其護理。

重症病人的壓力源及其護理

　　所謂壓力是指個體在特定情境下，感覺到某種程度或類別的威脅。源於個人需要受挫或外在要求超出個人應付能力，而引發一連串生理、心理、認知及行為反應。而壓力源是指造成壓力反應的事件。住在加護單位的重症病人將面臨許多壓力源，造成身體及心理上的壓力。以下簡述重症病人的壓力源。

一、病人本身

㈠溝通障礙

　　加護單位中的大部分病人因呼吸功能障礙使用呼吸器，根據一項研究報告顯示，使用呼吸器病人中有 45% 的人認為「無法溝通」是具有壓力的。由於病人置有人工氣道影響發聲，無法正常使用語言表達，造成病人的受挫感。另外，治療前未給予病人解釋亦是溝通障礙的一種。

㈡疼痛

　　大部分的重症病人都有疼痛的經驗，研究報告顯示在加護中心讓病人感到最害怕的事是經歷疼痛。引起重症病人疼痛的來源，包括：外科手術傷口、侵入性導管置入、腫瘤、疾病等。

㈢活動受限或固定不動

　　根據研究指出活動受限或固定不動是外科加護中心病人最感壓力的事件之一。外科病人常因治療的需要，其身上或多或少均有侵入性導管留置，少則一、兩條；多者七、八條，這些管路使病人的活動範圍受限，在此情況下，若病人未能了解侵入性導管的使用目的，有拔除管路的企圖或曾發生非計畫性拔除管路時，護理人員會採取保護性的肢體約束，會使病人產生負向的情緒反應。

㈣噪音

　　噪音是造成重症病人知覺剝削的原因之一，病人認為加護中心中兩個主要的噪音來源是護理人員間的談論及儀器設備的警示燈。噪音讓他們備感壓力。

(五)睡眠紊亂

睡眠紊亂，包括病人的睡眠品質及睡眠時數降低。無法休息及睡眠是重症病人壓力源之一，根據研究顯示，接受胸腔及心臟手術後，有 50% 以上的病人，經驗中度到重度的睡眠紊亂。影響睡眠品質的因素，包括：性別、年齡、疾病嚴重度、手術類別、疼痛、吵雜、缺乏隱私感、室內溫度、臥位不舒適等。研究者建議：回復病人正常的睡眠型態，可降低死亡率，並減少對鎮靜藥的需求。

(六)呼吸器

呼吸器是對那些呼吸功能障礙的病人可提供適當的通氣及氧合，但也帶給病人不少的壓力，根據研究顯示，接受呼吸器治療的病人其血中壓力荷爾蒙（Catecholamine）增加，與死亡率有關。另一項研究指出，加護中心使用呼吸器的呼吸衰竭病人有輕度到中度的害怕感覺，而最讓病人感到害怕的前五項事情是：1.呼吸困難或吸不到氣的感覺；2.呼吸器運作不良時；3.疼痛；4.被許多管子約束；5.對疾病過程及預期治療未經解釋而一無所知。

(七)口渴感覺

根據研究顯示，加護中心有 50% 以上的病人認為「口渴」是具壓力的。口渴的感覺在那些接受禁食，或限水治療的病人特別明顯。

二、環境有關的壓力源

由於加護中心之特殊需要，在環境設計上產生下列壓力源：

(一)知覺剝削

沒有窗戶造成視野的減少，訪客之限制，使之與社會環境分離，缺乏與他人接觸、溝通、語言及認知上之刺激減少、缺乏有意義之知覺刺激。

(二)知覺過度負荷

病人的各種感官（視覺、聽覺、嗅覺、觸覺）接受不恰當的刺激，例如：室內不分晝夜的燈光、護理人員的交談聲、疼痛的觸覺等。

(三)失去定向感

陌生環境、三班輪替之工作人員、不分日夜之照明設備及護理活動，使病人失去對時間、地點之感受而喪失定向感。

(四)訪客限制

每日數小時短暫之會客時間，無法由重要親友處獲得足夠之支持，造成病人與外界之隔離。

(五)被工作人員忽略

在加護病房中病人經常被視為一生理不平衡的個體，照顧重點都放在努力平衡及穩

定病人各項檢查值或監測值，常忽略了病人的存在及感受。此外，未稱呼病人姓名也會讓病人感到不受尊重。

三、重症病人面對壓力源的情緒反應

㈠焦慮

焦慮是最常見的壓力反應，焦慮的原因，包括：害怕死亡，察覺到情境危險或威脅、喪失控制、疼痛、陌生環境、無法預期未來狀況、疲倦、身體功能異常。重症病人的焦慮為輕度到中度，其臨床症狀為不安、重複問相同的問題、退縮等。

㈡憂鬱

乃因個人對疾病事件的認知有關，造成原因有：自尊受傷、自我概念紊亂、喪失獨立感或經濟及控制的能力、生命受威脅、生活型態及角色改變、親人過度保護及有關疾病照顧意見之衝突。

㈢無力感

是一種主觀之感受，感受到自己對事情之結果無法控制或影響。在加護中心會威脅到病人控制感之因素為：1.對疾病之結果不確定；2.對具威脅性、陌生的加護中心環境害怕；3.對周圍環境及疾病過程的不了解及無法控制。有輕度無力感時病人會表現被動；有中度無力感時會出現不願參與做決定、對自己無法完成以前能達成之工作表示挫折或不滿；在重度無力感時會表示對情況及結果無影響力。

㈣生氣

重症病人的生氣可能是反應對醫護人員不信任的負向情緒。生氣背後可能隱藏著對死亡的恐懼、疼痛、焦慮等。

㈤無望感

是一種主觀感受，認為自己被限制且沒有任何選擇之機會。希望是人類存活之原動力，是一種期待或想要某些事情發生之感受。原因包括：1.長期活動受限：被約束在床上；2.身體狀況愈來愈差：不舒適之症狀無法改善；3.長期壓力：住在陌生環境中及面對死亡之威脅；4.被遺棄感；5.對宗教及上帝之價值產生懷疑。

㈥急性譫妄

發生在住入加護病房（ICU）3～7 天內所發生之意識障礙、注意力無法集中、失去定向感、失去記憶及情緒不穩定及呈現肢體過度活動。主要原因包括：知覺剝削、睡眠剝削、行動受限制、年齡、疾病嚴重度。

四、重症病人壓力處理

個體面對危機及壓力源時，所採取的因應行為，包括：1.以問題取向的行為尋求相

關資訊，探討原因、尋求協助、採取行動，以增進自我控制行為；2.情緒取向則是使用防衛機轉，如否定、轉移、反向、責怪他人、退縮等，以改變負向傷害或威脅。

　　病人大都先採取所熟悉或曾經成功之因應方式來應付危機。護理人員應協助病人渡過此壓力期。其相關之護理措施為：

（一）降低環境中壓力源

主要在增加環境中有意義之知覺刺激及減少無意義之知覺刺激。

　　1.需配合日夜時間，調整室內光線，讓病人能分辨晝夜。

　　2.在視線可及處放置時鐘、日曆，以增進病人之定向感。

　　3.彈性的訪客時間，當病人有需求時可以允許家屬在旁陪伴。當訪客之限制無法避免時，可利用家屬之照片、卡片或熟悉物品，放置床前或是可見處，以增加現實感。

　　4.減少環境中之噪音：工作人員宜輕聲說話、不在病人前談論私事、與病人交談勿用專業術語、操作儀器時輕聲、監視器調整至適當音量。

（二）維持病人之基本需要

　　1.生理需要：加護中心的病人其生理狀況正處於紊亂失衡的危機中，能存活是即刻的需求，因此護理措施是以維持病人適當的通氣及氧合、穩定血液動力學、液體及電解質平衡等為主。當病情趨於穩定時，宜注意以下的生理需求：

　　　⑴促進身體的舒適感：對於口渴病人，應提供減輕口渴感覺的措施以滿足其需求。

　　　⑵促進睡眠品質：找出影響病人睡眠品質的因素給予改善，例如：因疼痛而無法入眠者，應給予止痛，為了促進病人的睡眠品質，睡眠環境的布置是很重要，例如：盡量靜聲、開夜燈、拉上窗簾或屏風，適當的空調及溫度等。

　　　⑶疼痛控制：疼痛對生理及心理的不良影響已為大家所熟悉。因此護理人員應主動評估病人的疼痛程度，提供可以減經疼痛的措施，包括肌肉鬆弛、冥想法或止痛劑。讓病人免於疼痛之恐懼。

　　　⑷提供有效的溝通方式：對於氣管內插管留置的病人，應多加利用溝通卡、紙筆來協助病人與工作人員及家屬溝通。

　　2.安全的需要：包括環境及精神上安全。在環境方面：護理人員應預防意外事件的發生（跌倒、非計畫性拔管、化藥外滲等）。在精神上：在提供護理前先加以解釋，讓病人有心理準備；同時給予保證，讓病人確知所獲得的是最好的照顧及負責照顧的護理人員；還有給予叫人鈴，當病人有需要時即可找到人。

3. 愛及所屬感需要：病人與其重要親友間關係的互動，以發展愛及所屬感覺。由於加護中心的環境將病人與其親友隔離，病人只能透過有限的訪客時間與家屬互動，將影響愛及所屬感需求的滿足，護理人員與病人宜建立互信關係，能處處站在病人的角度，讓病人感受護理人員對他的關心。雖然如此，家屬及其親友仍是最重要的精神支持系統，透過彈性的訪客時間以增加彼此間愛的傳達。

4. 自尊的需要：當病人被限制在加護中心，失去自主權及自我照顧能力時，會導致低自尊之發生，例如：無法控制之尿失禁或嚴重腹瀉於床上。病人處於低自尊時可能會出現，如：無法接受正向回饋及稱讚、不參與治療活動、出現傷害自己之行為及不願意自我照顧。為增加病人的自尊感，護理措施應鼓勵病人參與自我照顧計畫，以增加自我照顧能力。此外，醫師向病人解釋有關疾病的預防及治療方針，以滿足「知」的需求。

5. 自我實現的需要：此為高層次之需求，在加護中心的環境可能很難滿足病人的需求。

(三)協助支持系統發揮功能

1. 協助病人找尋及利用所熟悉或曾經成功之因應方式來應付目前之住院危機。

2. 盡量維持固定之照顧者，以使護理人員與病人建立互信之關係。

(四)提供病人對治療之選擇、控制及參與之機會

1. 提供正確必要之訊息，以增強病人對疾病的認知，以減輕焦慮。

2. 讓病人參與治療計畫之訂定，以提高其控制感。

(五)適當的給予藥物治療

若病人出現無法控制之情緒變化或肢體過度活動，而影響到本身之安全及治療時，適度的藥物控制是重要的。例如：鎮靜療法（見第八章）。

重症病人之家屬需求及其護理

當家中有任何一成員住進加護病房時，家中的其他成員常處於極度焦慮的階段，他們需要加護中心護理人員的支持、關懷及了解。過去加護單位的護理重心著重在治療的執行與預防合併症發生等。護理人員因時間與環境的限制較少與家屬接觸，也因缺乏「危機事件處理」的能力而無法幫助那些處於危機的家屬，這些被漠視的家屬可能會對護理人員產生敵意。因此，護理人員有責任了解並滿足家屬在危機階段最重要的需求。

一、影響重症病人家屬需求因素

重症病人之家屬陪伴能降低病人譫妄發生、增進心理穩定、減少加護病房症候群。

㈠家庭處理危機事件的能力

所謂「危機」是指當個體面臨到無法解決的問題時，產生焦慮、情緒低潮，進而無法行使其正常功能。而家庭危機即指當家庭面臨壓力困境時的反應和改變。當家庭成員在沒有預警的情況下住進加護病房，對一個穩固的家庭來說是一重大的壓力，如果無法克服壓力則會產生危機。面對危機，家屬可能的反應如下：

1. 早期：休克、害怕、不相信及罪惡感。
2. 當不明確的病情進展與病人分離時，家屬會呈現焦慮、害怕、生氣、憂鬱、無助感、孤獨感。

以下將家屬的行為反應歸類為：

1. 悲傷的家屬：情緒處於哀傷階段。
2. 徬徨的家屬：這類家屬常出現詢問有關各項治療及護理活動的原因，以指示態度要求工作人員以他的方式照顧病人，時時檢查工作人員是否完成工作，抱怨工作人員的能力，有時會過度讚美特定的工作人員。
3. 獨立不依賴的家屬：會持續的在病房外守望，只要會客開始即參與病人的身體上的照顧，表現出不需假他人之手即能完成病人之照顧工作的態度。
4. 遭遇困難的家屬照顧者角色：當護理人員未注意家屬的學習動機、情緒反應、技能是否能照顧病人，錯將家屬視為主要照顧者，並提供家屬之相關知識衛教時，造成家屬無助、罪惡感或生氣。

㈡家屬的教育程度、性別、社經狀況

女性家屬對「支持需求」、「訊息需求」、「接近病人需求」高於男性家屬。而收入低者對「支持需求」、「接近病人需求」高於「收入高者」。

㈢家屬與病人的關係

㈣病人的症狀及住院時間的長短

二、重症病人之家屬需求

Leske（1986）修正 Molter（1979）的一份「重症病人家屬常見需求」45 項，另新增一個開放式問題且正式命名為重症家屬需求量表 CCFNI（Critical Care Family Needs Inventory）。此量表包含五大類需求：支持、舒適、訊息、接近病人及保證需求，每一類需求所包含的題數不等。

(一)保證的需求（assurance）

是家屬對病人疾病的結果可透過醫療照護系統的保證，這種保證的需要是建立在對醫療照護系統的信心與信任上。例如：家屬希望醫護人員能夠誠實耐心的回答他們的問題、能確知病人是否得到最好的照顧、能知道是由那位醫護人員負責照顧病人等。

(二)接近病人的需要（proximity）

指出家屬需要和病人有比較單獨性或個人性的接觸與接近，包括在生理與心理方面給予病人某些幫助或照護。例如：在特殊的情況下探病時間能彈性更改、家屬希望能隨時探視病人、家屬希望能幫忙處理病人身體方面的照顧，像洗臉、擦澡、按摩等。

(三)訊息獲得的需要（information）

主要指家屬在面對病人因威脅生命的重症住進加護病房時，極希望獲知任何與病人有關的具體且真實的訊息，包括病情的變化、治療的過程及結果等訊息。例如家屬希望每天能和負責的醫護人員談話，以了解病人的情況，或當家屬不能來病房時，能打電話來詢問病人病情。

(四)舒適的需要（comforts）

是指家屬於病人住院期間所需要舒適的感受。例如家屬休息室、盥洗室或用餐地方的設置等，能使家屬在照顧病人期間有休息的地方，以感到身體方面的舒適。另外心理的舒適是家屬需要感到被醫護人員接納。

(五)支持的需要（support）

是指家屬在病人住院期間，需要有各種不同的支持系統、網路或機構和可利用的資源，包括醫護方面（例如醫院、醫護工作人員、社工人員），其他親友或宗教方面的支持。

由於重症病人的特性不同，家屬需求的排序亦稍有不同，例如范氏（1996）的研究指出重症頭部外傷病人家屬需求的前十項為：

1. 能了解病人病情的發展。
2. 每天都能得到有關病人病情的消息。
3. 當病人的病情發生變化時，我能很快地接到醫院的通知。
4. 讓我覺得病人的病情仍然有希望。
5. 每天能與同一位護理人員談話。
6. 能感覺工作人員盡全力在照顧病人。
7. 能了解有關病人病情進展的具體事實。
8. 工作人員用容易了解的字句作解釋或說明。
9. 能確定病人得到最好的照顧。
10. 覺得被醫院的工作人員所接受。

11.在加護病房附近有家屬休息室，以便就近照顧病人。

㈥COVID-19 疫情期間重症病人家屬的需求

在 2020-2022 年疫情最嚴峻時，配合國家防疫政策，及隔離政策，醫療機構限制陪病及訪客，造成病人及家屬的焦慮及不安。

1.沒有彈性及嚴格的訪客政策，在疫情嚴峻時醫療機構配合防疫政策禁止家屬探病，除非有特殊情形才允許家屬探病，這樣的政策對大部分家屬而言是很具壓力與難過。

2.訊息獲得需求變的比較不容易滿足，疫情期間探訪限制使家屬與醫護人員溝通的機會減少，經過預約可以使用視訊方式與醫師及護理人員溝通，了解病人的治療計畫。

三、護理措施

㈠消除憂慮

1.在家屬第一次來探訪時，對病人目前病情做一簡短說明。

2.陪伴家屬至病人床邊，以簡單的用語介紹床邊設備和病人使用設備的原因。

3.對家屬介紹加護中心包含訪客政策，需要家屬配合之相關事項，以及加護中心之電話號碼，以便家屬能隨時與病人保持聯絡。

4.介紹相關的醫療人員給家屬，以減少陌生感。

上述之解說宜配合書面資料，以加強家屬之理解。

㈡主動提供訊息

1.當家屬會客時，護理人員宜主動提供有關病人的病情發展及生命徵象。

2.當病情有變化時，隨時通知家屬，可能的話安排與醫師、護理人員及家屬共同討論病情。

3.預期家屬會關心的事，並主動提供訊息。

4.在與家屬討論時，依家屬溝通程度，使用可以被理解的語言，避免專業術語。

5.隨時評估家屬的理解程度及是否誤解產生。

㈢接近病人的需要

1.視病人需要提供彈性的訪客時間讓家屬能和病人在一起。

2.床旁的儀器適當安置，以便家屬能接觸病人。

3.在床旁放一張椅子給訪客。

4.將床沿降低，使家屬可以舒適地握著病人的手。

5.如果家屬因病人治療需要而被要求離開，應給他們一些準備時間。

㈣提供家屬情緒支持，盡量滿足家屬個別需求

  1.提供安靜的地方讓家屬間可安靜交談。

  2.讓家屬有機會對護理人員傾訴心聲。

  3.讓家屬知道他們的感覺是正常。

  4.在病房成立家屬支持小組，定期提供家屬與護理人員交談的機會。

  5.如果家屬從外地來，了解他們的適應情形，並盡可能協助解決。

  6.確認家屬知道醫院所提供的資源，例如社工資源、教堂、佛堂等宗教服務位置。

  7.當需要時，提供適當的諮詢服務。

  8.當家屬有適應上的困難時，則安排與心理學家或社工接觸。

㈤促進家屬在身體及心理的舒適感

  1.提供並維持家屬休息室或會客室環境的清潔、通風、安靜。

  2.作一位家屬的傾聽者。

  3.與家屬討論，找出家屬願為病人做的事（洗臉、復健運動），讓家屬能幫上忙，以消除無力感。

結論

加護單位的護理人員面對處於危機的病人家屬，應提供良好的資源，並協助家屬盡量減少不必要的能量消耗（陌生的環境、訊息缺乏），把更多的精力放在重症病人身上，對病人、家屬角色及家庭功能的維持有重大的影響。

學習評量

  1.請說出重症病人的壓力源及其情緒反應。

  2.請說出重症病人壓力之處理為何？

  3.簡述重症病人家屬面對危機的反應為何？

  4.簡述重症病人家屬面之需求及其護理。

參考文獻

一、中文部分

林小玲（1992）：探討加護病房中使用呼吸器的呼吸衰竭病人對睡眠品質與害怕的感受程度。碩士論文。

邱艷芬、王桂芸、周幸生合著（1995）：**內外科護理學㈡**。臺北，空中大學。

范君瑜（1996）：重症頭部外傷病人家屬之需求及其影響因素探討。護理研究，4(3)，273-283。

饒雅萍（1988）：加護病房病人家屬需求及其影響因素之探討。護理雜誌，35(1)，23-36。

二、英文部分

Digby, R., Manias, E., Haines, K.J., et al. (2023). Family experiences and perceptions of intensive care unit care and communication during the COVID-19 pandemic. *Australian Critical Care*, *36*(3): 350-360.

Dolan, J. T. (1990). *Critical Care Nursing*. Philadelphia: F. A. Davis Company.

Leske, J. S. (1991). Internal psychometric properties of critical care family needs inventory. *Heart & Lung*, *20*(3), 236-244.

第五章　重症單位之品質促進

學習目標

——研讀本章內容後，學習者應能達成下列目標：

1. 了解品質與品質保證的定義及相關概念。
2. 了解執行護理品質監測之十個步驟。
3. 了解病人結果及護理敏感的病人結果指標定義。
4. 了解病人結果發展對護理之重要性。

前言

　　近代醫療機構面臨著外在環境的衝擊，醫療給付制度改變均紛紛設法增進醫療照護品質，以滿足顧客的需求，同時藉由品質的提升，達到成本節制的目標。護理人員在醫療團隊中扮演重要角色，影響醫療品質甚鉅。在現今健康照顧趨勢，護理人員必須能確認護理措施及實務的有效性，以了解護理在病人福祉所扮演的重要角色，並提供相關資料去影響健康照顧政策。本章內容將介紹品質的概念、護理品質監測模式，以及病人結果評量在重症單位之實施。

醫護品質概念

一、品質的定義

(一)品質（quality）

　　品質的定義有多種意義，依美國醫院評鑑聯合組織對品質所下的定義，為在現有的知識背景下，病人照顧服務系統之提供，能增加正向結果機率及減少負向結果機率的程度。

　　此組織提出影響病人照顧品質的十一項因素包括：

1. 照顧管道取得的方便性（accessibility to care）：病人可獲得他們所需照顧的容易性。
2. 照顧的適時性（timeliness of care）：當病人有需要時，醫療照顧可隨時提供給病人的程度。
3. 照顧的有效性（effectiveness of care）：在目前最先進的醫療科技下，能正確提供病人照顧的程度。
4. 照顧的效力（efficacy of care）：所提供的醫療照顧能滿足需求所具備潛能的程度。
5. 照顧的適切性（appropriateness of care）：醫療照顧的提供能滿足病人需求的程度。
6. 照顧的效率（能）（efficiency of care）：在使用最少的金錢、人力、物力下，醫療照顧的提供可以達到預期效果的程度。
7. 照顧的連續性（continuity of care）：執業者及機構間透過有效的配合，使病人能依需要獲得持續性照顧的程度。
8. 照顧的隱私性（privacy of care）：病人控制及公開有關他自己疾病資料的權力，包括提供給健康照顧專家的資料及任何在醫療紀錄上或其他文件上的資

料。

9.照顧的私密性（confidentiality of care）：健康照顧小組從病人取得的資料被視為一種特權，除非在特定的情況下，例如司法權。否則未經病人同意不可將資料公開給第三者。

10.病人及其家屬參與照顧：在醫療照顧決策中要將病人及其家屬納入計畫中。

11.照顧環境的安全性（safety of care environment）：當需要時，就能提供病人必要的空間、儀器及藥物的程度。

（二）品質保證（quality assurance）

依美國護理學會（ANA）對品質保證所下的定義：為確保病人接受盡可能最好的護理照顧的所有活動總合。而美國醫院評鑑聯合組織（JCAHO）認為品質保證（QA）為主觀及系統性的監測與評值病人照顧的品質及適切性，以持續改善病人照顧品質的過程。目前該組織已將醫療品質保證計畫擴展為全面性之持續性醫療品質改善（continuous quality improvement）。

護理品質監測模式

護理品質管制制度係建立在運用品質保證的理念上，以達到護理品質控制在一定的水準，並以持續性品質改善（continuous quality improvement）的方法，持續性的監測及改善，以提高病人照顧品質；亦即病人有權獲得高品質的護理服務，以協助病人恢復健康、減輕痛苦，以及使殘障減至最低程度，促使病人發揮其最大之身心功能適應，提升其生活品質。

一、醫療品質監測內容包括

（一）結構（structure）層面：指醫療機構的組織、制度、醫護人員的素質及數量、醫療設備、儀器。

（二）過程（process）層面：醫療過程是否依標準執行？醫療行為是否達到可接納的水準？醫療院所是否對未達理想的醫療過程做改進。

（三）結果（outcome）層面：醫護行為對病人健康所造成的結果。

依陳氏等人（1994）提出神經外科護理品質監測模式內容為：

（一）行政管理之監測：工作簡化、成本節制、資源應用、防止漏帳、人力分配、留才計畫。

（二）護理人員工作表現（專業層面）之監測：護理過程、護理紀錄、護理技術之標準、疾病護理常規之建立與修訂、新人訓練、加護中心護理人員之培訓、臨床指導者訓練、護理計畫電腦化。

㈢病人護理品質（臨床層面）之監測：病人安全、疼痛控制、感染控制層面等。

二、護理品質監測計畫

根據 JCAHO 建議的十個步驟執行：

㈠責任指定：品管負責人為醫院高階主管，因為品管工作須有上級支持及全面參與才能落實，例如：加護中心由主任及護理督導負責推動醫護品管業務之進行與教育；而加護單位的正、副護理長配合總目標及單位的實際需求擬定年度的品管計畫、指定各項監測工作的負責人、定時查核工作之進展並適時給予指導；單位中的每位成員有責任參與品管監測工作。

㈡描述照顧範圍：包括臨床、護理專業、行政等三層面。護理照護範圍，如表5.1。

表 5.1　護理照護範圍

病人 （臨床層面）	護理人員 （專業層面）	系統 （行政層面）
1.藥物治療 2.皮膚照護 3.疼痛控制 4.病人安全 5.病人輸送 6.護理紀錄 7.護理過程 8.感染控制	1.職前訓練 2.護理人員分級制 3.護理人員個人紀錄 4.護理作業標準及規範 5.考核	1.人力分配 2.病人分類系統 3.預算管理 4.出入院規定 5.聘僱、解僱、留才等作業

㈢界定重要的照護面

1.界定的原則，可參考下列四項：

⑴高危險的活動（high risk activities）處置的活動易導致病人傷害性者。

⑵高等量的活動（high volume activities）經常要執行的活動或多數人會接受的照護活動。

• 高等量的活動：50% 病人會接受的活動，或至少每班要做一次，每位病人都需要的活動。

• 中等量的活動：25～50% 的病人會接受照護的活動或每週一次以上，抑或不需每班一次之活動。

　　‧低等量的活動：低於 25% 的病人會接受照護的活動或每週一次，甚至不到一次之活動。

⑶有問題傾向者（problem prone activities）照護的活動可能對病人產生問題或傷害者，如病人接受化學治療可能有毒性傷害。

⑷高成本的活動（high cost activities）須較高成本的照護活動，如皮膚照護。

2.建立優先順序及監測頻率

⑴極重要的照護面：至少每年四次監測。

　　上述的四個項目均包含者：高危險、高等量、有問題傾向及高成本之活動。

⑵非常重要的照護面：至少每年三次監測。

　　具有上述四項目中的三項者，依序為：

‧高危險，有問題傾向，高等量的照護活動。例如：CABG 病人的呼吸器照顧。

‧高危險，有問題傾向，高成本的照護活動。例如：血液透析病人之照顧。

‧高危險，高等量，高成本的照護活動。例如：重症病人之血液動力學監測。

‧有問題傾向，高等量，高成本的照護活動。例如：壓瘡之照顧。

⑶很重要的照護面：至少每年兩次監測。

　　具有上述四項中的兩項者，依序為：

‧高危險，有問題傾向的照護活動。

‧高等量，有問題傾向的照護活動。

‧高成本，有問題傾向的照護活動。

‧高危險，高等量的照護活動。

‧高危險，高成本的照護活動。

‧高等量，高成本的照護活動。

⑷重要的照護面：每年一次監測。

　　只要具有高危險、高等量、高成本、有問題傾向中的一項即為重要照護面。

四訂定品質指標

　　從重要照護層面中確認每項品質指標。指標必須是客觀、可測量及導向病人照顧的潛在問題，以便呈現改善的可能。指標訂定前必須先制定護理標準，標準是描述規則、政策、程式、行動方針的書面文件，必須經過審核認可。標準的定義可由下列四個要素組成。

1. 標準必須是書面的，且以工作人員易懂的方式書寫。

2. 標準是界定一組的政策規則、行動或情況。

3. 標準的制定必須考量病人、工作人員及組織系統三方面。

4. 標準必須經由審核認可，由某一位權威者或委員會執行，也要定期修訂。

㈤設定閾值以供評值

1. 閾值（thresholds）的特性

⑴閾值是一體兩面的，是界於達到與未達到之界限，達到是正向的，表示明顯的達到標準，閾值可定為接近 100%，未達到是負向的，表示未達標準，閾值可定為接近 0。

⑵閾值是動態的，可改變的。

⑶閾值必須定得實際。

⑷閾值必須客觀。

2. 閾值的訂定方法：

⑴重要事件（sentinel events）：重要事件之閾值必須定在絕對值，不容許有此類事件的發生，例如：輸血錯誤、腹部手術後紗布留腹中等事件閾值為 0 件。

⑵比率基準事件（rate based events）：提供一個比率範圍的標準，如血壓值 100/60～140/90 mmHg 是可以接受的。

定閾值時應考慮品質改善或促進之空間有多少，不要定得太高或太鬆。初定閾值可以視幾次的資料蒐集結果或參考文獻來擬定。

㈥蒐集及組織資料：為了能完整蒐集資料供分析，資料蒐集工具的制定是很重要，可參考相關文獻制定。

㈦評值結果差異：評值要能偵測問題的存在，並確認任何問題的原因。評值項目包括：1. 各項監測指標是否達到預定之閾值；2. 探討未達到閾值之原因；3. 了解常模；4. 各項指標之標準及閾值是否合理；5. 個別特殊案例之評估與討論。

㈧採取行動解決問題：當確定問題後，應擬定改進計畫，採取行動。

㈨評估活動之有效性：作為進一步解決問題的參考。

㈩與相關單位溝通聯繫：所有相關品管指標之監測、評值改進辦法及追蹤，應在品管委員會討論及溝通協調，以達品質促進的目的。

病人結果評量在重症單位的應用（Patient Outcomes Measurement in Critical Care）

由於重症醫療費用的高漲，加上政治因素介入，促進健康照顧提供者必須評值醫療服務，對病人及大眾健康效益為何？在此因素下，1980 年代晚期美國健康照顧系統進行再造，強調以病人結果來評值醫療系統的效益。

一、名詞定義

(一)病人結果（patient outcome）

個體、群體或社區的健康狀態在現行或過去醫護照顧的方式下，產生現存或潛在性的一種好或不好的變化。

(二)護理敏感的病人結果（nursing-sensitive patient outcome）

將病人或家屬照顧的狀態、行為或認知予以概念化，成為一個可以測量的變項，而這個變項大部分是受護理措施的影響，並且能反映出護理措施介入的結果。簡言之，病人的一般健康狀態、行為或認知因護理措施的介入而產生正向或負向的改變。

(三)護理敏感的病人結果指標（nursing-sensitive patient outcome indicator）

能反映護理措施介入後病人結果的一種特異性變項，指標是一種可以觀察及測量的病人狀態、行為或認知。

(四)護理敏感的結果測量（nursing-sensitive outcome measures）

正確地描述結果指標如何被量化及測量的操作及活動。量化要能反映結果的持續性。

二、病人結果評量在健康照顧系統的發展

起源於南丁格爾女士：在 Crimean 戰爭照顧傷患時，分析並記錄病人的健康照顧結果。在 1900 早期，波士頓外科醫師 Codman 提出使用結果為基礎的測量，作為醫療照顧品質指標，被視為現代結果研究的先驅者。1960 年中期，Donabedian 提出以結構、過程及結果的模式來評值醫師的執業品質。1980 年早期以死亡率、罹病率、臨床徵象作為傳統結果評值測量。1980 年中期，大量電腦資料庫的建立，焦點轉以病人結果評量來評值醫師。近代之醫療結果研究（MOS）以結構、過程、結果作為概念架構來評值醫療服務的效益，在 MOS 中結果評量分四類：

1.臨床最終狀況：症狀徵象、檢驗數值、死亡。
2.功能性狀態：生理、心理、社會、角色狀態。
3.一般健康狀況：健康認知、能量／疲憊、疼痛、生活滿意度。

4.照顧的滿意度。

其重要性在將病人結果的層面從過去的疾病導向之臨床結果，超越到另一領域，著重病人的生理、心理社會角色等功能性狀態。

三、病人結果評量在護理的發展

1960 年代中期：Aydelotte 觀察病人的行為及身體特質的改變，用以評值護理活動的有效性。

1970 年代晚期：Hover 及 Zimmer 確認當時護理人員所使用的五種病人結果。

1.病人對疾病及其治療的了解知識。

2.病人對藥物的了解知識。

3.病人自我照顧技巧。

4.病人調適行為。

5.病人的健康狀態。

1980 年代，Lang 及 Clinton 查證在護理研究上所使用的結果，確認六項病人結果。

1.身體健康狀態。

2.心理健康狀態。

3.社會及身體功能。

4.健康態度、知識及行為。

5.專業健康資源的使用。

6.病人對護理照顧品質的認知。

1989 年，Marek 確認以下十五項病人結果。

1.生理的測量。

2.精神、社會的測量。

3.功能性狀態。

4.個案行為。

5.個案知識。

6.症狀控制。

7.持家。

8.健康福祉。

9.病人滿意度。

10.安全。

11.服務的頻率。

12.成本。

13.再住院。

14.目標的達成。

15.護理診斷的決議。

　　1990 年代，因政治因素介入，導致護理界重新重視病人結果之發展。近年來護理專家致力於病人結果確認及分類、測量的工具發展。

四、病人結果發展對護理的重要性

1.確認臨床護理實務所影響的病人結果，以便在健康醫療照顧效益評值上占重要角色。

2.評值護理品質。

3.促進照顧標準的建立。

4.以病人結果來評值護理創新（nursing innovations）的效果。

5.有助於護理知識的發展。

五、病人結果評量在臨床的實施步驟

(一)確認臨床病人照護範圍：了解護理措施可以影響病人結果的部分根據 Johnson & Maas（1997）所建議的七大類病人照護範圍著手：

　　1.生理的狀態（physiological status）。

　　2.精神及認知的狀態（psychological and cognitive status）。

　　3.社會及角色狀態（social and role status）。

　　4.安全狀態（safety status）。

　　5.家屬照顧者狀態（family caregiver status）。

　　6.健康態度、知識與行為（health attitudes knowledge and behavior）。

　　7.感受到的幸福感（perceived well-being）。

(二)界定重要的照護面：依照護理活動是否具有高等量、高危險、有問題傾向、高成本等四項，以決定病人照護範圍的重要性，作為重症單位進行及監測病人結果指標優先次序的依據（表 5.2）。

(三)訂定相關之病人護理標準：此標準必須經過文獻查證後並整理成書面文件，再經專家審核及效度測試，以作為照顧病人之依據標準。

(四)建立可測量的指標（indicator）：其指標名稱要明確並可測量。

(五)訂定監測計畫並執行之：計畫包括被監測的對象及參與監測的人員及負責人、收集的工具及頻率、資料分析時間。

(六)分析資料提出結果報告進行檢討及改善

表 5.2 重症單位之重要照護面之界定

重要照護面之界定原則 照護層面	高危險的活動	有 50% 的病人接受的照護活動,或至少每班要做一次,每位病人都需要的活動	有 25～50% 的病人會接受的照護活動,或至少每週一次以上,或不需每班一次的活動	低於 25% 的病人會接受的照護活動;或每週一次、甚至不到一次的活動	有問題傾向的活動	高成本活動
生理狀態 神經狀態:意識						
神經狀態:感覺及運動						
心律不整的監測						
呼吸狀態:氣體交換						
身體水分平衡						
電解質及酸鹼平衡						
營養狀態						
口腔衛生						
身體可動程度						
肌肉功能						
安全狀態 非計畫性的導管拔除						
感染控制						
身體的損傷						
精神及認知狀態 焦慮控制						
疼痛控制						
害怕控制						
譫妄控制						
病 人 衛 教						

六、病人結果指標監測概況

　　㈠病人結果監測指標審核及陳報程式：（見圖 5.1）。

　　㈡病人結果指標監測計畫：（見表 5.3）。

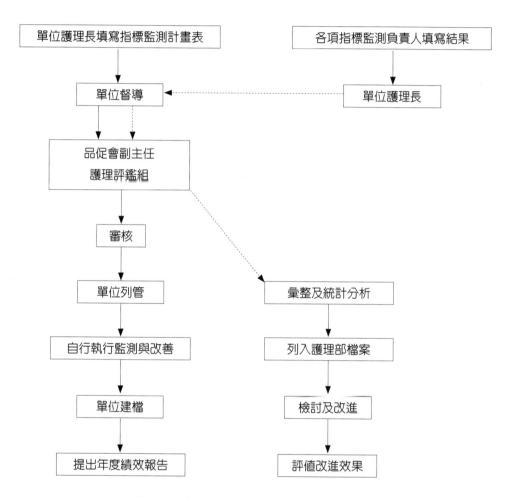

圖 5.1　病人結果監測指標審核及陳報程序

表 5.3　病人結果指標監測計畫

重要照護面	指標監測名稱	公　式	閾值	收集工具
皮膚完整性	住院病人壓瘡發生率	$\dfrac{壓瘡發生件數}{住院病人總人日數} \times 100\%$	< 5%	壓瘡監測表格
病人安全	非計畫性的氣管內插管拔除發生率	$\dfrac{非計畫性氣管內插管拔除件數}{氣管內插管留置患者之住院總人日數} \times 100\%$	< 5%	非計畫性氣管內插管之監測表格
感染控制	與侵入性導管有關之感染發生率	$\dfrac{侵入性導管感染件數}{置有侵入性導管病人之住院總人日數} \times 1000‰$	< 10%	侵入性導管之登錄及感染報告
病人衛教	心臟外科病人對誘發性肺量計器使用認知達 100% 之正確率	$\dfrac{達 100\% 正確的人數}{接受稽核的病人總數} \times 100\%$	> 60%	誘發性肺量計器使用之監測表格

結論

　　重症醫療照護之品質是醫護人員責無旁貸的責任，透過醫療團隊的合作，更能有效運用加護資源，提升結構、過程及結果之品質，使重症病人得到完整且優質的照護。

學習評量

　　1.簡述品質及品質保證的定義。
　　2.簡述執行護理品質監測計畫的十個步驟。
　　3.何謂病人結果？
　　4.簡述病人結果發展對護理的重要性。

參考文獻

一、中文部分

陳玉枝、陳眞瑗、酒小蕙（1984）：臺北地區醫療機構護理品管之實施概況。**榮總護理**，11(2)，124-131。

陳眞瑗、程敏華（1994）：神經外科護理品質促進計畫與實施。榮總護理，11(2)，132-136。

二、英文部分

Johnson, M., & Mass, M. (1997). *Nursing Outcomes Classification (NOC)*. St. Louis: Mosby Year Book.

Katz, J., & Green, E. (1992). *Managing Quality: A Guide to Monitoring and Evaluating Nursing Services*. St. Louis: Mosby Year Book.

第六章 疾病嚴重度評估系統於加護病房之應用

學習目標

——研讀本章內容後，學習者應能達到下列目標：

1. 說出疾病嚴重度評估的重要性。
2. 舉出常見的疾病嚴重度評估系統。
3. 說出評估 APACHE II 須包括的指標。
4. 了解 APACHE II 評估系統臨床上的應用為何。
5. 比較 APACHE、APACHE II、APACHE III 評估系統之不同。
6. 說明 TISS 評估系統的評分方式及其應用。
7. 說明連續器官功能衰竭的評分及應用。

前言

重症照顧在現代醫療中主要是提供一個完整的急性醫療照顧的一部分。它讓那些瀕臨急性病症或損傷而面臨器官衰竭的患者，提供一個有計畫性的治療策略，使之恢復身體功能。然而隨病人疾病嚴重度的不同，其與治療、護理成效結果之間的關係也有所差異。所以選擇一個評估重症病人病情的指標有其必要，藉此可以評估治療的效果、加護護理品質的控制，並可作為醫療資源運用上的重要依據。

常見的疾病嚴重度評估系統及應用

一、APACHE（acute physioslogical and chronic health evaluation system, APACHE）

APACHE 系統評量得分是由美國喬治華盛頓大學 Knaus、Zimmerman、Wagner、Draper 及 Laurence 於 1981 年集合內科、外科及麻醉科等重症加護醫學專家共同討論研發出來的。這群醫師們認為內在環境受干擾的情形，比診斷的病名或疾病過程更足以反映疾病嚴重程度。因此發展此 APACHE 量表，以預測病人的預後。其選擇了對預後測量最重要的 34 個生理變項，共涵蓋了七大主要器官系統，每個生理變項依其偏離正常值的程度給予 0～4 分之加權分數，然後記錄病人住進加護單位後 32 小時內最差的生理數值，將 34 個生理變項之加權分數加總而得，即為急性生理分數（acute physiology score, APS）。分數愈高，代表生理值愈不正常，病人急症的嚴重程度愈高。此外也將住院前健康評估（preadmission health status score）或稱為慢性健康評估（chronic health evaluation, CHE）列入評估。換言之，病人進入加護中心前 3～6 個月的健康情形，給予 A～D 不等的等級，A 等級代表健康情形非常良好，D 等級表示健康情形非常差。所以最後評估的結果以 APSCHE 的格式表示，例如：18C，18 代表 APS 的分數，C 代表 CHE 的等級。Knaus 等人將此量表實際應用於 582 位轉入加護中心的病人，結果發現 APS 與病人的死亡率有顯著的相關，而 CHE 則與病人死亡率沒有很直接的關係，只有 D 等級有較明顯之相關。Knaus 認為 APACHE 系統可應用於病人預後的比較、治療技術效果的評估、區域性加護中心設立的規劃，以及可應用於臨床設計的研究。

二、APACHE II（acute physiological and chronic health evaluation system, APACHE II）

由於原 APACHE 系統內容龐雜，需要預測的項目太多，目前臨床上已較少應用。Knaus 等人於 1985 年又進一步發展出第二代的重症預後評估系統——APACHE II。

APACHE II 將原先 APACHE 系統 34 個生理指標簡化，經反覆多變項統計分析後，發現只要測量 12 個生理指標就能達到相同的預測力，此簡化的指標構成 APACHE II 中的急性生理分數（acute physiology score）（表 6.1）。

　　表中的 12 個生理指標是以住進加護單位 24 小時內最差的紀錄為評分的依據，其中體溫、血壓、心跳、呼吸次數、血液氣體分析、電解質及血球計數等均是一般加護單位例行檢查的項目，要注意的是血中的肌氨酸酐（creatinine）在急性腎衰竭的病人須將分數乘以兩倍；又昏迷指數在 APS 中是以 15 減去計算指數後為給分依據。

　　在 APACHE II 系統中更進一步將病人住院前的健康情形給予量化，當病人於住院前有下列情形之一是為符合慢性病定義：1.肝臟：病理切片確認為肝硬化，及有門脈高壓而導致上腸胃道出血，或發生肝衰竭／肝性腦病變／昏迷；2.心臟血管：美國紐約心臟功能協會分類類屬第 IV 級；3.呼吸：慢性阻塞性肺疾病，或因血管疾病而使活動嚴重的受限，例如不能夠爬樓梯、做家事，或因真性紅血球增多症而繼發慢性低血氧、高二氧化碳血症，嚴重的肺高壓（肺動脈壓大於 40mmHg），或呼吸器依賴；4.腎臟：接受透析治療；5.免疫系統受損：接受免疫抑制劑、化學治療、放射線治療、長期或近期使用高劑量的腎皮質類固醇而使抵抗力減弱；或是罹患淋巴性白血病、後天免疫不全症候群而使免疫力逐漸受抑制，易受感染。在慢性健康評估（chronic health points, CHP）中給予內科病人或緊急手術後的外科病人住進加護中心，符合上述慢性病定義者給予 5 分，而為擇期的外科手術住進加護中心，符合上述慢性病定義者給予 2 分。

　　病人的年齡也是影響預後的危險因子之一，所以 APACHE II 系統將病人的年齡給予分級（age point），44 歲以下不給分，45～54 歲給 2 分，55～64 歲給 3 分，65～74 歲給 5 分，大於 75 歲者則給予 6 分。

　　APACHE II 的總分即是 APS、CHP 及 Age point 加總而得，其分數介於 0～71 分之間。APACHE II 對預測疾病預後及死亡率的準確度比單純的臨床判斷或是單一的指數間的比較要高，且其計算簡便，所以目前仍是最被廣泛地應用於重症評估系統。APACHE II 評估系統臨床上的應用可作為：1.病人預後的比較；2.治療技術效果的評估；3.防止醫療資源不當的利用；4.評估護理人力的需求；5.加護病房品質的管控；6.加護病房分級的參考；7.提供臨床研究的設計。

表 6.1　APACHE II 的急性生理指標

項目	高不正常範圍				0		低不正常範圍		
生理指標	+4	+3	+2	+1	0	+1	+2	+3	+4
體溫（°C）	≥41	40～40.9		38.5～38.9	36～38.4	34～35.9	32～33.9	30～31.9	≤29.9
平均動脈（mmHg）	≥160	130～159	110～129		70～109		50～60		≤49
心跳	≥180	140～179	110～139		70～109		55～60	40～54	≤39
呼吸	≥50	35～49		25～34	12～24	10～11	6～9		≤5
動脈血中氧氣飽和度（吸入氧氣濃度小於40%）					>70	61～70		55～60	55
AaDO₂（吸入氧氣濃度大於40%）	≥500	350～499	200～349		<200				
動脈血中 pH	≥7.7	7.6～7.69	7.5～7.59		7.33～7.49		7.25～7.32	7.15～7.24	<7.15
血鈉（mEq/L）	≥180	160～179	155～159	150～154	130～149		120～129	111～119	≤110
血鉀（mEq/L）	≥7	6～6.9	5.5～5.9		3.5～5.4	3～3.4	2.5～2.9		≤2.5
血清肌氨酸酐（mg/dL）	≥3.5	2～3.4	1.5～1.9		0.6～1.4		<0.6		
血比容（%）	≥60		50～59.9	46～49.9	30～45.9		20～2.9		<20
白血球（×10³/mm³）	≥40		20～39.9	15～19.9	3～14.9		1～2.9		<1
Glasgow coma score (GCS) score = 15 − GCS									
血中重碳酸（mEq/L）（假如沒有動脈血中 pH）	>52	41～51.9		32～40.9	22～31.9		18～21.9	15～17.9	<15

資料來源：Knaus, W. A., Wanger, D. P., & Zimmeman, J. E. (1985). APACHE II: a severity of disease classification system. Critical Care Medicine, 13, 818-829.

註：AaDO₂（動脈血氧分壓與肺泡血氧分壓差）= $(713 \times FiO_2) - PaO_2 - PaCO_2$。$FiO_2$：吸入氧氣濃度；$PaO_2$：動脈血中氧分壓；$PaCO_2$：動脈血中二氧化碳分壓。

age：44 歲以下：0 分；45～54 歲：2 分；55～64 歲：3 分；65～74 歲：5 分；75 歲以上：6 分。

慢性病：1.肝病變；2.NYHA：IV；3.COPD 或呼吸器依賴；4.HD；5.CT、RT。常規手術上有上述任何一項慢性病為2分，沒有手術或緊急手術有上述任何一項慢性病為5分。

三、APACHE III（acute physiological and chronic health evaluation system, APACHE III）

Knaus 等人在 1991 年又發表了第三代的 APACHE III 系統（表 6.2），針對 APACHE II 在原來的統計資料庫中創傷病人人數之不足的缺點做進一步改進的評估量表，並擴大收集了較多的外科及創傷病人，以改正其低估了疾病嚴重度的缺點，各變數的計算標準也給予重新設定。量表中的評估項目亦包括了 APS、CHP 及 Age point，評估時間為病人住進加護單位 24 小時內最差的紀錄為評分的依據。APS 增加了血清白蛋白、血膽紅素、血糖、尿排出量，最高的生理點數是 252；CHP 將原來 APACHE II 住院前呼吸疾病

表 6.2　APACHE III 的評估變項

生理指標	體溫、血壓、心跳、呼吸、氧合（動脈血中氧氣飽和度或 $AaDO_2$）、血中 pH 值、血鈉、血液尿素氮、血比容、白血球、Glasgow Coma Scale、尿排出量、血清尿素／血清尿素氮、血清中白蛋白、血糖、膽紅素
慢性健康評估	後天免疫不全症候群 肝硬化 淋巴瘤 肝衰竭 癌症轉移 免疫抑制劑 白血病／多發性骨髓瘤
外科狀況	擇期手術 緊急手術
轉入加護中心前處理的場所	直接進加護中心 醫院地板 其他加護單位 次級加護單位 其他醫院轉診 急診室 手術室 恢復室 近期再轉入
主要的疾病分類	79 項

註：$AaDO_2$（動脈血氣分壓與肺泡血氧分壓差）＝ $(713 \times FiO_2) - PaO_2 - PaCO_2$。
　　FiO_2：吸入氧氣濃度；PaO_2：動脈血中氧分壓；$PaCO_2$：動脈血中二氧化碳分壓。

去除，最高的 CHP 點數是 23；而年齡最高的點數是 24。此外其也包括了 79 種疾病診斷、病人在轉入加護中心前所做處理之地點也納入總分的計算。

APACHE III 的總分，其分數介於 0～299 分之間。由於 APACHE III 的評估項目又顯複雜，目前仍未廣泛地為大家採用。

四、TISS（therapeutic intervention scoring system, TISS）

TISS 是 Cullen、Civetta、Briggs 和 Ferrara 在 1974 年提出，他們認為疾病嚴重程度可由評估患者所接受的醫療處置而得知，量表在 1983 年再重新修正（表 6.3），其依病人可能接受的各種醫療處置分別給予 1～4 分四組，當一處置會應用於病況最嚴重者給 4 分，最輕者給 1 分。其在臨床最主要的應用是：1.可以測量疾病的嚴重程度；2.建立加護中心護理人員與病人比例之參考；3.評估加護中心床位利用之情形；4.評估成本效益。TISS 評估雖然可以提供加護中心較多的行政事務之參考，但是其在死亡的推估上較不具預測力，並且醫療處置的設備可能依醫療區域的不同而有差異，所以醫療能力也較難比較。Miranda、de Rijk 和 Schaufeli 於 1996 將 76 個評估項目簡化為 28 項，兩種評估系統在 22 個加護中心之評估結果，TISS-28 對 TISS-76 變異的總解釋力是 86%，但有待更進一步做效度之檢測。

表 6.3　TISS 評估系統

4分：	3分：
1.近二日內有心跳停止或抗休克	1.經由中央靜脈輸注非腸道營養液（包括腎臟、心臟、肝衰竭的溶液）
2.由呼吸器控制呼吸合併使用或未使用吐氣末期陽壓	2.暫時性心律調節器備用
3.由呼吸器間歇性輔助呼吸或持續使用肌肉鬆弛劑	3.胸管
4.氣球填塞食道靜脈曲張	4.間歇型呼吸器或協助型呼吸器
5.持續性動脈滴注	5.持續性氣道陽壓
6.肺動脈順流導管	6.經中央靜脈輸注濃縮鉀離子
7.心房和心室或心室調節器	7.經鼻或口氣管內插管
8.不穩定病人使用血液透析	8.氣管內抽痰
9.腹膜透析	9.複雜的代謝平衡
10.誘導降溫	10.多次的血液氣體分析、出血試驗或每班超過四次的急診檢驗
11.加壓輸血	11.24 小時內輸入 5 個單位以上的血製品
12.抗休克衣（G-suit）	12.經靜脈直接注射非常規性的藥物
13.顱內壓監視器	13.經靜脈滴注一種的血管加壓藥

（續）

14.輸注血小板	14.持續滴注抗心律不整藥物
15.主動脈內氣球幫浦	15.整流術（cardioversion）
16.24 小時內緊急手術	16.冰毯機
17.急性腸胃道出血之灌洗	17.動脈導管
18.急做內視鏡或支氣管鏡	18.48 小時內緊急給予毛地黃
19.靜脈滴注一種以上的血管加壓劑	19.測心輸出量
	20.因液體容積負荷過多或腦水腫給予利尿劑
	21.緊急治療代謝性鹼中毒
	22.緊急治療代謝性酸中毒
	23.緊急胸腔、腹腔、心包膜腔穿刺放液
	24.最初 48 小時使用抗凝血劑
	25.因液體容積負荷過多而靜脈切開放血
	26.使用兩種以上的抗生素
	27.治療抽搐或代謝性腦病變於起始 48 小時內
	28.複雜的骨科牽引
2 分：	**1 分：**
1.中央靜脈壓	1.心電圖監視
2.兩個以上的周邊靜脈管路	2.每小時監測生命徵象
3.血液透析──穩定的病人	3.一個周邊靜脈管路
4.在 48 小時內做氣管切開	4.長期的使用抗凝血劑
5.帶氣管內管或氣管造瘻自己呼吸（T 型管或氣管造瘻氧氣罩）	5.每日計輸入／輸出量
	6.急做血液檢驗
6.腸胃出血	7.例行性由靜脈給藥
7.輸入過多的液體	8.例行性換藥
8.非腸道的化學治療	9.例行性骨科牽引
9.每小時監測神經的生命徵象	10.氣管造瘻護理
10.多次的換敷料	11.壓瘡
11.持續滴注血管加壓表（pitressin）	12.導尿管
	13.經鼻導管或面罩給氧
	14.經靜脈注射抗生素（兩種或少於兩種）
	15.胸腔物理治療
	16.傷口、瘻管或造瘻口廣範圍的灌洗、清創術或包紮
	17.腸胃減壓
	18.周邊靜脈滴注高營養液或脂肪乳劑

資料來源：Cullen, D. J., Civetta, J. M., Briggs, B. A., & Ferrara, L. C. (1974). Therapeutic intervention scoring system: a method for quantitative comparison of patient care. Critical Care Medicine, 2(2), 57-60.

五、SAPS II（simplified acute physiology score II, SAPS II）

Le Gall、Lemeshow 和 Saulnier 於 1993 年提出 SAPS II 評估系統，此模式包含了：1.將原來 APACHE 34 項的生理指標簡化為 14 項生理變項，每個生理變項依其偏離正常值的程度給予加權計分；2.入加護中心的型式：內科病人或擇期手術、緊急手術後的外科病人住進加護中心；3.入加護中心前疾病的診斷：後天免疫症候群、癌症轉移、惡性血液疾病。整個 SAPS II 的評分範圍是 0～163 分，生理指標得分最高為 116，符合慢性病定義者最高分是 30；年齡指數最高是 17。此評估系統在臨床上的應用最主要的好處是不需要單一的疾病診斷，在病人住進加護單位 24 小時內以最差的紀錄為評分的依據，即可提供死亡預測力的參考。

六、MPM II（mortality probability model II, MPM II）

MPM II 由 Lemeshow、Teres、Klar、Avrunin、Gehlbach 和 Rapoport 所提出，其主要是分別預測病人剛進入加護中心（MPM0，表 6.4）、進入加護中心 24 小時（MPM$_{24}$，

表 6.4　剛住進加護中心 MPM 的評估項目

生理變項： 　　　　剛住進加護中心是昏迷或深度的昏迷 　　　　收縮壓 ≤ 90 mmHg 　　　　剛住進加護中心即開始使用呼吸器 　　　　剛住進加護中心前做過心肺復甦術 　　　　心跳每分鐘 ≥ 150 次 慢性病診斷： 　　　　癌症轉移 　　　　肝硬化 　　　　慢性腎衰竭，但是沒有加速惡化 急性疾病診斷： 　　　　急性腎衰竭，有或沒有慢性病史 　　　　顱內腫瘤 　　　　腸胃道出血 　　　　心律不整 　　　　腦血管疾病 其他： 　　　　非因擇期手術而轉入加護中心 　　　　年齡

表 6.5）、進入加護中心 48 小時（MPM_{48}）及進入加護中心 72 小時（MPM_{72}）之死亡率。資料評估以是或否的方式做記錄，再以對數邏輯迴歸（logistic regression）依個別的變項加權計分，最後呈現死亡率的預測力。此系統應用的好處是不需要病人的入院診斷即可做評估，而此模式對死亡率的預測力有 74～80%。

表 6.5　住進加護中心 24 小時 MPM 的評估項目

年齡

住進加護中心診斷／情況：

　　癌症轉移

　　肝硬化

　　顱內腫瘤

　　非因擇期手術而轉入加護中心

新的測量：

　　在 24 小時為昏迷或深度昏迷

　　在 8 小時內尿排出量少於 150 mL

　　使用呼吸器

　　血清肌氨酸酐 > 2 mg/dL

　　持續靜脈注射血管加壓劑

　　凝血酶原時間 > 15 秒

　　已確認有感染

　　動脈血中氧分壓 < 60 mmHg

七、連續器官衰竭評估（Sequential Organ Failure Assessment, SOFA）

敗血症（sepsis）為感染所造成之全身性發炎反應，隨著敗血症本身疾病進展演變成嚴重敗血症合併器官衰竭、敗血性休克，容易發生於老年人及罹患共病症的病人（De La Rica, Gilsanz, & Maseda, 2016）。隨著醫學不斷的進步，國際間對敗血症死亡率的評估，因嚴重敗血症引起的死亡率有下降的趨勢（EPISEPSIS Study Group, 2004; Zimmerman, Kramer, & Knaus, 2013）；如此的成果可以歸功於醫療臨床人員對敗血症的早期診斷及遵守戰勝敗血症的治療準則。2016 年第三次敗血症與敗血性休克國際共識會議中來自世界各地共 19 位專家，包括美國重症醫學會、歐洲重症醫學會代表將 2001 年製定的敗血症和敗血症休克的定義作了修訂（Singer et al., 2016），其定義敗血症是宿主對感染的反應異常所引起，產生會威脅生命的器官功能障礙的症狀。為了能快速評估診斷早期敗血症徵象，2016 年敗血症診斷流程中將過去的 SIRS（systemic inflammatory

response syndrome）符合下列 2 項或 2 項以上：體溫 > 38°C 或 < 36°C、心跳 > 90次 /
分、呼吸 > 20次 / 分 或PaCO$_2$ < 32 mmHg、白血球計數 > 12,000/mm^3 或 < 4,000/mm^{3}或
> 10% immature bands（Bone et al., 1992）評估方式更改為qSOFA（quick Sepsis Related
Organ Failure Assessment），當懷疑病人有感染時，先以 qSOFA 進行初步評估（Singer et
al., 2016）。qSOFA 評估項目有：(1)當病人出現意識改變；(2)呼吸速率每分鐘等於或大
於 22 次；(3)動脈收縮壓小於或等於 100 mmHg。三項中符合其中兩項，表示病人可能
已經出現器官失調。不論在一般病房、重症病房，甚至在醫院院外都能應用 qSOFA 進
行評估，及早發現敗血症早期徵象（Singer et al., 2016）。在敗血症治療新的指引不建
議，使用 qSOFA 作為評估敗血症或敗血性休克的單一篩檢工具（Evans et al., 2021）。
為了確認器官功能障礙，可以再應用 SOFA（Sequential Organ Failure Assessment）計分
（表 6.6）（Singer et al., 2016; Vincent et al., 1996）進行連續器官功能衰竭評估，每一項
評估最多 4 分，共六項，分數介於 0-24 分，若因感染導致 SOFA 總分比原來的評估分
數增加 2 分或 2 分以上，即符合敗血症（Singer et al., 2016）。確立敗血症後，依循戰勝
敗血症治療指引，針對嚴重敗血症與敗血性休克進行治療（Evans et al., 2021; Rhodes et
al., 2017），但要注意的是敗血症與敗血性休克之治療建議指引並不適用於所有的重症
病人，像是在外科 ICU，常見多重外傷、出血性休克、中樞神經衰竭或開心手術術後的
病人。

結論

　　以上介紹有關加護中心常見之疾病嚴重度的評估系統，大部分是可做為加護護理
之品質控制的工具，或是應用於臨床研究之測量。雖然 APACHE III 可以達到最好的預
測，但是其還需要更多的資料庫來印證，並且其與診斷關聯的共同作用，目前尚未被廣
泛的採用。疾病嚴重度的評估是需要加護中心的工作人員每日來記錄資料的，因此在非
常忙碌的加護單位中，如何使用最適切的評估系統，在最短的時間蒐集資料是相當重要
的，或許 MPM$_0$ 可以達此目的。上述有關預後預測系統在準確度的評估方面，仍須待進
一步的探討。

學習評量

　　1. 疾病嚴重度評估之重要性。

　　2. 常見的疾病重度評估系統有哪些？

　　3. APACHE II 的評估包括哪三大項目？臨床上如何應用？

　　4. TISS 評分方式及其應用為何？

　　5. 連續器官功能衰竭評估的項目有哪些？如何評分？

表6.6 連續器官功能衰竭評估計分

系統	0分	1分	2分	3分	4分
呼吸					
PaO$_2$/FiO$_2$ (mmHg)	>400	<400	<300	<200併呼吸支持	<100併呼吸支持
凝血功能					
Platelet (10^3 uL)	>150	<150	<100	<50	<20
肝功能					
Bilirubin (mg/dL)	<1.2	1.2-1.9	2.0-5.9	6.0-11.9	>12.0
心血管					
Mean Arterial Pressure (mmHg)	≥70	<70	Dopamine < 5 ug/kg/min或 Dobutamine任何劑量(至少持續1小時)	Dopamine < 5.1-1.5 ug/kg/min或 Epinephrine < 0.1 ug/kg/min或 Norepinephrine < 0.1 ug/kg/min(至少持續1小時)	Dopamine > 15 ug/kg/min或 Epinephrine > 0.1 ug/kg/min或 Norepinephrine > 0.1 ug/kg/min(至少持續1小時)
中樞神經					
Glasgow Coma Scale	15	13-14	10-12	6-9	<6
腎					
Creatinine (mg/dL)	<1.2	1.2-1.9	2.0-3.4	3.5-4.9	>5.0
Urine Output (mL)				<500	<200

FiO$_2$: inspired fraction of oxygen (吸入的氧氣濃度)

參考文獻

Bion, J. F., Aitchison, T. C., Edlin, S.A., & Ledingham, I.McA. (1988). Sickness scoring and response to treatment as predictors of outcome from critical illness. *Intensive Care Medicine, 14*, 167-171.

Bone, R. C., Balk, R. A., Cerra, F. B., Dellinger, R. P., Fein, A. M., Knaus, W. A., ... Sibbald, W. J. (1992). Definitions for sepsis and organ failure and guidelines for the use of innovative therapies in sepsis. *Chest, 101*(6), 1644-1655.

Champion, H. R., & Sacco, W. J. (1982). Measurement of patient illness severity. *Critical Care Medicine, 10*, 552-553.

Christopher, G., Pierre, F., & Stephen, W. (1997). Admission guidelines and severity scoring in intensive care. In Garrards G. S. (Ed.), *Principles and practice of critical care* (pp.829-835). Oxford: Mosby.

Cullen, D. J., Civetta, J. M., Briggs, B. A., & Ferrara, L. C. (1974). Therapeutic intervention scoring system: a method for quantitative comparison of patient care. *Critical Care Medicine, 2*(2), 57-60.

Daniel, T., & Stanley, L. (1994). Why severity models should be used with caution. *Critical Care Clinics, 10*(1), January, 93-109.

De La Rica, A. S., Gilsanz, F., & Maseda, E. (2016). Epidemiologic trends of sepsis in western countries. *Annals of Translational Medicine, 4*(17), 325.

EPISEPSIS Study Group. (2004). EPISEPSIS: A reappraisal of the epidemiology and outcome of severe sepsis in French intensive care units. *Intensive Care Medicine, 30*(4), 580-588.

Evans, L., Rhodes, A., Alhazzani, W., Antonelli, M., Coopersmith, C., French C., ... Dellinger, R. P. (2021). Surviving Sepsis Campaign: Surviving Sepsis Campaign: International Guidelines for Management of Sepsis and Septic Shock 2021. Critical Care Medicine, *49*(11), e1063-e1143.

Keene, A. R., & Cullen, D. J. (1983). Therapeutic intervention scoring system: update 1983. *Critical Care Medicine, 11*, 1-3.

Knaus, W. A., Zimmeman, J. E., Wanger, D. P., Draper, E. A., & Laurence, D. E. (1981). APACHE-acute physiology and chronic health evaluation: a physiologically based classification system. *Critical Care Medicine, 9*, 591-597.

Knaus, W. A., Wanger, D. P., & Zimmeman, J. E. (1985). APACHE II: a severity of disease classification system. *Critical Care Medicine, 13*, 818-829.

Knaus, W. A., Zimmeman, J. E., Wanger, D. P., Draper, E. A., & Laurence, D. E. (1991). The APACHE III prognostic system: risk prediction of hospital mortality for critically ill hospitalized adults. *Chest, 100*, 1619-1636.

Le Gall, J. R., Loirat, P., & Saulnier, F. (1993). A new simplified acute physiology score (SAPS II) based on a European North American multicentre study. *JAMA, 270*, 2957-2963.

Lemeshow, S., & Le Gall, J. R. (1994). Modeling the severity of illness of ICU patients. *JAMA, 272*(13), 1049-1055.

Miranda. D.R., de Rijk, A., & Schaufeli, W. (1997). Simplified therapeutic intervention scoring svstem: the TISS-28 items-results from a multicenterstudy. *Critical Care Medicine, 24*(1), 64-73.

Moreno, R., Miranda, D. R., Fidler, V., & Schilfgaarde, R. V. (1998). Evaluation of two outcome prediction models on an independent database. *Critical Care Medicine, 26*(1), 50-61.

Rhodes, A., Evans, L. E., Alhazzani, W., Levy, M. M., Antonelli, M., Ferrer, R., ... Dellinger, R. P. (2017). Surviving sepsis campaign: International guidelines for management of sepsis and septic shock: 2016. *Intensive Care Medicine, 43*(3), 486-552.

Rogers, J., & Fuller, H. D. (1994). Use of daily acute physiology and chronic health evaluaton (APACHE) II scores to predict individual patient survival rate. *Critical Care Medicine, 22*(9), 1402-1405.

Silverstein, M. D. (1988). Prediction instruments and clinical judgement in critical care. *JAMA, 260*(12), 1758-1759.

Singer, M., Deutschman, C. S., Seymour, C. W., Shankar-Hari, M., Annane, D., Bauer, M., ... Angus, D. C. (2016). The third international consensus definitions for sepsis and septic shock (Sepsis-3). *JAMA, 315*(8), 801-810.

Vincent, J. L., Moreno, R., Takala, J., Willatts, S., De Mendonça, A., Bruining, H., ... Thijs, L. G. (1996). The SOFA (Sepsis-related Organ Failure Assessment) score to describe organ dysfunction/failure. *Intensive Care Medicine, 22*(7), 707-710.

Watts, C. M., & Knaus, W. A. (1994). Comment on why severity models should be uesd with caution. *Critical Care Clinics, 10*(1), 111-115.

Zimmerman, J. E., Kramer, A. A., & Knaus, W. A. (2013). Changes in hospital mortality for United States intensive care unit admissions from 1988 to 2012. *Critical Care, 17*(2), R81.

第七章 體液電解質不平衡病人之護理

學習目標

──研讀本章內容後，學習者應能達成下列目標：

1. 了解體液、電解質之運輸機轉。
2. 了解體液的調節。
3. 了解細胞外液容積缺失及過多的原因、症狀及治療。
4. 了解血鈉不平衡的原因、症狀及治療。
5. 了解血鉀不平衡的原因、症狀及治療。

前言

　　重症病人常因疾病或藥物治療造成水分及電解質不平衡，會影響細胞代謝及細胞氧合的功能。對於現存或潛藏著水分電解質不平衡的病人，護理人員宜提供預防措施及矯正措施，以穩定病人的心血管功能。本章內容將介紹體液的調節、運輸機轉、體液不平衡的種類及鈉、鉀不平衡的原因及治療。

體液的調節

一、體液的分布

　　水是身體的基本成分，正常成人水分是占體重的 45～60%，而性別、年齡、肥胖等因素都會影響身體水分之分布（表 7.1）。體液的分布包括：

表 7.1　年齡、性別、體重對體液的影響

年齡／性別／體重	體液百分比%
早產兒	80
3 個月	70
6 個月	60
1～5 歲	64
11～16 歲	58
成人男性	55～60
成人女性	45～50
肥胖成人	40～50
瘦弱成人	70～75
65 歲以上成人	40～50

　　㈠細胞內液（intracellular fluid compartment）：存在於身體細胞內的體液，提供細胞代謝的水介質，占總水分的 2/3。
　　㈡細胞外液（extracellular fluid compartment）：存在於細胞外的體液，自由移動於心血管系統、器官、間質腔，占總水分的 1/3。細胞外液又分成血漿（plasma）（占 ECF 的 1/5）及間質液腔（占 ECF 的 4/5）（表 7.2）。

表 7.2　身體水分的正常分布（以 70 公斤病人為例）

	占 TBW 的百分比	容積（升）
身體總水量（TBW）	占體重的 60%	42 升
細胞內液（ICF）	占 TBW 的 66%	28 升
細胞外液（ECF）	占 TBW 的 34%	14 升
血管容積	占 ECF 的 25%	3.5 升
間質腔液	占 ECF 的 75%	10.5 升

二、體液的組成

㈠功能：主要的溶劑。便利化學性物質、氣體、營養物質等運送到細胞，便於廢物從組織移除。

㈡主要的組成物：電解質、蛋白質、非解離物質。

㈢電解質的功能：參與滲透壓的維持，因而可以維持水分的正常分布；擔任化學反應的媒介物，進而維持酸鹼平衡；維持神經肌肉完整性。

三、運輸機轉（transport mechanisms）

被動運輸指水及物質藉物理作用通過細胞膜，這個過程不需消耗能量。擴散（diffusion）、過濾（filtration）、滲透（osmosis）是屬於被動運輸。

㈠擴散（diffusion）：溶質顆粒透過半透膜由高濃度往低濃度移動。

㈡過濾（filtration）：在膜的兩邊因不同的靜水壓差，在靜水壓高的一方使其水分及可擴散物質移出。

㈢滲透（osmosis）：水（溶劑）透過選擇性半通透膜往高濃度溶質移動。

液體交換涉及腔室間（細胞內液腔與細胞外液腔）及腔室內（細胞外液），細胞內外液水分移動是藉擴散及滲透機轉；而細胞外液（血漿及間質腔）的交換是藉過濾（filtration）機轉。

四、名詞定義

㈠滲透度（osmolality）：每公斤溶劑中含有的顆粒數，即控制水分在身體的移動。正常值為 285～295 mOsm/kg。公式為：

$$mOsm/kg = 2(Na) + \frac{BUN}{2.8} + \frac{glucose}{18}$$

㈡張力（tonicity）：不同滲透壓的溶液。

五、體液的調節（regulation）

(一)抗利尿荷爾蒙（ADH）

其生理作用是作用在集尿管，增加此部位水的通透性，水的再吸收增加，小便尿減少，尿中滲透壓增加。ADH 釋放的情況如下：

　　1.高滲透壓（hyperosmolality）。

　　2.循環血量減少，引起腎水滯留。

　　3.神經刺激（neural input）。

(二)醛類脂醇（aldosterone）

腎皮質分泌，調節細胞外液的鈉濃度，影響細胞外液的量。而生理作用改變遠端腎小管及集尿管對鈉與鉀的通透性，使鈉的吸收增加，鉀的排泄，細胞外液的液體量增加。

(三)利鈉尿荷爾蒙（natriuretic hormone）

ANF 控制血鈉的濃度，影響細胞外液的液體量，此荷爾蒙存於心房，當血中鈉濃度高時，刺激此荷爾蒙的釋出，增加鈉在腎小管近端的排出。

(四)其他荷爾蒙

　　1.Estrogens：增加鈉的再吸收。

　　2.Progesterone：促進鈉與水的排泄。

體液不平衡

體液容積不平衡通常是水分與溶質同時從細胞外液流失，或兩者同時攝入過多，並不影響細胞內滲透壓的改變，又稱等張液體不平衡。

一、細胞外液容積過多

血漿及間質腔的水分及鈉同時增加，不影響細胞內滲透壓的改變。

(一)原因

　　1.靜脈注射過多的生理食鹽水溶液。

　　2.腎衰竭；肝硬化。

　　3.心臟病變；腦病變。

　　4.類固醇治療。

㈡臨床症狀與徵象：見表 7.3。

表 7.3　細胞外液容積過多的臨床症狀

程度	臨床徵象	臨床指標
輕度	• 皮膚／眼瞼水腫 • 靜脈充盈；體重約增加 2.2 磅	電解質濃度變低，血球容積減少
中度	• 重力依靠區出現凹陷性水腫 • 血壓增加；頸靜脈怒張 • 咳嗽；溼囉音出現	• 滲透壓下降 • 尿中鈉降低
重度	• 充血性心臟衰竭 • 呼吸困難、心跳過速 • 肺水腫、泡沫狀痰	

㈢治療：依潛在性病因矯正細胞外液過多，一般採限鈉及利尿劑治療。

二、細胞外液容積缺失

㈠原因

　　1.從胃腸道流失鈉與水。

　　2.嘔吐（胃腸道分泌鈉量 140 mEq/L）。

　　3.腹瀉（糞便含有 60 mEq/L 的鈉）。

　　4.瘻管引流。

　　5.胃或腸腔的抽吸。

　　6.腎病，造成 Na 與 H_2O 的流失。

　　7.利尿劑的使用。

　　8.發燒／流汗。

　　9.燒傷。

　　10.出血。

㈡臨床症狀與徵象：見表 7.4、7.5。

㈢出血的生理反應

　　第一期：血液流失的第一小時內，間質腔液體開始移動進入微血管，此種情形持續 36～40 小時，約有 1,000 mL 的液體進入微血管，造成間質腔液體不足。

　　第二期：血液流失致活 RENIN 系統，增加鈉由腎臟再吸收，使間質腔液體再度獲得補充。

第三期：血液流失的幾小時內，骨髓開始製造紅血球，此過程較久，每天僅製造
15～50 mL 的血球容積，約需兩個月的時間才補充完畢。

表 7.4　細胞外液容積缺失和臨床症狀

程　度	臨床表徵
輕　度	• 皮膚飽滿度差（turgor） • 口腔黏膜乾：脫水 • 虛弱：體重喪失
中　度	• 低血容積 • 心跳加速：姿勢性低血壓
重　度	• 頸靜脈虛脫 • 眩暈：CVP/PCWP 數值下降 • 少尿：休克

註：CVP 中央靜脈壓；PCWP 肺微血管楔壓。

表 7.5　血液及體液流失的初臨床徵象

變　項	第一級	第二級	第三級	第四級
血液流失量	750 mL	750～1,500 mL	1,500～2,000 mL	>2,000 mL
血液流失占總血量（%）	15%	20～25%	30～40%	>40%
脈搏	<100	>100	>120	>140
呼吸次數	14～20	20～30	30～40	>35
血壓	正常	姿勢性低血壓	下降	下降
小便量	>30 mL/hr	20～30 mL/hr	5～15 mL/hr	少尿
中樞神經	輕度焦慮	中度焦慮	焦慮及混亂	嗜睡
輸液療法	結晶溶液	結晶溶液	結晶溶液及血液製品	結晶溶液+血液製品

註：姿勢性低血壓：收縮壓於姿勢改變時至少下降 15 mmHg。姿勢性心跳過速：姿勢由平躺改變
　　為坐姿時，心跳至少增加 20 次／分。

體液平衡之臨床評估

㈠每天的體重

㈡輸入及輸出量之平衡狀態

㈢血液動力學監測：CVP 及 PCWP 值。研究顯示，CVP 及 PCWP 與液體容積缺失的關係很低，當血液流失 30% 時，CVP 及 PCWP 才有反應，其原因為 CVP 值正常值很低，對於血管內容積的改變不敏感；另外當低血容積、心臟的擴張性會因為交感神經致活而下降，故 CVP 及 PCWP 會較高。

㈣生命徵象：呼吸、體溫、心跳、血壓。在低血容積下，不適合使用非侵入性血壓測量法。

㈤身體評估：皮膚飽滿度、水腫情形、小便量、頸靜脈充盈情形、心律不整、意識狀態、神經系統。

㈥實驗室檢查值：動脈血液氣體分析值的鹼基缺失（base deficit）、滲透壓（osmolality）、血比容（Hct）、氮（nitrogen）、腎功能、尿比重、尿液滲透壓、尿液鈉濃度、電解質。血比容不適合拿來評估急性出血的嚴重度。創傷救命術課程指出在急性出血時，血比容（Hct）與血量缺失及紅血球容積缺失的關係很低。事實上，當失血（whole blood）時，血漿及紅血球的比例未改變，因此 Hct 未改變。當腎臟進行代償（鈉滯留以保存水分），約出血後 8～12 小時，血比容開始下降；此外，當大量補水時，血比容亦會下降。

液體療法的規則

液體療法應先補充病人體液缺失量，並給每天液體維持量及補充量。

一、體液缺失治療（Deficit therapy）

評估病人流失的水分及電解質。

㈠正確估計缺水的程度：根據臨床症狀及相關檢驗值來決定缺水程度。

　　1.輕度缺水：流失量占身體總水量的 1～5%

　　2.中度缺水：占 6～10%。

　　3.重度缺水：占 11～15%。

㈡決定液體容量不足的種類（依滲透壓來區別）：計算滲透壓。

㈢液體療法原則

　　1.以恢復心血管功能（循環血量）為優先，中樞神經功能、腎臟功能。

　　2.輸液種類：先給等張溶液（結晶溶液）（表 7.6、7.7 為輸液種類對體內水的影

響）。

3.輸液若為結晶溶液則輸液量為血液缺失量的 3 倍；若為膠質溶液則輸液量為血液缺失量的 1.5 倍。

4.用幾天的時間慢慢矯正液體缺失。

5.初期暫不補充 K$^+$，待腎臟功能被確定後再視情況補充。

6.持續的評估身體水分情形。

二、維持療法（Maintenance therapy）

補充正常情況下水及電解質的流失（小便、皮膚、肺的水分流失）。

三、代替療法（Replacement therapy）

對於持續不正常的液體及電解質流失給予補充。

表 7.6　不同輸液種類對體內水分的影響

輸液種類	TBW（L）	細胞內	血管內容積	組織間液
D5W 1 L	43（↑1 L）	↑800 mL	↑100 mL	↑100 mL
Lactate Ringer 1 L	↑1 L	--	↑300 mL	↑700 mL
3% NaCl 1 L	↑1 L	↓2.5 L	↑1,100 mL	↑2,400 mL
25% Albumin 100 mL	↑100 mL	--	開始時不增加稍晚時下降 450 mL	↑550 mL

註：TBW 為身體總水量。D5W、Lactate Ringer 為低張結晶溶液；Albumin 為膠質溶液。

表 7.7　各種靜脈輸液之組成分

輸液種類	Na	Cl	K	Lactate	pH	滲透壓 mOsm/kg
D5W	--	--	--	--	5	253
0.9% N/S	154	154	--	--	4.2	303
Lactate Ringer	130	109	4	28	6.5	273
5% Albumin	145	145	--	--		308
3% NaCl	513	513	--	--	5	1,027

低鈉血症（Hyponatremia）

鈉是細胞外液的主要離子，正常濃度為 135～145 mEq/L，負責維持細胞外液的滲透壓及細胞膜電位。

一、鈉的正常流失情形

請參見表 7.8。

表 7.8　鈉的正常流失

體　液	鈉（mEq/L）
胃	55
胰	145
迴腸造口	145
出汗	80
腹瀉	40
小便	<10
利尿劑	

二、鈉與水分在高鈉血症與低鈉血症的相對變化

請參見表 7.9。

表 7.9　鈉與水分在高鈉血症與低鈉血症的相對變化

血清鈉	細胞外液容積	全身	
		鈉	水
高	低	↓	↓↓
	正常	N	↓
	高	↑↑	↑
低	高	↑	↑↑
	正常	N	↑
	低	↓↓	↓

三、低鈉血症（Hyponatremia）的定義

血清鈉低於 135 mEq/L。

四、低鈉血症的種類

見表 7.10；圖 7.1 為低鈉血症的評估流程。

表 7.10　低鈉血症的種類及其原因

	Hypovolemic 低鈉血症	Isovolemic 低鈉血症	Hypervolemic 低鈉血症
特徵	液體的流失合併低張溶液的補充，造成淨鈉的流失，ECV 減少	水小幅增加	水及鈉增加，但水的增加比鈉多
原因	• 利尿劑的使用 • 腎皮質功能缺損 • 腹瀉	• SIADH • 水中毒	• 心衰竭 • 腎衰竭 • 肝硬化

註：Hypovolemic：低血容積；Isovolemic：等血容積；Hypervolemic：高血容積；SIADH：抗利尿荷爾蒙分泌失調。

五、嚴重低鈉血症

血清鈉低於 120 mEq/L 者稱之。

㈠症狀：嗜睡、痙攣、昏迷、呼吸暫停，其死亡率大於 50%。

㈡處理：視細胞外液的多寡而定。

　　1.細胞外液容積減少：補充 3% NaCl，直到血清鈉為 125～130 mEq/L 為止。

　　2.細胞外液容積正常：先給予利尿劑，再靜注 3% NaCl（嚴重症狀）或等張食鹽水（輕度或沒有症狀）。

　　3.細胞外液容積增加：使用利尿劑，直到血清鈉為 125～130 mEq/L 為止。

㈢補充鈉注意事項：在快速矯正低鈉血症時，勿將血清鈉矯正到正常值，以免發生「脫髓鞘」腦幹病變。

㈣鈉缺失的估計：鈉的補充時機是在細胞外液容積正常或減少時。

　　鈉的缺失（mEq）：身體總水量×（125 － 目前血清鈉）

　　每 1 毫升的 3% NaCl = 1 mEq/mL

㈤細胞外液容積增加的低鈉血症：先估計全身多餘的水分，再計算要排出多少水分。

1. 多出的水分 = 身體總水量 $\times \left[\left(\dfrac{125}{\text{目前血清鈉}} \right) - 1 \right]$

2. 小便排出量 = 多出的水分 $\times \left(\dfrac{1}{1 - \dfrac{\text{尿液鈉}}{154}} \right)$

(六)範例：60 公斤的心臟衰竭病人，四肢水腫，血清鈉為 120，尿液鈉為 75 mEq/L，估計身體多餘的水分及應排出的小便量。

1. 多出的水分 = 36 升 $\times \left[\left(\dfrac{125}{120} \right) - 1 \right] = 1.44$ 升

2. 小便排出量 = $1.44 \times \left(\dfrac{1}{1 - \dfrac{75}{45}} \right) = 2.88$ 升

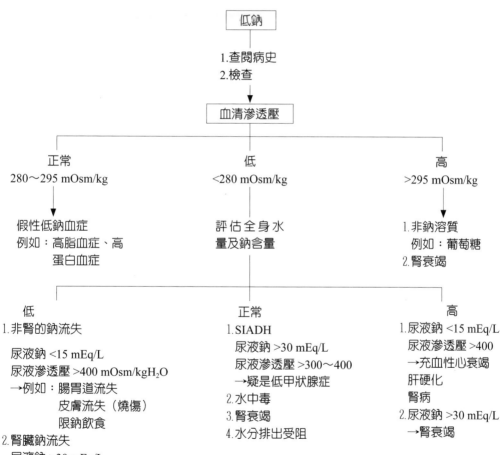

圖 7.1　低鈉血症的評估流程

高鈉血症（Hypernatremia）

一、定義

血清鈉 >145 mEq/L。

二、種類

(一)低血容積的高鈉血症（hypovolemic hypernatremia）

此種高鈉血症是水流失的比鈉還多。

　　1. 原因：利尿劑使用、嘔吐、腹瀉。

　　2. 症狀：因鈉的流失也多，易導致血管內容積不足而發生休克。

　　3. 處理：先矯正鈉容積缺失，再以幾天的時間矯正水的缺失。

(二)細胞外液容積正常的高鈉血症（isovolemic hypernatremia）

　　1. 水的流失導致血清鈉濃度相對增加。

　　2. 處理：計算及補充流失的水分。

(三)細胞外液容積過多的高鈉血症（hypervolemic hypernatremia）

表示鈉的攝入比水還多，此種情況少見。

　　1. 原因：靜注高張溶液或重碳酸鈉。

　　2. 症狀：細胞脫水的臨床症狀：感覺異常、心智改變，當滲透壓 >350 mOsm/kg 時，可能發生抽筋。

三、治療

補充水分：水分缺失之計算

水分缺失量：$0.6 \times kg \left[\left(\dfrac{血清鈉}{140} \right) - 1 \right]$

例如：70 公斤的病人其血中鈉 160 mEq/L，估計身體水分缺失 6 公升。

低鉀血症（Hypokalemia）

平均成人含鉀為 50 mEq/kg，只有 2%（70 mEq/L）的鉀存在細胞外液。由於細胞內外液鉀的含量差量相當大，因此血清中的鉀含量無法真正反映身體的含鉀總量。

一、低鉀血症定義

血清中的鉀 < 3.5 mEq/L。

二、原因

(一)經細胞轉移（transcellular shift）

1. β receptor 促進劑：此種藥劑可促進鉀進入肌肉細胞內，此類藥物如：Dopamine、Dobutrex。Dobutrex 每增加 10 μg/kg/min，血清中鉀減少 0.5 mEq/L。

2. 鹼血症：尤其是代謝性鹼血症時，利用 K^+-H^+ 機轉促鉀進入細胞內。

(二)鉀流失（potassium depletion）

1. 經腎臟流失：最常見的原因是利尿劑的治療，其次為經鼻胃管抽吸液體、嘔吐、過度通氣、類固醇治療，造成鉀的排泄增加，尿中鉀超過 30 mEq/L。

2. 腎臟外流失：最常見的原因為腹瀉。

三、臨床症狀

肌肉無力、心智改變（K^+ < 2.5）、有 50% 的病人心電圖出現 U 波，T 波變小低鉀促進毛地黃毒性的心律不整發生。

四、處理

(一)靜脈補充 KCl 0.7 mEq/kg，滴注時間超過 1～2 小時。

(二)如果低血鉀合併代謝性鹼血症，應補充 chloride solution 矯正鹼血症，否則鉀會持續排泄於小便。

(三)如果低血鉀合併代謝性酸血症，除非診斷為腎小管酸血，否則不建議補充鉀離子。

(四)當血鉀 <2.5 mEq/L 或心電圖出現 U wave 或肌肉無力等情況應採靜脈給予 40 mEq/L，滴注時間超過 1 小時，並密切監測心電圖變化。

(五)經大靜脈（SVC）給予高劑量的鉀離子到右心房，容易產生心臟毒性，因此，若需靜脈給予高劑量 40 mEq/hr 的鉀離子，建議將劑量分成幾等份從兩條周邊靜脈（peripheral）同時給予。

(六)當血鉀 >2.5 mEq/L 時，口服 60～80 mEq/day；靜脈輸液 10 mEq/L，滴注時間超過 1 小時。

(七)口服的 KCl 時應整顆吞下，勿磨粉或咬碎，以免刺激腸胃道。

(八)周邊靜脈給予 KCl 其最大濃度為 10 mEq/L，經中心靜脈給予的最大濃度為 30 mEq/100 mL。

(九)靜脈補充 KCl，不可用靜脈推注（iv push），以防心室纖維顫動發生。

(十)補充 KCl 後，血清中鉀濃度會逐漸上升，當補充 KCl 後，未見血清鉀之上升，

應考慮血清鎂離子流失，應補充適量的鎂離子。

㈪靜脈給予 KCl 劑量與速度的指引（表 7.11）。

表 7.11　靜脈給予 KCl 劑量與速度

血清鉀	最大輸液速度	最大濃度	24 小時最大劑量
>2.5 mEq/L	10 mEq/hr	40 mEq/L	200 mEq
<2.5 mEq/L	40 mEq/hr	80 mEq/L	400 mEq

註：15% KCl 5 mL 包裝，每 1 mL 含 2 mEq。

高鉀血症（Hyperkalemia）

一、定義

血清中鉀 > 5.5 mEq/L。

二、原因

㈠經細胞轉移（transcellular shift）

鉀離子因下列情況由細胞內釋放入細胞外液：

　1.肌肉壞死（myonecrosis）。

　2.胰島素缺乏（insulin lack）：鉀離子無法被吸收入肌肉及肝臟。

　3.酸血症（acidosis）：促進 K^+ - H^+ 經細胞膜的轉移，減少腎臟排泄。

　4.毛地黃中毒：破壞細胞膜的 Na^+ - K^+ pump。

㈡減少腎臟的排泄（reduced renal excretion）

　1.腎功能缺損（renal insufficiency）：當腎絲球過濾率（GFR）低於 10 mL/min，或小便量少於 1 L/day 時，發生高血鉀。

　2.腎皮質功能缺損（adrenal insufficiency）。

　3.藥物引起：保鉀利尿劑、血管加壓素轉換酶抑制劑、非類固醇解熱鎮痛劑。

三、臨床症狀

骨骼肌軟弱，心臟傳導障礙，心電圖的變化：胸前導程（V_2～V_4）的 T 波變高為最早出現的心電圖變化，接著 P 波變小 PR interval 延長，最後 P 波消失，QRS 波延長，心電圖呈一直線。

四、治療

治療的依據視血清中鉀及心電圖變化，一般而言，當鉀大於 6.0 mEq/L，不管心電圖是否改變，即應開始治療。

㈠直接細胞膜的拮抗劑：當心電圖出現 P 波消失，QRS 延長時，或血鉀大於 7 mEq/L 時，給予 10%calcium gluconate 10～20 mL 靜注三分鐘，假如無反應時，每五分鐘重複靜注（不超過三劑）。

㈡經細胞的轉移：給予 RI 10u + 20% dextrose 500 mL 靜注一小時，可降鉀 1 mEq/L。$NaCHO_3$：1～2 amps（44～88 mEq）靜注 5～10 分鐘。

㈢促進鉀的排出

1. 利尿劑 40～200 mg。
2. 離子交換劑（Kayexalate），以 2～3 mEq 的 sodium 來交換 1 mEq 的 K^+。
   劑量：口服，30 gm Kayexalate + 20% Sorbitol 50 mL
   灌腸：50 gm Kayexalate + 20% Sorbitol 200 mL
3. 洗腎。

體液及電解質不平衡病人的護理：

㈠監測並記錄生命徵象變化，包括：血壓、心跳、呼吸，作為評估身體水分平衡狀態之依據。

㈡監測並記錄意識、神經功能狀態。

㈢監測心電圖型態有無不正常的波型改變（T 波變高，U 波出現）。

㈣每四小時評估病人的皮膚飽滿度及溫度，並觀察有無水腫情形。

㈤每四小時監測小便量及尿比重，並記錄輸入及輸出量之平衡狀態。

㈥每六小時及視病況需要時，監測 CVP 值或 PCWP 值，維持 CVP 5～10 mmHg，PCWP 8～12 mmHg。

㈦每天及視病況需要監測心輸出量，並演算血液動力學指標。維持 CI > 2.5 L/min/m^2。

㈧每天及視病況需要監測動脈血液氣體分析值。鹼基缺失維持在 ±3 mmol/L。

㈨每天及視病況需要監測電解質及血色素、血比容檢驗值，並計算血中滲透壓。

㈩在需要時監測尿液滲透壓及鈉濃度。

(十一)依醫療及輸液原則提供適當之輸液療法，並監測輸液反應，例如：心跳、心肺功能。

(十二)協助找出造成體液及電解質不平衡的原因並給予治療。

(十三)在輸液過程提供病人舒適臥位，並給予心理支持。

結論

　　體液的主要功能是便利化學性物質、氣體、營養物質等運送到細胞,便於廢物從組織移除;而電解質的功能則是參與滲透壓的調節及細胞完整性的維持。當病人呈現水分及電解質不平衡時,會影響細胞代謝及細胞氧合的功能,護理人員照顧具有高危險性之水分電解質不平衡的病人,應熟知體液平衡之評估技巧及了解電解質不平衡的症狀,以便及早處理,防止惡化。

學習評量

　　1.說明體液、電解質的運輸機轉。
　　2.簡述細胞外液過多的原因、症狀及治療。
　　3.簡述細胞外液缺失的原因、症狀及治療。
　　4.簡述低鈉血症的原因、症狀及治療。
　　5.簡述低鉀血症的原因、症狀及治療。

參考文獻

Braxmeyer, D., & Keyes, J. L. (1996). The pathophysiology of potassium balance, *Critical Care Nurse, 16*(5), 59-71.

Civetta, J. M, Taylor, R.W., & Kirby, R. R. (1997). *Critical Care* (3rd ed.). Philadelphia: Lippincott-Raven.

Marino, P. L. (1998). *The ICU Book* (2nd ed.). Baltimore: Williams & Wilkins.

第八章 鎮靜療法在加護中心的應用

學習目標

—— 研讀本章內容後，學習者應能達成下列目標：

1. 了解鎮靜療法在加護中心的適應症。

2. 了解鎮靜療法的目的。

3. 了解鎮靜療藥的選擇條件。

4. 能列舉三種加護中心常用的鎮靜療藥。

5. 對於長期接受鎮靜療法的病人能提供適當的護理措施。

6. 了解止痛、鎮靜療法之實證指引。

前言

　　加護中心的環境是個讓病人感到有壓力及恐懼的地方，調查顯示從加護中心轉出的重症病人，在加護中心治療期間有 40% 的病人有疼痛的經驗，55% 的病人有焦慮的現象。加護中心病人的焦慮可來自死亡的威脅、陌生而隔離的環境、侵入性醫療措施、失眠、呼吸器、護理活動（翻身、抽痰），以及疼痛等，呼吸器的使用令人感到不愉快，特別是當無法與呼吸器配合時或者在進行抽痰時。疼痛及焦慮除了會造成病人心理上的不舒服外，病人易做出自行拔管的傷害性行為，防礙加護治療之進行，亦會引發生理上的壓力反應，此生理上的壓力反應會對重症病人產生一些負面影響，導致病情惡化（如圖 8.1 所示）。

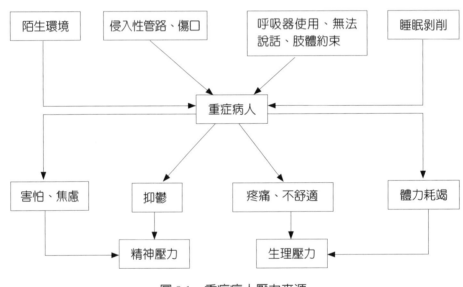

圖 8.1　重症病人壓力來源

重症病人的壓力來源及其對身體的影響

一、加護中心病人的壓力來源

　　㈠陌生的 ICU 環境：病人有被隔離的感覺。

　　㈡置有呼吸器：呼吸器留置的病人常無法有效的溝通；不當的呼吸器型式使病人無法與呼吸器配合，易產生過高的呼吸道壓力造成氣壓傷害。

　　㈢侵入性醫療措施：如導管置入、傷口換藥等，可能造成病人的疼痛及恐懼。

　　㈣睡眠剝削：吵雜的環境、不分晝夜的燈光及身體不適，均會干擾病人的睡眠品

質。

㈤病情嚴重度：例如：敗血症、低血氧、酸血症等。

㈥疼痛：外科傷口造成病人疼痛。

㈦其他：口渴、室溫太冷太熱是造成重症病人壓力源之一。

二、壓力反應

身體因應這些壓力源所產生的壓力反應為：

㈠中樞交感神經興奮釋放壓力荷爾蒙

例如：兒茶酚胺（catecholamine）。臨床呈現心跳加速，易有心律不整情形、血壓上升、消化系統活性下降、小便量少、肌肉緊繃，處於戒備狀態。

㈡刺激腦下垂體前葉分泌親腎上腺皮質荷爾蒙 ACTH

作用於腎皮質以分泌腎上腺皮質內泌素（cortisol）及醛類脂醇（aldosterone）。臨床呈現血糖增加、蛋白質分解，病人處於代謝異化狀態，影響傷口癒合、鈉及水滯留等（圖 8.2）。

這些壓力反應會使病人變得焦慮、躁動，可能發生非計畫性拔管行為或急性譫妄。研究顯示預防壓力反應可以減少死亡率。而鎮靜療法是可以減輕壓力對病人的不良影響，使病人的生理及心理達到舒適狀態。

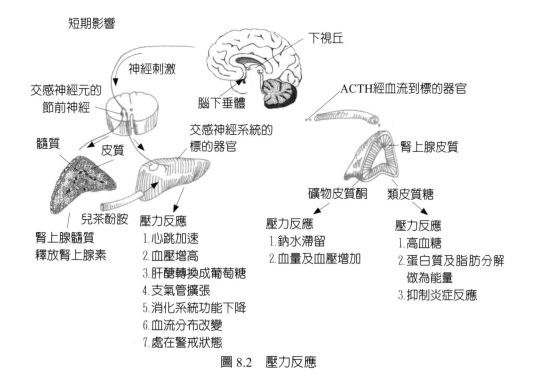

圖 8.2　壓力反應

鎮靜療法的臨床應用

一、鎮靜療法的定義

　　能使重症病人的身體、心理達到舒適狀態，讓身體各器官得到支持保護的鎮靜療藥。

二、鎮靜療法的目的

　　㈠提供適當之鎮靜效果，以利侵入性醫療措施之進行。

　　㈡促進病人與呼吸器之配合，以達到良好的氣體交換。

　　㈢減輕焦慮。

　　㈣處理病人的急性混亂狀態。

　　㈤暫時讓病人失去記憶，以渡過急性壓力期，消除所造成的心理反應。

　　㈥減輕病人在急性損傷所產生的生理反應，試著穩定血液動力學或降低腦壓。

　　㈦幫助病人睡眠及減輕壓力反應對病人的傷害。

三、鎮靜療法的種類

　　㈠輕度鎮靜療法（light sedation）：是指合併使用鎮靜劑與止痛劑，使病人處於安靜且可喚醒的狀態。

　　㈡重度鎮靜療法（heavy sedation）：合併使用鎮靜劑與肌肉鬆弛劑，使病人對外界的刺激無反應。

　　輕度鎮靜療法的優點為：對於病人而言：1.可允許病人與醫護人員溝通及配合；2.可協助甦醒過程中舒適感之維持；3.幫助病人休息；4.協助病人盡早脫離呼吸器。對於醫護人員而言：1.利於臨床的評估（神經學檢查）；2.利於各種侵入性治療措施之進行。

四、鎮靜療法的適應症

　　㈠改善病人肺部的換氣與氧合狀態。

　　㈡治療焦慮。

　　㈢抑制肢體過度活動。

　　㈣促進睡眠。

　　㈤減輕疼痛

　　上述為輕度鎮靜療法的適應症，而重度鎮靜療法通常用在當輕度鎮靜療法無法控制

病人肺部的換氣與氧合狀態。

五、鎮靜療藥的選擇

　　理想的鎮靜劑應從臨床效果、藥物的排泄、對器官的影響、製藥等方面來選擇。

　㈠臨床效果：藥物的初效應（onset）要快、療效高；有較快的可回復性（reversibility）以便能評估腦功能；適合靜脈注射，以便可以視病情需要調整劑量；易於監測藥物在血中的濃度。

　㈡藥物排泄（elimination）：在長期給藥後不會造成蓄積；沒有活性代謝物；穩定的藥物動力學。盡可能不受低蛋白血症、休克、電解質與酸鹼不平衡的影響。

　㈢對器官的影響：不影響心血管的穩定性；不影響免疫或新陳代謝功能；不造成靜脈的刺激；停藥後無心理或生理的戒斷反應。

　㈣製藥方面：方便給藥，不需複雜或昂貴的配備；藥物不會被塑膠或玻璃所吸收；水溶性可以暴露於光線下。

　㈣給藥途徑：可經由靜脈滴注（持續性或間歇性），並可依病人需要隨時調整劑量。

　　目前臨床上無一種鎮靜劑達到以上的條件，所以加護病房醫護人員仍須對各種藥物之藥理優點及副作用有充分了解，才能取其鎮靜之目的，而避免不良作用產生。以下將內外科加護中心常用的鎮靜劑摘要其作用：

　㈠Benzodiazepine 鎮靜劑

　　Benzodiazepine 類藥物：此藥物產生作用，主要為占據 Benzodiazepine 受體，活化 GABA（gama-aminobutyric acid）受體，造成 chloride 離子通道打開，使細胞超極化（hyperpolarization），造成神經細胞不易被興奮。在低劑量，受體被占據較少時，有抗焦慮肌肉鬆弛的作用；較高時有鎮靜作用；再高劑量受體被占據超過 60% 時，會讓病人睡著。Benzodiazepine 類藥物有一拮抗劑 Flumazenil，其拮抗劑的半衰期很短，在藥效過後，病人又重新入睡。

　　Benzodiazepine 的種類很多，常用的有：Diazepam（Valium）、Midazolam（Dormicum）、Lorazepam（Ativan）等，Valium 為大家最熟悉也常用的鎮靜劑，其好處為藥性溫和，在注射後 2～3 分鐘後有鎮靜的效果，但在 30 分鐘左右，藥物會從腦部分布到肌肉脂肪等部位，病人會再躁動，此時藥物並未被代謝，只是重新分布，要相當大的劑量，才能使病人血中藥物濃度到達穩定狀態。其缺點為其代謝很慢，半衰期為 20～100 小時，尤其在肝臟功能不良的病人，其代謝時間會延至數星期之久；一旦血中藥物濃度到達穩定動態後很難催醒，無法每天評估病人的神經狀態；當病人不需呼吸器時，過長的鎮靜難以脫離呼吸器；使用 Valium 後之病人，常需 24 小時以上的時間才

會恢復。所以新的同類的藥物，例如：Midazolam、Lorazepam，其半衰期較短且效力較強，目前加護中心使用較為普遍。

（二）催眠劑

催眠劑為一超短效的藥物，其好處為作用快、效力強，在一個循環時間內即可讓病人睡著，其種類有：Barbiturates、Propofol、Ketamine。Ketamine 會產生分離麻醉（dissociate anesthesia），病人會有幻覺發生，故很少使用。Barbiturates 類藥物，例如 Thiopentone，常被用於頭部受傷的病人，它和 Valium 一樣，長期使用會延長昏迷的時間及住加護中心天數，大劑量使用會抑制心血管系統作用。Propofol 為一超短效的麻醉劑，其最大的好處為其初效應快（30 秒）、半衰期短（8～12 分），且在肝腎功能不良的病人不影響其代謝，臨床觀察到大部分病人在停藥後 15 分鐘內可叫醒；它是英國加護中心目前最喜歡使用的鎮靜劑，可隨時依病人的需要調整劑量，易達到滿意的鎮靜作用，但此藥仍有抑制呼吸及心血管系統的副作用。

（三）抗精神病藥物

Haldol 常被用在一些躁動的病人，由於它是在所有藥物中呼吸抑制較少的一種，對沒有氣管內插管之病人很適合，本身有少許的血管擴張作用，由於其作用慢，可從靜脈快速給予（2～5 mg），一般較擔心的錐體外症狀（extrapyramidal syndrome）在 ICU 病人使用靜脈給予時則很少出現。

茲將加護中心常用鎮靜止痛劑的劑量摘要於表 8.1。

六、鎮靜療效之評估

為了維持病人輕度的鎮靜，亦即維持在鎮靜、但可喚醒的程度，醫護人員就必須定時去評估病人的鎮靜程度是否恰當，確保病人的安全。目前最常用來評估鎮靜程度的工具是 Ramsay Sedation Scale，它簡單易行不具侵入性，此評估工具共六級：

（一）1～3 級：病人清醒。

1 級：焦慮、煩躁及不安。

2 級：病人合作、對人事地清楚且安靜。

3 級：病人只對命令有反應。

（二）4～6 級：病人呈睡眠狀態，只對輕微拍打或高聲音量刺激有反應。

4 級：眨眼。

5 級：反應遲鈍。

6 級：無反應。

表 8.1　加護中心常用鎮靜止痛藥物

藥物種類	臨床用途	靜注劑量	維持劑量	排泄途徑
Opioids 鴉片類	止痛、鎮靜、調整情緒			
Morphine		0.1～0.2 mg/kg 於 2～10 分發生作用維持 2～5 小時	10～50 μg/kg/hr	半衰期：1～3 hrs 肝代謝；腎排出有活性代謝物
Pethidine (Demerol)		0.5～1.0 mg/kg	100～300 μg/kg/hr	代謝物為 norpethidine，具有 seizure activity
Fentanyl		0.05～0.1 mg	0.5～2 μg/kg/hr	
Benzodiazepine 類	抗焦慮、解痙攣，具有鎮靜、肌肉鬆弛及健忘			肝代謝，腎臟排出
Diazepine (Valium)		0.1～0.2 mg/kg 於 1～5 分發生作用，維持 1～4 小時	1～4 mg/hr	半衰期：20～100 小時
Lorazepam (Ativan)		2～4 mg 於 1～5 分發生作用，維持 6～8 小時	0.5～1 mg/hr	半衰期：10～20 小時
Midazolam (Dormicum)		0.05～0.1 mg/kg 於 1～5 分發生作用，維持 1～2 小時	0.1 mg/kg/hr	半衰期：2～20 小時，為水溶性、短效、作用快
麻醉類	催眠、抗焦慮、短效全身麻醉劑			肝或肝外代謝
Propofol		1～2 mg/kg	1～4 mg/kg/hr	半衰期：8～12 分，作用快（30 秒內）
Haloperidol	抗躁動	1～5 mg 於 5～30 分發生作用，維持 0.5～1 小時	3～25 mg/hr	半衰期：10～40 小時

維持 Ramsay Scale 的 2～5 級是最恰當的鎮靜程度，而鎮靜的程度依個別病人的需求來調整鎮靜的劑量，例如，白天會客時間希望病人較清醒，則可調整鎮靜劑量維持 Ramsay 2～3 級；當進行侵入性醫療措施時，調整劑量以維持 Ramsay 5～6 級，睡眠時間維持 Ramsay 5 級，這種快速及可預估鎮靜作用的控制，可滿足個別病人的需求，又不會剝奪病人與環境的接觸。

七、鎮靜止痛療法之實證指引（Martin, J, et al., 2010）

表 8.2　止痛、鎮靜療法之實證指引

			等級
止痛劑之治療建議	1.1	加護病房病人應該接受個別性的止痛療法	A
	1.2	當病人需要止痛劑超過 72 小時，可以使用嗎啡類藥物。	C
	1.3	短期止痛劑療法（≦72小時）給予持續性嗎啡止痛劑，如 sufentanil 或 remifentanil 是適當。	
	1.4	fentanyl 及 sufentanil 之嗎啡止痛劑可以使用在重症病人，使用時間超過 72 小時。	C
	1.5	意識清楚並合作的病人，可以使用 PCA（病人自控式止痛裝置）以達到良好的疼痛控制。	B
止痛劑治療效果之監測建議	2.1	建立以病人為導向的止痛、鎮靜及譫妄治療目標，及監測上述藥物治療效果與副作用是同等重要。	A
	2.1	至少每 8 小時要記錄止痛、鎮靜的治療目標與治療情形。	A
	2.2	使用有效度及可靠之止痛評估工具，做為藥物治療效果的指引，如： 2.2.1 意識清楚病人：使用數字計分表（NRS）、口語計分表（VRS）或視覺類比計分表（VAS）來評估病人的疼痛情形。 2.2.2 使用呼吸器病人：使用行為的疼痛計分、主觀的條件臉部表情及肢體移動、生理指標如血壓、心跳、呼吸次數流汗等變化，來評估病人的疼痛情形。 2.2.3 癡呆病人：使用進階癡呆疼痛量表（PAINAD）。	A
鎮靜劑之治療建議	3.1	當預期鎮靜間在七天內，Propofol 藥物可以優先考慮。	B
	3.2	當預期鎮靜期間超過七天，建議使用 midazolam 藥物。	B
	3.3	16 歲以上病人使用 propofol 藥物劑量不要超過 4 mg/kg/h。並密切監測酸鹼平衡及橫紋肌溶解的症狀。	A
	3.4	重度鎮靜療法只適用在幾個特殊的情況。	A

（續）

鎮靜劑治療效果之監測建議	4.1	根據病人的臨床狀況，設定個別性之鎮靜目標。	A
	4.2	加護病房應訂定議定式之鎮靜與止痛劑使用標準流程（sedation protocol），以確保照護品質。	A
	4.3	至少每 8 小時要評估與記錄病人鎮靜程度。	A
	4.4	使用有效度及可靠之鎮靜評估工具，如 Richmond Agitation and Sedation Scale（RASS）。	A
	4.5	每日必須要中斷鎮靜劑靜脈滴注，評估病人鎮靜程度及意識狀態是否可以降低鎮靜劑劑量。	B
	4.6	為了成功執行鎮靜止痛之照護標準，護理人員需要接受相關之教育訓練。	A

註：實證建議等級 Grades of Recommendation

　A：此建議來自多篇等級 1 的實證研究之一致性的結論。

　B：此建議來自多篇等級 2 或 3 的實證研究之一致性的結論。

　C：此建議來自多篇等級 4 的實證研究之一致性的結論。

　D：此建議來自多篇等級 5 的實證研究之一致性的結論；或者任何等級研究論據不一致的結論。

接受鎮靜療法病人之護理

㈠維持呼吸道通暢及適當的氧合狀態

由於大部分的鎮靜劑會影響呼吸，使病人有效的肺部換氣量減少。臨床上，要密切注意病人呼吸型態，聽診呼吸音、監測動脈血液氣體分析報告，必要時急救設備應置於床旁備用。

㈡維持適當的心血管功能

由於鎮靜劑會降低交感神經系統的活性，使動靜脈擴張，血壓下降，如果病人的血管容積不足則會出現低血壓的狀況，因此給鎮靜劑之前應先評估病人的血管容積是否足夠，以便採取適當的措施，並監測病人的心電圖是否正常，此外，長期不動易致病人靜脈栓塞的發生，應給病人穿上彈性襪以促進血液回流。

㈢防止神經功能缺損

病人接受鎮靜療法期間，應保持病人的姿勢於解剖生理功能下，骨凸出處予以適當的保護，防止周邊神經受損。並應於藥物停止後，評估病人的感覺及運動功能是否正常。

㈣預防精神危機

即使病人處於鎮靜狀態，病人仍有意識，故執行任何護理活動之前都應向病人解

釋，以增加他與環境的接觸。

(五)促進腸胃道功能

鎮靜劑，尤其是嗎啡類藥物會降低病人的腸胃蠕動，因此要定時評估腸胃血流灌注情形，採少量多餐。

(六)對於長期接受鎮靜療法的病人

應每 8 小時停止鎮靜劑的滴注，以便醫護人員能觀察病人的意識狀態及周邊神經功能，如果停藥後病人清醒且安靜，或者與呼吸器的配合度好，則不需再使用鎮靜劑。

(七)警覺於病床旁的監視器的警示燈響起，應立即到病床邊處理，以確保病人的安全。

(八)促進病人睡眠品質

1. 調整鎮靜治療計畫及活動：盡量協助病人在白天進行活動，如復健治療，夜晚能有良好的睡眠。

2. 避免經常打擾病人的睡眠：維持至少 90 分鐘的睡眠週期不被打擾是很重要的。

3. 維持安靜及昏暗的睡眠環境：將不必要的燈光關閉、降低人為及機器的噪音。

結論

加護病房病人因病況及治療需求，接受許多侵入性治療處置，致使疼痛、焦慮、譫妄等伴隨而來，病人常處在身心不平衡狀態，因此如何促進護病房病人身心的舒適感，減少嚴重的壓力反應症候群，適當的使用止痛及鎮靜藥物是很重要的。目前國外醫療機構積極建立止痛鎮靜療法之實證指引，提供臨床人員安全及有效處理加護病房病人的疼痛、焦慮及譫妄之照護參考。國內醫療機構宜參考文獻發展及建立專科病人屬性的止痛及鎮靜療法計畫，以促進加護病房病人的睡眠週期及身心舒適感，降低藥物治療的副作用。護理人員應接受止痛及鎮靜療法之實證照護教育訓練，以確保能提供安全有效的止痛鎮靜護理。

學習評量

1. 簡述造成加護中心病人的壓力源及壓力反應。

2. 簡述鎮靜療法之定義、種類、目的及適應症。

3. 請分別列舉 Benzodiazepine 類、催眠劑、鴉片類之各兩種藥物名稱及使用劑量。

4. 簡述 Ramsay Sedatin Scale 在評估鎮靜程度之分級。

5.簡述接受鎮靜療法患者之護理措施。

參考文獻

一、中文部分

唐高駿、張美玉（1995）：加護中心止痛、鎮靜。臨床醫學，36(2)，92-970。

二、英文部分

Bion, J. F., Ledingham, I. M. (1987). Sedation in intensive Care-a postal spective study of fifty patients. *Intensive Care Medicine. 13*, 215-216.

Bion, J. F. (1988). Sedation and analgesia in the intensive care unit. Hospital update. *14*: 1272.

Coates, D. P. (1993). The role of sedation ICU. *Symposium of ICU Sedation In Taipei*, 35-40.

Martin, J., Heymann, A., et al. (2010). Evidence and consensus-based German guidelines for the management of analgesia, sedation and delirium in intensive care-short version. *GMS German Medical Science*, Vol. 8.

Vinik, H. R., Kissin, I. (1991). Sedation in the ICU. *Intensive Care Medicine, 17*, s20-s23.

第九章 神經肌肉阻斷劑在加護中心的應用與護理

學習目標

——研讀本章內容後,學習者應能達成下列目標:

1. 了解神經肌肉阻斷劑的作用機轉。
2. 說出神經肌肉阻斷劑的主要適應症。
3. 了解選擇適當的神經肌肉阻斷劑的重要性。
4. 了解神經肌肉阻斷劑的合併症。
5. 了解接受神經肌肉阻斷劑病人之護理重點。

前言

由於醫療科技的發達，使得一些難治疾病能有機會接受更進一步的治療，因此，加護中心因呼吸衰竭而依賴呼吸器的病人人數增多，這類病人通常都經過可怕的插管過程，或者因嚴重肺損傷導致肺部的順應性（compliance）下降、呼吸道壓力增加，病人與呼吸器配合度不佳，臨床上呈現通氣量不足及低血氧的情況，使得神經肌肉阻斷劑於近十年來被廣泛應用在重症醫療照護上，這種治療性麻痺（therapeutic paralysis）雖有其潛在性傷害，但現今重症醫療仍是賴以控制病人的機械性呼吸，改善氧合（oxygenation）狀態，可見神經肌肉阻斷劑在臨床上仍有重要的治療角色。加護中心的護理人員在照顧這類病人應提供哪些合宜的護理措施，減少併發症，便成為一種挑戰。本章將介紹神經肌肉阻斷劑的臨床應用及其護理原則，供護理同仁參考。

神經肌肉阻斷劑在重症醫療照顧中的角色演變

神經肌肉阻斷劑（curare）於 1932 年首先用在臨床的破傷風病人以控制肌肉痙攣，接著用於手術期間的麻醉，於近一、二十年神經肌肉阻斷劑迅速的被應用在重症醫療照顧。在 Merriman（1981）的調查結果顯示，有 90% 以上的加護中心將神經肌肉阻斷劑當作基本的療法。幾年後，Bion（1986）的調查發現神經肌肉阻斷劑在加護中心的使用率下降到 16%，為何有此變化呢？當初神經肌肉阻斷劑被應用在重症醫療照顧後，便很快在鎮靜療法中占一席之地，常用的治療法是合併使用肌肉鬆弛劑（Pavulon）及鴉片製劑（Opioids）間歇靜注，因而有許多人常誤認肌肉麻痺是一種安靜而舒適的狀態。在 editorial（1981）專欄提出病人常在意識清醒的狀態下被麻痺，造成病人心理及生理的創傷。這才重視神經肌肉阻斷劑無法解除疼痛及治療焦慮的作用。國外研究報告指出約 5～10% 的加護中心醫護人員認為 Pavulon 有止痛作用，50～70% 的醫護人員則認為有抗焦慮作用。因此，專家主張在加護中心不要使用神經肌肉阻斷劑，改用鎮靜劑、麻醉劑或止痛劑，但是，Cohen（1987）等人試著完全依靠 Alfentanyl 及 Midazolam 等鎮靜劑來控制病人的最佳呼吸通氣量，在研究中的 16 位病人仍有 7 位病人需要神經肌肉阻斷劑的輔助，才能達到滿意的通氣控制。所以，在重症醫療照顧中不主張例行使用神經肌肉阻斷劑是消極作法，應該是在臨床上加強醫護人員相關的知識，取其藥物最大的益處，減少併發症的發生才是積極之道。

神經肌肉阻斷劑的作用機轉

神經肌肉阻斷劑的臨床效用就是使身體橫紋肌達到鬆弛的狀態，又稱為肌肉鬆弛劑，目前有兩類：去極化及非去極化的神經肌肉阻斷劑。去極化（depolarization）藥

物：其作用是與乙醯膽素（acetylcholine）的接受器結合，造成骨骼肌上的神經末梢終板（end plate）發生持久性的去極化，使後突觸的膜處於不反應期，也就對其他神經傳遞物質沒有反應，這類藥物如 Succinylcholine 屬之。非去極化（non－depolarization）藥物：其作用是與乙醯膽素競爭神經末梢終板的感受器，而抑制乙醯膽素的作用，為競爭性阻斷劑（competitive）（圖 9.1），這類藥物有 Pancuronium（Pavulon）及 Atracurium 等肌肉鬆弛劑。神經肌肉阻斷劑的作用只影響橫紋肌，呈現漸進性的肌肉鬆弛，首先是小肌肉群被麻痺（眼瞼肌、臉部肌肉、指頭之伸肌與屈肌），然後是大肌肉群鬆弛（舌頭、咀嚼肌、四肢之伸屈肌、肩膀、腹肌），最後是特殊肌肉群被麻痺（肋間肌、喉、橫膈）而呈現呼吸停止，藥效消退後，肌肉依反方向恢復，也就是橫膈先恢復，出現自發性呼吸。

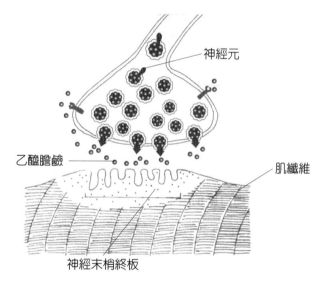

圖 9.1　神經肌肉的傳導

神經肌肉阻斷劑的主要適應症

加護中心使用肌肉鬆弛劑的主要適應症歸納如下：

一、促進病人的呼吸通氣量，改善氧合狀態（oxygenation）

嚴重肺損傷病人其臨床徵象常出現肺的順應性（compliance）減少、呼吸道壓力增加，病人與呼吸器的配合不好，造成有效的呼吸通氣量不足及氧合障礙，此時若已使用最大劑量的鎮靜止痛劑還無法改善病人與呼吸器的配合度，並恐因呼吸道壓力過高而造成壓力性創傷（barotrama），則輔以肌肉鬆弛劑，不但可以消除胸肌的緊張度來增加病

人的肺順應性，同時降低呼吸道阻力及胸內壓來防止氣胸的產生。另外，也可以降低病人的呼吸工作負荷。

二、控制病人的活動，以減少自我傷害

用於使用大劑量的鎮靜止痛劑仍無法控制的極端躁動病人、不穩定的手術傷口恐有裂開之虞時，適當輔以肌肉鬆弛劑以控制病人的躁動。

三、減少病人的活動以維持血液動力學的穩定

對於嚴重血液動力學不穩定造成氧氣輸送狀態不佳時。

四、手術後的寒顫或無法控制的痙攣

五、進行侵入性醫療措施

插管、傷口擴創術等。

六、控制顱內壓

用於頭部損傷併有顱內壓增加的病人。在加護中心使用神經肌肉阻斷劑最常見的適應症就是為了促進病人的呼吸通氣量及改善氧合狀態，而第四與第六項適應症較少被應用。

其禁忌症包括：對藥物過敏、重症肌無力、高鉀血症、燒傷、上下運動神經元病變。

如何選擇適當的藥物

臨床上選擇適當神經肌肉阻斷劑的原則為短效製劑且不影響其他器官功能，因為短效製劑比長效製劑安全，短效藥物於停止給予後，神經功能恢復較快，併發症少。因此，如果病人有肝腎功能缺損時最好選擇 Atracurium，此藥物的排泄途徑不經肝腎，而是在血漿經 Hofmann 方式代謝。而心血管疾病應選擇對心臟較無抑制功能的藥物，使用 Pavulon 的病人會出現輕微到中度的心跳加速，而 Atracurium 在高劑量的情況下釋放組織胺，造成血管擴張，血壓下降。對於加護中心的病人常面臨多器官衰竭的威脅，專家建議使用短效的肌肉鬆弛劑較長效的肌肉鬆弛劑安全。

給藥途徑及方法

在加護中心常以持續靜脈滴注及間歇性靜脈注射的方式給予肌肉鬆弛劑，這兩種給藥方法有其優缺點。持續靜脈滴注（continuous infusion）常用於短效製劑（Atracurium），其優點包括：可能維持血中穩定的藥物濃度、可視病況隨時調整劑量維持適當的神經肌肉阻斷程度，且可節省經常準備藥物的時間。

間歇靜脈注射（intermittent infusion）的缺點就是不容易維持血中穩定的藥物濃度，因此無法維持適當的神經肌肉阻斷程度。藥物使用 0.9% 生理食鹽水或 5% 葡萄糖水溶液來稀釋，先給病人一次初始大劑量後再給維持劑量，各種藥物使用的劑量及副作用請見表 9.1。

表 9.1　神經肌肉阻斷劑的種類及給藥方法

藥物種類	給藥方式／劑量	藥效	排泄途徑	注意事項
非去極化藥物 Pancuronium （Pavulon）	0.04～0.1 mg/kg iv push 維持劑量：0.3～0.5 μg/kg/min	Onset：30～45 秒 Peak：3～5 min Duration：60～120 min	肝、腎	心跳、血壓、心輸出量增加。會被塑膠管壁吸收
Atracurium （Tracrium）	0.4～0.5 mg/kg iv push 維持劑量：7～10 μg/kg/min	Onset：2～3 min Duration：20～35 min	Hofmann 血漿中代謝	釋放組織胺造成血壓下降、心跳過慢
去極化藥物 Succinylcholine	1～1.5 mg/kg iv push	Onset：< 1 min Peak：< 2 min Duration：8～10 min		肌肉抽動、低血壓、心跳過慢、血中鉀離子增加，適用於插管

註：Hofmann 血漿中代謝法指血液中的藥物在正常酸鹼度及體溫下，由鹼來催化成不具活性的代謝物。當溫度上升及酸鹼值提高時會加速藥物的代謝。

合併症

患者接受肌肉鬆弛劑常見的合併症，包括：輕、中度的心律過速（因乙醯膽素接受器被阻斷）、低血壓（周邊血管擴張）、支氣管收縮（組織胺釋放），以及因為病人長期不動所造成的併發症，例如：吸入性肺炎、深部靜脈栓塞，或因血栓導致肺動脈栓塞或中風、神經及肌肉因不當的受壓而損傷、腎結石、肌肉無力等。學者指出加護中心的

患者長期接受 Pavulon 或 Vecuronium 靜脈滴注，於停止給藥後有 70% 的病人會發生肌肉無力，最常見的兩種神經肌肉功能缺損為：

一、持續神經肌肉連合阻斷

此類功能缺損常見於腎衰竭的病人，因為藥物本身代謝物蓄積所引起，Segredo（1992）等人發現 16 位使用 Vecuronium 超過兩天的病人，其中的 7 位患者於停藥後，神經肌肉阻斷作用長達 7 天。

二、急性肌肉病變（acute myopathy）

神經學檢查發現四肢遠端肌肉呈現輕微癱瘓導致肌肉萎縮、深部肌腱反射減少，橫膈膜亦受影響導致呼吸無力。腦神經較少被肌肉鬆弛劑影響。

神經肌肉阻斷程度的評估

每位病人對神經肌肉阻斷劑的反應不一樣，監測神經肌肉阻斷程度就格外的重要，監測的目的就是希望用最少的藥物劑量達到最佳肌肉鬆弛狀態。目前最常被使用的監測器是周邊神經刺激器（peripheral nerve stimulator），臨床上稱此監測法為 train of four（TOF），它是一種簡單而操作容易且客觀的神經肌肉阻斷程度的測試法，這種體積小內裝有電池的周邊神經刺激器以間隔 0.5 秒連續輸出四次低電量（5 Hz）刺激來引發病人尺神經的反應，觀察拇指內收的次數，如果拇指連續內收四次表示有 75% 的接受器被阻斷，拇指內收三次表示有 80% 的接受器被阻斷，內收兩次則有 85% 的接受器被阻斷，內收一次表示 90% 的接受器被阻斷，當拇指全無反應時表示接受器 100% 被阻斷。接受器被阻斷的理想程度是 85～90%（拇指出現 1～2 次內收）。尺神經的位置界於手腕尺部內側肌腱與尺動脈間（見圖 9.2）。TOF 的測試雖不舒服但不會痛，假如尺神經不方便可以改測面神經。測試的時間是在給藥的第一小時內每 15 分鐘測一次，然後每一小時監測一次，直到病人達到理想的阻斷作用，對於長期靜脈滴注的病人則每四小時監測一次。

護理原則

為了減少合併症的發生，以下措施供護理人員參考：

一、維持適當的通氣及氧合度

由於病人的橫紋肌都被麻痺，咳嗽反射被抑制，痰易蓄積在肺的重力依靠區，造成肺泡塌陷，影響氣體交換功能，因此每班應聽診病人肺部呼吸音有無囉音，加強胸部物

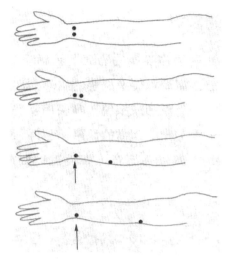

圖 9.2 周邊神經刺激器可以放置的四個合適位置（沿著尺神經），箭頭指的是刺激器的負極

理療法，確實抽吸痰液以維持呼吸道通暢。注意呼吸型態的變化、持續監測並維持病人的血氧飽和度大於 90%（SaO_2），每天查看胸部 X 光片有無不正常肺塌陷或肺部浸潤現象，作為治療方針。此外，病人橫紋肌被麻痺，無法用言語或肢體表達身體需求，因此護理人員更應警覺於監視器或呼吸器的警示聲音，立即到床邊處理警示訊息，更應經常探視病人以防止呼吸器管路脫落。

二、每天至少評估病人神經肌肉阻斷程度一次

三、促進病人的舒適

為了防止病人在疼痛的情況下被麻痺（paralized with pain）。應常規給予鎮靜止痛劑以促進病人的生、心理舒適。為了防止神經、肌肉因姿勢不當而受壓造成損傷，應使用氣墊床並維持病人的姿勢於功能位置，給予骨突出處適當的保護。另外，病人無眨眼反應，應給予人工淚液潤滑。幫助病人穿上彈性襪以促進靜脈回流，防止血栓形成。

四、預防精神危機

雖然病人被麻痺，但感覺接受器及認知功能不受肌肉鬆弛劑的影響，也就是有正常的聽、味、嗅、觸覺功能，視力則因眼肌及瞳孔麻痺而受影響，病人也會出現知覺歪曲及無力感。因此，執行護理活動前應給病人仔細的解釋，並經常給予人、事、地、時間的介紹。提供適當的知覺刺激及無干擾的睡眠。

五、維持電解質及酸鹼平衡

不正常的電解質會影響肌肉鬆弛劑的藥效，例如，高鈣需要高劑量的肌肉鬆弛劑才能維持適當的阻斷程度。

六、監測病人的營養狀態，提供適當的熱量

病人雖被麻痺但平滑肌不受影響，因此腸胃功能應正常，若病人合併使用鎮靜劑或止痛劑時，腸胃蠕動變慢，胃灌食前要評估腸胃排空情形。

七、注意其他藥物對肌肉鬆弛劑效果的影響

接受高劑量皮質類固醇的病人合併使用肌肉鬆弛劑易造成嚴重肌肉病變，可能需幾星期或幾個月才恢復神經肌肉功能。而抗生素中的 Aminoglycosides 會加強肌肉鬆弛劑的作用，因此要特別謹慎使用肌肉鬆弛劑或盡可能不要併用類固醇及相關的抗生素。

八、若需要時，可依醫囑給予拮抗劑

例如：Neostigmine、Tensilon、Mestinon 等。

結論

神經肌肉阻斷劑在臨床的重症醫療照顧上有其重要角色，但仍具有潛在性的副作用，醫護人員不得不謹慎評估使用藥物的適應症、用藥期間的阻斷程度及採取適當的護理措施，使合併症的發生減少到最低程度。

學習評量

1.請簡述神經肌肉阻斷劑的作用機轉。
2.請簡述神經肌肉阻斷劑的適用症。
3.請簡述對接受神經肌肉阻斷劑病人的護理措施。

參考文獻

Beemer, G. H. (1987). Continuous infusions of muscle relaxants-why and how. *Anasthesia and Intensive Care, 15*(1), 83-89.

Bio, J. F., & Ledingham, I. (1987). Sedation in intensive care- a postal survey. *Intensive Care Medicine, 13*, 215-216.

Cohen, A. T., & Kelly, D. R. (1987). Assessment of alfentanyl by intravenous infusion as long-term sedation in intensive care. *Anesthesia, 42*, 545-548.

Durbin, C. G. (1990). Neuromuscular blocking agents and sedative drugs. *Critical Care Clinics*, *6*(2), 399-505.

Editorial. (1981). Paralized with fear. *Lancet*, *1*, 427.

Ford, E.V. (1995). Monitoring neuromuscular blockade in the adult ICU. *American Journal of Critical Care*, *4*(2), 126-129.

Hansen-Flaschen, J. H. (1993). Neuromuscular blockade in intensive care unit. *American Review Respiratory Disease*, *147*, 234-236.

Jarpe, M. B. (1992). Nursing care of patients receiving long term infusion of neuromuscular blocking agents. *Critical Care Nurse*, 58-63.

Loper, K. A., & Butler, S., et al. (1989). Paralized with pain: the need for education. *Pain*, *37*, 314-316.

Merriman, H. M. (1981). The techniques used to sedate ventilated patients:A survey of methods used in 34 ICUs in Great Britain. *Intensive Care Med*, *7*, 217-224.

Miller-Jones, C. M. H., & Williams, J. H. (1980). Sedation for ventilation. Aretrospective study of fifty patients. *Anesthesia*, *35*, 1104-1107.

Topulos, G. (1993). Neuromuscular blockade in adult intensive care. *New Horizons*, *1*, 447-462.

Werba, A., & Weinstabl, CC., Plainer, B., Pericek, N., and Spiss, C. (1990). Vecuronium attenuates ICP increase during tracheobronchial suction. *Anesth Analg*, *70*, S430.

Wheeler, A. (1993). Sedation, analgesia, and paralysis in an intensive care unit. *Chest*, *104*, 566-577.

第十章 加護中心常用藥物

學習目標

——研讀本章內容後，學習者應能達成下列目標：

1. 能列舉至少四種心臟收縮及血管收縮劑。
2. 了解使用心臟收縮及血管收縮劑的注意事項。
3. 能列舉至少三種的抗心律不整藥物。
4. 能列舉至少四種的降血壓藥物及使用注意事項。

前言

　　加護中心病人因病情需要，常會用到心臟收縮及血管收縮劑、抗心律不整藥物、降血壓劑、利尿劑、鎮靜劑等，本章內容主要介紹心臟收縮及血管收縮劑、抗心律不整、降血壓藥物之臨床適應症及注意事項。

心臟收縮劑及血管收縮劑（Inotropic Agents and Vasopressors）

一、腎上腺素激導性的接受器（Adrenergic receptor）

　　㈠α 接受器：存在於皮膚、黏膜、小腸和腎臟之小動脈（resistance vessels）。刺激 α 接受器導致這些血管床之血管收縮。

　　㈡β 接受器

　　有兩種型態的接受器：

　　　　1.β_1 接受器：刺激 β_1 將導致心臟收縮力（contractility）和心跳速率增加。

　　　　2.β_2 接受器：⑴刺激 β_2 將導致支氣管擴張（bronchial relaxation）；⑵周邊血管擴張，尤其是肌骼肌。

　　㈢Dopaminergic 接受器：存在內臟（splanchnic）及腎臟（renal）的血管床，刺激此接受器使內臟及腎臟血管擴張，增加血流灌注。

二、ICU 常用的心臟收縮劑及血管收縮劑的劑量

　　茲將 ICU 常用的心臟收縮劑及血管收縮劑的劑量列於表 10.1。

三、給予心臟收縮劑及血管收縮劑應注意事項

　　㈠Epinephrine 不要與 Isuprel 同時給予，會引起嚴重心律不整。

　　㈡Dopamine 不可溶於鹼性溶液內，避免與其他藥物混合。

　　㈢Epinephrine、$NaHCO_3$、Dilantin、Calcium 等藥物不要與 Isuprel 合併使用。

　　㈣維持靜脈通暢，避免藥物外滲：外滲引起組織壞死的藥物，例如：Levophed 及 Dopamine。這些心血管收縮劑最好經由大血管滴注。藥物外滲的處理：由局部皮下注射 5～10 mg 的 Phentolamine。

　　㈤監測藥物的作用是否有療效：例如：血壓上升、心跳上升。

　　㈥監測四肢血流灌注及小便量：當使用較高劑量時，會造成周邊血管灌注減少。此時應適當的調降劑量。

表 10.1　心臟收縮劑及血管收縮劑

藥物名稱	靜脈注射劑量	作用的接受器				藥效			
		α	β_0	β_2	Dopaminergic	周邊血管擴張	周邊血管收縮	心臟收縮	心跳加速
Amrinone（Inocor）	0.75 mg/kg（初始） 5～20 µg/kg/min	−	−	−	−	+	−	3^+	+
Dobutamine	2.5～15 µg/kg/min	+	+	2^+		2^+	−	3^+	+
Dopamine	0.5～2 µg/kg/min	−	−	−	+	−	−	−	−
	2～5 µg/kg/min	−	+	−	−	−	+	+	+
	5～10 µg/kg/min	+	2^+	−	−	−	2^+	2^+	2^+
	15～20 µg/kg/min	3^+	2^+	−	−	−	3^+	2^+	2^+
Levophed（Norepine-phrine）	2～10 µg/kg/min	4^+	2^+	−		−	4^+	+	+
Epinephrine	0.01～0.1 µg/kg/min	+	3^+	2^+	−	2^+	−	3^+	2^+
	0.1 µg/kg/min	3^+	2^+	2^+	−	−	3^+	2^+	2^+
Isoproterenol（Isuprel）	0.01～0.1 µg/kg/min	−	4^+	3^+	−	3^+	−	3^+	3^+

註：a：Dobutamine 及 Amrinone 的心臟收縮效果比 Dopamine 強。Amrinone 的初始應為 3～10 分。

　　b：Dopamine 0.5～2 µg/kg/min 刺激內臟及腎臟血管床的 dopaminergic 接受器，血管擴張。

　　c：Epinephrine 有顯著的心臟收縮作用；Levophed 有顯著的血管床收縮效果；Epinephrine 低劑量促血管擴張，高劑量為血管收縮。

㈦監測心律不整：這些藥物一定要使用 pump 控制滴數，以防止藥物滴注太多造成心律不整。易造成心律不整的藥物為 Dopamine、Epinephrine、Isuprel。

㈧監測心輸出量及心臟壓力：於心輸出量指數 > 2.4 L/min/m² 即可調降藥物劑量。

抗心律不整藥物（Antiarrhythmic Drugs）

一、抗心律不整的分類

　　根據藥物對心電生理的影響及藥理學的作用，其藥理及臨床使用劑量，如表 10.2。

　　治療心律不整的藥物，可藉由離子阻斷作用改變心電生理機轉產生療效。根據不同的電氣生理機轉，抗心律不整藥物種類包括四類：

表 10.2　抗心律不整藥物的分類

分類及藥物			劑　量	適應症	藥物動態	副作用
第I類	IA	Procainamidel（Pronestyl）	17 mg/kg 維持劑量	AF、WPW、PVC、VT	$t^{1/2}$：3±0.6 hrs 肝臟代謝	低血壓、發燒、頭痛、紅斑性狼瘡、粒性血球減少症
		Quinidine	1～4 mg/kg	AF、WPW、PVCS、VT	$t^{1/2}$：6.2±1.8 hrs 肝代謝	腹瀉、低血壓、噁心、嘔吐、血小板減少症、不整脈
	IB	Lidocaine（Xylocaine）	初始劑量1～1.5 mg/kg	PVCs、VT、VF	$t^{1/2}$：1.8±0.4 hrs 肝代謝	嗜睡、激躁、肌肉抽動、抽筋、不整脈、感覺異常
		Mexitil	維持劑量2～4 mg/kg	PVCs、VT、VF	$t^{1/2}$：10.4±2.8 hrs 肝代謝	
	IC	Propafenone（Rythmol）	口服：初始劑量 150 mg/kg 一般劑量為600～900 mg／天	PAF、WPW、VT	$t^{1/2}$：2～10 hrs	眩暈、視覺模糊、味覺改變、噁心、加重氣喘、不整脈
		Flecainide（Tambocor）		AF、PSVT、VT	$t^{1/2}$：2～10 hrs	眩暈、顫抖、頭暈、潮紅、視覺模糊、金屬味覺、不整脈
第II類	β接受器阻斷劑	Inderal	1～3 mg（靜注2～5分）總劑量0.1 mg/kg	AF、Af、PSVT	$t^{1/2}$：4 hrs 肝代謝	低血糖、高血糖、心搏過慢
		Esmolol	250～500 µg/kg維持劑量：25～50 µg/kg/min			
第III類		Amiodarone（Cordarone）	AF：600～800 mg／天（初劑量）	AF、PAF、PSVT、VT、VF	$t^{1/2}$：40～60 天肝臟代謝	視覺模糊、畏光、便秘、肺纖維化、運動失調、甲狀腺功能不正常、不整脈

（續）

第III類		Sotalol（Betapae）	200～400 mg／天（維持劑量）700 mg／天（維持劑量）	AF、PSVT、VT	$t^{1/2}$：10～20 hrs	疲倦、眩暈、呼吸困難、心搏過慢、不整脈
第IV類	鈣離子阻斷劑	Verapamil（Isoptin）	2.5～5 mg 靜注 1 分每 15 分～30 分重複 5～10 mg	AF、Af、PSVT		低血壓、心搏過慢、頭暈、頭痛、便秘
		Diltiazem（Cardizen）				

註：AF：心房撲動；Af：心房纖維顫動；PSVT：心室上心搏過速；PAF：陣發性心房纖維顫動；
PVCs：心室早期收縮；WPW：Wolff-Parkinson-white 症候群。

㈠第一類（class I）

鈉離子通道阻斷劑，促使細胞膜維持穩定及局部麻醉作用，抑制鈉離子從鈉通道進入而減慢去極化速率。第一類藥物又依藥物解離速度分為：IA、IB、IC 三種。

1.IA 藥物之解離速度居中，延長 QRS 及 QT interval 時間，延長不反應期。治療心室心律不整及預防陣發性反覆性心房纖維顫動。

2.IB 藥物之解離速度快速，縮短再極化時間而減少動作電位間期。治療心室心律不整及心房纖維顫動。

3.IC 藥物之解離速度慢，降低細胞膜動作電位上升速率，降低傳導速率。

㈡第二類（class II）

β 腎上腺素受體阻斷劑（β-adrenergic blocker），延長房室結傳導，抑制自發性舒張期的去極化作用，延緩傳導速度。可以預防再發性心率過速。

㈢第三類（class III）

鉀離子通道阻斷劑，延長再極化時間動作電位與不反應期，不影響動作電位的上升速度與傳導速度。

㈣第四類（class IV）

鈣離子通道阻斷劑，降低鈣離子內流對，延長房室結傳導時間。治療心室上心律不整（supraventricular arrhythmia）。

二、抗心律不整藥物給予注意事項

由於抗心律不整藥物會抑制電氣傳導或對心臟有抑制作用，因此給藥後，密切注意下列事項。

㈠持續監測心電圖型態變化，注意心律不整的發生。

㈡每小時監測心跳及血壓變化，維持平均動脈壓至少 70 mmHg、心跳 60～100 次／分。

㈢監測心臟抑制的症狀：心肌缺氧、ST 間段下降、胸悶、胸痛、心輸出量減少、肺微血管楔壓上升（PCWP）或肺水腫等。

㈣每小時監測病人意識狀態。

㈤將電擊器備在病床旁，以因應藥物不良反應造成血液動力學惡化時，須立即電擊（整流術或去顫術）。

㈥監測呼吸型態及動脈血脈血氧飽和度。

㈦監測抗心律不整藥物之療效及其副作用（表 10.3）。

表 10.3　PSVT 時，用來控制心室速率的藥物

藥　物	Loading 初始負載劑量（靜脈注射）	維持劑量	禁　忌
Digoxin（Lanoxin）	10～15 µg/kg 開始最多 1～1.5mg	口服：0.125～0.5 mg/day 視腎功能來調整	此藥需幾小時才會出現最佳反應。對於腎功能不好的病人要慎用
Propranolol（Inderal）	0.5～1.0 mg 每兩分鐘重複一次，直到 0.1～0.15 mg/kg	口服：10～120 mg/TID	CHF、氣喘病人不可用此藥
Verapamil（Isoptin）	5～10 mg（0.075～0.15 mg/kg）滴注兩分鐘；若 15～30 分鐘後，效果不好，可以重複 10 mg	口服：40～120 mg/TID	低血壓
Diltiazem（Cardizem）	0.25 mg/kg 滴注兩分鐘，15 分鐘後效果不好，重複給 0.35 mg/kg	口服：60～90 mg/TID	低血壓
Adenosin	6 mg 快速滴注沖洗，若無效每隔 5～10 分鐘給 12mg	無	胸悶、呼吸困難可能發生房室傳導阻滯

高血壓急症之治療藥物

一、高血壓危症（emergencies）與高血壓急症（urgencies）之定義

(一)高血壓危症（hypertensive emergencies）

舒張壓 > 120 mmHg，合併標的器官（target organ）損傷。

1. 心臟：急性主動脈瘤剝離、急性肺水腫、狹心症、左心室衰竭。
2. 中樞神經系統：顱內出血、血栓性腦血管意外、蜘蛛膜下腔出血、高血壓性的腦病變。
3. 眼睛：眼底有 3～4 級的變化、眼球出血。
4. 子癇（Elampsia）。
5. 腎功能缺損。
6. 嗜鉻細胞瘤危機。
7. 藥物引起的高血壓危症。
8. 經常是具生命威脅。
9. 須立即降壓。
10. 須靜脈給藥治療。

(二)高血壓急症（hypertensive urgencies）

舒張壓大於 120 mmHg，合併輕微的標的器官損傷，尚未出現合併症（表 10.4、10.5 是高血壓危症及急症的常用藥物）

1. 加速型及惡性高血壓。
2. 高血壓合併冠狀動脈疾病。
3. 手術後或手術前高血壓。
4. 腎臟移植病人的嚴重高血壓。
5. 不具生命威脅。
6. 可以花幾個小時到幾天來治療。
7. 口服治療或長效型藥物。

二、降血壓藥物治療注意事項

1. 降血壓的速度必須有個別性，一旦血壓下降速度太快，易造成心臟及腦部的缺血。
2. 對於老年人嚴重的自動調控機轉缺損（自主神經功能障礙、腦部或頸部動脈硬化性狹窄）的病人要謹慎使用降壓藥。

表 10.4 治療高血壓危症的常用藥物

藥　物	劑　量	藥物的初始時間	藥效持續時間	作用機轉	主要副作用	禁　忌
Nitroprusside（Nipride）	持續滴注 0.25～8 μg/kg/min	幾秒	停藥後可維持 3～5 分鐘	動靜脈擴張	低血壓、氰化物中毒、硫氰酸毒性	腎衰竭、孕婦
Nitroglycerin	持續滴注 5～100 μg/min	2～5 分鐘	停藥後可維持 5～10 分鐘	血管擴張	頭痛、心跳加速、噁心、嘔吐、潮紅；長期使用出現耐受性	心包膜填塞、顱內壓增加
Hydralazin（Apresline）	10～20 mg 滴注 20 分鐘維持劑量 50～150 μg/min	10～30 分鐘	2～6 小時	血管擴張	心搏過速、頭痛、狹心症	狹心症、心肌梗塞、主動脈瘤剝離
Labetalol（Trandate）	每 10 分鐘給 20～80 mg，維持劑量 0.5～2 mg/min	5～10 分鐘	3～6 小時	α、β 阻斷劑	姿勢性低血壓、腹痛、噁心、嘔吐、心臟衰竭、腹瀉	CHF、氣喘、心跳過慢

表 10.5 治療高血壓急症的口服藥

藥　物	劑　量	藥物的初始時間	藥效持續時間	作用機轉	主要副作用	禁　忌
Captopril（Capoten）	6.5～50 mg	15 分鐘	4～6 小時	ACE 抑制劑	皮膚紅疹、咳嗽、蛋白尿、喪失味覺、低血壓	腎動脈狹窄、高血鉀、脫水、腎衰竭
Nifedipine（Procardia）	10～20 mg	5～15 分鐘	3～5 小時	鈣離子阻斷	感覺異常、潮紅、頭痛、心悸、水腫	嚴重主動脈瓣狹窄
Labetalol（Trandate）	每 2～3 小時 200～400 mg	30 分～2 小時	4 小時	α、β 阻斷劑	姿勢性低血壓	CHF、氣喘、心搏過慢
Clonidine（Catapres）	0.2 mg 先口服然後 0.1 mg 總劑量 0.8 mg	30～60 分鐘	6～12 小時	α₂ 拮抗劑	嘴乾、頭暈、鎮靜	意識改變、嚴重頸動脈狹窄

註：ACE：血管加壓素轉換酶。

3.慢性高血壓病人，對於降壓速度太快較無法忍受。

4.降壓的原則為：平均動脈壓下降不超過 20～30%，或以每 5～10 分鐘的速度將舒張壓下降 5～10 mmHg，或平均動脈壓下降 25%。若平均動脈壓下降大於 40% 時，病人會出現腦部血流灌注減少或腦病變。

結論

　　心臟收縮及血管舒張收縮劑、抗心律不整、降壓劑等藥物是重症單位中常被用來治療病人的藥物，護理人員應熟記常用藥物的適應症、副作用、作用機轉及交互作用，讓藥物的使用能發揮最大的療效及最低副作用。

學習評量

1.請說明腎上腺素激導性的接受器有哪些？

2.請簡述三種心臟收縮劑及血管收縮劑的藥效、作用機轉及劑量。

3.請簡述抗心律不整給藥注意事項。

參考文獻

Cummins, R. O. (1997). *Advanced Cardial Life Support*. USA: American Heart Association.

Messerli, F. H. (1988). *Cardiovascular Drug Therapy*. Philadelphia: W. B. Saunders Company.

Young, L. Y., Koda-Kimble, M. A., Kuadjan, W. A., & Guglielmo, B. J. (1995). *Applied Therapeutics: The Clinical Use of Drugs*. USA: Appied Therapeutics.

第十一章 醫療照護相關感染之預防

學習目標

——研讀本章內容後,學習者應能達成下列目標

1. 了解健康照護相關感染之定義。

2. 了解導管相關泌尿道感染 CAUTI 之相關因素。

3. 了解「存留導尿管照護群組」、「呼吸器照護群組」(ventilator bundle)、「中央導管照護群組」(Central Line Bundle)之實證指引。

前言

　　根據美國疾病管制中心的估計，每年約有 5～10% 的住院病人發生「健康照護相關感染」（Healthcare-Associated Infection），與健康照護相關感染之死亡每年近十萬人（Klevens, et al., 2007），美國健康醫療體系因泌尿道感染之治療費用額外增加約四億美元，使得「減少健康照護相關的感染風險」成為病人安全照護的重要議題（Burke, 2003）。行政院衛生署在 2003 年 2 月成立病人安全委員會，而財團法人醫院評鑑暨醫療品質策進會（簡稱醫策會）亦將病人安全列為醫院評鑑重點，將「落實院內感染控制」列入病人安全工作目標之一，藉以提升醫療照護品質。利用三至五項措施為一照護群組（care bundle）可以有效改善醫療裝置相關感染的風險。本文將介紹「存留導尿管照護群組」、「呼吸器照護群組」（ventilator bundle）、「中央導管照護群組」（central line bundle），作為預防泌尿道感染、呼吸器相關肺炎感染、導管相關血流感染之參考。

名詞定義

一、泌尿道感染（urinary tract infection）

　　依全國院內感染監視（National Nosocomial Infection Surveillance, NNIS, 2004）對有症狀尿路感染判定標準進行判定。至少符合下列一項標準：

　　㈠標準 1

　　病人發燒（>38°C）、急尿、頻尿、小便困難或恥骨上壓痛等至少一項的臨床徵象或症狀，且無其他原因。尿液培養陽性（每毫升之菌落數 ≥105），培養出之致病菌不超過兩種。

　　㈡標準 2

　　病人發燒（>38°C）、急尿、頻尿、小便困難或恥骨上壓痛等任何兩項，無其他原因，且至少有下列一項者：1.對 leukocyte esteraser 及或 nitrate 之測試呈陽性；2.膿尿（每毫升 ≥10 個白血球）；3.未經離心之尿液，經革蘭氏染色檢查發現有微生物；4.在非自解尿液檢體每至少重複兩次尿液培養出相同致病菌，且毫升尿液 >100 個菌落；5.病人事先已使用過有效之抗生素治療，且尿液培養呈單一致病菌，而菌落數每毫升 < 10^5；6.經醫師診斷為尿路感染；7.醫師有給予尿路感染適當抗生素治療者。

二、導管相關之泌尿道感染（catheter associated urinary tract infections, CAUTI）

病人發生泌尿道感染當時或曾於感染前七天內有導尿管者稱之（Horan & Gaynes, 2004）。

三、呼吸器相關之肺炎（ventilator-associated pneumonia, VAP）

病人於裝置人工氣道 48 小時後，發生呼吸道感染。

四、導管相關之血流感染（catheter-related bloodstream infections, BSIs）

血液培養出致病菌，此致病菌與其他部位無關。

導管相關泌尿道感染的相關因素與照護

一、盛行率

導尿管相關泌尿道感染密度在成人加護病房依醫院特性不同而有差異，以美國為例，加護病房 CAUTI 發生密度 3.9‰ 發展中國家為 8.9‰ 而臺灣醫策會 TQIP 數據顯示醫學中心導管相關泌尿道感染密度為 4.0～6.5‰

二、CAUTI 的相關因素

導尿管置放係穿越正常防禦機制由尿道進入膀胱，尿管提供路徑讓微生物從會陰處經由導尿管外面（extraluminal）移入膀胱，或沿著導尿管內腔（intraluminal）進入膀胱。因此，每置入一條導尿管將使病人暴露在泌尿道感染的風險，導尿管置入 48 小時以上，據估計約有 5% 病人其導尿管有細菌移生情形，在這些病人中約有 10～25% 會發展出有症狀的泌尿道感染。然而，對大部分導尿管置入病人，導尿管根本不需長時間放置（Saint, Kaufman, Thompson, Rogers, & Chenoweth, 2005）。

㈠病人的易感受性

年齡大於 65 歲、女性、有糖尿病病史、疾病嚴重度、侵入性醫療裝置與長期暴露等因素，促使病人成為泌尿道感染高危險群。

㈡實務照護面

醫護人員未依無菌技術操作導尿術、未定期評估導尿管的留置適應症而導致尿管留置天數延長、抗生素使用頻繁等。在這些相關因素中，「導尿管留置天數」是導管相關

泌尿道感染的重要預測因子（Maki & Tambyah, 2001），這些泌尿道感染的相關性研究結果提供臨床護理措施之參考方向。

三、存留導管照護群組（urinary catheter care bundle）

泌尿道感染因子屬於多面向，預防泌尿道感染的介入措施亦要能多元，學者亦提出多元介入策略。照護群組包括：1.實施教育訓練，以增進護理人員有關泌尿道感染之實證知識，進而能採取正確照護行為；2.正確操作無菌導尿技術及導尿管護理：旨在減少插導尿管過程的汙染；3.護理人員每日查核 daily screen 病人之導尿管是否符合適應症，以提醒醫師盡早拔除不必要的導尿管，縮短導尿管置放天數。

呼吸器相關肺炎的相關因素與照護

呼吸器相關肺炎（ventilator-associated pneumonia, VAP）是健康照護相關感染中死亡率最高（46%）。病人一旦發生 VAP 其呼吸器使用天數會延長、住加護病房天數亦會延長。估計每一位 VAP 要耗費 40,000 美元。為了降低 VAP 發生率，必須要及早確認肺炎的徵象，並持續採取最佳實證措施。呼吸器照護群組（ventilator bundle）經證實可以有效降低 VAP。

呼吸器照護群組包括：

一、抬高床頭至少 30～45 度，以減少吸入性肺炎的發生

研究顯示將病人的床頭抬高 30 度以上相較於平躺姿勢能降低 VAP（由 23% 下降到 5%）（Drakulovic, et al., 19999）。

二、每天執行鎮靜劑照護計畫並每天評估病人脫離呼吸器準備度

此建議之目的是減少使用不必要的鎮靜劑，針對持續使用鎮靜劑病人，護理人員應每天定時暫停鎮靜劑滴注，評估病人的甦醒情形。此外，護理人員應每日評估病人脫離呼吸器之潛力，亦即呼吸器脫離準備度（weaning readiness），盡早讓有自發性呼吸潛力的病人進入自發性呼吸訓練（spontaneous breathing trial），並進而脫離呼吸器。

三、壓力性潰瘍預防性用藥

加護病房病人接受壓力性潰瘍的預防是有益的。H2 阻斷劑比 sucralfate 有效且常用。研究顯示降低病人的壓力性潰瘍有助於降低 VAP。

四、深部靜脈栓塞的預防

針對手術創傷及重症病人接受深部靜脈栓塞預防是有益。

五、每日使用 0.12% Chlorhexidine 溶液進行口腔護理

牙菌斑（dental plaque）是由微生物和細菌產物構成物，是細菌移生（colonization）至上呼吸道的來源，做好口腔護理有助於降低牙菌斑的形成，減少 VAP 的發生。

導管相關血流感染（catheter-related bloodstream infections, BSIs）

中央靜脈導管在加護病房的使用率有增加趨勢，導管置入時破壞皮膚的完整性，細菌或黴菌伺機侵入血管內，造成感染，嚴重者將因敗血症導致死亡。約 90% 的 BSI 與中央導管有關。根據美國疾病管制局的官方統計，加護病房之導管相關血流感染發生率為 1.8～5.2‰ 中央導管照護群組（Central Line Bundle），被證實能降低導管相關之血流感染。

中央導管照護群組包括：

一、手部衛生

洗手或使用酒精成分的乾洗劑能降低 BSI。醫師執行中央導管置入時，鼓勵護理人員使用查核表，檢視醫師是否遵守標準規範，例如：是否洗手。單位要營造互相提醒洗手的環境，鼓勵同仁洗手。

二、採取最大屏障（Maximal Barrier Precautions）

是指醫師於執行中央導管置入前要穿戴帽子、口罩、無菌衣。使用最大的無菌巾披覆病人，範圍從頭至腳覆蓋起來只露出插管的部位。

三、使用 Chlorhexidine 進行導管插入處之皮膚消毒

證據顯示 Chlorhexidine 相較於 povidone-iodine 溶液有較好的消毒效果。插管前的皮膚準備：使用 2% chlorhexidine in 70% isopropyl alcohol 消毒皮膚讓消毒劑停留至少 30 秒，讓消毒劑乾燥才能插管。

四、選擇適當之插管部位

研究結果顯示選擇鎖骨下靜脈 subclavian vein 相較於內頸靜脈有較低的導管相關血

流感染率。對於成年人選擇股靜脈部位有較高的感染率，因此對於體重過重病人，不建議使用股靜脈作為導管插入部位。若病人有鎖骨靜脈狹窄、氣胸之高風險時，可以選擇內頸靜脈。

五、每天查核中央導管裝置是否有留置的必要性

盡早拔除不必要的中央導管。

結論

減少「健康照護相關的感染風險」成為全球病人安全照護的重要議題，加護病房病人因病情治療的需要，接受各種侵入性導管裝置，因此暴露在感染的高風險中，利用三至五項措施為一照護群組（care bundle）可以有效改善醫療裝置相關感染的風險，健康照護促進機構（The Institute for Healthcare Improvement, IHI）提出三種照護群組，以降低導管引起的感染。護理人員應配合單位的政策，落實各種照護群組（care bundle）的執行。

學習評量

1. 說明「導管相關之泌尿道感染」、「呼吸器相關之肺炎」、「導管相關之血流感染」之定義。
2. 簡述「導管相關之泌尿道感染」、「呼吸器相關之肺炎」、「導管相關之血流感染」之相關因素。
3. 簡述「存留導尿管照護群組」、「呼吸器照護群組」（ventilator bundle）、「中央導管照護群組」（Central Line Bundle）之實證指引。

參考文獻

一、中文部分

張美玉、王富瑩、王筱華、王凱君、張靜雯（2009）．加護病房實施存留導尿管照護群組之成效評價。榮總護理，26(4)，336-345。

二、英文部分

Burke, J. P. (2003). Infection Control-A Problem for Patient Safety. *The New England Journal of Medicine, 348(7)*, 651-656.

Drakulovic MB, Torres A, Bauer TT, Nicolas JM, Nogue S, Ferrer M. (1999). Supine body position as a risk factor for nosocomial pneumonia in mechanically ventilated patients: A randomised trial. *Lancet, 27*(354(9193)), 1851-1858.

Horan, T. G., & Gaynes, R. P. (2004). Surveillance of nosocomial infections. In: *Hospital Epidemiology and infection Control.* Philadelphia: Lippincott Williams & Wilkins; 1659-1702.

Institute for Health Care: Implement the central line bundle. Retrieved from http://www.ihi.org/IHI/Topics/CriticalCare/IntensiveCare/Changes/ImplementtheCentralLineBundle.htm Nov 18 2010.

Klevens, R. M., Edwards, J. R., Richards, C. L., et al. (2007). Estimating healthcare-associated infections and deaths in U. S. hospitals, 2002. *Public Health Reorts, 122*, 160-167.

Maki, D. G., & Tambyah, P. A. (2001). Engineering out the risk for infection with urinary catheters. *Emerging Infectious Diseases, 7*(2), 342-346.

Saint, S., Kaufman, S. R., Thompson, M., Rogers, M. A., & Chenoweth, C. E. (2005). A reminder reduces urinary catheterization in hospitalized patients. *Joint Commission Journal on Quality and Patient Safety, 31*(8), 455-462.

第十二章　重症病人的代謝反應

學習目標

——研讀本章內容後，學習者應能達成下列目標：

1. 能了解病人重症期間的代謝變化。
2. 能了解病人重症期間荷爾蒙的改變。
3. 能了解病人重症期間代謝亢進對器官系統的影響。
4. 能了解病人重症期間營養代謝對身體的影響。
5. 能了解病人重症期間的營養型態。
6. 能了解病人重症期間的代謝護理。

前言

代謝意指改變,通常定義為發生在體內所有的化學和能量的轉變。當身體罹患重病時,例如:創傷、燒傷、敗血症等,使體內壓力激素的改變、代謝率上升,身體因修補組織、抵抗感染之需要,體內生化合成及廢物運送活動旺盛,熱量需求也相對增加。若是短期的飢餓,只是單純的熱量攝取不足,可能不致於在疾病期間產生與營養因素有關的合併症。但是當身體處於長期飢餓,由於身體仍需要一定的熱量維持生存,體脂肪與體蛋白將會耗損,使得臟器質塊變小,功能降低,因而影響心肺功能、免疫能力降低,產生褥瘡、肺炎等合併症,進而影響疾病之預後。

影響代謝率上升的原因

一、焦慮:焦慮會刺激交感神經系統的活動,增加血中 Epinephrine 之分泌,所以代謝率會上升。

二、體溫:體溫上升 1°C,基礎代謝率約上升 14%。

三、疼痛:疼痛的產生,使肌肉張力增加,代謝率上升。

四、生理儲能能力:年幼或老年病人,因皮下脂肪組織較薄弱,能量的保存能力較差,所以代謝率增加。

五、疾病嚴重度:疾病愈嚴重,身體為修補組織、抵抗感染,基礎代謝率相對增加。

重症期間之代謝變化

一、Catecholamine 的釋放

身體受組織缺氧、疼痛、液體容積減少、焦慮和組織損傷等影響,活化交感神經系統,釋放 Epinephrine、Norepinephrine,因而誘發高代謝的壓力狀況。

二、維持血壓和血量

液體容積調節系統──抗利尿激素(anti-diuretic hormone, ADH)減少腎臟對液體的排出、分泌醛固酮作用於腎臟促使鈉存留於體內及鉀的排出,以維持身體內足夠的血量及血壓。

三、維持能量的產生

因為高代謝反應，所以不管是糖質新生（glucogenesis）、促進肝醣分解（glycogenolysis），崩解體蛋白或體脂肪，以應付身體面對壓力所需的能量。

四、荷爾蒙的改變

在重症期間荷爾蒙的改變主要是提供能量符合代謝的需求和控制血量，以確保個體的存活。

㈠Catecholamine

高代謝的壓力狀況活化交感神經系統，釋放 Epinephrine、Norepinephrine，因 Catecholamine 會壓制 Insulin 的作用，使周邊組織無法使用糖，所以身體熱量的來源全部依賴體脂肪、體蛋白的崩解。

㈡腎上腺皮質素

1. 礦物質皮質激素（mineralcorticoid）：醛類脂醇（Aldosterone）作用於腎臟促使鈉存留於體內及鉀的排出。

2. 糖皮質激素（glucocorticoid）：促進肝臟之肝醣新生作用，崩解體脂肪引起脂肪分解，並崩解肌肉蛋白轉換成胺基酸，減少蛋白質的合成。

㈢胰島素

周邊組織對葡萄糖的使用端賴胰島素，重症期間當胰島素作用受 Catecholamine 抑制時，葡萄糖無法進入細胞運用，因而引起壓力性糖尿病（stress diabetes），所以需要更多外來性的脂肪（Insulin）以促進葡萄糖的運用。

㈣升糖素

升糖素與 Insulin 的作用是相反的，其在重症期間是促進蛋白質分解、將組織的脂肪分解釋出，以符合身體能量的需求。

五、生物化學的媒介物

在創傷期、敗血症期間，病人的血液中有高濃度的 TNF（tumor necrotic factor）、IL-1（interleukin-1），產生的機轉目前仍不清楚，這些細胞毒素刺激身體的異化，使身體不含脂肪的肌肉塊加速分解，這種現象在急性期可由肝臟代償，但若持續發生，將使罹病率、死亡率提高。

六、能量的產生

重症期能量的主要來源是蛋白質和脂肪。

七、氮的流失增加

體蛋白大量的崩解，糖質新生作用，轉換為能量來源，以供應體內生化合成、抵抗感染。體蛋白主要藉轉胺、去胺作用，在肝內形成尿素由腎排出體外。所以當身體排出的氮比攝入的氮多時，便造成負氮平衡。

八、肝蛋白的調節

血清白蛋白減少，急性期蛋白增加，由肝臟決定蛋白合成的順序，依序是：1.抵禦性蛋白：C-reactive protein、WBC、補體等；2.凝血蛋白；3.運輸性蛋白。

代謝亢進對器官系統的影響

在重症期間因高代謝狀況，各器官的變化為：1.心臟：循環旺盛，增加血流，心臟壓縮負荷更大；2.呼吸：代謝廢物二氧化碳增加，肺臟的每分鐘通氣量增加，呼吸次數增加，才能將二氧化碳排出；3.腎臟：體蛋白大量的崩解，代謝廢物增加，腎臟的負擔增加；4.肝臟：決定急性期蛋白合成的優先順序、體脂肪之運用和血糖的調節，所以肝臟的負荷增加；5.免疫系統：為了抵抗感染，其需要大量的嗜菌細胞、淋巴球、抗體蛋白來運作。若平時這些器官已有功能不健全之狀況，此時便容易發生器官衰竭。

重症期間營養代謝變化對身體的影響

重症期間熱量／營養素的缺乏會引起結構性蛋白質的消耗，以符合身體代謝的需要，像腦、心、肝、腎、肺、肌肉、腸胃、淋巴組織等皆會受其影響，它們的體積因結構性蛋白質的喪失而減小。這些結構性蛋白質自器官崩解，以達到個體能量氧化、製造葡萄糖，及急性期蛋白質合成的需要。當一器官失去大部分的主要結構，器官衰竭隨即發生。據統計在正常體重的成人若經 60～70 天的飢餓，將死於蛋白質營養不良，及其他營養素的缺乏。若飢餓 2～3 天，主要是動物澱粉（glycogen）及水分的喪失，若有輕微的身體功能受影響通常是在半飢餓狀態約 15 天（Allison, 1992）。許多住院的病人較健康成人代謝率高，若同時在飢餓狀態，住院病人會更快速的消耗掉體內所貯存的營養素。營養不良在許多住院病人可能逐漸發生或持續存在，大約有 50% 是中度營養不良，5～10% 為嚴重營養不良（Bistrian, Blackbur, & Halowell, 1974）。當營養不良未被發現及接受治療，而消耗掉身體的細胞、組織及器官時，所引起的功能障礙通常會發生身體軟弱、免疫功能障礙、傷口癒合欠佳及呼吸肌肉萎縮等合併症。

熱量、營養素的缺乏，免疫功能會受損，T 細胞及 B 細胞之免疫功能減低（Christou, 1990）。在營養不良的個體，多形核白血球其化學趨向性的移行功能，可能

是正常或不正常，但其噬菌能力是受損的（Seth & Chandra, 1972）。蛋白質不足會干擾補體的反應，導致免疫功能障礙（Christou, 1990）。

　　持續腸胃道的飢餓，因營養素供應缺乏，腸胃道缺少食物的刺激，腸蠕動降低，排便減少，此對腸胃道是具傷害性的。腸胃道的改變有：1.腸黏膜細胞的萎縮和腐爛；2.上皮細胞緻密度降低；3.細菌增生。因上述腸道的改變，而失去腸道障壁，細菌繁殖增加，經腸腔移行進入呼吸道以致全身性的感染。

　　肝及肺臟是體內兩大網狀內皮細胞的器官，其可以過濾經由腸胃道而來的血液及淋巴液，避免腸胃道細菌進入全身系統。營養不良的病人，其網狀內皮細胞功能可能因營養素的缺乏而被壓抑（Christou, 1990）。由腸胃道衍生而來的致病源超過網狀內皮細胞的清除能力，使這些致病源擴散至其他器官。而肝臟網狀內皮細胞的 Kupffer 細胞占全身巨噬細胞的 70%，若其受損，因腸道致病源過度活化，多形核白血球及巨噬細胞在多個器官引起炎症反應，而造成多發性器官衰竭（Billiar, & Maddaus, 1990; Rogoff, & Lipsky, 1981）。

重症病人的營養型態

　　臨床上重症病人其營養不良一般可分為三種類型：1.蛋白質熱量不足型營養不良（Marasmus;protein-caloric malnutrition, PCM）：為病人處於數月或數年之高代謝狀態，其理想體重百分比、體脂肪均低於正常值，嚴重的話會影響其他器官之正常運作，但是血清中白蛋白、免疫功能仍為正常；2.蛋白質不足型營養不良（Kwashiorkor; protein malnutrition, PM）：於病人發生重症疾病幾週內發生，一般常見的營養指標之異動為體脂肪消耗（上臂中點肌肉環圍低於平均值的 85%）、血清中白蛋白低於 3.5g/dL 及免疫力受抑制；3.低白蛋白血症（hypoalbuminemia）：屬急性營養不良，為嚴重蛋白質耗損，可於重症急性期（數天內）發生，血清中白蛋白、免疫力明顯降低，理想體重變異不大，體脂肪仍為正常。到目前為止，尚未驗證 ICU 具體的營養評估工具；現有的營養篩查工具 NRS 2002（Nutrition Risk Screeing）和MUST（Malnutrition Universal Screening Tool）並未專門針對重症病人而設計，然研究顯示在所有篩查工具中，NRS 2002 和 MUST 具有最強的死亡率預測值，且為最簡單、最快速的計算方法。在驗證的篩檢工具確認前，每個重症患者在 ICU 停留超過 48 小時都應該被認為有營養不良的風險，且住 ICU 住院超過 2 天、使用呼吸器、感染、餵養大於 5 天和/或出現嚴重慢性疾病的患者，應考慮對處於危險中的患者採取務實的營養治療。如果使用熱量預估公式來估計熱量需求，則 ICU 住院的第一週應給予患者低熱量營養（低於 70% 的估計需求）會優於等熱量營養（Singer et al., 2019）。

重症期間的代謝護理

　　由於疾病狀態與壓力荷爾蒙的分泌有關，壓力荷爾蒙使營養素的使用與代謝發生紊亂，因此營養補充的首要步驟為先穩定心肺功能、矯正酸中毒與電解質的不平衡，以及維持足夠且有效之循環血量，俟病情穩定之後，壓力荷爾蒙的分泌減少，對營養素的代謝干擾減少，此時補充營養才能有較好的效果。

　　在嚴重的充血性心衰竭，或接受重大的手術及敗血性休克的病人，為其提供足夠的熱量，以保存體蛋白正常之使用，是更加的重要。熱量需要量除基礎需要量外，由於生理壓力（如感染、發燒）與活動因素，總熱量之攝取需要增加。基礎需要量的評估，包括直接的以代謝車（metabolic car）作評估，與間接的以公式，如 Harris-Benedict eqaution：男性（kcal/day）：66.47＋〔13.75×體重（公斤）〕＋〔5×身高（公分）〕－〔6.76×年齡（歲）〕；女性（kcal/day）：655.1＋〔9.56×體重（公斤）〕＋〔1.7×身高（公分）〕－〔4.68×年齡（歲）〕，再乘上壓力因子 1.1～1.5 倍或增加總攝取熱量的 15%、20% 或 50%，即為每日之總能量消耗（total energy equirment, TEE）。每天熱量供應之比例分布為：碳水化合物：40～80%；脂肪：20～60%；蛋白質：1～2 克／公斤體重。尤其是手術後病人遭受外科或內科因素之合併症，在高代謝狀況下，熱量需求更是需要增加（Heymsfield, Smith, Reeds, & Whitworth, 1981; Paccagnella, & Caenaro, 1994）。

　　保存體蛋白是營養補充的重要目標，初期的營養補充在維持體內氮代謝之平衡，等病情穩定之後，則以正氮平衡（＋4～＋6）為目標。提供蛋白質的估算方法為：當病人代謝狀況正常，沒有肝臟或腎臟之功能障礙，則以每天 0.6～1.0 克／公斤體重為維持氮平衡之需求量，若為心因性惡病質病人為處於高代謝狀況，則每天蛋白質之需要量增加至 1～2 克／公斤體重，以維持正氮平衡。

　　營養補充時需要心臟推送運輸、肺臟排除代謝產生之二氧化碳、肝臟調節代謝及腎臟排除代謝的廢物，因此補充營養時，必須考慮器官處理代謝產物之能力，在其功能範圍下補充，以免造成器官過度負荷。

結論

　　病人於重症期間，身體的代謝活動發生改變，若於此期個體因熱量、營養素的缺乏，使身體構造單位與功能單位受到影響，容易產生合併症，提高死亡率，必須經由營養評估，給予適切之營養補充，才能促進疾病的預後。

學習評量

1.試述病人重症期間的代謝變化。

2.試述病人重症期間代謝亢進對器官系統的影響。

3.試述病人重症期間營養代謝對腸胃系統及免疫系統的影響。

4.試述病人重症期間營養補充的原則。

參考文獻

一、中文部分

邱艷芬（1992）：身體評估——護理上之應用。臺北：華杏。

邱艷芬（1992）：重症期間之代謝變化及改變．護理雜誌，42(2)，7-10。

劉慧玲、邱艷芬（1997）：開心手術病人手術前後營養狀況與手術後預後相關性之探討。護理研究，5(3)，267-278。

二、英文部分

Abel, R. M., Fischer, J. E., & Buckely, M. J. (1976). Malnutrition in cardiac surgical parients: results of a prospective, randomized evaluation of early preoperative parenteral nutrition. *Archives of Surgery, 3,* 45-50.

Alexander, J. W. (1990). Nutrition and translocation. *Journal of Parenteral and Enteral Nutrition, 14*(5), 171s-174s.

Allison, S. P. (1992). Review the uses and limitation of nutritional support. *Clinical Nutrition, 11*(4), 319-330.

Billiar, T. R., & Maddaus, M. A. (1988). Intestinal gram-negative bacterial overgrowth in vivo augments the in vitro response of Kupffer cells to endotoxin. *Annals of Surgery, 208,* 532-554.

Billiar, T. R. & Curran, R. D. (1990). Kupffer cells and hepatocyte interaction: A brief overview. *Journal of Parenteral and Enteral Nutrition, 14*(5), 175s-180s.

Bistrian, B. R., Blackbur, G. L., & Halowell, E. (1974). *Protein status of general surgical patients. JAMA, 230*(3), 858-860.

Carolyn, M. H., & Barbara, M. G. (1994) *Critical Care Nursing.* Philadelphia: J. B. Lippincott.

Cerra, F. B. (1987). Hypermetabolism, organ failure, and metabolic support. *Surgery, 101,* 1-14.

Chao, Y. F. (1991). A *Predictive scoring system for selected complication of ICU patients.* Doctoral Disseration, Rush university.

Chao, Y. F. (1993). A conceptual framework for predicting framework selected complications of ICU patients. *Critical Care Nurse, 13*(5), 48-54.

Christou, N. V. (1986). Predictive septic related mortality of the individual surgical patient based on admission host-defense measurements. *The Canadian Journal of Surgery, 29*(6), 424-428.

Christou, N. V. (1990). Preoperative nutritional support: Immunological defects. *Journal of Parenteral and Enteral Nutrition, 14*(5), 186s-192s.

Heymsfield, S. B., Reeds, S., Smith. J., & Whitworth, H. B. (1981). Nutritional support in cardiac failure. *Surgical Clinicals of North America, 61*, 635-653.

John, M. C., Christine, B., Suzztte, C., Ellen, B. C., & Alice, A. W. (1992). *Critical Care Nursing.* Philadelphia: W. B. Saunders.

Jonelle, E. W., & Brenda, K. S. (1993). *Desk reference for critical care nursing.* Boston: Jones and Bartlett.

Koretz, R. L., (1999). Does nutritional intervention in protein-energy malnutrition improve morbidity or mortality? *Journal of Renal Nutrition, 9*(3), 119-121.

Lynne, A. T., Joseph, K. D., Linda, D. U., & Phyllis, B. K. (1990). Critical Care Nursing. Philadelphia: C. V. Mosby.

Michie, H. R. (1996). Metabolism of sepsis and multiple organ failure. *World Journal of Surgery, 20*(4), May, 460-464.

Murray, M. J., Marsh, H.M., & Wochos, D. N., (1988). Nutritional assessment of intensive care unit patients. *Mayo Clinic Proceedings, 63*, 1106-1115.

Nancy, M. L. (1993). *Nursing the critically ill adult* (4th ed.). California: A.W.

Paccagnella, A., & Caenaro, G. (1994). Cardiac cachexia: preoperative and post operative nutrition management. *Journal of Parenteral and Enteral Nutrition, 18*(5), 409-416.

Rogoff, T. M., & Lipsky, P. E. (1981). Role of Kupffer cells in local and systemic immune response. *Gastroenterology, 80*, 854-860.

Say, J. (1997). The metabolic changes associated with trauma and sepsis. *Nursing in Critical Care, 2*(2), 83-87.

Seth, V. (1972). Opsonic activity, phagocyteosis, and bacterial capacity of polymorphs in undernutrition. *Archives of Disease in Childhood, 47*, 282-284.

Singer, P., Blaser, A. R., Berger, M. M., Alhazzani, W., Calder, P. C., Casaer, M. P., ... Preiser, J. C. (2019). ESPEN guideline on clinical nutrition in the intensive care unit. *Clinical Nutrition, 38*(1), 48-79.

第十三章　重症病人的營養支持與護理

學習目標

──研讀本章內容後，學習者應能達成下列目標：

1.能評估病人的營養狀況。

2.能評估病人營養支持的需要。

3.能為營養不良的病人選擇適當的營養措施。

4.能了解各種營養措施可能產生的合併症並做適當的處理。

前言

營養狀況代表個人體能之貯備，病人處在創傷、燒傷、敗血症或手術期間，使代謝率上升，身體因組織之修復、抵抗感染之需要，熱量需求也相對增加。許多的研究也顯示若此時期未透過營養評估了解病人的營養狀況，給予適當的營養支持措施，將會影響疾病的預後。Murray、Marsh 和 Wochos（1988）的研究報告中，發現營養不良的病人與長期住加護病房、呼吸器的依賴和高感染率有關；他們也強調呼吸器的依賴、再次感染與血清白蛋白的含量具高度相關性。因此若能藉由營養評估，對營養不良者及時提供良好的營養支持，改善營養狀況，則可期盼藉由營養狀況的改善來促進病人的預後。

營養評估

住院病人營養評估的主要目的是：1.確定病人的營養狀況；2.確定病人與臨床相關之營養不良之狀況；3.予以營養支持時，監測營養狀況是否改變。而營養狀況可經由體內蛋白質及體脂肪與營養素運用的相關性測得。文獻上、臨床研究常用的營養評估方法如下：

一、過去的飲食狀況

過去飲食狀況之記錄可經由病人、主要照顧者或其他共住的家屬來協助完成。主要的內容包括：病人的飲食種類、過去六個月體重減輕是否超過原來體重的 10%、食慾的改變或有飲食攝取之限制（咀嚼或吞嚥困難）、個人飲食習慣的偏好、行為的改變（無精打采、疲倦或冷漠）。此外完整的醫療病史，例如：是否接受類固醇的治療、血液透析或有傷口引流、燒傷、腸胃病史等，亦是相當重要的。

二、人體測量法

營養狀況可經由體內蛋白質及體脂肪與營養素運用的相關性的測量而得，以下測量方法是最常被用來測量的工具，包括：1.理想體重百分比（percent of ideal body weight, %IBW），理想體重百分比在 90～110% 為正常體重，80～90% 為輕度不足，70～80% 為中度不足，少於 70% 為嚴重不足（Chao, 1991）。在臨床上，理想體重百分比少於 85% 之外科病人有極高之術後併發合併症之比率，其死亡率也原比理想體重百分比高於 85% 者高出許多；2.三頭肌皮膚摺層厚度（triceps skinfold thickness, TSF），其主要是評估皮下脂肪厚度的多寡，常被用來評估人體內脂肪組織的多寡。低於平均值的 85% 以下，為中度不理想；低於平均值的 70% 以下，為嚴重不理想。人體脂肪量的多寡，亦反映個體熱量攝取及運用的情形，因此，評估人體脂肪含量，可作為營養評估之

參考：3.上臂中點肌肉環圍（mid-arm muscle circumference, MAMC），為評估骨骼肌最常測量的部位，但由於肌肉中點環圍無法直接測得，通常測量上臂中點環圍及三頭肌皮膚摺層厚度，再由公式求得。低於平均值 85% 為不理想。

三、生化檢查

其檢查有：

㈠血清白蛋白（serum albumin）

其反映血管內蛋白質的含量，當身體對某種蛋白質的需要量突增（如遇到感染時、抵禦性蛋白需要大增，或組織受傷害需做修補時），而攝取蛋白質補充量不及或不足，或身體由碳水化合物及脂肪而來的熱量不足，必須崩解蛋白質充作能源時，體蛋白將會加速自臟器組織分離而出，供應胺基酸以作為合成急需蛋白質的來源，或轉成醣作為能源。所以測量血清白蛋白有助於了解個案的營養狀況，以及在疾病期中蛋白質補充量是否足夠、體蛋白等耗竭情形。血清白蛋白含量在半飢餓、脫水、血漿量減少時，有假陽性率增加現象，而老年人可能因白蛋白合成速率降低，其血清白蛋白含量也會降低，所以判斷時須以個案當時的個別性作考量。成人之血清白蛋白值低於 2.8 公克 /100 毫升者是為嚴重營養不良，在 2.8～3.4 公克 / 100 毫升者是為中等程度營養不良，大於或等於 3.5 公克 / 100 毫升者是為正常範圍。

㈡淋巴球總數（total lymphocyte count, TLC）

占白血球總數的 20～40%，於健康成人的周邊淋巴球總數是大於 2,750 個 / 毫米立方，而營養不良者其 TLC 為 900～1,500 個 / 毫米立方，表示有中等程度之耗損，低於900 個 / 毫米立方，表示有嚴重耗損。而 TLC 的值會受壓力、感染、敗血症等因素之影響，參考其值時必須特別小心。

㈢血紅素（hemoglobin, Hb）

血紅素低於正常值是為貧血，主要特徵是血中攜氧的能力降低。營養性貧血以鐵質、維生素 B_{12}、葉酸的缺乏最為常見。

㈣血比容（hematocrit, Hct）

Hct 降低通常發生在 Hb 因鐵的缺乏而降低，在中等程度鐵質缺乏，血紅素可能是低，但 Hct 接近正常，而在嚴重的鐵質缺乏，血紅素及血比容同時降低。其他有關營養的生化檢查尚有免疫功能試驗、皮膚敏感試驗、運鐵蛋白等。

四、尿素氮

尿素氮是一種反映蛋白質的合成和代謝平衡的重要指標。氮平衡的計算方程式為：〔攝取之蛋白質（克）/ 6.25〕-〔-24 小時尿素氮 / 0.85〕。正的數字為正氮平

衡，表示體內處於合成作用，負的數字為負氮平衡，代表身體處於耗損之異化狀態。

五、能量的評估

　　能量的平衡是介於熱量攝入及熱量消耗間的差異。能量是在代謝過程中熱量的產生，以供應生理的活動（例如，脂肪酸的合成）及機械性的工作（例如，心肌收縮、呼吸活動及身體的活動），能量的消耗可由實驗設計直接或間接來測量。一般而言，能量的消耗有三個要素：1.基本能量消耗（basal energy expenditure, BEE），其受身體肌肉質塊、生長、內分泌的活動、發燒、疾病、營養狀況及氣候的影響；2.營養素攝入的產熱作用，其受營養素的吸收、運輸及合成所影響；3.身體的活動度：基本能量消耗是指個體在半坐臥、休息、安靜、適合的室溫下，於空腹 12 小時後的能量消耗。而靜止狀態的能量消耗（resting energy expenditure, REE），除不必禁食 12 小時外，其與 BEE 情況同。

　　個體的總能量消耗（total energy expenditure, TEE）是 BEE 乘上活動因素及損傷因素，所以影響重症病人能量消耗的主要因素有：1.疾病狀態：例如充血性心衰竭病人其 REE 有明顯增加，而致體重的喪失；2.營養狀況：處在營養性耗損狀態的人具低代謝率；3.飢餓狀況：飢餓時代謝率降低以自我保存能量；4.身體的活動：像休息、睡眠、不安或機械性呼吸器之使用等，皆會影響代謝率。當熱量攝取不足累積達 10,000 kcal 以上，或禁食達 10 天以上、疾病急性狀態達 10 天以上者，則屬急性營養不良狀態。常用來評估 BEE 的間接方法是 Harris-Benedict 方程式，依壓力程度之不同，其個體總能量需求也有所不同（見表 13.1）。

表 13.1　基本能量消耗（basal energy expenditure, BEE）

BEE：
　　男性：$66.47 + [13.75 \times 體重（公斤）] + [5.0 \times 身高（公分）] - [6.76 \times 年齡（歲）]$
　　女性：$665.1 + [9.56 \times 體重（公斤）] + [1.7 \times 身高（公分）] - [4.68 \times 年齡（歲）]$

矯正因素：
　　低等程度壓力：$1.3 \times BEE$
　　中等程度壓力：$1.5 \times BEE$
　　嚴重程度壓力：$2.0 \times BEE$
　　癌症：$1.6 \times BEE$

資料來源：Young, M. E. (1988), Malnutrition and wound healing. *Heart & Lung*, *17*(1), 60-69.

營養支持的方法

一、腸道灌食（Enteral feeding）

　　補充營養的方法最基本的是增加由口進食量，當病人由口進食量無法增加到令人滿意的程度時，應考慮以管餵食補充不足的熱量。管餵食是最安全、經濟和最少有合併症的一種提供營養的途徑。常見的營養配方，例如：Isocal、Ensure、Substacal 等，視濃度的不同其每 mL 可提供 1～2 kcal（碳水化合物、脂肪、蛋白質和維生素）。而有特殊病況的病人，例如：是呼吸道疾病、肝衰竭或腎衰竭的病人，考慮器官處理廢物代謝能力則需要特殊的飲食配方。需要特殊的飲食配方。重症患者應考慮進行營養治療，特別是住院超過 48 小時者，宜小心和漸進地給予營養，並注意再餵食症候群（refeeding syndrome）的風險。對於敗血症或敗血性休克的成年患者，建議儘早腸道灌食（72 小時內）（Evans et al., 2021）。Montejo 等人（2010）指出無論胃餘量設定在 200ml 或 500ml，與合併症發生率、呼吸器使用天數及加護病房停留天數均無相關性，故建議胃餘量 500ml 為正常胃餘量。ESPEN 建議當胃餘量大於 500 mL/6 h 時應延遲腸道灌食，在此情況下若檢查腹部未發現急性腹部併發症，應考慮使用促腸胃蠕動劑（Singer et al., 2019）。若是吸入性肺炎高危險群及胃殘餘容量過高病人，宜採取鼻空腸管或空腸造廔灌食。病人對腸道灌食的忍受能力受灌食的速度和營養配方的滲透壓所影響，所以灌食的原則是漸次增加灌食的濃度及速度。

　　灌食的方法有：1.手推式灌注：病人有腸道忍受力欠佳的現象，常見的主訴有噁心、腹脹、腸絞痛、腹瀉或吸入灌食溶液至呼吸道；2.間歇重力滴注方式灌注：一天滴注 4～6 次，每次滴注 30～60 分；3.持續滴注：以灌食機輔助可以維持恆定的灌食速率，對重症病人而言是最好的灌食方式。它可以讓營養素有較長的時間停留在腸道吸收。

　　護理人員必須監測病人對腸道灌食的反應和處理合併症。常見的問題及其導因和護理措施見表 13.2。

二、周邊靜脈營養（Peripheral parenteral nutrition, PPN）

　　一般而言，周邊靜脈營養常用於病人因腸胃道功能損傷，但是於短期內需要營養支持的一種營養補充方法。常用於手術初期病人開始進食後幾天內到一星期，補充熱量之不足，或為邊緣性營養不良者補充營養。補充的營養液有等張的 5～10% 葡萄糖溶液、3.5% 胺基酸和 10～20% 脂肪乳化液。血栓靜脈炎是常見的合併症，所以脂肪乳劑一天一次，滴注必須 12 小時以內滴完。一星期兩瓶或每天一瓶，視病人每天需求的熱量，依飲食醫囑給予。脂肪乳劑單獨由一條周邊靜脈輸入或與胺基酸溶液同一條周邊靜脈輸入。

表 13.2　腸道灌食常見的問題

問題	導因	護理措施
腹　瀉	1.灌食速度太快（>50 mL/hr） 2.對脂肪、乳糖耐受性降低 3.低白蛋白血症（albumin <2.5 gm/100 mL） 4.灌食液滲透壓過高 5.灌食溶液和灌食袋、滴注套管有汙染 6.使用抗生素	• 灌食速度減慢（20～30 mL/hr） • 改變灌食種類 • 改用非腸道營養 • 稀釋灌食濃度 • 執行灌食前必須洗淨雙手 • 灌食溶液開封後於常溫 4 小時内灌完，存放於冰箱不可超過 24 小時 • 持續灌食的管套於兩餐間，以開水加以沖洗 • 灌食袋、滴注套管必須每天更換 • 盡可能降低抗生素的劑量或停止使用
胃殘餘量太多（胃反抽大於 300~500mL 或一小時以前所灌食的量有一半以上存留在胃內）	1.腸蠕動減低 2.吸收不良	• 停止灌食一小時後再評估胃的殘餘量。每 1～2 小時重複此評估步驟直到可以開始灌食。一旦恢復灌食，灌食溶液之濃度必須稀釋，及降低灌食速度 • 給予促進腸蠕動的藥物：Primperan 或 Metoclopamide
嘔　吐	1.灌食速度太快 2.灌食溶液的滲透壓太高 3.胃殘餘量太多	• 灌食速度減慢（20～30 mL/hr） • 稀釋灌食濃度 • 同胃殘餘量太多之護理措施
脫　水	1.缺少適當的攝入液體 2.高血糖	• 正確的記錄輸出和輸入量 • 每天量體重 • 測量血糖和電解質
潛在性的氣體交換障礙	吸入灌食溶液進入肺内	• 灌食時維持半坐臥的姿勢 • 評估胃殘餘容量 • 確記灌食溶液的顏色，以便早期發現吸入氣道的問題
便　秘	1.缺少纖維質的飲食 2.缺少適當的攝入液體 3.缺少活動	• 增加纖維質的飲食 • 正確的記錄輸出和輸入量 • 增加活動量

參考資料：McClave, S. A., Robert, G., Martindale, R, G., Vanek, V. W., McCarthy, M., & Roberts, P., et al. (2009). Guidelines for the Provision and Assessment of Nutrition Support Therapy in the Adult Critically Ill Patient: Society of Critical Care Medicine (SCCM) and American Society for Parenteral and Enteral Nutrition (A.S.P.E.N.). *Journal of Parenteral and Enteral Nutrition*, 33(3), 277-316.

三、中央靜脈營養或全靜脈營養（Central hyperalimentation or Total parenteral nutrition, TPN）

　　病人需要長時期的接受營養支持或處於高代謝狀態，且有蛋白質熱量不足、營養不良者，必須經由中央靜脈給予補充營養。靜脈營養包括：15～35% 的葡萄糖、3.5～5%的胺基酸，蛋白質的需求量視疾病嚴重度而有所不同，在重症期需要 2～3.5 gm/kg/day和 10～20% 脂肪乳化液。此外每天於靜脈營養液添加電解質（鈉、鉀、氯、鎂、磷酸等）、維生素（A、B、C、D、E、K）和例行性添加微量元素（鋅、銅、鐵、鉻）。由於靜脈營養是高醣、高蛋白、高脂肪，靜脈營養的輸給將會引起血糖、胺基酸、血脂肪一時性的升高，等體內處理這些營養素的機轉將之處理完畢後，血糖、胺基酸、血脂肪才會恢復正常。靜脈營養的危險性最大，合併症最多，除了因中央靜脈注射管的插入可能引起的併發症外，在代謝方面則可能是會引起的併發症有：肝功能不正常、脂肪肝、高血糖、膽結石等。病人接受中央靜脈營養有關的護理計畫見表 13.3～13.6。

表 13.3　中央靜脈營養的護理診斷：營養狀況少於身體所需

導　因	護理目標	護理措施
無法由口進食或管餵食維持適當的營養狀況	病人能符合營養的需求	1.依醫囑並使用靜脈輸注幫浦給予 TPN 的治療 2.每小時監測滴注的流速 3.正確的記錄輸入和輸出量 4.每天於相同的時間使用同樣的體重計量體重 5.評估營養支持效果，監測的指標包括：albumin BUN、Creatinine、transferrin、total lymphocyte count 6.每 4～6 小時監測血糖，並依醫囑給予 Insulin 7.監測電解質並矯正異常值 8.鼓勵病人運動（例如全關節運動、下床），以促進蛋白質合成

表 13.4　中央靜脈營養的護理診斷：高危險感染

導　因	護理目標	護理措施
1.中央靜脈管路 2.高濃度的葡萄糖溶液	病人沒有感染的現象	1.以無菌技術執行管路的照顧、換敷料和溶液的準備 2.每 24 小時更換溶液 3.注射部位不需定期更換，但是若有紅、腫、熱、痛的發炎徵象，水腫和滲漏的徵象，則要重新更換 4.注射部位若有敷料潮溼、鬆脫、汙染時需更換敷料 5.注射管路、接頭、活塞每 7 天更換 6.含脂類全靜脈營養液 12 小時內輸畢 7.監測體溫、生命徵象和白血球的變化 8.監測血糖的變化 9.記錄和報告任何發炎的徵象 10.假如有任何發炎徵象發生，必須拔除中央靜脈管路，並留下管路的前端做細菌培養 11.TPN 管路僅為營養補充之用，不與其他藥物混合使用

表 13.5　中央靜脈營養的護理診斷：高危險液體容積不足

導　因	護理目標	護理措施
葡萄糖含量太高	病人能維持液體容積的平衡	1.依醫囑給予液體輸入 2.正確的記錄輸入、輸出量，並維持液體的平衡 3.每天於相同的時間使用同樣的體重計量體重 4.監測血糖，並依醫囑給予 Insulin 5.監測尿比重 6.監測脫水的徵象：口渴、皮膚飽滿度減少、頭痛、疲倦、噁心和嘔吐、皮膚乾、蒼白、黏膜乾燥、軟弱、暈眩、電解質濃縮、中央靜脈壓或肺微血管楔壓降低

表 13.6　中央靜脈營養的護理診斷：高危險液體容積過多

導　因	護理目標	護理措施
攝入太多的液體	病人能維持液體容積的平衡	1.監測液體容積過多的徵象：肺充血、頸靜脈怒張、體重增加、中央靜脈壓或肺微血管楔壓增加 2.依醫囑給予利尿劑 3.正確的記錄輸入、輸出量 4.每天於相同的時間使用同樣的體重計量體重

結論

　　營養是維持生命的基本要素，護理人員於病人重症期間若能在致力於穩定病人疾病狀態的同時，也能進行營養評估，早期發現營養不良之狀況，選擇合適病人的營養措施，給予補充熱量及營養素，以促進病人之預後。

學習評量

　　1.簡述評估病人營養狀況的方法有哪些？
　　2.試述常見營養支持的方法為何？各有何優缺點？
　　3.腸道灌食時發生腹瀉、便秘、胃殘餘量太多、嘔吐之護理處置。
　　4.試述預防中央靜脈營養高危險感染之護理措施。

參考文獻

一、中文部分

邱艷芬（1992）：身體評估 —— 護理上之應用。臺北：華杏。

邱艷芬（1992）：重症期間之代謝變化及改變。護理雜誌，42(2) 7-10。

劉慧玲、邱艷芬（1997）：開心手術病人手術前後營養狀況與手術後預後相關性之探討。護理研究，5(3)，267-278。

二、英文部分

Carolyn, M. H., & Barbara, M. G. (1994). *Critical Care Nursing* (6th ed.). Philadephia: R. Lippincott.

Chao, Y. F. (1991). *A Predictive scoring system for selected complication of ICU patients*. Doctoral Disseration, Rush university.

Chao, Y. F. (1993). A conceptual framework for predicting framework selected complications of ICU patients. *Critical Care Nurse*, *13*(5), 48-54.

Doaln, J. T. (1991). *Critical care nursing: Clinical management through the nursing process*. Philadelphia: W.B. Sauders.

Evans, L., Rhodes, A., Alhazzani, W., Antonelli, M., Coopersmith, C. M., French, C., Machado, F. R., Mcintyre, L., Ostermann, M., & Prescott, H. C. (2021). Surviving sepsis campaign: international guidelines for management of sepsis and septic shock 2021. *Intensive Care Medicine*, *47*(11), 1181-1247.

Hickman, I., & Tapsell, L. (2009). Evidence based practice guidelines for the nutritional management of malnutrition in adult patients across the continuum of care. *Nutrition & Dietetics, 66*(s3), S1~S34.

Lynne, A. T., Joseph, K.D., Linda, D. U., & Phyllis, B. K. (1990). *Critical Care Nursing.* Philadelphia: C. V. Mosby.

Lynne, A. T., Joseph, K. D., Linda, D. U., & Mary, E. L. (1994). *Critical Care Nursing.* Philadelphia: C. V. Mosby.

Montejo, J. C., Miñambres, E., Bordejé, L., Mesejo, A., Acosta, J., Heras, A.,...Manzanedo, R. (2010). Gastric residual volume during enteral nutrition in ICU patients: The REGANE study. Intensive *Care Medicine, 36*(8), 1386-1393.

Murray, M. J., Marsh, H. M., & Wochos, D. N. (1988). Nutritional assessment of intensive care unit patients. *Mayo Clinic Proceedings,* 63, 1106-1115.

Murray, M. J., & Pearl, R. G. (1997). Critical care medicine:perioperative management.In Kumar, M., & Murray, M. J. (Eds.), *Nutritional support in the critically ill patient* (pp.151-167). New York: J. B. Lippincott.

Pearson, ML. (1995). Guideline for prevention of intrvascular device-related infections. I*nfection Control Hospital Epidemiol, 17*(7), 438-473.

Singer, P., Blaser, A. R., Berger, M. M., Alhazzani, W., Calder, P. C., Casaer, M. P., ... Preiser, J. C. (2019). ESPEN guideline on clinical nutrition in the intensive care unit. *Clinical Nutrition, 38*(1), 48-79.

Young, M. E. (1988). Malnutrition and wound healing. *Heart & Lung, 17*(1), 60-69.

第二篇

循　環

第十四章　心臟血管系統生理學

學習目標

——研讀本章內容後，學習者應能達成下列目標：

1. 能說出心肌的基本特性。
2. 了解心肌的動作電位的五個分期。
3. 了解影響心肌氧氣消耗的因素。
4. 能解釋何謂心動週期。
5. 能說出心輸出量的定義及其影響因素。
6. 能了解心輸出量和周邊循環的調節。

前言

在人體中因為血液在心臟血管系統中周而復始的循環流動，所以心臟血管系統又稱循環系統。心臟血管系統是身體重要的器官，其主要是運輸血液、氧氣、營養和其他物質到組織，並排除二氧化碳和其他身體的代謝廢物，以維持身體內在環境的完整性。

心臟

一、心肌的特性

心肌是為橫紋肌，但其特性是與骨骼肌是有所不同的。

（一）興奮性（excitability）

心肌的動作電位分為五期：

1.潛在動作期（action potentional, Phase 0）

當刺激心肌細胞的電位達到產生動作的閾值 -65 mV（millivolt），因受 Na^+-K^+ 幫浦的影響，使鈉離子快速流向心肌細胞內，鉀離子流向細胞外，而產生上射波（overshoot），稱為去極化（depolarization）。心室肌肉較心房肌肉所經的時間為長，約 300 毫秒。

2.早期的再極化（early repolarization, Phase 1）

心肌細胞回到靜止膜電位 -90 mV，稱為再極化。早期再極化為快速鈉離子通道關閉，氯離子向細胞內流入，鉀離子向細胞外流出。此時，心肌細胞內的電位可能降到幾乎等於 0 mV。

3.高原期（plateaus phase, Phase 2）

為部分的再極化，鈣離子緩慢的流入細胞內。就心肌細胞而言，此帶正電鈣離子的內流及鉀離子外流的減少有助於維持心肌細胞的極化狀態。

4.再極化（repolarization, Phase 3）

因為鉀離子的快速內流使心肌細胞膜回到靜止膜電位 -90 mV。

5.靜止膜電位（resting membrane potentional, Phase 4）

一旦心肌達到再極化，Na^+-K^+ 幫浦協助維持心肌細胞內外的電位、離子濃度的比例變化（細胞內鉀離子多，細胞外鈉離子多），重新建立靜止膜電位（-85～-95 mV）。

（二）收縮性（contractility）

心肌雖為橫紋肌，但其收縮性有下列幾點與骨骼肌不同：

1.因有自動性，故含有節律點（pacemaker）之心肌條片，會自動地變換其收縮與弛緩。

2. 心肌纖維是功能性合體細胞，其收縮遵守全或無定律（all or none law）。亦即刺激一片心肌，其興奮性傳遍整個心肌，並做最大的收縮。

3. 絕對不反應期很長，約 200 毫秒，所以即使反復刺激也不會引起心肌之強直收縮。

4. 心臟因具有傳導系統，所以心房及心室均按一定的節律收縮。左右心房靜脈竇內有竇房結（S-A node），在房室交界有房室結（A-V node）。竇房系是由竇房結傳導至房室結的部分，房室系是由房室結至心室腩，然後左右分支，由心內膜分向心尖，稱為希氏束（His bundle），一部分則由中隔分布到乳頭肌，其他部分再細分支成為網狀，分布於心室內的大部分，稱為蒲金氏纖維（Purkinje fiber）。心臟的節律是以竇房結的節律為最早最快，所以稱為節律點（pacemaker），由它引導了心臟的節律性心跳。

二、心臟的神經支配

支配心臟的感覺神經纖維是自律神經。感覺神經纖維分為於心室壁、冠狀動脈、心包膜，自心臟傳遞有關缺血的訊息給中樞神經。運動反應的傳遞是透過中樞神經將訊息傳遞給交感神經、副交感神經至心臟。交感神經的腎上腺素加速竇房結至房室結的傳導，並且增加心臟的收縮力；副交感神經經乙醯膽鹼激素，降低竇房結至房室結的傳導速率，但對心室收縮力的影響並不如交感神經那樣的明顯。

三、冠狀循環

心臟肌肉的氧氣需求主要是由冠狀循環提供。若心肌氧氣需求量增加，冠狀循環的血流量也要相對的增加。整個心肌的血液灌流主要是於心室舒張期由左、右冠狀動脈及其分枝來供應。

(一)左冠狀動脈（left main coronary artery, LMCA）

左冠狀動脈又分為左前降枝動脈和左迴旋枝動脈。冠狀循環中有 60% 的血流由此經過左心。

1. 左前降枝動脈（left anterior descending coronary artery, LAD）：主要是供應左心室前壁、室間隔、心尖、傳導系統（右希氏束、左前希氏束、部分的左後希氏束）的血流。

2. 左迴旋枝（left circumflex coronary artery, LCX）：主要是供應左心房、心尖、左心室側壁、左心室下壁和傳導系統（竇房結、房室結）的血流。

(二)右冠狀動脈（right coronary artery, RCA）

右冠狀動脈供應右心房、左心室前壁和傳導系統（竇房結 55%、房室結 90%）的

血流。其分枝後降枝動脈（posterior descending artery, PDA）供應了 1/3 室間隔的血流。

正常人在休息狀態心輸出量每分鐘約為 4 公升。冠狀動脈的血流大約每分鐘 250～300 毫升或為心輸出量的 4～5%。劇烈運動時，心輸出量可提升 4～7 倍，經由高效率的自動調節機轉，心冠血流量能提升 3～4 倍以因應所增加的心臟負荷。在心臟收縮期因心肌的收縮壓迫這些血管而減少心肌內膜下層的血液灌流。在心室舒張期心肌對血管的壓迫緩解，而增加心肌內膜下層的血液流量。由於左心室比右心室肥厚，所以比右心明顯的受心室收縮、舒張期血流供應之影響。

心肌氧氣的消耗速率是決定冠狀血流的主要因素。而心肌氧氣消耗（myocardial oxygen consumption, MVO$_2$）受下列因素的影響：1.心跳速率加快會增加心肌的氧氣消耗量，同時因縮短心臟舒張期而減少冠狀動脈的血流量；2.心肌的收縮狀態：例如高血壓會使左心室在收縮期的後負荷增加，使心肌內的壓力和氧氣消耗增加；給予 Digoxin、Isoproterenol、Dopamine、Dobutrex 等，增加心肌收縮力的藥物，也會增加 MVO$_2$；3.心室壁肥厚增加心肌的耗氧量；4.心肌新陳代謝狀態：血液游離脂肪酸濃度升高時，心肌因攝取量增加而加重心肌的耗氧量。

心臟的血液灌流量無法滿足身體日常活動心肌的氧氣需求量，導致心肌缺氧即是心肌缺血症候群（myocardial ischemic syndrome），如果因此發生胸痛，則稱為心絞痛症候群（angina syndrome）。若是因冠狀動脈病變所引起的心肌缺氧，通稱為冠狀動脈疾病（coronary artery disease, CAD）。

四、心動週期

心縮期心室壓力增加，房室瓣關閉，血液自心室打出時，靜脈血也回流至心房；心縮期結束時，心房又充滿血液，隨著心室壓力的降低，心房血隨房室瓣的張開流入心室，接著心縮期血液自心室打出，稱為心動週期。

在心縮期時有一半以上的血量被打出，有部分的血量仍留在心室，稱為殘餘血量或末期收縮血量。心臟血流射出比率（ejection fraction, EF）是每一次左心室收縮自左心室舒張末期（left ventricular end－diastolic volume, LVEDV）所打出去血量的比率。正常是大於 50%，若 EF 小於 30%，表示可能有心室功能欠佳（例如心肌病變）、心室填充不足、血流出口阻塞（例如瓣膜狹窄）現象。EF 或 LVEDV 廣泛被應用於臨床作為心臟收縮和心臟功能的參考指標。

五、心輸出量

心輸出量（cardiac output, CO）是每分鐘自心臟所打出去的血量。所以心輸出量是每分鐘的心跳速率（heart rate, HR）和心臟每次跳動時所打出去的血量（stroke volume,

SV）的乘積，正常範圍是 4～6 L/min。心臟指數（cardiac index, CI）是心輸出量除以體表面積之所得，正常範圍是 2.5～4.5 L/min/m²。例如一個人的 HR 是 72 beats/min，SV 是 70 mL，所以 CO=72（beats/min）×70（mL）＝5.04（L/min）。影響心輸出量的主要因素如下：

（一）心跳速率（heart rate, HR）

1. 年齡：老年人心跳比較慢。

2. 性別：女性比男性心跳快。

3. 溫度：體溫上升時心跳加快。

4. 神經因素：交感神經促使心跳加快，副交感神經促使心跳減慢。

5. 激素因素：腎上腺素、甲狀腺素可使心跳加快，乙醯膽鹼素則使心跳減慢。

6. 電解質：高鈣離子加強心跳收縮；高鉀離子使心跳減慢；高鈉離子壓抑心臟的功能。

7. 感覺刺激：劇痛、寒冷使心跳增加；三叉神經的刺激、壓迫頸動脈竇會使心跳減慢。

8. 情緒：興奮、憤怒及運動時會使心跳加快；不安、睡眠及恐怖時使心跳減慢。

（二）心搏排出量（stroke volume, SV）：心輸出量受 SV 影響，而決定 SV 的主要因素有：

1. 前負荷（preload）：前負荷是左右心室在舒張末期所容納的回心血流量和心室的伸張力，亦即左心室末期的舒張壓力（left ventricular end-diastolic pressure, LVEDP）。因此回到心臟的血流量愈多，心室的伸張力愈大，則心輸出量愈高；但當伸張力大到超過生理限制的範圍，心跳便減少，心輸出量也減少。在生理極限內，心臟排出所有回到心臟的血液，稱為 Frank-Starling 定律。前負荷受下列因素所影響：(1)回心血流量：靜脈血回流、全身的血量；(2)心室的伸張力：心室的厚度和伸展性。例如液體容積不足的病人是前負荷太少，而心衰竭的病人則是前負荷太多。前負荷（LVEDP）可經由肺動脈順流導管（Swan-Ganz catheter）來測得肺微血管楔壓（pulmonary artery capillary wedge pressure, PCWP）間接反映其值。

2. 後負荷（afterload）：後負荷是心室在收縮期射出血量時要打開半月瓣（主動脈瓣、肺動脈瓣）和推動血液進入體循環和肺循環所要克服的阻力。後負荷增加有可能受舒張期高的主動脈壓、主動脈狹窄、全身性血管收縮和血流量增加或血液黏稠度增加之影響。可以藉由血管擴張劑降低後負荷，減輕心臟的氧氣需求量。

3. 收縮力（contractility）：收縮力為心臟收縮時的力量。收縮力因 Frank-Starling 定律和交感神經系統之刺激而增加，同時也受擬交感神經、腎上腺素等藥物之影響。

血管系統

血管系統可分為體循環和肺循環兩部分。由於體循環供應血流給除了肺以外的所有身體組織，故亦稱為周邊循環（peripheral circulation）。體循環的生理功能如下：

1. 動脈（arteries）：在高壓下把血液輸送到各個組織。
2. 微動脈（arterioles）：是動脈系統末端的小分枝，它們可以控制流入微血管的血量。
3. 微血管（capillaries）：主要的功能是交換血液和細胞組織間隙間的液體、養分、電解質、激素和其他物質。
4. 微靜脈（venules）：匯集了來自微血管的血液，它們漸漸匯合成較大的靜脈。
5. 靜脈（veins）：是把血液由組織運送回心臟的血管。

一、血壓

血壓亦即動脈壓為心輸出量和周邊血管阻力的乘積。理論上任何會使心輸出量或周邊血管阻力增加的因素（如果其他的因素沒有改變），都可導致動脈壓的上升。但大部分高血壓之血液動力變化主要是血管周邊阻力增加，在高血壓初期，心輸出量在正常範圍，如果發展為高血壓性心衰竭，則心輸出量反而下降。長期持續之高血壓若不加以控制或控制不良，將造成續發性心臟血管變化，例如 1. 心臟：長期增加輸出之後負荷，形成心肌代償性肥厚，最後導致心衰竭；2. 血管：加速動脈硬化，有助於栓塞之形成導致心肌梗塞和腦中風，還有其他易發生高血壓病變的器官是為腎及眼底之血管。

二、血液流速

血液的流動是靠心臟的幫浦作用而進行，而血液流速受下列因素之影響：1. 心肌及瓣膜的狀態能左右心臟幫浦的力量；2. 微血管的滲透性會影響循環血量；3. 動脈管的彈性及收縮狀況會控制血管的容積及血管的阻力；4. 自主神經及激素的調節：例如交感神經興奮、血管收縮藥物皆可產生血管收縮，使血流下降。

心血管系統功能的調節

一、心輸出量的調節

㈠神經的控制

交感神經和副交感神經系統共同維持心血管系統功能的平衡。交感神經和副交感神經對心臟的作用見表 14.1。

表 14.1　交感神經和副交感神經對心臟的作用

功　能	交感神經	副交感神經
自動性	增加	減少
收縮力	增加	減少
傳導速度	增加	減慢
收縮速率	增加	減慢

㈡內在的調節

能維持良好的血流和組織灌流有賴下列因素的調節：

1. 壓力接受器反射或頸動脈竇反射（baroreceptor reflex）：此反射的接受器是位於主動脈弓和頸動脈竇，當動脈血壓下降激發頸動脈竇反射，而產生心跳加快及血管收縮，以增加靜脈血回流至心臟及增加心搏排出量。

2. 動脈的化學接受器反射（chemoreceptor reflex）：此接受器是位於主動脈的分枝處（主動脈體），當動脈血中氧氣分壓低於 80 mmHg、pH 小於 7.40，或動脈血中二氧化碳分壓大於 40 mmHg，會激發動脈化學接受器，以增加呼吸速率和呼吸深度。

3. Bainbridge 反射：此接受器是位於右心房，當靜脈血回流量增加時，亦即當靜脈壓上升，使增加心臟效能及心跳。

4. 心房利鈉尿因子（atrial natriuretic factor, ANF）：此因子為一種激素，存在於左右心房的許多細胞中，尤其以右心房為最多。當動脈血壓上升，此 ANF 使鈉的排泄量增加，而降低血液容積。

5. 呼吸週期：吸氣時，心跳加快；吐氣時，心跳減慢。吸氣時，左心室的心搏排出量降低。吸氣時胸內壓降低，回心血流量增加。

二、周邊循環的控制

(一)內在的控制

因為微細動脈是最主要的阻力血管，所以受內在或局部的控制最明顯的就是微細動脈。許多的局部因素會影響血管收縮和擴張的平衡，例如：Epinephrine、Norepinephrine、Vasopressin 等，會使血管收縮；Serotonin（5-HT）兼具血管收縮和舒張作用；Acetylcholine、Histamine、Bradykinin、Lactate、CO_2 等有強烈血管擴張之作用。許多降血壓劑可阻斷血管收縮神經徑路中的突觸，而減少血管收縮神經的緊張性衝動。

(二)外在控制

外在控制最主要是受自律神經系統和血管反射所調節。交感神經使血管收縮透過反射或激素（例如腎上腺素、抗利尿激素）的刺激，增加交感神經的活動，使小的動脈和微細動脈收縮，如此改變血流到組織。副交感神經抑制血管收縮，使血管擴張。延腦的血管運動中樞透過交感神經和副交感神經除了控制周邊循環（例如血管收縮的程度），也控制了心臟的活動。

血管運動的神經支配位於大血管，特別是在靜脈。交感神經的活動促使靜脈血回流至心臟，增加心輸出量。

心血管疾病注意事項

心血管疾病是一組心臟和血管的疾病，包括冠心病、腦血管疾病、風濕性心臟病和其他疾病。五分之四以上的心血管疾病死亡是由心臟病發作和中風引起的，其中三分之一的死亡過早發生在 70 歲以下的人群中。心臟病和中風最重要的行為風險因素是不健康的飲食、缺乏運動、吸菸和過量使用酒精以及超重和肥胖。戒菸、減少飲食中的鹽分、多吃水果和蔬菜、定期規律運動和避免過量使用酒精已被證明可以降低患心血管疾病的風險。為健康選擇創造有利環境的衛生政策和負擔得起的可用資源可以激勵人們採取和維持健康行為至為重要。

結論

正常的心臟血管系統功能可以使身體獲得良好的組織灌流，在良好的營養狀況下，促進正常功能的運作。心臟血管系統不正常將使身體各組織發生缺氧，影響正常功能的進行，因此護理人員在照顧心臟血管功能不穩定的病人，應對心臟血管的生理學有所認識，才能為病人提供適切的護理措施。

學習評量

1.試述心肌的特性。
2.簡述心肌氧氣消耗受哪些因素影響？
3.試述影響心臟跳動的因素。
4.解釋名詞：(1)心動週期；(2)心輸出量；(3)前負荷；(4)後負荷。
5.試述心臟血管之調節機制。

參考文獻

一、中文部分

吳京一、蔡長添、施河（1991）：**生理學精義**。臺北：環球。

二、英文部分

Cohan, J. N. (1989). Sympathetic nervous system activity and the heart. *American Journal of Hypertension, 2,* 353S.

Dolan, J. T. (1991). *Critical care nursing:clinical management through the nursing process.* Philadelphia: Davis. F. A.

Guyton, A. C. (1985). *Anatomy and physiology.* Philadelphia: Holt-Saunders.

Hoffman, J. I. (1990). *Pressure-flow relations in coronary circulation, physiology* reviews, *70*(2), 331.

Luckmen, J., & Sorensen, K. C. (1987). *Medical-Surgical nursing.* Philadelphia: Sauders, W. B.

Rosen, M. (1988). The links between basic and clinical cardiac electrophysiology. *Circulation, 77*(2), 51.

Thelan, L. A., Davie, J. K., Urden, L. D., & Lough, M. E. (1994). *Critical Care Nursing* (2nd ed.). Philadelphia: Mosby.

World Health Organisation. (2021). Cardiovascular disease. Retrieved from https://www.who.int/health-topics/cardiovascular-diseases#tab=tab_1

第十五章 重症病人血液動力學監測

學習目標

—— 研讀本章內容後，學習者應能達成下列目標：

1. 了解血液動力學的定義。

2. 了解血液動力學的各項演算值所代表的意義。

3. 能整合血液動力學監測結果並應用在病人的照顧上。

前言

　　所謂血液動力學是研究血液流動及相關的力學。心臟幫浦將血液輸出到全身器官，血流流經所有血管床帶來營養物質及氧氣並運走代謝物。血液動力學監測心血管系統功能，經由計算相關生理數值，可以確認特定的心血管障礙，尤其是在治療急性心肌梗塞、心因性休克及敗血性休克占有重要的角色。臨床上經由侵入性導管之置入（動脈導管、肺動脈順流導管）以監測血液動力學，護理人員除了要熟悉正確之監測技術，還要能分析監測的結果，整合結果應用在病人之照顧。

　　血液動力學的評估需要精確測量前負荷（preload）、後負荷（afterload）與心臟收縮力（contractility），臨床上輸液的目的是增加心輸出量（stroke volume），當前負荷低時，給輸液讓前負荷增加時，心搏輸出量增加很多，稱之為輸液反應性（fluid responsiveness）。但每一位重症病人的心臟收縮力不同，心臟收縮力好的病人，他的前負荷再給輸液仍可增加心搏輸出量，但心臟收縮力不好的病人，再多給一點輸液反而心臟功能更差，心搏輸出量更少。因此在臨床上評估重症病人的容積狀態是以輸液反應性為主。

心臟血管功能的評估

　　血液動力學變項的表示方法經常是以「與身體表面積的關係」來表示，而體表面積的取得可經由列線圖解或公式計算。體表面積（BSA）的公式為：

$$\text{BSA}（\text{m}^2）= \frac{〔身高（公分）+ 體重（公斤）- 60〕}{100}$$

（成人正常的體表面積為 1.6～1.9 m²）

　　評估心臟血管功能的實測值，包括：動脈血壓、中央靜脈壓、心輸出量、肺動脈收縮壓、肺微血管楔壓、混合靜脈血氧分壓及混合靜脈血氧飽和度等項。而經演算出的血液動力學變項包括：心搏排出量（stroke volume）、系統性的血管阻力（systemic vascular resistance）、肺血管阻力（pulmonary vascular resistance）、左心作功（left cardiac work）、左心室心搏作功（left ventricular stroke work）、右心作功（right cardiac work）、右心室心搏作功（right ventricular stroke work）等。本章將介紹血液動力學的演算值及臨床應用。

一、心搏排出量（Stroke volume）

　　心搏排出量是每次心臟收縮由心室搏排出的血量，正常值為 60～120 毫升；而心搏排出量指數 SI 正常值為 35～70 mL/m²。有三種因素會影響心搏排出量，包括：前負荷

（preload）、後負荷（afterload）、收縮力（contractility）。前負荷是左右心室在舒張末期所容納的回心血流量和心室的伸張力；後負荷是心室在收縮期射出血量時要打開半月瓣和推動血流進入體循環和肺循環所要克服的阻力；收縮力是心室壁肌肉縮短的能力與心室收縮的速度、力量有關。造成心搏排出量降低的原因包括：前負荷或靜脈回流減少、心跳過速、血管擴張或心包膜填塞；另外低血氧、高碳酸血症，或左心室壁的直徑改變，會降低心臟收縮力而減少心搏排出量。造成心搏排出量增加的原因包括使用心臟血管收縮劑。其計算公式如下：

$$心搏排出量（SV）= \frac{心輸出量\ CO \times 1000}{心跳\ HR}（mL）$$

$$心搏排出量指數（SI）= \frac{SV}{BSA}（mL/m^2）$$

二、系統性的血管阻力（Systemic vascular resistance）

指心室射出血量時，左心室肌肉所承受的阻力。血管阻力是以歐姆定律來計算：迴路的阻力等於電位差除以電流。換算成 $SVR = \frac{血管床的平均壓力差}{血流}$，而血管床的壓力差是指動脈及靜脈間的壓力差；血流是指心輸出量，其公式為：

$$SVR = \frac{MAP - CVP}{CO} \times 79.96$$

（79.96 為係數，是將阻力單位 mmHg/l/min 轉換成 dynes-sec/cm⁵）

SVRI 系統性的血管阻力指數 = SVR×BSA（dynes-sec/cm⁵-m²）。正常的系統性血管阻力為 770～1,500 dynes-sec/cm⁵，而 SVRI 為 1,970～2,390 dynes-sec/cm⁵-m²。血管阻力增加則心室幫浦所面臨的負荷增加。系統性血管阻力增加的情況包括：血管收縮、左心室衰竭、低血容積休克、心因性休克、心臟收縮藥物、血液黏稠度增加；當 SVR 大於 1,500 dynes-sec/cm⁵ 時，應提供降低血管阻力的措施，以減少心室的工作負荷。

系統性血管阻力下降的情況包括：血管擴張、中度低血氧、血管擴張劑使用（例如：Nipride、NTG、Hydralazine 等）、血液黏稠度下降。當 SVR 小於 770 時，應提供升高血管阻力的措施，以維持血管阻力在正常血液動力學代償機轉的程度。

三、肺部血管阻力（Pulmonary vascular resistance）

$$PVR（dynes\text{-}sec/cm^5）= \frac{PAP_m - PCWP}{CO} \times 79.96$$

$$PVRI（dynes\text{-}sec/cm^5\text{-}m^2）= PVR \times BSA$$

是指右心室收縮所面對的肺微血管阻力。正常的 PVR 為 100～250 dynes-sec/cm^5；而肺部血管阻力指數為 225～315 dynes-sec/cm^5-m^2。正常情況下肺血管阻力為系統性的血管阻力的 1/6。一旦罹患肺部血管疾患則肺血管阻力增加，肺血管阻力增加會引起右心的工作負荷增加。臨床上，造成肺血管阻力增加的情況為肺泡缺氧、肺栓塞、二尖瓣狹窄、肺間質性水腫、肺微血管床的功能性或解剖性的減少。

四、左心作功（Left cardiac work）

左心作功是指每分鐘左心室搏出血量時左心室作功的量。左心作功是平均動脈壓與心輸出量的乘積：

$$LCW（kg\text{-}m）= CO \times MAP \times 0.0136$$

而左心作功指數為：

$$LCWI（kg\text{-}m/m^2）= \frac{LVSW}{BSA}$$

LCWI 的正常值為 3.4～4.2 kg-m/m^2。當血壓或心輸出量改變時，左心作功會隨著改變。

五、左心室心搏作功（Left ventricular stroke work）

是指每一次左心室搏出血量時左心室作功的量。為平均動脈壓與心搏排出量的乘積。公式為：

$$LVSW（gm\text{-}m）= MAP \times SV \times 0.0136$$

而左心室心搏作功指數為：

$$LVSWI（gm\text{-}m/m^2）= \frac{LVSW}{BSA}$$

LVSWI 的正常值為 50～62 gm-m/m^2。LVSW 及 LVSWI 是評估心室收縮狀態的有用指標。臨床上，當 LVSWI 下降時，需要心臟收縮劑以增加心臟收縮。而當 LVSWI 增加時，可能會增加心肌耗氧量，增加心絞痛的情形。

六、右心作功（Right cardiac work）

右心作功指每分鐘右心室搏出血量時右心作功的量。右心作功量是平均肺動脈壓與心輸出量的乘積。公式為：

$$RCW（kg\text{-}m）= CO \times PAP（m）\times 0.0136$$

右心室作功指數（RCWI）為 $\dfrac{RCW}{BSA}$。

右心作功指數的正常值為 0.54～0.66 kg-m/m²。

七、右心室心搏作功（Right ventricular stroke work）

指每一次右心室搏出血量時右心室作功的量。公式為：

$$RVSW\ (gm\text{-}m) = SV \times PAPm \times 0.0136$$

右心室心搏作功指數（RVSWI）為 $\dfrac{RVSW}{BSA}$。RVSWI 的正常值為 7.9～9.79 gm-m/m²。

八、血管內容積指標

(一)靜態指標（static parameters）：右心房壓力（central vein pressure）、肺微血管氣壓（wedge pressure）、心舒張末期容積（global end diastolic volume, GEDV）、胸腔內血容量（ITBV）。

(二)動態指標（dynamic parameters）：心搏量變異（stroke volume variation, SVV）、脈壓變異（pulse pressure variation, PPV）。動態性指標會受到呼吸週期的影響，一個呼吸週期造成胸內壓力的高低，而影響到心臟的容積多寡。若容積越低，在一個呼吸週期影響脈壓（pulse pressure）或心搏出量（stroke volume）會更明顯，此時就代表有輸液反應性（fluid responsiveness）。一般以 10-12% 為正常範圍，若 PPV 或 SVV 大於 12% 表示病人仍需持續給予輸液。

 1.心搏量變異（stroke volume variation, SVV）：一個呼吸週期中心搏出量變化的百分比。此 SVV 只能應用在使用呼吸器病人及無心律不整的情形下。當心搏量變異比例 SVV > 12 %代表血管內有效容積不足。

 公式 SVV = (SVmax – SVmin)/SVmean×100

 2.脈壓變異（pulse pressure variation, PPV）：一個呼吸週期中脈壓變化的百分比。所謂脈壓是收縮壓減去舒張壓（SBP – DBP）。當脈壓變異比例 SVV>12 %代表血管內有效容積不足。

 3.公式 PPV = (PPmax – PPmin)/PPmean×100

九、COVID-19 新型冠狀病毒肺炎之重症病人之血液動力學監測指引

根據美國國家衛生研究院（National Institutes of Health, NIH）公告 COVID-19 病人治療指引，為讓讀者了解 NIH 的建議指引的建議等級及品質，先敘明如下：

建議強度	建議等級
A：強烈建議	I：高品質的實證：一項或多項隨機控制型試驗且沒有重大偏誤；或來自統合分析且沒有重大偏誤。
B：中度建議	IIa：中度品質實證：隨機控制型試驗，但不符 I 的條件。
C：弱建議	IIb：中度品質實證：觀察型研究且沒有重大偏誤。
	III：專家建議。

建議 1：對於 COVID-19 和休克的成年人，建議使用動態參數、皮膚溫度、毛細血管再充盈時間和/或乳酸水平（相對於靜態參數）來評估液體反應性（BIIa）。

說明：使用動態指標評估（SVV、PPV、被動抬腿試驗）作為輸液治療的指引，可以降低死亡率、縮短呼吸器的使用及縮短加護病房住院天數。

建議 2：對於 COVID-19 和休克的成人的急性復甦，建議使用緩衝/平衡性晶體溶液，取代不平衡晶體溶液（BIIa）。

說明：等張晶體溶液包含平衡晶體溶液（balanced crystalloids）或生理食鹽水做為此類病人輸液治療之首選，然而，生理食鹽水電解質成分（只含鈉、氯離子）與人體血漿組成不太相同，平衡晶體溶液的電解質組成（主要含鈉、鉀、鈣或鎂、氯，其中 lactated Ringer's 含乳酸根離子，乳酸根離子會於肝臟代謝為重碳酸根離子）則比較接近人體血漿組成。平衡晶體溶液較生理食鹽水可降低主要腎臟不良事件包括死亡、新接受腎臟替代療法或持續腎功能不全的複合式指標發生率。

建議 3：對於 COVID-19 和休克的成人的急性復甦，建議不要最初使用白蛋白進行復甦（BI）。

建議 4：對於 COVID-19 和休克的成人，建議使用 norepinephrine 作為血管升壓劑的第一線用藥，不建議使用 Dopamine（AI）。

建議 5：對於 COVID-19 和休克的成人，建議調整升壓劑的標準是以平均動脈壓 MAP 為 60-65mmHg 或更高（BI）。

建議 6：對於 COVID-19 和休克的成人，不建議使用低劑量 Dopamine 作為腎臟保護劑（AI）。

建議 7：對於 COVID-19 病人有心臟功能低下或持續對輸液及其他升壓劑沒反應時，給予 dobutamine（B III）。

建議 8：所有 COVID-19 成人病人一但有需要升壓劑時，就應盡速至入周邊動脈導管（BIII）。

建議 9：對於已完成一個療程的皮質類固醇治療 COVID-19 頑固性敗血性休克成年患
　　　 者，建議使用低劑量皮質類固醇治療（「休克逆轉」），不要停止皮質類固醇
　　　 治療（BIIa）。

十、PiCCO：脈搏波形心輸出量監測（Pulse Contour Cardiac Output）

　　用於監視重症病人的重要血液動力學和循環功能，與肺動脈導管（Swan-Ganz
catheter 第十七章）相比，PiCCO 優勢在於測量用導管可以放置更長的時間，導管也無
需通過心臟和心臟瓣膜，因此減少安裝過程中的複雜性和經濟因素是重大的優點。對於
右心衰竭，肺動脈導管仍然具有重大優勢。但在其他形式的休克，PiCCO 監測較佔優
勢。

PiCCO 系統監測功能
　 1.心臟功能：心輸出量（C.O）、前負荷（Preload）、後負荷（afterload）、收縮
　　　 力（contractility）。
　 2.胸腔內血容量（intrathoracic blood volume, ITBV）：還可以計算血管外肺水量
　　　（extravascular lung water, EVLW）以判斷病人是否即將發生肺水腫。
　　測量方法：需要裝置兩條導管，其一是中央靜脈導管，末端位於上腔靜脈靠近心臟
的位置，另一是動脈導管，首選血管是腋動脈，肱動脈或股動脈。

　　根據冷液體由靜脈導管注入到抵達動脈導管的時間差，以及稀釋情形，可以計算
出心輸出量以及有關前負荷與肺水腫的容積參數。此方法不需要使用肺動脈導管測量壓
力。使用 PiCCO 測得搏出量變異（stroke volume variation，SVV）大於 10-12%，顯示
血管內容積不足。

結論

　　血液動力學監測是重症單位重要的技術，而血液動力學是評估心臟血管功能的重要
指標。護理人員應能熟悉血液動力學各項實測值之監測及其演算值之意義，綜合判斷作
為治療處置及護理措施之參考。

臨床範例

範例一

　　敗血性休克患者的血液動力學：
　　BP：80/54 mmHg；HR：130 次 / 分；CVP：3 mmHg；PCWP：8 mmHg；CI：5 L/
　　　 min/m^2；SVR：700 dynes-sec/cm^5。

(一)分析

　　此病人處於敗血性休克的早期（warm shock），其特徵是血管擴張（內外毒素引起）造成系統性血管阻力下降（SVR），臨床呈現低血壓及高心輸出量、心跳加速、發燒。

(二)處置

　　除了補以適當的液體外，需要給予血管收縮劑，以升高血管阻力維持適當的動脈壓，確保組織器官有適當的灌注壓。

範例二

急性前壁心肌梗塞的血液動力學：

BP：75/50 mmHg；HR：120 次/分；CVP：18 mmHg；PCWP：20 mmHg，CO：3 L/min；BSA：1.62；CI：1.8 L/min/m^2；SV：25 mL；LVSW：19.7 gm-m；LVSWI：12 gm-m/m^2；SVR：1067 dynes-sec/cm^5。

(一)分析

　　病人為前壁心肌梗塞、心肌壞死，導致心室收縮力下降（LVSWI↓），心搏排出量下降（SV）、心輸出量下降（CI↓），臨床上呈現血壓下降、心跳加速，左心的前負荷增加（PCWP↑）。

(二)處置

　　1.增加病人的心縮力，給予 Dobutrex 5～10 μg/kg/min。

　　2.限水並給予利尿劑，以減輕左心前負荷。

　　3.提供適當的氧療法，以維持 SaO$_2$ > 95%。

　　4.維持 Hgb > 10 gm%，以增加血液攜氧能力。

　　5.提供減少耗氧的措施，包括止痛、休息。

學習評量

　　1.請解釋何謂系統性血管阻力（SVR）及肺部血管阻力（PVR）。

　　2.請說明造成 SVR 及 PVR 上升或下降的原因。

　　3.請解釋何謂左心室心搏作功（LVSW）及其臨床意義。

　　4.請說明血管容積指標包括那些？

參考文獻

一、中文部分

徐永勳（2017,Oct）：加護病房內的血液動力學監測。https://renaimed.net/hemodynamic-monitoring-in icu-2017/

二、英文部分

Coombs, M. (1993). Haemodynamic profiles and the critical care nurse. *Intensive and Critical Care Nursing, 9*, 11-16.

NIH Covid-19 Treatment Guidelines (2023, April 20). Care of Critically Ill Adults With COVID-19. https://www.covid19treatmentguidelines.nih.gov/management/critical care for adults/summary-recommendations/

Palmer, P. N. (1982). Advanced Hemodynamic Assessment. *Dimensions of Critical Care Nursing, 1*(3), 139-144.

第十六章　侵入性動脈血壓監測

學習目標

——研讀本章內容後，學習者應能達成下列目標：

1. 了解侵入性動脈血壓監測的適應症。
2. 說出兩種監測動脈血壓的方法及其限制。
3. 能確認低制振（underdamp）及高制振（overdamp）的動脈波型。
4. 了解監測動脈血壓的注意事項。

前言

　　重症病人的病情常是千變萬化，醫護人員如何整合及分析各種監測儀器所代表的訊息，以便提供適當的醫護措施，將是影響病人結果的重要因素。而病床旁侵入性血液動力學監測，可以提供醫護人員有關患者心肺功能狀態及對治療的效果。病床旁侵入性血液動力學監測，包括：動脈壓、肺動脈、中央靜脈壓等血管系統的壓力監測。為了能取得有價值的數值，護理人員應了解監測系統的正確操作及問題解決方法。本章將敘述動脈血壓監測的適應症、壓力波型判讀及正確操作監測系統。

侵入性動脈血壓監測的適應症及禁忌症

一、需正確而持續評估動脈壓的情況

　　㈠高血壓急症。
　　㈡任何型態的休克。
　　㈢使用效力強的血管張力藥物（血管收縮或擴張）或心臟收縮藥物。
　　㈣低血壓的麻醉。
　　㈤使用較高的吐氣末期陽壓（PEEP）。
　　㈥任何會影響心臟功能快速改變的因素。

二、需要經常監測動脈血液氣體分析值及酸鹼平衡的情況

　　㈠急性心血管功能障礙。
　　㈡急性呼吸衰竭。
　　㈢中樞神經系統受傷病人使用過度通氣療法。

三、禁忌症

　　沒有絕對的禁忌症，但對於有嚴重阻塞性的動脈疾病合併遠端肢體缺血、有血管移植物、導管插入處局部感染則為其禁忌。

動脈血壓測量

　　動脈血壓可經由直接及間接測量法取得數值。間接測量法為臨床醫護人員所熟悉，例如：臂圍測血壓法（Cuff method），藉聽診科羅特科夫聲音（Korotkoff）的分期，以讀出收縮壓及舒張壓。此種方法已被認為是較不可靠的血壓測量法，尤其對於血液動力狀態不穩定（低血流量）的病人易造成低估情形（對低血壓的病人，平均低

估 34 mmHg）。另一種在加護中心常用的間接血壓測量法是振動描記法（oscillometric method），經由自動充氣的儀器，偵測壓脈帶下附近動脈的脈動性壓力變化，而在監視器上讀出血壓數值，研究顯示，此種非侵入性的間接血壓測量法（NIBP）仍不是可靠的血壓測量法。

直接血壓測量法是直接將導管插入動脈來測量壓力，為加護中心監測病人血壓的標準方法。直接測量與間接測量血壓方法兩者間的關係很低，造成這兩種測壓方法間差距的原因，大部分來自監測系統的頻率反應，少部分來自生理的考量。

一、動脈壓力的生理考量

影響收縮壓（systolic pressure）的因素，包括：左心室射出的血量（volume）及速度、周邊小動脈阻力、動脈壁伸張性、血液黏稠度及舒張末期動脈系統的血量等因素。而舒張壓（diastolic pressure）的影響因素，包括：血液黏稠度、動脈壁伸張性、系統性的血管阻力（SVR）及心臟週期長度等。雖然動脈壓被視為血流（blood flow）的指標，但血流與壓力仍是代表不同的意義，心臟的心搏排出量產生壓力波型及流量波型，在正常情況下，壓力波型的傳導比流量波型的傳導快 20 倍。當血管的阻抗（阻力及順應性）增加；壓力波的傳導速度增加，而流量波型的傳導速度減少；相反地，當血管阻抗減少，壓力下降，流量增加。因此，當血管的阻抗不正常時，動脈壓力不是動脈血流量可靠的指標，這是動脈壓力監測最主要限制。

二、動脈壓力波型分析

動脈波型起始於主動脈瓣打開而左心室射出血量，左心室的搏出量（stroke volume）進入主動脈較血流進入遠端動脈來得快，因此在心室收縮早期，主動脈壓力快速增加，其主動脈波型呈現高峰，隨著心室射出速度趨緩，主動脈壓力也開始下降。在心室等容積舒張（isovolumetric relaxation）時，主動脈瓣關閉之前，有一股來自主動脈血流逆流入心室，此時主動脈波型的降枝呈現凹陷切跡（incisura）。

在主動脈瓣關閉及主動脈的彈性回彈時，主動脈波型呈現小的第二個正波；當心室舒張時，血流灌注周邊血管，此時主動脈壓力下降回到基準點。

動脈波型變化：正常的主動脈波傳到周邊動脈時，壓力波型會有明顯的變化。當壓力波由主動脈向周邊移動，脈搏壓及收縮壓會逐漸上升，波型的上升端變得較陡峭，從主動脈到橈動脈或股動脈其收縮壓增加 20 mmHg，舒張壓會逐漸下降，但平均動脈壓則維持不變。換句話說，周邊動脈的平均動脈壓代表主動脈平均動脈壓，但周邊動脈的收縮壓不能正確反映主動脈收縮壓（圖 16.1）。主動脈波型中的凹陷切跡（incisura）會被 dicrotic notch 重脈凹陷取代。簡言之，incisura 是指主動脈瓣關閉產生的急速下降

又上升的主動脈壓力波；而 dicrotic notch 是指因周邊動脈壁的共振情形產生的急速下降又上升的周邊動脈壓力波。

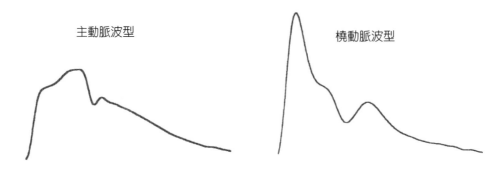

圖 16.1　主動脈、橈動脈波型

三、壓力系統的動態評估

臨床上，血管壓力之紀錄是經由連接動脈導管與壓力轉換器的輸液管路所組成，而這充滿液體的管路系統會自發振動而干擾動脈壓力波型。因此管路系統的動態反應（dynamic response）是指管路系統產生正確壓力波型的能力。有兩種因素決定壓力系統的動態反應，包括自然頻率及制振係數。

㈠自然頻率（natural frequency, fn）：指壓力系統振動的最快速率。

自然頻率要比測量的波型頻率大 10 倍，系統才能正確的產生壓力波型。當壓力系統的共振頻率接近傳導的波型頻率時，則壓力系統會高估收縮壓而低估舒張壓。自然頻率的計算為：

$$\text{fn} = \frac{\text{記錄紙速度（mm／sec）}}{\text{一個振動週期的距離（mm）}} \text{（Hz）}$$

㈡制振係數（damping coefficient）

指振動系統從振動到靜止狀態所需最快速率。也就是測量系統減低外來訊號能力的單位。制振係數須先經振幅比值（amplitude ratio）的計算，才可以在「頻率與制振係數圖」對照出制振係數（圖 16.2）。而振幅比值是計算連續兩個波峰的振幅比值（A2/A1）。制振係數為 0.1 時，稱為低制振系統（underdamped system）；制振係數為 2.0 時，稱為高制振系統（overdamped system）。

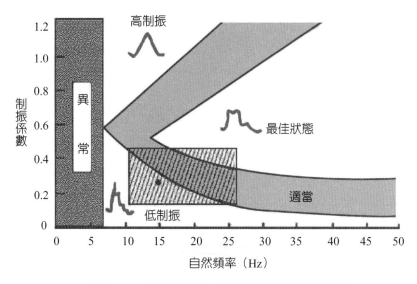

圖 16.2　自然頻率（Hz）與制振係數（ζ）圖

㈢將制振係數與自然頻率在「頻率與制振係數圖」中對照

看交集點落在圖中的哪個範圍，就知道動脈波型是否正確。當交集點落上最佳狀態者，其波型是正確的；當點落在低制振範圍，則波型是為低制振波型（underdamped）；反之，點落在高制振範圍則波型為高制振波型（overdamped）。

㈣執行快速沖洗測試（fast-flush test）

按壓快速沖洗系統造成快速流量，以觀察壓力波型及其振動，經由快速沖洗測試可以計算自然頻率（fn）及兩個波峰的振幅比值。經由振幅比值在圖中找出制振係數。

㈣造成高制振（overdamp）波型的原因

管路內有氣泡、管路鬆脫、導管頂端凝固、管路扭結、使用延長管路及富彈性的管路。

㈤造成低制振（underdamp）波型的原因：呼吸器干擾或心跳過速。

㈥範例

A（圖 16.3）的 fn = $\frac{25}{1}$ = 25Hz；振幅比值= $\frac{2}{7}$ =0.28；對照「頻率與制振係數圖」其制振係數（ζ）為 0.45。再將自然頻率與制振係數在圖中對照，其點是落在最佳狀態，顯示 A 的動脈波型正確。範例 B（圖 16.3）的 fn = $\frac{25}{2}$ = 12.5Hz；振幅比值為 $\frac{4}{10}$ = 0.40；對照「頻率與制振係數圖」其 ζ 為 0.3。再將 fn 的 12.5 Hz 與ζ的 0.3 在圖中對照，其點是落在低制振範圍裡，此波型為低制振波（underdamped）。

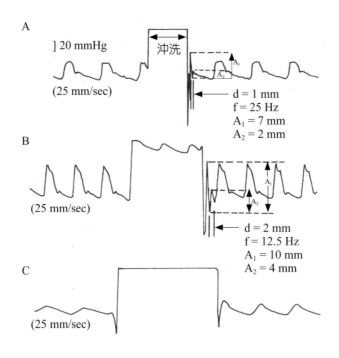

A：系統正常

B：underdamp 低制振波型

C：overdamp 高制振波型

圖 16.3　快速沖洗測試（fast-flush test）

動脈壓力監測注意事項

一、保持監測系統密閉，確認三路活塞的栓蓋是無孔。

二、每一班檢查壓力袋上的壓力大於 200 mmHg，確保肝素溶液以每小時 3 mL 的量沖洗導管，維持系統通暢。

三、每一班觀察導管部位之肢端循環、皮膚之顏色溫度及脈搏強弱之變化，若出現局部腫脹、皮膚冰冷之局部缺血症狀、脈動弱或無脈動，則可能為動脈栓塞或動脈痙攣，須立即告知醫師，並拔除導管。

四、每一班須進行壓力轉換器的水平校準，以病人右心房為參考點進行水平校準及零點校正，其目的是抵消存在壓力轉換器、振動螢幕、紀錄器或數位顯示器間的靜水壓差異。

五、觀察動脈波型是否出現高制振波（overdamp）或低制振波型（underdamp），並排除造成波型干擾的因素。

六、動脈壓的趨勢變化（trend）較動脈血壓的絕對值重要，因此每一班應觀察並記錄動脈壓的趨勢變化，以作為治療措施指引。

七、每天觀察導管插入處的部位是否有發炎情形；依單位政策執行局部換藥。

八、下列情況必須擠壓沖洗裝置（flush system）：1.零點校正後；2.經導管採血後；3.波型由強變弱時；4.出現血液回流時。

九、以無菌技術抽取血液標本，取下三路活塞之栓塞，以優碘溶液消毒栓蓋開口處，再以75%酒精消毒一次；抽完血，再重複消毒步驟，並蓋回栓蓋。

侵入性動脈導管置入之合併症

一、動脈阻塞

動脈阻塞的發生率25%，而造成永久性阻塞約3%，但手指缺血性壞死則罕見。

二、感染

若汙染監測系統的導管、三路活塞、壓力轉換器、沖洗溶液，將導致菌血症（圖16.4）。

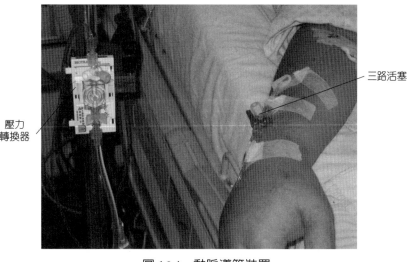

圖16.4　動脈導管裝置

結論

　　動脈血壓測量為重症單位之重要監測技術，護理人員應了解侵入性及非侵入性動脈血壓測量的正確使用方法及其限制。而如何取得病人正確的動脈血壓數值是非常重要的，對於接受侵入性動脈血壓監測的病人，護理人員應了解動脈壓的趨勢變化（trend）較動脈血壓的絕對值重要，此外，應能觀察動脈波型是否出現高制振波或低制振波，並排除造成波型干擾的因素。

學習評量

1.請列舉侵入性動脈血壓監測的適應症及禁忌症。

2.請簡述造成高制振動脈波型及低制振動脈波型的原因。

3.置有侵入性動脈血壓監測的病人,請說明其護理原則。

參考文獻

Chen, C. H., Erez Nevo, BE, B. F., Pak, P. H., et al. (1997). Estimation of Central Aortic Pressure Waveform by Mathematical Transformation of Radial Tonometry Pressure Validation of Generalized Transfer Function. *Circulation*, *95*, 1827-1836.

Civetta, J. M., Taylor, R. W., & Kirby, R. R. (1997). *Critical Care*. Philadelphia: Lippincott-Raven.

Marino, P. L. (1997). *The ICU Book* (2nd ed.). Baltimore: Williams &Wilkins.

第十七章　肺動脈順流導管置入及監測

學習目標

——研讀本章內容後，學習者應能達成下列目標：

1. 了解肺動脈順流導管置入之適應症。
2. 了解肺微血管楔壓（PCWP）所代表的意義及正常值。
3. 說明影響肺微血管楔壓正確判讀之因素。
4. 了解肺動脈順流導管置入之合併症。
5. 能正確執行肺動脈壓等監測之技術。

前言

自從 Swan-Ganz 等人在 1970 年發表他們使用氣球尖端順流導管的經驗後，肺動脈順流導管（Swan-Ganz catheter）在重症病人血液動力學及組織氧合之監測占重要角色。為了能作為治療措施之決策依據，正確的監測技術是必要的。然而，臨床上來自呼吸系統或心臟血管系統的諸多因素，會影響肺微血管楔壓判讀的正確性，因此，加護護理人員應具備肺動脈順流導管監測之相關生理知識，以能勝任正確監測肺動脈壓力之任務。本章將說明 Swan-Ganz 導管置入之適應症，各種監測值之正常值及其所代表意義，及影響正確判讀肺微血管楔壓之因素。

肺動脈順流導管之介紹

此導管全長為 110 公分，管徑為 0.3 mm，有四個管腔（lumen），分別為：1.遠端或肺動脈管腔；2.近端或右心房管腔；3.氣球或充氣管腔；4.連接至溫度偵測器之管腔。導管頂端（tip）有一氣囊在充氣 1.5 mL 後可隨血流方向前進；距離導管頂端 4 公分處有一溫度感應器，藉溫度差，可測量從右心房注入的低溫溶液的流量，此流量約等於心輸出量；距離導管頂端 30 公分處有一開口為近端開口（poximal port），可測量 CVP（圖 17.1）。當導管經由頸靜脈或鎖骨下靜脈插入，並在監視器螢幕壓力波型的指引下，將導管順著血流的方向往前推送，經過右心房，可測得右心房壓力（1～6 mmHg），此時將氣囊充氣 0.8 mL 後繼續將導管向前推送，通過三尖瓣到右心室，測得右心室壓力（收縮壓 15～30 mmHg），繼續將導管向前推送，通過肺動脈瓣到肺動脈，測得肺動脈壓為：16～24/5～12 mmHg，平均壓 9～16 mmHg，此時可將氣球完全充滿氣（共 1.5 mL），使導管藉氣球之浮力順血流飄送到肺微血管，並將遠端血流阻斷，可測得肺微血管楔壓（5～12 mmHg），確定為肺微血管楔壓波型後，將氣囊的氣抽掉，讓導管回到肺動脈處，並再重複充氣 1.5 mL，看壓力波型是否會由肺動脈壓波型變為肺微血管楔壓波型（圖 17.2），若是，即為導管正確位置，確認後將氣抽掉，回到肺動脈壓波型，並記錄導管固定的長度（表 17.1）。

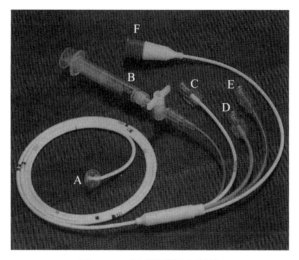

圖 17.1　肺動脈順流導管

註：A：氣球；B：氣球充氣腔；C：肺動脈管腔（遠端）；D：中央靜脈管腔；E：輸液管腔；F：
　　溫度偵測口。

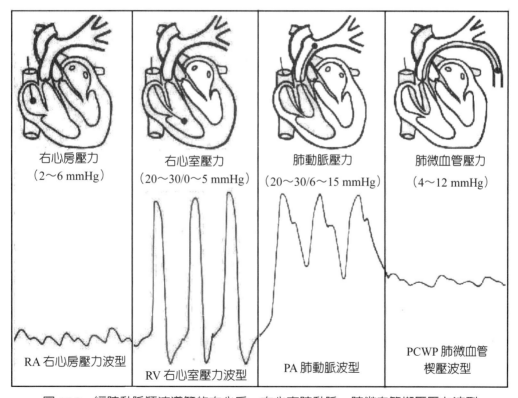

圖 17.2　經肺動脈順流導管的右心房、右心室肺動脈、肺微血管楔壓壓力波型

表 17.1　肺動脈順流導管從不同途徑到右心房、心室、肺動脈的距離

		右心房（公分）	右心室（公分）	肺動脈（公分）
內頸靜脈	左	25	35	50
	右	20	30	45
肘前靜脈	左	55	70	85
	右	50	65	80
股靜脈		40	50	65
鎖骨下靜脈		10	25	40

肺動脈順流導管置入之適應症

　　由於肺動脈順流導管可測得心臟腔室壓力、血管壓力及心輸出量。這些實測值經公式計算可得知血管阻力及心臟作功情形、氧氣輸送量及消耗量等資料，故肺動脈順流導管在加護中心的用途廣泛，歸納如下：

一、一般適應症

　　㈠對輸液療法無反應之休克。

　　㈡對輸液療法無反應之尿少症。

　　㈢評估血管內容積對心臟功能的影響。

二、外科適應症

　　㈠對於高危險群並接受大手術病人作為手術前及手術中的處理參考。

　　㈡心臟或重要血管手術（主動脈瘤）。

　　㈢手術後發生心血管合併症時。

　　㈣多系統創傷。

　　㈤嚴重燒傷。

三、評估肺部功能

　　㈠鑑別診斷心因性及非心因性肺水腫。

　　㈡評估呼吸器療法對心血管狀態的影響。

四、評估心臟功能

　　㈠複雜性的心肌梗塞。

㈡需要靜脈滴注硝酸甘油（NTG）的不穩定性心絞痛。

㈢對傳統治療無反應的充血性心衰竭，可作為調整心室前負荷及後負荷治療之指引。

㈣作為診斷肺動脈高血壓，及在急性期藥物治療所需之監測。

肺動脈順流導管監測值

肺動脈順流導管可測得以下心臟腔室及血管壓力，包括：中央靜脈壓（CVP）、肺動脈收縮壓、舒張壓、平均壓、肺微血管楔壓（PCWP）、心輸出量（CO）、混合靜脈血氧分壓（PO）及混合靜脈血氧飽和度（SO）等。

一、肺微血管楔壓（PCWP）的臨床意義

肺微血管楔壓（PCWP）用以估計左心室舒張末期壓力（LVEDP），乃利用氣球充氣 1.5 mL 後，導管順著血流漂至肺動脈的遠端並將遠端血流阻斷，導管頂端到左心房血流通暢穩定（圖 17.3），而測得左心房壓力（LAP）。在沒有二尖瓣疾病下，LAP 可反映 LVEDP；假如左心室的順應性（compliance）正常，則左心室舒張末期壓力反映出左心室舒張末期容積（LVEDV）；LVEDV 是心室肌肉纖維在舒張末期拉長的狀態，代表心室的前負荷（preload）。因此肺微血管楔壓經常被用來估計左心室前負荷。

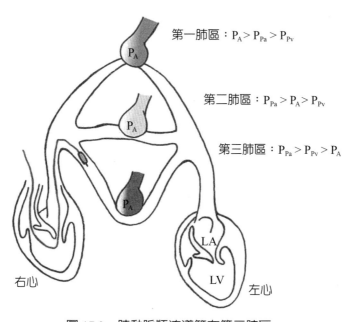

圖 17.3　肺動脈順流導管在第三肺區

註：P_A：肺泡壓力；P_{Pa}：肺小動脈壓力；P_{Pv}：肺靜脈壓力；LA：左心房；LV：左心室。

二、影響肺微血管楔壓監測值的因素

㈠呼吸系統的影響

1.肺動脈順流導管在肺區的位置（West's Zone）

在肺動脈順流導管頂端與左心房之間的血流通暢下，肺微血管楔壓（PCWP）代表的是左心房壓力（LAP），此時導管所在的最佳位置為第三肺區（Zone 3）（圖17.3），由於第三肺區為重力依靠區（dependent area），有最穩定的血流量（即肺小動脈壓力 >肺靜脈壓力 > 肺泡壓力）使得導管遠端到左心房之間的血流通暢，如此肺微血管楔壓才能反映左心房壓力（LAP）。若肺動脈順流導管在第一肺區（Zone 1）（肺泡壓力 > 肺小動脈壓力 > 肺靜脈壓力）或在第二肺區（Zone 2）（肺小動脈壓力 > 肺泡壓力 > 肺靜脈壓力），這兩區肺微血管的血流不穩定，呈現間歇血流或肺微血管塌陷的狀態，在此狀態下，肺微血管楔壓反映的是肺泡壓力而不是左心房壓力。臨床上，評估肺動脈順流導管在第三肺區的方法如下：

⑴胸部 X 光（側躺）顯示導管頂端位置在左心房水平面之下。

⑵肺微血管楔壓圖型可辨視出 A 及 U 波（圖 17.4）。

⑶將氣球放氣時，肺微血管楔壓波型立即恢復成肺動脈壓波型（P_A）。

⑷肺微血管楔壓 ≤ 肺動脈舒張壓。

自發性呼吸病人的肺微血管楔壓波型

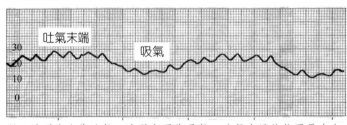

註：波型向上為吐氣，波型向下為吸氣。吐氣末端的位置是在向下波之前。

機械性呼吸病人的肺微血管楔壓波型

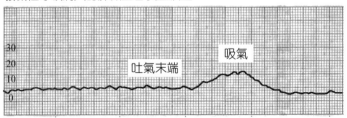

註：波型向上為吸氣，波型向下為吐氣。吐氣末端的位置是在向上波之前。

圖 17.4　呼吸週期與肺微血管楔壓之關係

　2.吐氣末期陽壓（PEEP）的影響

　一旦肺泡壓力改變時，則肺微血管楔壓與左心房壓力的關係亦可能改變，PEEP 的壓力若小於 10 cm H_2O 時，尚不影響肺微血管楔壓的正確性，當 PEEP 大於 10 cm H_2O 時，胸腔內壓力增加，則肺微血管楔壓與左心房壓力關係變差，臨床上為了要估計高 PEEP 對肺微血管楔壓監測值的影響，可採用簡單的公式來估計，當使用 PEEP 大於 10 cm H_2O 以上時，每增加 5 cm H_2O 的 PEEP，約增加肺微血管楔壓 2 mmHg。例如，病人使用 PEEP 20cm H_2O，實測肺微血管楔壓為 18 mmHg，經計算其真正的肺微血管楔壓約為 14 mmHg（18 − 4 = 14 mmHg）。

　3.呼吸型態的影響

　由於肺微血管楔壓是估計左心室舒張末期壓力，而 LVEDP 是由經壁壓（transmural pressure, PTM）來決定，經壁壓（PTM）的計算為 LVEDP 減肋膜壓（公式為 PTM = LVEDP − PPL）。肋膜壓會隨著呼吸週期改變，在吐氣末端，其肋膜壓約等於0，因此監測肺微血管楔壓時，取吐氣末端的數值，可以減少肋膜壓對 PTM 的影響到最少。然臨床上病人的呼吸型態不同，如何在電腦螢幕確認吐氣末端是很重要。

　　⑴當病人為自發性呼吸時，吸氣時肋膜壓下降，使得 PCWP 波型在吸氣時出現負向偏折（negative deflection）。因此，自發性呼吸病人其吐氣末端的位置是在 PCWP 波型的負向偏折（發生在吸氣）之前（圖 17.4）。

　　⑵當病人使用陽壓呼吸器時，吸氣因陽壓的關係，肋膜壓增加，在 PCWP 波型呈現向上偏折（positive deflection）。因此，使用呼吸器病人其吐氣末端的位置為 PCWP 波型的向上偏折之前。

㈡其他影響

肺微血管楔壓雖能正確反映左心房壓力，但以下情況可能造成兩者關係不一致：

　1.HR > 115 次／分鐘：在心跳過速的情形，沒有時間讓肺血管床的壓力平均。

　2.二尖瓣狹窄阻塞：在心室舒張末期時，左心房與左心室之間的壓力不平衡。而二尖瓣閉鎖不全，造成血流逆流，會使左心房的血量增加，而高估了 LVEDP。

　3.主動脈瓣閉鎖不全：因左心室一直充滿來自主動脈回流的血，使二尖瓣早期關閉，會低估 LVEDP。

　4.左心室順應性（compliance）降低：於舒張末期，心房的收縮非常用力，以便能應付變硬的心室，造成暫時性 LVEDP 增加。

　5.急性呼吸衰竭：因肺部的順應性下降，變硬的肺無法傳導肺泡壓力到肺血循，此時，高 PEEP 的使用，對肺微血管楔壓的影響為每增加 5cm H_2O 的 PEEP，約增加肺微血管楔壓 2 mmHg。

6.低血容積（hypovolemic）：其血管處於塌陷（collapse）狀態，影響血流的穩定性，肺微血管楔壓與左心房壓力差異性變大。

三、心輸出量監測

每分鐘由心室搏出的血量，稱為心輸出量，基本上左右心室的輸出量是一樣的。影響心輸出量的兩個主要變項為心室的心搏排出量（stroke volume）及心跳，公式為：CO = SV×HR。心搏排出量是心室每次射出的血量。在正常休息狀態心輸出量為 4～7 L/min，但隨著個體的體表面積不同，心輸出量的正常值也有差異，為了能比較不同體表面積下個體的心輸出量，應計算心輸出量指數（cardiac index），公式為：CI = CO/BSA，正常的心輸出量指數為 2.5～4 L/min/m^2。

心輸出量的測量是以溫度稀釋法，在測量之前先確認肺動脈順流導管頂端的位置是否在肺動脈處，依不同的肺動脈順流導管廠牌所建議的電腦係數，來選用適當的注入液溫度及注入量，例如：以惠普公司的 CO 測量器而言，當係數為 0.247 時，注入液的量為 5 mL，而溫度必須為 0～5℃，使用的溶液為無菌生理食鹽水。冰水從肺動脈順流導管的近端處（CVP）注入右心房，連續三次，每一次注入必須在 4 秒內完成，三次的 CO 數值取變異程度不超過 10%的數值，再取其平均值，當三次 CO 的數值變異程度超過 10% 時，重新再測量。心輸出量與溫度稀釋曲線的表面積成反比，當監視器螢幕上呈現快速向上移動的波型，而溫度差為 0.25℃，此病人為高心輸出量；當螢幕上出現緩慢的向上波型，其溫度差超過 0.5℃，此病人為低心輸出量（圖 17.5）。

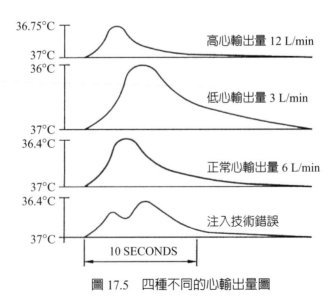

圖 17.5　四種不同的心輸出量圖

肺動脈順流導管置入的合併症

肺動脈順流導管置入過程及留置期間可能存有潛在的合併症如下：

一、心律不整

在導管置入過程可能發生心房及心室心律不整，但都屬良性，不需治療，例如置入過程發生心律不整（如：VPC）應將導管拉回上腔靜脈處，只有在發生心房或心室傳導完全阻滯時，給予心律調節器，或發生持續性的心室性心搏過速（VT）給予 Lidocaine。

二、氣胸

經內頸靜脈或鎖骨下靜脈置入者易發生氣胸，另外躁動病人增加氣胸發生率。預防措施為採右側內頸靜脈及右側鎖骨下靜脈置入，較不易戳到肺臟，採頭低腳高姿勢，讓靜脈充盈以利置入導管；對於躁動病人應於導管置入過程給予鎮靜。

三、血栓靜脈炎

可能因皮膚消毒不適當，使表皮的微生移生，若發生應立即拔除導管，先給予局部冷敷減輕疼痛再熱敷。

四、肺動脈破裂

造成肺動脈破裂的原因，包括氣球未充氣即將導管往前推送；氣球過度充氣，肺動脈高血壓病人其肺動脈較無彈性，較脹硬，當臨床出現中度到重度咳血及呼吸困難時，要考慮是否肺動脈被戳破，治療方法為手術行肺動脈結紮。預防措施為導管要向前推送時，記得將氣球充氣；測量肺微血管楔壓的時間（氣球充氣），不超過 2～3 個呼吸週期；氣球充氣從少量慢慢充氣不可太快，並輕柔的將導管向前推送。

肺動脈壓力監測技術之指引

參見表 17.2。

表 17.2　肺動脈壓力監測技術之指引

活　　動	原　　理
在測量前 　1.評估監測管路系統的動態反應是否適當。評估時間為每班及當肺動脈順流導管系統曾經被打開或抽血時。 評估方法 　⑴按壓快速沖洗系統（fast-flush）造成快速流量，以觀察壓力波型及其振動（圖16.3）。 　⑵計算自然頻率（natural frequency） 　$fn=\dfrac{\text{記錄紙速度（mm／sec）}}{\text{一個振動週期的距離 mm}}$（Hz） 　⑶計算振幅比值（amplitude ratio）：計算連續兩個波峰的振幅比值：A2/A1。 　⑷將振幅比值在「頻率與制振係數圖」（圖16.2）對照，以決定系統的制振係數（damping coefficient）（ζ）。 　⑸再將制振係數及自然頻率在圖中對照，看交集點落在圖中的哪個範圍就知道波型是否為正確。 　⑹假如系統的動態反映出高制振或低制振的波型，應予以排除原因。 　2.每班進行系統零點校正。 　3.確認肺動脈順流導管的位置。	1.動態反應是指管路系統產生壓力波型的能力，有兩種因素決定壓力系統的反應： 　⑴自然頻率：壓力系統振動的最快速率。自然頻率要比測量的波型頻率大 10 倍，系統才能正確的產生壓力波型。 　⑵制振係數：振動系統從振動到靜止狀態所需最快速率。例如：心跳 150 次／分，表示每秒產生 2.5 個波型 2.5Hz（cycles/sec）。因此系統的自然頻率要為 25Hz 才能產生正確的壓力波型。當系統的自然頻率小於 10 Hz，則無法產生正確壓力波型。 　⑶低制振（underdamp）系統將會高估收縮壓，其原因為呼吸器干擾及心跳過速。 　⑷高制振（overdamp）系統會低估收縮壓，常見原因為管路內有氣泡、管路鬆脫、導管頂端凝固、管路扭結及管路擴張性好等（圖16.3）。 2.以右心房為零點來進行校正，確保壓力轉換器的正確性。 3.可從側躺胸部 X 光確定導管的位置。
準備病人 　　病人的姿勢：視病情採取適當的姿勢，例如：當床頭角度為 0 度的平躺，床頭 60 度的平躺，側躺 90 度。 執行壓力測量 　1.在氣球充氣之前及抽掉氣體之後要確認肺動脈壓的波型。	研究報告指出床頭 0 度之平躺、床頭 60 度的平躺，側躺 90 度均不影響壓力監測的正確性。每次測量時病人均為同一姿勢。 典型的 PA 波型是尖而高，應有 dicrotic notch，表示導管頂端是肺動脈處。

（續）

2.充氣 0.8～1.5 mL 後，PCWP 的波型應出現，充氣速度要慢。	少於 0.8 mL 的量可能使氣球充氣不均，無法正確的反映 LVEDP，例如充氣 1.5 mL 後而 PCWP 波型尚未出現，則可將導管往前推送。
3.利用波型記錄以便確認出吐氣末期，以及 PCWP 之判讀，氣球充氣的時不超過 2～3 個呼吸週期。	取吐氣末期的 PCWP 值，可以減少肋膜壓對心臟壓力的監測。
4.對於使用較高的 PEEP（大於 10 cm H_2O）的病人，每增加 5 cm H_2O 減 2 mmHg 的肺微血管楔壓力。	氣球充氣時間太久，可能造成肺血管的壓迫，易造成血管穿孔。
5.心輸出量監測必須在測完 CVP 肺動脈壓，肺微血管楔壓後三分鐘內測量。	

結論

　　肺動脈順流導管的臨床用途廣，除了可提供有關病人的血液動力學、心肺臟功能狀態及組織氧合狀態、液體平衡狀態外，還可鑑別診斷肺水腫。唯有醫護人員正確的監測並能整合數據，才能達到最大的效益。

學習評量

　　1.請說明肺動脈順流管置入之適應症。
　　2.請說明影響肺微血管楔壓正確判讀之因素。
　　3.請列舉兩項肺動脈順流管置入之合併症。

參考文獻

Bridges, C. E. J., & Woods, S. L. (1993). Pulmonany artery pressure measurement: State of the art. *Heart & Lung, 22*(2), 99-11.

Booker, K. J., Steven Arnold, J. (1993). Respiratory-Induced changes on the pulmonary capillary wedge pressure tracing. *Critical Care Nurse*, 80-87.

Ciretta, J. M., Taylor, R.W., & Kirby, R.R. (1997). Critical Care (3rd ed.). Philadelphia: Lippincott-Raven.

Marino, P. L. (1998). *The ICU Book* (2nd ed.). USA: Williams & Wilkins.

Permutt S, Bromberger-Barnea B, Bane H.N (1962). "Alveolar Pressure, Pulmonary Venous Pressure, and the Vascular Waterfall". *Med. Thorac, 19*, 239-269.

Paunovic, B., & Sharma, S (2010) Pulmonary Artery Catheterization: Treatment & Medication. Retrieved from http://emedicine.medscape.com/article/1824547-treatment. Nov 18 2010.

West J, Dollery C, Naimark A (1964). "Distribution of blood flow in isolated lung; relation to vascular and alveolar pressures". *J Appl Physiol*, *19*, 713-24.

第十八章　重症單位心電圖監測

學習目標

—— 研讀本章內容後，學習者應能達成下列目標：

1. 能說出心電圖電極片之正確置放位置及其重要性。
2. 說出心電圖判讀步驟。
3. 能鑑別診斷心室性心搏過速與心室上心搏過速合併奇異傳導。
4. 能確認心肌缺血的變化。
5. 了解心律不整的臨床處置原則。

前言

在加護單位最常被使用來評估病人狀況的非侵入性監測就是心電圖監測，心電圖可作為疾病之輔助診斷及治療效果之監測，為了能正確判讀心電圖並能提供適當之處置，電極片置放的正確性及選擇適當的導程是很重要的。在加護中心心臟監測的診斷性目標要能確認出心室上心律不整及心室性心律不整、心肌缺氧等心電圖型態。本章的重點並非基本心電圖的認識，而是臨床加護單位病床旁心電圖監測的常見問題，將說明正確置放心電圖電極片的重要性、心電圖判讀步驟、心室性心搏過速與心室上心搏過速合併奇異傳導（VT & supraventricular tachycardia with aberrant conduction）之鑑別診斷、心律不整的臨床處置原則。

心電圖電極片（electrodes）正確之置放及其重要性

重症病人經常有心律不整的事件發生，例如：心律過速或過慢、暫時性的心肌缺血變化等，臨床心電圖監測可提供作為診斷、治療及預後之依據，因此為了能正確診斷，心電圖電極片的正確置放及選擇適當的監測導程是很重要的。

一、心電圖電極片之正確放置

目前加護單位所使用的病床旁監視器（bedside monitor）大都為五導線，包括：RA、LA、RL、LL、Chest Lead 等，最理想的電極片貼放的位置應與標準十二導程所置放的位置一樣，即肢導程的電極片應貼放在肢體，如：右手、右腳、左手、左腳等處，以便能正確記錄心電圖波型，但臨床上這樣的電極片貼放位置會防礙病人的活動，因此改良式的貼法是將 RA、LA 的電極片貼在軀幹與兩手臂的連接處；RL、LL 的電極片貼在下腹部的左右兩側，而胸前導程則置於 $V_1 \sim V_6$ 的任一位置，例如將胸前導程置於胸骨右側第四肋間是為 V_1，若要監測 V_6 則將胸前導程置於第五肋間與腋中線的交叉處，圖 18.1 所示為電極片之正確貼法。

若病床旁監視器為五條導線，則電極片之正確貼放位置為 LA 與 RA 的電極片貼在左右肢體與軀幹的連接處，LL 與 RL 的電極片貼在肚臍下方左右兩側，若要監測 V_1 則胸前電極片（C）貼於第四肋間胸骨右側，若監測 V_6 則胸前電極片（C）貼於第五肋間與腋中線的交叉處。

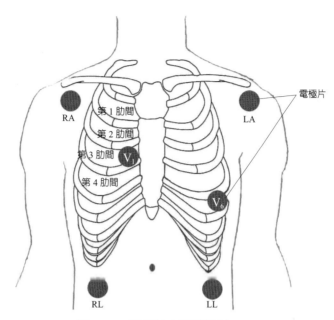

圖 18.1　電極片之正確貼法

註：五條導線之電極片貼法：LA 與 RA 的電極片貼在左右上肢與軀幹的連接處，LL 與 RL 的電極
　　片貼在肚臍下方左右兩側，若要監測 V_1，則胸前電極片貼在第 4 肋間胸骨右側；若監測 V_6 則
　　胸前電極片貼在第 5 肋間與腋中線交叉處。

二、正確置放電極片的重要性

　　根據一份針對美國重症護理協會的護理人員所做研究調查，發現有 53～93% 的護
理人員將電極片貼錯（Drew et al., 1991），例如將 RA、LA、RL、LL 的電極片貼得太
靠心臟處，心電圖波型就戲劇性的變化，又如錯將 LL 的電極片貼於左胸近乳頭處，此
時所記錄的第二導程不再是代表心臟下壁的導程（inferior lead），也將無法從此導程判
讀來自交界性的逆向傳導（juntional rhythm with retrograde conduction）。此外，若將 V_1
的位置移到錯誤的肋間或未靠胸骨右側，將嚴重影響 V_1 所記錄的 QRS 複合波形，可能
導致無法正確鑑別診斷心室性心搏過速（VT）與心室上心搏過速合併奇異傳導（SVT
with aberrant conduction）。臨床上嚴重心律不整的正確診斷及治療有賴電極片的正確置
放，因此護理人員於每個班別宜檢查電極片的位置是否正確。

三、哪些導程最適合用來監測

　　許多護理人員誤認只要導程的 P 波及 QRS 複合波清楚可見就是最佳監測導程，
因此在臨床上第二肢導程（Lead II）最常被用來監測病人的心臟電氣活動，由於
Lead II 是從心臟的下方來偵測心臟的電氣活動，其電氣軸位（axis）正常，此導程的

P 波及 QRS 複合波明顯可見，事實上 Lead II 的角色只適合來判讀有無心房纖維顫動（atrial fibrillation）及計算心跳數，但無法診斷寬的 QRS 複合波，例如：心室性心搏過速（VT）、心室上心搏過速合併奇異傳導（supraventricular tachycardia with aberrant conduction）及束枝傳導阻滯（bundle branch block）。胸前導程中的第一胸前導程（V_1）及第六胸前導程（V_6）是最佳診斷寬的 QRS 複合波心律不整的兩個導程，因為這兩個導程的 QRS 複合波已被證實在鑑別診斷 VT 與 SVT with aberrancy 的價值，雖然最新的病床旁心電圖監視器可同時監測兩種導程，但無法同時記錄兩個胸前導程。因此護理人員必須從中選擇一個胸前導程作為監測，根據專家的建議以 V_1 較 V_6 佳，其原因有二：1.V_1 較 V_6 容易偵測出右束枝傳導阻滯（RBBB）；2.V_1 較 V_6 容易鑑別診斷心室性心搏過速與心室上心搏過速合併奇異傳導。所以臨床以 V_1 作為病床旁心電圖監測的第一選擇，而心臟手術患者因其胸骨正中切開有傷口，V_6 為第二選擇；加護單位中的病床旁監視器若為五導線，亦即為雙頻（dual-channel）者，建議以 V_1 作為病床旁心電圖監測的第一個導程，而 Lead II 為第二個監測導程。

四、修正後第一胸導程（MCL_1）是否能取代第一胸前導程（V_1）

　　臨床護理人員一直認為當病人為竇性節律時其標準十二導程中的第一胸前導程（V_1）與病床旁監視器所記錄的 MCL_1 的 QRS 波型是一樣的，但一份研究報告指出在病人為正常的竇性節律下發生 VT 時，其 QRS 複合波型在 MCL_1 及 V_1 兩個導程上是截然不同的（Drew & Scheinman, 1991）（如圖 18.2 所示）。QRS 複合波波型是用來鑑別診斷 VT 及較不致命的心律不整，如 SVT with aberrancy，錯誤的判斷影響治療決策，將陷病人於危險中；例如不恰當的使用 Isoptine（Verapamil）於誤判中的 VT 病人身上，會導致低血壓、心跳加速、心室纖維顫動，甚至心跳停止。

　　臨床上決定使用 MCL_1 或 V_1 作為監測的導程，是看病床旁心電圖監視器的種類而定，若為五導線則應以 V_1 或 V_6 作為監測導程，若為三導線沒有 chest 導程的設計時，則應選擇 MCL_1 來監測，其電極片之貼放位置為 LA（正極）貼在第四肋間胸骨右側；RA（負極）貼在左肩；LL 置於第五肋間與腋中線的交接處（V_6），當監測 MCL_1 時請將監視器選在 Lead I，若監測 MCL_6 請將監視器選在 Lead II。圖 18.1 顯示病床旁監視器五條導線的正確貼法。

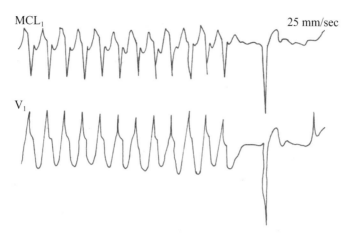

圖 18.2　QRS 複使波型在 MCL₁ 及 V₁ 兩個導程上

註：此圖是一位病人在接受心臟電氣生理檢查時，VT 所記錄到的兩個導程波形；MCL₁ 的波型像
　　似 SVT，而 V₁ 的波型則為典型的 VT 波型，兩個導程的波型不一樣。

五、病床旁心電圖監測品質的改善方法

㈠了解心電圖監測的目的：根據病人的臨床問題預估病人是否有心律不整或心肌
　缺氧的事件發生，以選擇適當的監測導程，而選擇監測導程的方法可以依病人
　是否有以下情況而定：病人心電圖是否呈現心跳過速合併寬的 QRS 波？病人是
　否為心肌缺血的高危險群？病人是否為前壁中隔的急性心肌梗塞（anteroseptal
　AMI）？因此，病床旁心電圖持續監測的三個重要目的為鑑別診斷寬 QRS 波的
　心跳過速、對於急性心肌梗塞病人要能診斷急性束枝傳導阻滯、對於心肌缺氧
　的高危險群（接受血栓溶解或 PTCA 治療病人）進行 ST 間段的監測。

㈡正確置放心電圖的電極片，臨床上的護理人員應於三班檢查電極片的位置。

㈢了解病床旁心電圖監視器的特性，為了取得優質的心電圖波型紀錄，適當的皮膚
　準備是必需，準備工作包括：局部剃毛、使用酒精片去除皮膚油脂、保持局部皮
　膚乾燥、使用同一種產牌的電極片於同一位病人、適當調整心電圖波型的大小。

㈣當病床旁心電圖出現心肌缺血或持續心律不整波型時，應盡可能取得多個導
　程，例如雙頻系統的五導線，可以立即記錄七個導程（六個肢導程及一個胸前
　導程）；若是出現寬的 QRS 的心律過速，則必須取得十二導程的心電圖紀錄，
　因此每個加護單位應備有心電圖機器，護理人員也要能正確操作。

㈤病床旁心電圖監視器若為雙頻系統的五導線，應該使用兩個導程來監測，因為兩
　個導程的診斷性優於一個導程。

㈥重症單位的護理人員必須會判讀心律不整，對於突發的心律不整事件，護理人員

經常是唯一的證人，他必須了解心律不整的嚴重性，即刻判斷是否需立即通知醫師或依醫囑立即給予處理。

專家式的病床旁心電圖監測（expert bedside ECG monitoring）是指可以依病人個別性決定監測目的（monitoring goals）、正確貼放電極片位置、選擇適當的監測導程、能預測心律不整或心肌缺血的高危險群病人、於呈現心電圖不正常時盡可能取得多個導程且即時記錄之，並能依臨床狀況採取適當的治療。

臨床範例

60 歲男病人因冠狀動脈疾病接受冠狀動脈繞道術（CABG），手術後曾發生過一次心室纖維顫動而昏倒，之後即時被救起，而此次在姪子的婚禮上昏倒也被立即送到醫院急診室救治，標準十二導程心電圖顯示為心室性心搏過速（VT）如（圖 18.3 所示），經給予幾劑的 Lidocaine 後，恢復正常的節律，旋即住進加護中心接受監測及治療，護理人員選擇 V_1 及 Lead II 兩個導程作為監測，病人開始接受 Sotalol 抗心律不整藥物，以防止 VT 再發生，並將準備接受心臟電氣生理的檢查（EPS）以確認此藥物的療效。當天小夜班的護理人員檢查電極片的貼放位置是否正確，發現胸前電極貼片（chest lead）貼在第五肋間，而且 LL 電極貼片貼得太近左胸乳頭，當時病人的心電圖呈現心搏過速合併寬的 QRS 波，持續幾分鐘即消失，但此波型與標準十二導程心電圖中 V_1 的波型不一樣，被診斷為心室上心搏過速合併右束枝傳導阻滯（圖 18.4），護理人員立刻重新將電極片貼在正確的位置，30 分鐘後病人坐在床旁椅上突然感到心悸、肢體無力，隨即跌倒，病床旁心電圖的 V_1 所記錄為 VT（圖 18.5），此波型與標準十二導程心電圖中 V_1 的 VT 波型是一樣的，醫師於是了解 Sotalol 無法防止再發性 VT 的發生，改以 Amiodarone 來治療。此案例說明不正確的貼放電極片將導致波型完全改變，進而影響診斷的正確性及其治療。

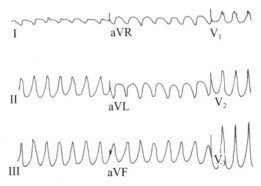

圖 18.3　本圖是一位病人在接受心臟電氣生理檢查時發生心室性心搏過速（VT）所記錄的標準十二導程。V_1 的波型為左耳高的型態是診斷 VT 的典型特徵

V₁

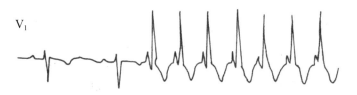

圖 18.4　病床旁心電圖監視器所記錄的 V₁ 波型，顯示為心跳過速合併寬的 QRS 複合波

V₁

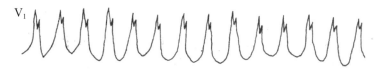

圖 18.5　病床旁心電圖監視器所記錄的 V₁ 波型，與圖 18.3 中的 V₁ 波型一樣，是為心室性心搏過速（VT）

心電圖判讀步驟

如何有系統地的判讀心電圖，而不至於遺漏重要的訊息，臨床護理人員應熟記以下的心電圖判讀步驟，在判讀的過程必須檢視每一個導程，以便能掌握從不同方向所記錄的心臟電氣活動。

一、檢視 R-R 間隔與 P-P 間隔的規則性

使用尺、兩腳規或紙來量兩個相鄰的 R 波的間隔，當 R-R 間隔一致或 R-R 間隔的變異少於 0.12 秒時，表示此心律具有規則性；而 P-P 間隔的變異少於 0.16 秒，則視為規則的心律。

二、計算心跳

心跳的計算通常是指心室速率的計算，除非心房及心室的速率不一樣，才需分別計算心房及心室的速率。心跳的計算方式依病人心律的規則與否可分為兩種：1.對於規則的 P-P 間隔或 R-R 間隔者，以 1,500 除以 R-R 間隔的小格數；2.而心律不規則者，計算 6 秒線內的 R 波數乘以 10（或 3 秒線內之 R 波數乘以 20），得到每分鐘心跳概值，若較精確的演算法應計算 300 個大格內（1 分鐘）的 R 波數。心電圖紙上，每一小格為 0.04 秒，一大格為 0.2 秒，一分鐘為 300 個大格（1,500 個小格）；在心電圖紙的上緣空白處，每 15 或 30 大格有短直線之標記，稱為 3 秒或 6 秒線，以便於計算速率。

三、確認及檢查 P 波

確認每一個 P 波之後是否均跟著一個 QRS-T 波，以了解心電傳導是否沿正常路徑進行去極化及再極化；檢視每一個 P 波的形狀、大小及位置是否一樣。竇性的 P 波可以是向上（positive）、雙向（diphasic）、等電位的（isoelectric）及有時是向下的波型（negative），通常在導程 II、aVF、$V_4 \sim V_6$ 是向上波，在 aVR 及 aVL 是向下波型；向上波為圓滑曲線波型，寬度小於 0.10 秒（2.5 小格），高度為 2～2.5 小格。變寬、有缺刻的 P 波代表心房的去極化遲緩，常為左心房肥大之表徵；變高、變尖的 P 波代表心房去極化向量加強，常為右心房肥大之表徵。

四、檢查 P-R 間隔

P-R 間隔代表激動波自竇房結至房室結傳導所需的時間，P-R 間隔的計算自 P 波的起始至 QRS 波之起始，正常情形下應不少於 3 小格，不多於 5 小格（0.12～0.20 秒）。P-R 間隔少於 0.12 秒表示心房去極化的起始點較竇房結距房室結更近，或去極化訊息之傳遞有比正常更快之路徑；P-R 間隔多於 0.20 秒表示心房心室傳導阻滯。

五、檢查 QRS 波

代表心室去極化，QRS 波之波寬為 0.05～0.10 秒（2.5 小格），當寬度超過 0.12 秒時表示心室去極化的時間阻滯，例如：左、右束枝傳導阻滯。

六、檢查 ST 間段

表示心室已完成去極化，正進行再極化，ST 間段的測量是從 QRS 波的末端到 T 波的起始點的距離，通常為等平線（isoelectric），等平線的變異為 ±1 mm，不在等平線上的 ST 間段（大於 ±1 mm）為心肌缺氧或損傷之表示。

七、檢查 T 波

T 波是再極化之相對不反應期與超常期，此時期鈉鉀幫浦再度活化，將鈉離子自細胞內移出，將鉀離子移入細胞內，回復細胞膜內鉀多、膜外鈉多之靜止膜電位狀態。缺氧常使心肌細胞之再極化受影響，尤其是需鈉鉀幫浦活動的時期。因此，倒立的 T 波表示心肌缺氧，T 波在肢導程的高度小於 5 小格；在胸前導程不超過 10 小格。

八、檢查 QT 間隔

表示心室去極化與再極化所需的時間，QT 間隔的測量是從 QRS 波的起始點到

T 波的結束之距離，正常的 QT 間隔會隨著心跳數的快慢而改變，例如，在心跳 100 時，其 QT 間隔為 0.31 秒（男性）～0.34 秒（女性）；在心跳為 60 時其 QT 間隔為 0.40 秒（男性）～0.44 秒（女性）。由於 QT 間隔易受心搏之影響，通常採校正後（corrected）之 QT 間隔（QTc）作比較：QTc = QT 間隔 / $\sqrt{R-R$ 間隔}$ ，QTc 之正常值為 0.44±0.22 秒；當 QTc 延長時容易發生「R on T」現象，而導致心室性心搏過速。

心室性心搏過速（VT）與心室上心搏過速合併奇異傳導（SVT with aberrancy）之鑑別診斷及治療

在談鑑別診斷之前，先對心室上心搏過速、奇異傳導在心電圖的變化做個了解：

一、心室上心搏過速（Supraventricular tachycardia, SVT）

心室上心搏過速的型態依其病理機轉，可包括：心房纖維顫動（Af）、心房撲動（AF）、房室結再傳入性心搏過速（AVNRT）、房室結反覆性心搏過速（AVRT）、陣發性心房過速（PAT）等。表 18.1 是針對 AVNRT 及 AVRT 做個比較，圖 18.6 與圖 18.7 分別為 AVNRT 及 AVRT 的心電圖波型。

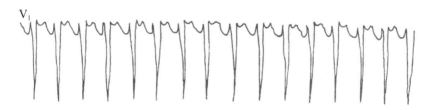

圖 18.6　房室結再傳入性心搏過速（AVNRT）

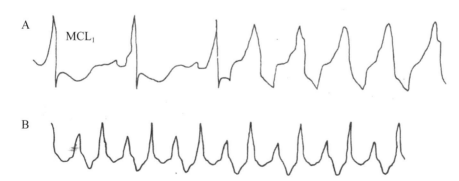

圖 18.7　A：房室結反覆性心搏過速（寬 QRS 波型）（AVRT）；B：房室結反覆性心搏過速（窄 QRS 波型）（AVRT）

表 18.1 心室上心搏過速的種類

SVT 種類	房室結再傳入性心搏過速（AV nodal reentrant tachycardia, AVNRT） 臨床上 AVNRT 是造成心室上心搏過速最常見的原因之一，約占所有 SVT 病人中的 50%	房室結反覆性心搏過速（AV nodal reciprecating tachycardia, AVRT） 臨床上 AVRT 是 SVT 常見的第二類型，占所有 SVT 病人中的 1/3
好發對象	好發於年輕人（< 40 歲）；女性多於男性	
心跳次數	心跳規則，經常是大於 200 次 / 分，心跳範圍介於 100～280 次 / 分	150～250 次 / 分，平均為 170 次 / 分
發生及結束時間	突然發生及突然中止	突然發生及突然中止
機 轉	當一個 PAC 到達雙路徑時，快速路徑（bata pathway）正處於不反應期；改由慢速路徑（alpha pathway）將電刺激傳到心室；之後快速路徑恢復產生逆向傳導到心房（負波）；假如慢速路徑在逆向電刺激抵達同時恢復，慢速路徑會再傳到心室，再次重複逆行性傳導到心房造成持續的心搏過速	在心房與心室間有一個附屬路徑（accessory pathway），當 PAC 遇此路徑處於不反應期，造成單一阻斷（unidirectional block），即沿正常路徑傳導使心室去極化，而此時附屬路徑也恢復傳導能力，造成逆向傳導到心房；逆向的刺激使心房去極化，電刺激再沿房室結傳導，心室再度去極化
QRS 波	正常（<0.12 秒），若合併奇異傳導者 QRS 波變寬	Orthodromic 方向（未先經附屬路徑進行向前傳導者）：QRS 波為窄的，若合併奇異傳導者 QRS 波變寬 Antidromic 方向者：QRS 波為寬
P-R 的順序	常見的型態是 P 波埋在 QRS 波內或 J 點處可見，就像 QRS 波的一部分；少見的型態是 P 波在 QRS 之後成為 R-P 的關係 在 II, III, aVF 下壁導程呈現假性的 S 波；在胸前第一導程（V_1）為 rsR' 型態	Orthodromic 方向者：P' 波在 QRS 之後，在 II, III, aVF 導程為負向 P 波 Antidromic 方向者：P' 波看不到，埋在寬且怪異的 QRS 波
誘發因素	通常是由心房早期收縮（PAC）誘發	通常是由心房早期收縮（PAC）或心室早期收縮（PVC）誘發
治療	即刻治療：迷走性刺激（vagal maneuvers），例如頸動脈竇按摩、藥物（Adenosine 或 Isoptine）很容易將 AVNRT 予以終止，若血液動力學不穩，可以給予整流術（cardioversion） 長期治療：若 AVNRT 反覆發生時，可考慮接受電氣燒灼術（radio-frequency ablation），以切除其中一個路徑	迷走性刺激（vagal maneuvers）：例如頸動脈竇按摩藥物（Adenosine 或 Isoptine），可以終止心搏過速，但也有可能對藥物無效 長期治療：以電氣燒灼術（radio-frequency ablation）防止電刺激經由附屬路徑

二、束枝傳導阻滯（Bundle branch block）

束枝電氣傳導系統位於心中膈的部位，正常情形下，右束枝較左束枝細，因此左束枝比右束枝傳導快，呈現由左向右傳導。當發生束枝傳導阻滯時，電氣刺激由傳導正常的一邊傳向傳導阻滯的一方，左右心室去極化的時間延緩，使得 QRS 波發生變寬、形狀奇怪的變化。臨床上右束枝傳導阻滯（RBBB）在第一胸前導程 V_1 或 MCL_1 最容易看出，其 QRS 波型態呈現 rsR'；左束枝傳導阻滯（LBBB）在 V_1 為大的 QS 波；在 V_6 為大的 R 波，無法從第二肢導程（II）來診斷束枝傳導阻滯，心電圖的特徵為完全阻滯者（CRBBB）其 QRS 波寬> 0.12 秒，不完全阻滯者（ICRBBB）其 QRS 波寬介於 0.10～0.12 秒（圖 18.8）。

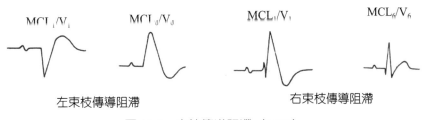

圖 18.8　束枝傳導阻滯（BBB）

三、奇異心室傳導（Aberrant ventricular conduction）

奇異心室傳導又稱為功能性的束枝傳導阻滯（functional BBB），造成奇異心室傳導的機轉是左右束枝的不反應期時間不一樣，因此電衝動傳導的時間延長，QRS 波型就像是左右束枝傳導阻滯。由於束枝的不反應期的時間長短是隨著心跳的快慢而改變，例如，較長的 R-R 間隔，其下一心臟週期的束枝不反應期時間變短；反之，短的 R-R 間隔，則下一心臟週期的束枝不反應期時間變長（圖 18.9）。

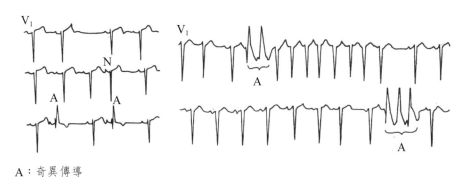

A：奇異傳導

圖 18.9　奇異心室傳導

所有的心室上心律不整會使心臟週期的時間突然改變而產生奇異性的傳導，臨床上心房纖維顫動（Af）、心房撲動（AF）、心房早期收縮（PAC）、PAT、PSVT 等，心律不整常有奇異傳導的情形。

四、心室心搏過速（VT）與心室上心搏過速合併奇異傳導（SVT with aberrancy）之鑑別診斷

臨床上造成病人心電圖呈現寬 QRS 波的心搏過速（wide QRS tachycardia）原因包括：

(一)心室性心搏過速（VT）

(二)心室上心搏過速（SVT）合併

　　1.束枝傳導阻滯（BBB）。

　　2.奇異傳導（aberrant ventricular conduction）。

　　3.房室結反覆性心搏過速 AVRT（antidromic）。

而不同的心律不整其治療是不一樣，判讀錯誤將導致不恰當的給藥治療，陷病人於危險中。因此，有必要針對寬 QRS 波的心搏過速做鑑別診斷，以便能正確處置，臨床上遇有寬 QRS 波的心搏過速，應立即取得十二導程心電圖。以下是鑑別診斷的四個條件包括：1.有無房室解離（AV dissociation）情形，一旦心電圖確認有房室解離即為 VT；2.QRS 波寬度大於 0.16 秒者 VT 的機率極高，至少觀察兩個以上導程的 QRS 波型以選擇最寬者；3.QRS 軸向位於右上象限（−90 度至±180 度）或右束枝阻滯（RBBB）合併心跳過速的病人偏左軸（−60 度至−90 度）或左束枝阻滯（LBBB）合併心跳過速的病人偏右軸（+120 度至±180 度）者為 VT；4.QRS 型態：觀察 V_1、V_2、V_6 的 QRS 波型（如表 18.2）。

心肌缺血之臨床心電圖監測

在重症單位的許多病人潛藏著心肌缺血的危機，尤以冠狀加護中心的病人為最，持續監測 ST 間段比起只單獨觀察病人的心跳或胸痛等臨床症狀，更能偵測出心肌缺血，心電圖呈現 ST 間段改變，表示為高危險群病人須接受進一步的治療，持續監測 ST 間段可以提供冠狀動脈疾病病人接受藥物或手術治療的參考。

一、冠狀動脈再阻塞的病理及發生率

容易發生冠狀動脈再阻塞的病人，包括：

表 18.2　VT 與 SVT with wide QRS 之鑑別診斷

VT 診斷條件名稱	心電圖變化				
1.房室解離	1.適用在心跳<190 次／分 2.在 V₁ 較容易看出解離的 P 波				
2.QRS 波的寬度 > 0.16 秒	1.適用在心跳<190 次／分 2.至少觀察兩個以上的導程，胸前導程有較寬的 QRS 波				

3.QRS 軸向	1.右上方象限：−90 度至 ±180 度 2.觀察 I，aVF 的 QRS 波型呈負向波	Lead I			
		Lead aVF			
		Axis	Normal (0°～90°)	Right (+90°～±180°)	Left (0°～−90°)	Northwest (−90°～±180°)

	1.觀察 V₁、V₂、V₆ 的波型	RBBB Type		LBBB Type	
		VT	SVT	VT	SVT
4.QRS 型態	V1 胸前第一導程	(1) 左耳高一點 R 波 (2) RS 或 QR 波 (3) 單一型態的 R 波	(1) rsR' (2) rR'	出現以下任一條件 (1) r 0.04 秒 (2) S 波向下凹陷 (3) QRS 至 S 波的最低點距離 >0.06 秒	出現以下任一條件 (1) r < 0.04 秒 (2) 直的 S 波 (3) QRS 至 S 波的最低點距離≤0.06 秒
	V₆ 胸前第六導程	(1) RS 波比 < 1 (2) 單一型態的 Q 波 (3) 有凹陷的 QS 波 (4) qR 波	(1) QRS，而 RS 比 > 1		

㈢接受冠狀動脈血管成型術的病人

在接受此治療後的 24～72 小時內有 7～40% 的機率會發生冠狀動脈再阻塞的情形，其原因是血小板及纖維蛋白（fibrin）聚集在血管成形處造成栓塞，或因血管張力素的釋放造成血管痙攣。

㈣接受血栓溶解劑治療的病人

在接受此治療後的 24 小時內，有 50% 的機率發生冠狀動脈再阻塞，72 小時內有 75% 的機率發生冠狀動脈再阻塞，原因是梗塞部位的血管存有不穩定性的殘留狹窄所致，而造反覆性的 ST 間段改變的原因，為反覆性的血管栓塞及痙攣。若心肌梗塞發作後出現反覆性心肌缺血的病人，其心電圖會有 ST 間段及 T 波的改變，但臨床不一定有症狀，與高死亡率有關。

㈤沉靜的心肌缺血（silent ischemia）

指心電圖有 ST 間段改變，但沒有心絞痛的症狀，冠狀動脈疾病病人中有 34% 的人存有 silent ischemia，而接受血栓溶解劑治療的病人有 16～33% 的人發生 silent ischemia，這樣的病人其預後並不理想。

二、ST 間段改變是心肌缺血的標示

造成 ST 間段在等電位偏移的原因，包括：冠狀動脈痙攣、急性栓塞、心肌氧之供應與需求不平衡，心肌缺血在心電圖的改變可以是 ST 間段上升（elevation）或下降（depression），ST 間段上升表示心肌缺血比 ST 間段下降時更嚴重，冠狀動脈阻塞造成 ST 間段上升，稱為原發性缺血（primary ischemia）；而 ST 間段下降表示心肌氧的供應與需求不平衡，稱為次發性的缺血（secondary ischemia），例如，心搏過速與高血壓會增加心肌氧的需求量。反應心肌缺血的心電圖導程會呈現 ST 間段上升，而位於心肌缺血相反位置的導程會呈現 ST 間段下降（reciprocal change）。

ST 間段改變是指在等電位（isoelectric line）上下偏移至少 1 mm，並持續一分鐘以上，而等電位是指每一個心臟週期的 TP 間段或 PR 間隔（圖 18.10），ST 間段的位置是在 Jpoint 後 0.06～0.08 秒。

三、造成 ST 間段改變的非缺血因素

有時 ST 間段改變的原因是來自心肌缺血以外的因素，在持續 ST 間段監測時必須要考慮這些因素，包括：電解質不正常（高血鉀及低血鎂）、束枝傳導阻滯、心室型節律器之波型、過度通氣、心包膜炎、低體溫、心室瘤、電極片與皮膚接觸不良、毛地黃藥物等因素，均會改變 ST 間段。

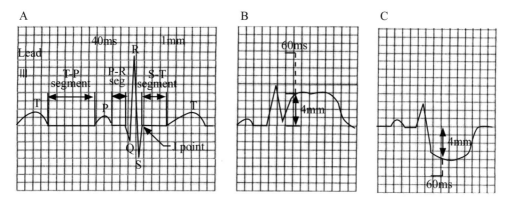

圖 18.10　ST 間段監測

註：A—正常波型；B—ST 間段上升；C—ST 間段下降。

四、ST 間段之臨床監測技術

目前較新的病床旁心電圖監視器都有 ST segment 的分析軟體，使用前確認病人心電圖的等電位，若是束枝傳導阻滯其 ST 間段的等電位須重新定位，並設定 J 點後的第 0.08 秒的位置為 ST 間段，並選擇能反應阻塞血管部位較敏感的導程，最好為合併幾個導程來監測，例如：V_2 及 V_3 最能反應左前降枝（LAD）阻塞的導程，II、III 及 aVF 是反應右冠狀動脈阻塞的導程，而反應左迴旋枝（circumflex）阻塞的導程為 III、V_2 及 V_5 導程。由於病床旁心電圖監視器無法同時開放兩個胸前導程的監測，心肌缺血的病人亦潛存有心律不整的危機，因此臨床仍是以 V_1 作為監測的第一優先導程，第二開啟的監測導程則視哪條冠狀動脈阻塞而定，例如：若為右冠狀動脈阻塞者，第二監測導程可以是 II、III、aVF 之任何一個導程；若是心肌前壁缺血者其 ST 間段上升在 V_2 及 V_3 最明顯，但是無法同時監測 V_2、V_3、V_1，故可選擇 ST 間段下降的導程來監測（下壁導程），如 II、III、aVF 之任何一個。

心律不整的臨床處理原則

心律不整可分為心搏過速及心搏過慢兩種，就這兩種心律不整的生理反應及處置予以簡述如下：

一、心搏過速（Fast-rate dysrhythmias）

㈠生理反應：1.增加心肌耗氧量（MVO_2）；2.舒張期減少，冠狀動脈的血流灌注減少；3.減少心室充填的時間，心輸出量減少。

㈡處理原則

  1.監測並記錄生命徵象及心電圖變化。

  2.維持有效的通氣與適當的氧合狀態，監測並維持血氧飽和度大於 95%。

  3.提供增加心肌氧氣輸送量的方法，例如維持心輸出量指數大於 2 mL/min/m^2、血色素大於 10 克、SaO$_2$ > 95%。

  4.提供減少心肌耗氧量的方法，例如：鎮靜劑或止痛劑的投予。

  5.若為心室上心律不整可施以迷走性刺激，如：carotid massage。

  6.若心室上心搏過速對迷走性刺激無效時，可依醫囑給予靜注 Adenosine 6～12 mg 或 Isoptine 2.5～5 mg 或 Digoxin 及 β-blockers；若為心室性心搏過速則給予 Lidocaine 1～1.5 mg/kg，最大劑量為 3 mg/kg。

  7.若血壓不穩對藥物反應不好時，協助醫師施以整流術（cardioversion），PSVT 與 AF 對低能量有效（50 j 開始），而 VT 及 Af 者從 100 j、200 j、300 j、360 j。

  8.監測並維持水分電解質及酸鹼度之平衡。

  9.監測對治療的反應。

二、心搏過慢（Slow-rate dysrhythmias）

㈠生理反應：心輸出量減少，進一步傷害心血管功能。

㈡處理原則

  1～4 步驟同上述。

  5.若血壓下降，依醫囑給予 Atropine 0.5～1 mg 或 Epinephrine 2～10 μg/kg/min。

  6.若為完全房室傳導阻滯可使用體外心律調節器。

  7.監測並維持水分電解質及酸鹼度之平衡。

  8.監測對治療的反應。

結論

  重症單位病床旁心電圖監測應能依病人個別性決定監測目的、正確貼放電極片位置、選擇適當的監測導程、能預測心律不整或心肌缺血的高危險群病人。於呈現心電圖不正常時，盡可能取得多個導程以及時記錄，並能依臨床狀況採取適當的治療。

學習評量

  1.請說明正確置放電極片的重要性。

  2.請說明改善病床旁心電圖監測的方法。

  3.請簡述判讀心電圖的步驟。

4.請說明鑑別診斷 VT 與心室上心搏過速合併奇異傳導的四種條件。

5.簡述心律不整的臨床處理原則。

參考文獻

Drew, B. J., Ide, B., & Sparacino, P. S. A. (1991). Accuracy of bedside electrocardiographic monitoring: A report on current practices of critical care nurses. *Heart & Lung*, *20*(6), 597-609.

Drew, B. J. (1991). Bedside electrocardiographic monitoring: state of the art for the 1990s. *Heart & Lung*, *20*(6), 611-623.

Mangiola, S., & Ritota, M. C. (1982). *Cardiac arrhythmias practical ECG interpretation* (2nd ed.) 臺北：華榮。

第十九章 置有主動脈內氣球幫浦病人之護理

學習目標

——研讀本章內容後，學習者應能達成下列目標：

1. 了解 IABP 的臨床適應症及禁忌症。

2. 了解 IABP 對生理的影響。

3. 了解 IABP 氣球充氣及放氣的時間選擇，並能確認正常的充氣放氣時間。

4. 了解脫離 IABP 的原則。

5. 對於置有 IABP 病人能提供適當的護理措施。

前言

主動脈內氣球幫浦（IABP）是一種機械性的裝置，提供對內科療法無效的心衰竭病人暫時的循環輔助。在降主動脈內置入一個含 40～60 毫升可收放的氣球並連接體外的機器，在心臟舒張期時充氣，藉以增加冠狀動脈的血流灌注；在心臟收縮之前放氣，藉以減少左心室工作負荷，用以改善心輸出量，使身體各器官能獲得適當的血流灌注。早在 1962 年 Moulopoulos 等人成功的使用 IABP 於心臟手術後病人呈現低心輸量，1968 年有人將 IABP 應用於心肌梗塞合併心因性休克病人，從此，IABP 在臨床的應用更廣。照顧置有 IABP 病人對加護中心的護理人員而言是一大挑戰，為了勝任這類病人的照顧，護理人員必須對 IABP 之相關生理知識有所了解，本章將介紹 IABP 的臨床適應症、心血管的生理影響、置入技術及護理重點。

適應症

一、對治療無反應的心因性休克或充血性心衰竭。

二、無法脫離體外心肺機循環。

三、不穩定型心絞痛。

四、急性二尖瓣逆流及心室中隔缺損。

五、低心輸出量症候群。

六、做為心臟移植前的準備。

七、對血栓溶解劑失敗。

八、三條冠狀動脈疾病或左冠狀動脈合併左心室功能缺損。

九、合併兩種以上高危險因子之病人（LEVF < 30%、Left main stenosis > 70%）於 CABG 手術前裝置 IABP。

禁忌症

一、主動脈瘤、主動脈瓣逆流。

二、嚴重周邊血管疾病。

三、凝血障礙。

四、不可逆的左心室損傷。

IABP 之設備及置入技術介紹

一、IABP 設備

㈠氣球（balloon）：為多氨基甲酸酯（polyurethane）的材質，體積從 30～60 mL 不等。

㈡雙腔式的導管：中央的部分是輸送導針及監測主動脈壓，周邊的管腔是輸送氣體。

㈢氦氣（helium）：為一低分子量，允許氣體在高流速下不會產生熱。

㈣主機體：可以同步監測病人的心電圖及動脈壓，以便調整充氣（inflate）及放氣（deflate）的時間（圖 19.1）。

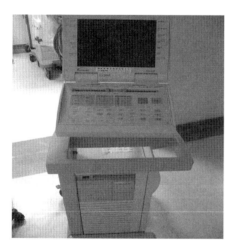 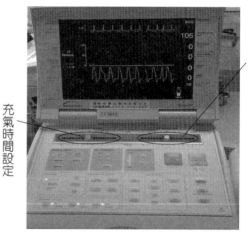

圖 19.1　IABP 機器

二、置入技術

㈠備妥用物（心導管盤、IABP catheter、肝素溶液、壓力轉換器）。

㈡可在病床邊執行逆向（retrograde）方式的導管置入（經左右股動脈），亦可在手術房執行前置（antegrade）方式的導管置入（經胸腔）。

㈢氣球導管頂端（tip）的位置在降主動脈距離左鎖骨下動脈出口兩公分處（圖 19.2）。

㈣主機體選擇最佳 R 波的導程，氣球充氣的時間（inflation）是在心電圖的 T 波尖端，放氣的時間（deflation）是在下一個 QRS 波之前。

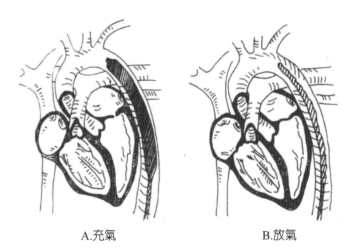

A.充氣 B.放氣

圖 19.2 主動脈內氣球經由股動脈置入，位於左鎖骨下動脈 2 公分處。A：於舒張期充氣
（inflate）；B：於收縮期放氣（deflate）

主動脈內氣球幫浦反脈動的生理影響（IABP counterpulsation）

一、冠狀動脈循環（Coronary circulatory）

在了解 IABP 對人體生理的影響之前，應先複習正常的冠狀動脈循環，心臟包含兩個幫浦（pumps）及左右心室，每分鐘由左心室搏出的血量有 5～6 L/min，是為心輸出量。前負荷（preload）與後負荷（afterload）是影響心臟輸出量的變項之一，前負荷是指心室在舒張末期的血液充填在心室的壓力，後負荷是指當收縮期搏出血量時，心室所對抗血管阻力（resistance）。左心室所面對的系統性阻力（systemic resistance）較大，右心室面對肺血管系統的阻力較低，冠狀動脈血流灌注是發生在心臟舒張。當左心室的收縮能力因心肌梗塞或其他原因而受損，心輸出量會下降，使血液囤積在左心室，造成左心室的前負荷增加，最後心肌被過度拉扯（overstretched）而影響心肌收縮力，冠狀動脈血流灌注因低心輸出量及心肌收縮乏力而下降。

二、主動脈內氣球幫浦反脈動的生理影響

㈠增加冠狀動脈血流灌注

其機轉有二：其一為當氣球在心舒張期充氣，可以提高舒張期的壓力（diastolic pressure）；另外，充氣的氣球將主動脈內的血液推向未阻塞的冠狀動脈及側枝循環，進而增加冠狀動脈血流灌注。所謂的反脈動（counterpulsation）的意思是指在心臟舒張時主動脈的壓力增加。

㈡減少心肌耗氧

　　在心臟處於等容積收縮（isovolumetric contractions）狀態，所有的瓣膜仍關閉，心室內壓力增加以便能打開主動脈瓣，此時的心肌耗氧量約占 90%，而 IABP 的氣球於等容積收縮之前幾秒放氣（deflation），使左心室的血液很容易的搏出，即減低左心室的後負荷，心輸出量改善，最後的生理效應是心肌的氧氣輸送量增加，而耗氧量減少（圖 19.3）。

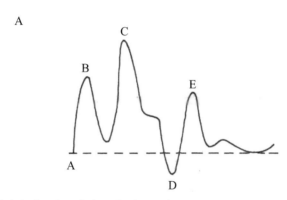

A：未輔助的主動脈舒張末期壓力（AEDP）
B：未輔助的收縮壓
C：輔助的舒張壓（DA）：舒張壓增加 5～15% 代表冠狀動脈血流灌注增加的部分
D：輔助的主動脈舒張末期壓力（AEDP）：減少 5～15 mmHg，代表後負荷減少
E：輔助的收縮壓：E 比 B 的收縮壓低代表左心室工作負荷小

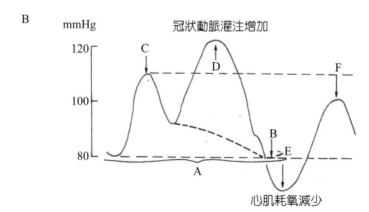

A：一個完整心週期
B：未輔助的主動脈舒張末期壓力（AEDP）
C：未輔助的收縮壓
D：輔助的舒張壓（DA）
E：輔助的主動脈舒張末期壓力（AEDP）

圖 19.3　IABP 正常的波型，輔助比例為 1：2

三、IABP 氣球充氣放氣的時間選擇（timing）

為了使主動脈內氣球幫浦反脈動有最佳的生理效應，適當的調整充氣與放氣的時間是非常的重要。

㈠充氣的時間（inflation）

應該與主動脈瓣關閉同步，即充氣（inflation）的時間發生在 dicrotic notch，若動脈壓的監測是從 IAB 導管的中央管腔監測，從主動脈瓣到左鎖骨下動脈之間會有 25 毫秒的延遲，若是從周邊動脈監測壓力，則有 60 毫秒的延遲，因此，充氣的時間在此時應提前。

㈡放氣的時間（deflation）

應該在下一個心收縮之前，即放氣的時間發生在心電圖上的 R 波。心電圖或動脈波型都可作為 IAB 氣球充氣及放氣時間的指引，如以動脈壓作為時間選定的指引，則病人的脈搏壓至少在 15 mmHg 以上，若以心電圖作為時間選定的指引，則病人的心跳最好不要超過 130 次 / 分。在調整時間時可為 1：2 的輔助以方便比較有無輔助的壓力。

脫離 IABP 的原則

IABP 置入越久，合併症就越多，當臨床病人的心臟功能、血液動力學穩定（沒有心絞痛、血管收縮劑減少用量等），即可進行脫離的步驟。

一、脫離的步驟

㈠以每兩小時逐漸減少輔助比例（assist ratio）或減少 IAB 氣球的容積，比例從 1：1 減少至 1：2 或 1：3 等。

㈡當降低輔助比例或減少 IAB 氣球的容積時，應該監測心輸出量及充填壓，確認心輸出量指數大於 2 L/min/m^2 時即可拔除 IAB 導管。

二、拔除 IAB 導管注意事項

㈠拔 IAB 管前一小時停止 Heparin 的滴注。

㈡將主機體的開關轉到 stand by 或關閉。

㈢使用 50mL 的空針持續以負壓的方式拔除導管，並讓少許動脈血噴出，防止血塊滯留。

㈣拔除導管後，徒手在股動脈處加壓至少 45 分鐘。

合併症

一、於插管過程恐有主動脈剝離及動脈穿孔。

二、於 IAB 留置期間可能發生肢體缺血，尤其是糖尿病或周邊血管疾病人者易發生。

三、有 1.4% 的病人發生感染及敗血症。

四、血小板減少症。

五、因動脈硬化的殘留物或血小板的聚集物將動脈栓塞。

六、氣球破裂。

七、拔除導管後可能發生血腫、假性動脈瘤、動靜脈瘻管。

護理措施

一、IAB 導管剛置入時每 30 分鐘測量生命徵象（HR、Bp、RR）及心電圖，直到穩定，改以每兩小時監測生命徵象。

二、至少每八小時監測血液動力學指標，如 CVP、PCWP 一次，每天至少監測心輸出量及系統性血管阻力。

三、每班評估並記錄病人意識狀態、四肢血流灌注，尤其是置入導管的患肢脈動。

四、維持適當的通氣與氧合：每班評估呼吸音，適時清除呼吸道分泌物，依病況提供適當的氧療法，每天監測動脈血氧分析值，維持 pH：7.35～7.45；$PaO_2 > 60$ mmHg；$PaCO_2$：35～45 mmHg。

五、協助病人採取舒適的姿勢，患肢盡量不要彎曲，床頭搖高角度勿超過 30～45 度。

六、至少每兩小時協助病人改變姿勢，教導病人執行患肢的等長運動。

七、每天追蹤胸部 X 光以確定 IAB 導管的位置是否於距左鎖骨下動脈兩公分處。

八、每班監測各器官功能（腸胃、腎臟），如腸蠕動、小便量等。

九、每天評估導管置入處的傷口，予以更換敷料，並注意有無滲血，注意凝血功能（PT、APTT 等）。

十、每班記錄 IABP 的輔助比例及充氣放氣時間，並能於波型上確認出不正常的充氣放氣時間。

十一、注意氣球破裂的徵象：在管路可見血液；舒張期的增加部分（augmentation）常消失。

十二、適時辨認出 IABP 的問題，通知醫師予以處理，圖 19.4～19.7 是各種異常的

IABP 波型，表 19.1 是各種問題及其處理方法。

結論

為了能勝任置有 IABP 患者的照顧，護理人員必須了解主動脈內氣球幫浦反脈動的生理影響及確認正常的波型。對於異常狀況亦能了解其處理方法。並注意防範合併症（肢體出血、感染、出血、動脈阻塞）的發生，以發揮 IABP 最大療效。

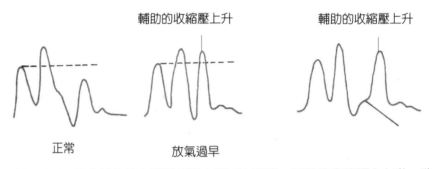

圖 19.4　放氣過早：圖中輔助的主動脈舒張末期壓力下降，輔助的收縮壓力上升，造成冠狀動脈血流灌注減少

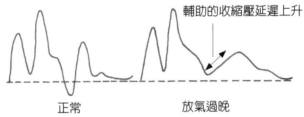

圖 19.5　放氣過晚：充氣狀態的氣球阻礙心室射出，導致左心室的工作負荷增加。圖中輔助的主動脈舒張末期壓力增加（AEDP），輔助的收縮壓（systole）延遲上升，造成前後負荷增加，減少心輸出量

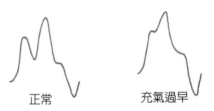

圖 19.6　充氣過早：主動脈瓣尚未關閉時，IAB 氣球充氣圖中，輔助的舒張壓落在前一個收縮期上，可能造成主動脈瓣被迫提前關閉，並導致左心室排空不完全。前負荷增加，心輸出量下降

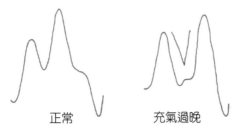
正常　　　　　充氣過晚

圖 19.7　充氣過晚：主動脈瓣關閉許久後，IAB 氣球才充氣。圖中 dicrotic notch 變寬，主動脈舒張期壓力輔助減少，造成冠狀動脈血流灌注減少

表 19.1　主動脈內氣球幫浦使用常出現的問題及其處置

問題	原因	處理
氣球過早放氣 （early deflate）	1. PVCs 2. Af 3. 誤將心房的 pacer spike 視為 R 波	1. 治療心律不整 2. (1)將時間的設定在常見的 R-R interval 　(2)使用藥物以矯正回實性節律 3. (1)選擇反向的 spike 的導程 　(2)改以動脈壓力來驅動
舒張期的輔助減少 （diastolic augmentation）	1. 心跳速速 2. 病人的血液灌注壓改善 3. 高制振波（overdamping） 4. 已到 IAB 氣球再充填的時間 5. IABP 導管向下移動	1. (1)提早充氣 　(2)減少輔助比例為 1：2，以便允許有時間充氣及放氣 2. 可以考慮脫離 IABP 3. (1)檢查管路系統是否有氣泡，或滲漏 　(2)沖一下管路，以確保管路是通暢 4. Q2h 充填氣球一次 5. (1)導管插入的患肢暫時不能動 　(2)注意病人有否腰痛、小便減少等腎動脈阻塞症狀 　(3)胸部 X 光檢查，確定位置 　(4)通知醫師，調整導管位置
所監測的壓力出現不正常的高收縮壓及低舒張壓	低制振波（underdamping）	1. 重新校正壓力轉換器 2. 確定導管系統密閉
左肢體動脈壓波型喪失或減少	IAB 導管向上移動，造成左鎖骨下動脈或頸動脈阻塞	1. 床頭放平 2. 監測左臂循環 3. 監測意識狀態 4. 通知醫師並照 CXR

（續）

導管插入的患肢脈動減弱	血栓或栓塞	1.監測肢體的脈搏顏色溫度，及趾頭的活動度 2.通知醫師準備拔除導管
導管內有液體凝聚	水珠在體外延長導管區小量尚不影響 IABP 功能	1.將開關轉到 stand by 2.將體外延長導管暫時鬆脫以排除水珠 3.30 秒內重新接回導管
輔助消失 （loss of augmentation）	1.體外延長導管折到或鬆脫 2.氣球漏氣	1.適當的置放延長導管並接緊連接處 2.若疑氣體栓塞，停止幫浦，並將病人姿勢擺成左側之垂頭仰臥式
導管內出現血液	氣球破裂	1.停止幫浦 2.通知醫師並準備立即拔除導管
主動脈剝離	插入導管的過程損傷主動脈	1.評估病人是否呈現下腹痛或背痛 2.監測腹圍是否增加 3.注意兩側肢體的血壓或脈搏是否不一樣 4.立即照張 CXR
無心電傳導	1.電極貼片鬆脫 2.心臟停止跳動	1.立即接回心電圖電極貼片 2.(1)CPR (2)可以動脈壓來驅動 IABP 或設在 internal，主要目的是防止血液凝固在氣球周圍

學習評量

1.簡述 IABP 置入的臨床適應症及禁忌症。

2.簡述 IABP 的生理影響。

3.簡述 IABP 留置患者的護理措施。

4.簡述對於 IAB 氣球早期放氣（early deflate）的可能原因及處理步驟。

5.簡述對於舒張期的輔助減少（diastolic augmentation）的可能原因及處理步驟。

參考文獻

Cadwell, C. A., & Quaal, S. J. (1996). Intra-Aortic Balloon Counterpulsation timing, *American Journal of Critical Care*, 5(4), 254-261.

Shoulder-Odom, B. (1991). Managing the challenge of IABP therapy, *Critical Care Nurse*, *11*(2), 60-77.

第二十章　去顫術與整流術

學習目標

——研讀本章內容後，學習者應能達成下列目標：

1.了解去顫術及整流術的適應症。

2.能正確操作去顫術及整流術。

前言

去顫術是於短時間內輸出大量的電流，使心肌暫時去極化，中止不規則心室撲動（VF），重建正常的電氣活動。加護中心病人發生致命心律不整（VF；沒有脈搏的VT）的機率不少，能即時施予整流術或去顫術，將可提高病人的存活率。醫護人員必須能迅速而正確的操作整流或去顫術。

早期施以去顫術的重要性

一、突發的心臟停止絕大部分的初始心電圖為心室纖維顫動（Vf）。

二、Vf的唯一有效治療是去顫術（electrical defibrillation）。

三、未治療的Vf於幾分鐘內就變成心電停止。

四、成功的去顫術明顯提高病人的存活率。一項研究，若能在2～4分內施以去顫術，病人存活率為30%。

去顫術治療的成功與否是看心肌的代謝狀況而定，若Vf的時間延長，心肌的代謝惡化，此時的去顫術通常無法將Vf轉變成正常電氣活動。

適應症

一、去顫術（defibrillation）的適應症為：

㈠無脈搏的心室性心搏過速（pulseless ventricular tachycardia）。

㈡心室纖維顫動（ventricular fibrillation）。

二、整流術（Cardioversion）的適應症為：

㈠心房纖維顫動（atrial fibrillation）。

㈡心房撲動（atrial flutter）。

㈢心室性心搏過速（VT）。

㈣陣發性心室上心搏過速。

影響電流量的因素

去顫術是指於短時間內輸出大量的電流以通過心臟，使心肌暫時去極化，中止不規則的心室搏動，重建正常的電氣活動。影響電流量大小的因素，包括所選擇的焦耳數（joules）及經胸壁的阻抗。而影響經胸壁的阻抗（transthoracic impedance）因素，包括：電擊板的大小、選擇的焦耳數、電擊板與皮膚接觸的物質、前一次去顫術的次數與

間隔時間、胸部的大小、施予胸部的壓力。一般而言，經胸腔阻抗為 70～80 歐姆。若阻抗太高則低能量的去顫術沒有足夠的電流通過心臟以完成去顫術。因此臨床上，去顫術治療失敗，可能與電流不足有關。為減少經胸壁的阻抗，建議如下：

㈠執行去顫術，應塗以潤滑膠（gel）或電擊膠片（defib pad）

㈡電擊板的大小為直徑 8.5～12 公分

大的電擊板阻力小，但太大的電擊板與胸部的接觸不好，使部分電流量流失而不經過心臟。

㈢電擊板的置放位置

電擊板的位置要能使最多的電流通過心肌。ACLS 建議的位置為：anterior-apex，前方的電擊板放在右鎖骨下方胸骨旁；而心尖的電擊板放在第五肋間與腋中線的交叉位置（圖 20.1）。對於置有永久性心臟節律器的病人，電擊板的位置不要靠近脈搏發生器即可，因為脈搏發生器（generator）會吸收從電擊板（paddles）傳輸的電流量，使去顫術的成功率降低；去顫術本身很少會引起永久性的 pacemaker 功能障礙，但在施予去顫術或整流術後要記得檢查激搏（pacing）及敏感（sensing）的閾值。

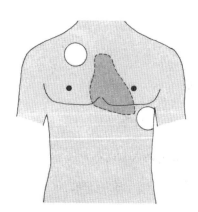

圖 20.1　去顫術或整流術電擊板的位置（anterior-apex），前方的電擊板放在右鎖骨下方胸骨旁，心尖的電擊板放在第五肋間與腋中線處

㈣去顫電擊治療（Electric Shock，ACLS 2010 版）

1.觀察中的病人，其發生 VF 到施予電擊間的時間應不超過三分鐘，且應在準備去顫器期間進行 CPR。

2.VF 經去顫電擊之後至少消失五秒，稱為有效電擊。雙向波高能量的電擊器（Biphasic defibrillator）就具有超過 90% 的電擊成功率。因此 VF 即有可能只需一次電擊即可消失。如果搭配有效的 CPR，病人的存活率會更為提高。

3.VF 及無脈 VT 的去顫電擊，改為一次，電擊焦耳數隨著電擊器的種類而有不

同，單相波機型給 360 J（Joules；焦耳）；雙相波機型給 200 J。如果無法取得雙相去顫器，單相去顫器也可以使用。醫護人員應為其各別波型使用製造商的建議能量劑量（120～200 J）。如果製造商的建議劑量不明確，可以考慮使用建議之最大劑量進行去顫。

4. 去顫電擊之後，不必忙著檢查脈搏，而應立即實施 CPR 壓胸－給氣（30：2），連續五個循環之後，再檢查脈搏（如果在院內或裝有心律監視器之單位，醫師可視情況，自行決定是否檢查脈搏或繼續 CPR）。

5. 兒童電擊的能量，無論是使用單向或雙向電擊器，其能量為 2 J/Kg，第二次之電擊增加為 2～4 J/Kg。

㈤同步電擊（cardioversion）

1. 心房顫動（Atrial fibrillation）：電擊建議的初次雙向（biphasic）能量劑量為 120～200 J。心房顫動電擊的初次單向（uniphasic）劑量為 200 J。

2. 心房撲動（Atrial flutter）：需要較少的能量；50～100 J 的初次能量（單向或雙向裝置皆同）。如果初次電擊失敗，醫護人員應以逐步方式增加劑量。

3. 心室性心搏過速（ventricular tachycardia）：成人穩定單形性 VT 對於使用 100 焦耳的初次能量單向或雙向波形（同步）電擊反應良好。

㈥操作者將電擊板（paddle）與電擊膠片緊密的結合，並施以壓力：以使電流能順利經胸壁通過心臟，以完成電擊。

胸前重擊的情況（Precordial Thump）

有研究顯示心室性心搏過速（VT）病人接受胸前重擊後，心律變為竇性節律，但胸前重擊很少能中止心室纖維顫動（Vf）。亦有研究顯示，若施予胸前重擊在 VT 病人，可能使 VT 變成 Vf 或心電停止的狀況。胸前重擊是屬於治療性措施分類的第 II b（未被證實療效，但可能有用）。只有在目擊心跳停止，同時病人無脈搏，電擊器尚未就位時才可施以胸前重擊。對於病人發生有脈搏的 VT，而電擊器及 pacemaker 立即能就位的情況，不可施以胸前重擊。因此在加護中心內更應謹慎使用胸前重擊。

去顫術的操作步驟

一旦確定要進行去顫術，其步驟為：

一、提供患者安全的環境，病人或施救者遠離水或金屬物。

二、將電擊膠片（defibrillator pads）貼在正確的位置上。

三、電源打開。

四、選擇適當的焦耳數；Vf 為 200 J。

五、按充電鍵（charge）。

六、確定電擊膠片的正確位置後，將電擊板放在電擊膠片上，平均施壓。

七、確定無人接觸病人，清場；擠壓（Ambu）者，暫時停止並退後。

八、按壓放電鍵（discharge）。

　　而整流術（cardioversion）的操作步驟大部分同「去顫術」，由於大部分的病人是意識清醒，因此執行整流術之前應給予鎮靜劑，以減輕其焦慮，並在貼電擊膠片（defib pads）之前先接上心電圖導線，並選擇適當的導程（Ⅱ）；於充電後，按「同步鍵」（synchronize）再行「放電」，則電擊器會自動偵測病人的 R 波與心室去極化同步放電，以達整流術的目的。

電擊後的護理

一、立即執行十二導程的心電圖。

二、持續監測生命徵象及意識變化。

三、給予病人及其家屬心理支持。

四、觀察合併症：

　　㈠心肌損傷：心電圖的 ST 間段會上升或下降。

　　㈡皮膚灼傷。

　　㈢竇房結衰竭。

結論

　　去顫術及同步整流術是高階心臟急救術 ACLS 的一部分，若要提升心臟停止病人之存活率，高品質且有效的急救術是非常重要。因此，醫護團隊每個成員均須接受 ACLS 訓練，並定期接受模擬情境演練。2010 年美國心臟協會（AHA）所修訂之 CPR 與 ECC 準則建議：當任何施救者目擊到院前心臟停止，且現場可以立即取得 AED，則施救者應以胸部按壓開始 CPR，並盡快使用 AED。並將 ABC 改為 C-A-B（壓胸－打開呼吸道－給予人工呼吸）。

學習評量

1.請簡述執行去顫術的適應症及其操作步驟。

2.請簡述執行整流術的適應症及其操作步驟。

3.請簡述電擊後的護理。

參考文獻

2010 AHA Guidelings for CPR & ECC. Retrieved from http://static.heart.org/eccguidelines/index. htm/

Cummins, R. O. et al. (1997) *Advanced Cardiac Life Support*. USA: American Heart Association.

第二十一章 接受心臟節律器治療病人的護理

學習目標

——研讀本章內容後，學習者應能達成下列目標：

1. 能評估使用心臟節律器的適應症。
2. 能辨認心臟節律器功能異常的心電圖波型。
3. 能正確操作非侵入性暫時體外節律器。
4. 對於接受心臟節律器治療的病人能提供適當的護理措施。

前言

　　臨床上某些因素（藥物、缺氧、電解質不平衡等）造成病人心搏過速或心搏過慢的情形時有所見，極快或極慢的心律將使心臟的血液灌流減少，心輸出量因而下降，影響全身器官血流灌注，將造成生命威脅。心臟節律器治療指給予心肌電刺激，以調節心臟的搏動速率，維持身體組織灌流，心臟節律器的使用為加護中心常見的治療，護理人員應了解心臟節律器的正確操作，辨認心臟節律器功能異常的心電圖及提供適當的護理措施。

心臟節律器的種類

　　心臟節律器經由電極將電刺激輸入心臟，引起心肌去極化而使心臟收縮。臨床上心臟節律器的種類很多，心臟節律器的命名是根據電極（electrodes）的位置及電刺激輸入心臟的路徑而命名，例如：經皮激搏系統（transcutaneous pacing system）是指電極貼於皮膚上，電刺激經由皮膚傳輸到心臟。再者，每一個激搏系統需要一個脈搏發生器（pulse generator），而此脈搏發生器可以是在病人體內或體外（external），若脈搏發生器放於體外，則稱為體外節律器（表 21.1）。

表 21.1　心臟節律器的種類

名稱	電極位置	脈搏發生器位置	同義詞
經皮膚心臟節律器（transcutaneous）	皮膚（前胸、後背）	體外	非侵入性體外節律器
經靜脈型（transvenous）	靜脈（導管的頂端置於右心室或右心房）	體外	暫時性經靜脈體外節律器 永久性經靜脈節律器
經胸腔型（transthoracic）	經由前胸壁到心臟	體外	經心肌的節律器（transmyocardial）
心包膜外型（epicardial）	心包膜（在心臟手術時將電極放在心包膜的表面）	體外或體內	
永久性的（permanent）	靜脈或心包膜	體內	植入性

適應症

一、緊急激搏的適應症（Emergent pacing）

㈠心搏過慢、合併血液動力學惡化（Class I）：包括完全房室傳導阻滯、有症狀的 2 度房室傳導阻滯、有症狀的病態竇性症候群、藥物引起的心搏過緩。臨床呈現血壓<80 mmHg，意識狀態改變、心絞痛、肺水腫。

㈡心搏過慢合併有逃脫節律 Class II a：對藥物治療無反應。

㈢對於難治療的心搏過速給予高驅力的激搏（overdrive pacing）（II b）：此項適應症只在特殊情況才用，如對藥物療法或整流術無效的心室上心搏過速或心室性心搏過速。

㈣心搏過慢心跳停止（Class II b）：節律器不常用在這類病人，如果要用，應盡早使用心臟節律器，例如：心跳一停止立即使用。

二、非緊急情況下使用心臟節律器

在急性心肌梗塞患者，預期可能會有以下情況（Class I）：

㈠有症狀的竇房結功能障礙。

㈡二度第二型的房室傳導阻滯。

㈢三度房室傳導阻滯。

㈣反復交替出現左、右束枝傳導阻滯或兩個束枝傳導阻滯。

註：

Class I ：治療措施為大家所接受，並證實有療效。

Class II a：治療措施被接受，大概有用。

Class II b：治療措施被接受，可能有用。

Class III：沒有適應症，可能有害。

三、禁忌症

㈠嚴重低溫為相對的禁忌症：這類病人新陳代謝率降低、低溫，其生理的代償反應為心搏過慢，故不宜使用心臟節律器來矯正心跳；另外，當核心溫度下降，容易造成心室纖維顫動，對去顫術無效。

㈡心跳停止超過 20 分鐘以上為相對禁忌症：心跳停止超過 20 分鐘，急救的成功率很低。

心臟節律器的配備

一、脈搏發生器（Pulse generator）（圖 21.1）

提供電刺激以維持特定的心律。脈搏發生器可以辨別病人的自發性心跳。

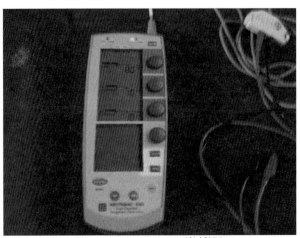

圖 21.1　pacemaker 激搏器

二、電極（Electrode）

㈠電極將病人的心律傳輸到脈搏發生器，並將電刺激由發生器傳到被激搏的心臟腔室。

㈡負極負責激搏；正極為地線。

㈢電極可分為雙極性（bipolar）及單極性（unipolar）。

　1.雙極的電極（bipolar）：負極在導線的頂端，正極距頂端 10 吋的位置，電流由發生器到位於心內膜的負極，再傳回到正極，以完成電氣迴路。雙極的電極與心內膜組織有較好的接觸，產生較短的釘狀波（spike）。

　2.單極的電極：經常作為永久性心臟節律器之用。只有負極可以同時感應及刺激電氣活動；正極在心臟外，產生較高的釘狀波（spike），感應病人自發性心跳的能力好。

三、心臟對電刺激的反應能力

㈠電壓量（voltage）：推動電子在電氣迴路移動的驅動力，單位為毫伏特（mV, millivolt）。

㈡電流（current）：在特定時間內，在電氣迴路移動的電子數量，單位為毫安培

（mA, milliampere）。

接受心臟節律器治療患者之護理

一、治療前用藥準備

㈠依醫囑準備所需之心臟節律器。

㈡測試脈搏發生器（pulse generator）功能，裝上電池後測試感應（sensing）及激搏（pacing）是否正常。

㈢將導線及延長線連接於脈搏發生器上。

㈣備妥電擊器在病床邊，以便緊急情況之用。

㈤備妥消毒用物及無菌包。

二、電極導管置入過程病人的準備

㈠向病人及家屬解釋及說明插入電極導管的目的。

㈡監測生命徵象作為緊急狀況之準備。

㈢依單位政策填妥同意書、皮膚準備。

㈣維持靜脈輸液管路通暢。

㈤協助選擇穿刺部位，如：鎖骨下靜脈、內頸靜脈、肱靜脈、股靜脈等。

㈥協助醫師將電極導管置入右心室，將電極導管近端處與連接脈搏發生器之導線相結合，打開電源。

㈦先測試激搏（pacing）及敏感（sensitivity）的閾值，再依閾值設定適當的 output 及 sensitivity 的數值。並確認正常的心臟節律器心電圖波型（圖 21.2），表 21.2 是激搏及敏感閾值的設定方法。

㈧插入處予以敷料覆蓋，將脈搏發生器固定妥善。

三、置入後病人的護理

㈠協助病人接受胸部 X 光檢查，以確定電極導管位置是否正確。

㈡置入後的前四小時內，每 30 分鐘評估病人的心律及心跳，直到穩定後，每兩小時評估即可。

㈢評估心臟節律器置入後病人的組織灌流是否改善：評估項目包括：意識程度、血壓及心臟節律、尿量、皮膚顏色及溫度、脈搏規律、心音及呼吸音。

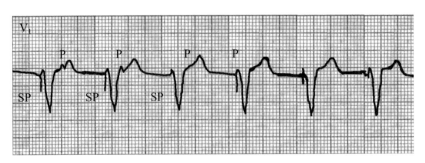

圖 21.2　心臟節律器之心電圖；SP 為釘狀波

資料來源：Cummins, R. O. et al. (1997). *Advanced Cardiac Life Support*. USA: American Heart
Association.

表 21.2　激搏及敏感閾值的設定方法

激搏閾值（pacing threshold）是指刺激心臟引起電氣反應（P 波或 QRS 波）的最少電流量（毫
安培；mA）。

激搏的閾值之設定：

1. 先確定每一個釘狀波（spike）後面是否跟著一個 QRS 波。
2. 將電量（mA）調小，直到看不到 spike 為止。
3. 將脈搏發生器上的速率（rate）調高比病人的心跳多 10 次，以出現激搏節律（pace
   rhythm）。
4. 緩慢的增加電量（mA）直到看見釘狀波後面跟著 QRS 波，這就是激搏的閾值，也就是引起
   心臟電氣反應的最低電量。
5. 將電量設定大於閾值 2～3 倍大的電量，即為適當的電流量。

敏感的閾值（sensitivity threshold）是指可以抑制節律器輸送電刺激所需的電壓量（mV）。敏感
性的數值越高表示越不敏感。敏感度越高（數值小）則節律器可能判讀外來刺激為病人的電氣
活動。敏感度越低（數值大），節律器不會感應病人自發性心跳，而以固定的速率激搏。

敏感的閾值之設定：

1. 將脈搏發生器上的速率（rate）調降比病人的心跳少 10 次，這時 pacemaker 的 pacing 燈消
   失，sensing 燈亮。
2. 以反時鐘方向緩慢地調整敏感鈕，直到 pacemaker 的 sensing 燈消失，而開始激搏，這是敏
   感性的閾值。
3. 將敏感度設定比閾值更靈敏的程度（2～3 倍敏感），通常在 3～5 mV。

㈣保護病人免於受傷

1. 假如激搏電極導線（pacing wire）未連接在脈搏發生器時，應將電極導線用手
   套包住。
2. 保持導管置入處之敷料乾燥。

3.確定電極器備在病床旁。

4.當病人需接受去顫術或整流術時，要將 pacemaker 電源關掉。

5.確定電池使用的有效期，記錄更換電池的日期時間於發生器背後。

6.確認脈搏發生器上的 rate、output、sensitivity 設定與醫囑同，並記錄各項設定數值。為防止設定不小心被更改，可以將這些設定鎖住。

㈤每天監測電解質：K^+ 濃度改變會影響閾值。

㈥精神上的支持。

㈦預防合併症的發生，常見合併症包括：

1.心律不整：因放入電極導管時引起心室興奮。

2.血栓靜脈炎：刺激靜脈入口，造成血流阻塞及栓塞。

3.氣胸：COPD 病人其氣胸的發生機率高。

4.感染。

5.心包填塞：電極導管太硬時引起心室穿孔。

6.心臟穿孔。

㈧能確認心臟節律器功能異常的心電圖，並處理之。

1.未能激搏（failure to pace）（圖 21.3）：心電圖顯示沒有釘狀波（spike）的出現或釘狀波一直連續出現。可能因脈搏發生器功能不正常或未與病人連接。

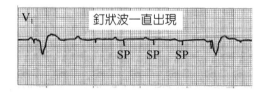

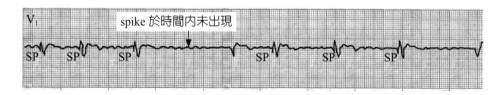

圖 21.3　未能激搏（failure to pace）。釘狀波（spike）於時間內未出現或釘狀波一直出現；SP 為釘狀波

資料來源：Cummins, R. O. et al. (1997). *Advanced Cardiac Life Support*. USA: American Heart Association.

處理措施：

⑴確定脈搏發生器的 pacing 或 sensing 的指示燈是否有亮？檢查病人端的電極導線與脈搏發生器的電線是否連接？連接處是否鬆脫或斷裂？

⑵脈搏發生器的電源是否開啟？如果電源已開啟指示燈仍未亮時，更換電池，若仍未亮，則更換脈搏發生器。

⑶節律器是否激搏太快？檢查設定是否正確？如果設定正確但仍激搏太快則更換脈搏發生器。

2. 未能捕獲（failure to capture）（圖 21.4）：心電圖顯示釘狀波（spike）後面沒有跟著 QRS 波，可能因心肌缺氧、電解質不平衡（K^+ 或 Mg^{2+}）、酸血症等情形改變激搏的閾值（pacing threshold）；此外，電極的位置移位、心肌纖維化等，亦會造成「未能捕獲」的情形。

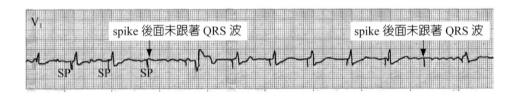

圖 21.4　未能捕獲（failure to capture）。釘狀波（spike）後面未跟著 QRS 波

資料來源：Cummins, R. O. et al. (1997). *Advanced Cardiac Life Support*. USA: American Heart Association.

處理措施：

⑴病情是否有改變？如果是通知醫師並重新設定新數值。

⑵心臟節律器的設定是否改變？

⑶如果前述的方法無效時，請再仔細檢查所有的電線連接處是否完好，慢慢增加電量（mA），將病人左側躺後右側躺，將脈搏發生器的兩條導線互調，胸部 X 光檢查以確定電極位置。

3. 未能感應（failure to sense）（圖 21.5）：心電圖顯示釘狀波（spike）出現在不正常的位置（例如：R 波或 T 波上），由於未能感應病人的自發性心跳，節律器激搏在 T 波上，易導致心室性心搏過速。過度感應時會誤認外在刺激為 QRS 波而不激搏；不感應則可能在心臟週期任何地方激搏。

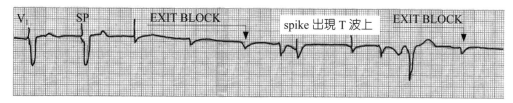

圖 21.5　未能感應（failure to sense）。釘狀波（spike）出現在不正常的位置（T 波）

資料來源：Cummins, R. O. et al. (1997). *Advanced Cardiac Life Support*. USA: American Heart Association.

處理措施：

⑴節律器為不感應或過度感應？如果是不感應，將敏感鈕（sensitivity）調到最右邊（最敏感）；如果過度敏感，則將鈕調向左調整。

⑵室內是否有干擾電氣活動的東西，並移除。

非侵入性暫時的體外節律器（Noninvasive Temporary Pacemaker, TCP）

非侵入性暫時的體外節律器又稱為經皮膚型的激搏法（transcutaneous pacing），1986 年成人高級心臟救命術標準 ACLS 推薦非侵入性體外節律器為治療對 Atropine 無反應之心搏過慢或心電停止的第一治療。由於它不需穿刺靜脈，只要將兩片電極貼片貼於前胸及後背，以低量的焦耳數輸出電刺激，此電刺激經過胸壁引起心肌去極化及收縮，以維持病人適當的心律。此種非侵入性體外節律器操作方便、不費時，目前已成為加護中心必備的儀器之一（圖 21.6）。

一、適應症

㈠對 Atropine 無反應的心搏過慢。

㈡有症狀的二度第二型的房室傳導阻滯、完全房室傳導阻滯。

㈢在等待置入永久性心臟節律器前用以維持病人心律。

二、病人的準備

㈠向病人解釋電極貼片會造成胸部抽動的感覺，若無法忍受這種感覺，可以給予藥物（鎮靜劑）來緩解。

㈡確定病人的皮膚是清潔及乾燥的，這樣電極貼片與皮膚的接觸較好。

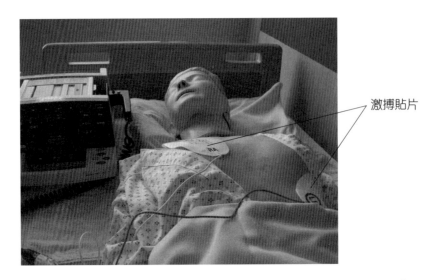

激搏貼片

圖 21.6　非侵入性暫時體外節律器（經皮激搏 transcutaneous pacing）

㈢將正極的電極貼片貼在背部左側肩胛骨下方；將負極的電極貼片貼在胸部 V_2～V_5 的位置；女性患者，將電極貼片置於乳房之下，勿置於橫膈處。兩片電極貼片是與心臟同水平，將心臟像「三明治」的方式夾住。這樣的貼法，距心臟最近。

㈣若因某些因素（背部有傷口等）無法將電極貼片貼於背後時，可以將正極的貼片移到胸前右鎖骨中線下方，而負極的貼片位置維持不變。

㈤電極貼片貼好後，將貼片導線與機器連接。

三、機器操作

㈠依操作手冊執行，將電源打開。

㈡選擇 R wave 較明顯的導程，通常是第 II 肢導程。

㈢依醫囑視病人情況設定適當的 output 數值（毫安培）及心跳數（至少大於 60 次／分）；毫安培（mA）大小的設定是以心電圖呈現釘狀波（spike）後面緊接著大小適中的 QRS 波為原則。

㈣選擇激搏的型態為需求型（Demand mode）（目前有些機器已內設定為 Demand mode，不需再選擇）。

㈤按 start 鍵，以啟動激搏 pacing。

四、護理措施同侵入性心臟節律器

結論

　　對於接受心臟節律器治療的病人，護理人員應了解心臟節律器的正確操作，並能辨認心臟節律器功能異常的心電圖，例如，未能激搏等，以便提供適當的護理措施。

學習評量

　　1.請簡述心臟節律器使用的適應症。
　　2.請簡述心臟節律器功能障礙時的心電圖變化及處理方法。
　　3.請簡述接受心臟節律器治療患者的護理措施。

參考文獻

Appel-Hardin, S. (1993). The role of the critical care nurse in noninvasive temporary pacing. *Critical Care Nurse, 12*(3), 10-16.

Cummins, R. O. et al. (1997). *Advanced Cardiac Life Support*. American Heart Association.

Hall, J. B., Schmidt, G. A., & Wood, L. D. H. (1992). *Principles of Critical Care*. McGraw-Hill: New York.

第二十二章　使用 ECMO 病人的護理

學習目標

—— 研讀本章內容後，學習者應能達成下列目標：

1. 能說出使用 ECMO 治療的適應症。

2. 了解 ECMO 的治療目的。

3. 了解 ECMO 的接管型態。

4. 能說出 ECMO 治療在血液動力學、心輸出量、液體平衡上有哪些改變，而其照護原則為何。

5. 能說出 ECMO 治療在氣體交換、凝血功能、免疫功能上有哪些改變，而其照護原則為何。

6. 描述 ECMO 脫離的過程。

前言

　　開心手術應用體外循環系統（extracorporeal membrane oxygenator, ECMO）是始於 1950 年代，而 ECMO 首次應用於治療新生兒及成人呼吸窘迫症候群是在 1970 年代。ECMO 又稱為體外循環生命支持系統（extracorporeal life support, ECLS）。ECLS 的組織（extracorporeal life support organization, ECLSO）於 1989 年成立，來自國際的 65 個區域向 ECLSO 辦理註冊，並報告 ECMO 的治療結果，直到 1996 年才把 ECLSO 資料庫的 1,106 位個案之治療結果做統計分析，所得結果是：新生兒存活率是 80%、小兒存活率是 59%、成人存活率是 61%、治療心臟疾病的存活率是 41%。當然病人是否存活亦受原來疾病的診斷、臨床情況、疾病的合併症和疾病的嚴重度所影響。

　　ECMO 應用於治療廣泛性的心臟和呼吸衰竭，是一種高科技，及為加強照護的治療方式，它兼具了體外循環和抗凝血治療的危險性，如何對出血、心包膜填塞做最快的判斷及處置、管路的感染管制，以及協助病人的家屬渡過此危險期，是有賴於護理人員接受病人的挑戰，給予最專業的護理照顧。

使用 ECMO 之適應症

　　除了於外科手術或外傷後 24 小時內、頭部外傷致顱內出血 72 小時內、年齡大於 65 歲、病人長期使用呼吸器超過 10～14 天、曾經或現有的心跳停止、長期的休克產生神經損傷、惡性腫瘤轉移的病人、出生後短期內的窒息，以及不可恢復的多器官衰竭等，為不適合導入 ECMO 之治療外，符合下列情況可以應用 ECMO 系統來暫時輔助心臟或肺臟功能。

一、新生兒

　　新生兒因吸入性肺炎、敗血症、呼吸窘迫症候群，或先天性橫膈膜疝氣所致的持續性肺高壓，產生酸中毒的結果使肺血管床的壓力更加升高，引起分流，使肺組織灌流不足，加重低血氧症。基於此，導入 ECMO，其可以將大部分流入肺的血液引流出來，因而放鬆肺血管，降低肺動脈壓，排除分流，解決了酸中毒和低血氧症，減少肺實質的損傷或產生肺纖維化。

二、兒科病人

　　兒科病人產生呼吸衰竭的原因有：細菌性、病毒的感染；吸入性、外傷和休克或多器官衰竭所引起的肺水腫。大部分的小兒科或成人急性呼吸衰竭因較高的氣道壓力會產生肺功能不良和纖維化，要高氧濃度才能滿足換氣和氧合之需要，而產生肺實質變

化。這些醫源性的狀況可能造成肺實質的不可恢復，除非是交替使用 ECMO 治療，然而在肺部可恢復的狀況下，及早治療是相當重要的。

三、心臟疾病人者

　　當心臟疾病人者接受最大的治療而血液動力學仍呈現不穩定、酸中毒、尿量減少時，可以考慮給予 ECMO 之治療。ECMO 常應用於心臟手術重建後，造成左心室衰竭合併肺高壓，而此肺高壓是可以回復的。心臟手術後暫時性左心室功能喪失（stunned heart）、可回復的心肌病變（例如，心肌炎、冠狀動脈暫時痙攣）、先天性心臟疾病手術重建後心輸出量不足（確定心臟手術本身無問題），造成單側或雙側心臟衰竭，或為準備心臟移植的橋梁。

ECMO 接管的型態

　　一般而言，ECMO 接管的型態可分：1.V-A ECMO（venoarterial ECMO）：一導管由右側頸靜脈（或腸骨靜脈、股靜脈）插入至右心房，將血液引流至體外循環機，經氧合器行氣體交換及排除二氧化碳；另一導管由右側頸動脈（或股動脈）插入至主動脈與頸動脈交界處，將已加溫的體外循環血送至全身（見圖 22.1）。V-A ECMO 可以維持 40～80% 的心輸出量。2.V-V ECMO（venovenous ECMO）：一導管經由內頸靜脈插入，將血液引流至體外循環機，經氧合器排除二氧化碳；另一導管插入至股靜脈將已加溫的體外循環血送回到右心房經右心室、肺動脈到肺部（見圖 22.2）。V-V ECMO 可以暫代肺臟工作，清除二氧化碳及輸送氧氣。

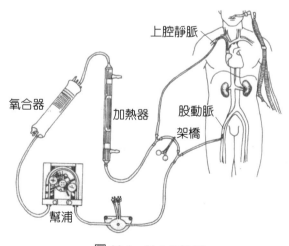

圖 22.1　V-A ECMO

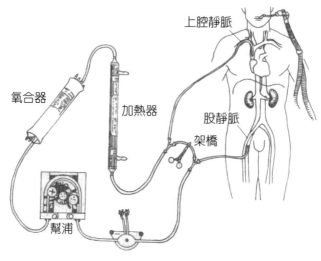

圖 22.2　V-V ECMO

ECMO 系統的設備

一、主機

含 1.可調整轉速（pump speed），依機型之不同而有所不同； 2.調整血流量：V-A：80～100 mL/kg/min 或 V-V：100～120 mL/kg/min； 3.警告系統。

二、血液幫浦

分為離心式及滾輪式兩種，各有優缺點，滾輪式幫浦在管路上具有一個控制供電的安全裝置——血囊，靜脈血液持續引流進入血囊時，血液幫浦繼續轉動，一旦靜脈引流不足，血囊無法充血，電源自動停止供電，避免滾輪幫浦繼續轉動，靜脈管路形成巨大負壓造成損害。離心式幫浦的原理是利用血液在密閉圓錐容器內旋轉產生的離心力將血液打出，圓錐容器圓心部分為負壓可將血液吸入。兩者相比，滾輪式幫浦較適合長期使用，小兒使用時可做較小流量的調節。但是如果管線阻塞扭曲，管道內壓力會急遽增加甚至崩裂，照顧上須相當注意。離心式幫浦安全性較高，氣體在幫浦內時，會集中在中心處，不易造成氣體栓塞；離心式幫浦之血流量是轉速－阻力依賴型，若管路阻塞壓力升高時，血流量會減少，但管線不至崩脫。使用方便性上，離心式幫浦靠負壓吸引靜脈血，但滾輪式幫浦全憑重力把血液引流至裝置中，因此常需將病床升高一公尺以上。

三、水箱

體外循環因散熱快需要加溫以保持溫度，一般勿超過 42°C。

四、導管

依病人狀況而定，選擇靜脈導管是愈大愈好，使血液引流好，減少紅血球破壞；動脈導管依病人血管大小而定，一般只插入股動脈，不需要延至動脈分枝處，避免下肢循環不良或阻塞。

五、氧氣流量表

連接中央氧氣出口。

六、管線及接頭

管線長短依病人當時情況而定，盡量避免不必要的接頭，接頭愈少紅血球破壞情形愈可以減少。若需要加上血液透析（HD），或持續性動（靜）脈血液過濾（CAVH、CVVH）治療需要接上再循環導管。

七、血流幫浦

連接驅動器。

八、血流感應器

連接血流傳導器。

九、氧合器

是一種膜性空心纖維氧合器，連接氧氣接口，氧氣由上注入經空心纖維中間，與在空心纖維外的血液作氣體交換及清除二氧化碳。

有微孔膜氧合器（microporous membrane oxygenator）和矽膜氧合器（silicone）兩種。微孔膜氧合器氣體交換效率較高，安裝較快。新型微孔膜氧合器具有肝素鍵結表面，可減少血栓形成，臨床使用上較為方便。矽膜氧合器的膜較厚，沒有血漿滲漏的問題，可使用較久，但無肝素鍵結表面之處理，因此需使用較多抗凝血劑。

十、監測器

含 1.溫度監測器：插在氧合器上監測溫度；2.血氧飽和度監測器：持續監測動脈血氧飽和度（SaO_2）、混合靜脈血氧飽和度（$S\bar{v}O_2$）、血紅素、血比容，可以減少醫護

人員不必要的抽血；3.壓力偵測器：前壓力是測量由右心房引流出血液的壓力，負壓不超過 -30 mmHg，壓力過高易造成溶血；後壓力是測量動脈導管上回體內的壓力，正壓不超過 300 mmHg，壓力過高易造成溶血。

使用 ECMO 病人的護理

　　照顧裝置 ECMO 病人是一項艱鉅且錯綜複雜的工作，而此工作需要一組具有專業技術的人員合作無間，成組人員包括：醫師、護理人員、體外循環灌注師或 ECMO 技術人員、呼吸治療師、營養師、藥師和社會工作者。

　　病人接受 ECMO 的治療時，護理人員執行的護理活動是直接觀察相關的監視參數、偵測器的改變、預防合併症和維持功能。

一、血液動力學的改變

　　由於病人在血液動力學不穩定的狀況下接受 ECMO 的治療。使用 V-A ECMO 基本上是透過非搏動性血流對心臟提供幫助，平均動脈壓可以作為給予強心劑膠質溶液和評估鎮靜劑治療的參考。就新生兒而言，平均動脈壓維持在 45～60 mmHg，而小兒科或成人依年齡而定，通常平均動脈壓是超過 60 mmHg，才能維持腦部和其他器官足夠的血液灌流。發生低血壓時，護理人員依醫囑給予持續靜脈滴注血管收縮劑，或強心劑、膠質溶液，觀察動脈壓、肺動脈壓、肺動脈微血管楔壓，了解治療的效果，當血壓穩定後才將血管收縮劑漸漸停止使用。

二、氣體交換障礙

　　裝有 ECMO 的病人同時仍插有氣管內插管並連接呼吸器，所以為了避免使用呼吸器產生氣胸，維持或促進肺的順應性和提供適當的氧合冠狀動脈，所以呼吸器的基本設定是：1.最高的吸氣壓力 / 吐氣末期陽壓：25/5 cmH$_2$O；2.氧氣吸入濃度：40%；3.呼吸次數：10 次 / 分；4.吸氣時間：1 秒；5.潮氣容積：5～7 mL/kg。

　　肺部的照顧，包括：例行胸部 X 光、評估呼吸音、每 3～4 小時給予抽痰，但視病人的情況必要時做調整，抽痰前先行擠壓呼吸甦醒球（Ambu bag）。胸腔物理治療並不鼓勵杯狀扣擊，除非是血小板維持至少在 150,000/cumm。

　　例行監測動脈血液氣體分析，V-A ECMO 者 pH 維持在 7.35～7.45，動脈血氧飽和度大於 95%。若要矯正低動脈血氧飽和度和低的動脈氧分壓，則需增加 ECMO 的血流量，或是 ECMO 的氧合器可能有血液凝固產生血漿滲漏使氣體交換變差，則必須考慮更換氧合器。

三、心輸出量的改變

ECMO 代替心臟幫浦的功能，所以動脈壓力的波型是平坦的，而形成平均動脈壓，故在監視器上以心電圖的節律來確定心臟的功能。在 ECMO 的輔助下可由皮膚顏色、體溫、周邊脈搏搏動、微血管充填時間、尿量、意識程度和混合靜脈血氧飽和度來評估組織灌流。因為 ECMO 系統可以 100% 取代心輸出量，所以支持心輸出量的血管收縮劑在病人情況穩定後先暫停，且在 ECMO 脫離後才需要給予低劑量，而降低後負荷的血管擴張劑（例如，Nitroprusside）同時可能也需要持續滴注或使用主動脈內氣球幫浦（Intra Aortic Balloon Pump, IABP）。

四、液體平衡的改變

接受 ECMO 治療的病人，特別是支持心臟功能，往往在治療前就已經有腎組織灌流的問題，所以加護單位的護理人員必須小心觀察病人的尿量，依醫囑補充液體或給予利尿劑治療，改善腎組織灌流。如果血液尿素氮、肌氨酸酐持續上升，必須會診腎臟科醫師，安排再循環導管做血液透析或持續性動（靜）靜脈血液過濾。

五、凝血功能的改變

為了降低 ECMO 管路血液凝固的形成，所以肝素 25,000 U 溶於 0.9% NS 250 mL 依醫囑給予，每小時監測 ACT（activated clotting time），維持 ACT 在 180～200 秒，但仍需視病人的情況而定。常見失血來自於導管置入處、胸管、胸或腹部的切口，經評估確立出血導致液體容積不足需補充膠質溶液、濃縮紅血球、血小板。膠質溶液可以維持適當的血壓和血比容大於 35%，濃縮紅血球可由 ECMO 管路輸注，輸注的速度視病人的血壓而定，因為血小板會凝集在氧合器的膜上，而降低氧合器氣體交換的功能，所以血小板可以由中央靜脈或周邊管路輸注。

六、免疫功能的改變

當血流經過 ECMO 的管路時，血小板凝集在管路而活化補體、白血球，產生發炎反應，改變免疫的功能。為了預防感染應嚴格執行無菌技術，在換藥、更換侵入性管路時應戴上口罩和手套。由 ECMO 抽血或輸血前以 Povidone-iodine 和 Alcohol 先行消毒。每天例行做血液、尿液和痰的培養，檢查白血球計數和分類。依醫囑投予預防性的抗生素，主要是能防止葡萄球菌的感染，並評估治療的效果及觀察所有管路、接管處、傷口切開處等發炎的徵象。

七、代謝的改變

病人處於高代謝狀態，及早給予鼻胃管灌食或腸道外營養給液，降低身體處於異化狀態。

八、皮膚完整性的改變

病人因使用 ECMO 使其活動受限制，或打了肌肉鬆弛劑而無法自主活動，而產生周邊嚴重的水腫，為避免皮膚完整性受損，必須保持皮膚的清潔乾燥，最好是給予睡脂肪墊或氣墊床，以降低皮膚受壓。預防關節攣縮，應定期（每 8 小時）給予被動關節活動。此外提供適當的營養素和熱量的攝取，以增加免疫力促進傷口的癒合。

九、舒適情形的改變

使用 ECMO 的病人是需要給予鎮靜劑及疼痛控制治療。持續靜脈滴注 Fentanyl 或 Morphine 可以達到止痛目的。可以靜脈注射或是低劑量持續靜脈滴注 Midazolam（例如 Dormicum）產生鎮靜和健忘，減少不適感。病人有腦部出血的可能性或使用鎮靜劑而影響意識狀況，所以每班必須至少 2～4 小時執行神經學檢查。

十、管路意外滑脫

管路可能會鬆脫，所以應每小時檢查管路的位置。ECMO 系統的功能失常（failure），必須做緊急處理：一隻止血鉗夾住靜脈端管路（出口），另一隻止血鉗夾住動脈端（回流）管路，然後把呼吸器調到對病人最大幫助的呼吸型態。

十一、不斷電電源改變

ECMO 機器要連接在不斷電電源，若斷電則要連接緊急備用電源或啟動手搖機發電，確保機器正常運轉。

十二、家屬應變能力的改變

當家屬病人因疾病因素而必須讓病人接受 ECMO 的輔助治療，尤其是他們看到病人身上的 ECMO 管路、身上插管管路的傷口或胸管有大量出血，必須時時準備新鮮的血來補充，他們所面臨的壓力是相當大的，所以醫護人員在肩負此項治療的極大挑戰之外，也要敏銳觀察病人家屬的需要，簡單地向他們解釋 ECMO 的基本設備及治療目的，主動提供病人目前疾病進展的訊息，且對他們所提出的問題能不厭其煩地回答，以鼓勵他們說出內心的害怕、感受及所關心的事情，紓解其內在的壓力。安排家屬訪視病

人，彈性調整探訪時間，教導他們如何接觸病人，在適當的情況下鼓勵他們參與照顧病人（例如，擦澡、翻身）。

由於 ECMO 是一項高額的醫療設備，過去健康保險制度未給付的情況下，病人及家屬必須負擔此項龐大的醫療費用，而民國 93 年雖然已可由健保給付一套的費用（含管路及氧合器），但醫護人員於評估其家庭經濟能力時，可知會社工人員協助處理，尋找資源，以減輕經濟負擔。

ECMO 的脫離

ECMO 的脫離依治療目的，當病人的肺部情況逐漸恢復，胸部 X 光片清晰，吸入氧氣濃度小於 40%，動脈血氧氣體分析呈現正常範圍，或心臟能負荷原本需要 ECMO 打至全身的血量，心跳、血壓維持穩定，混合靜脈血氧飽和度維持在 65～80%，可以把 ECMO 的血液流速逐漸調下降至 20～30 mL/kg，用止血鉗夾住 ECMO 的管路，經過持續 2～6 小時的觀察，假如病人仍能維持穩定的生命徵象、血液動力學及可接受的動脈血氧氣體分析，即可將 ECMO 脫離。ECMO 脫離後必須持續監測病人生命徵象、血液動力學，以及動脈血氧氣體分析的變化。拔管後 Heparin 停止給予，並評估拔管後的傷口是否有出血現象，通常於拔管後會給予血小板 2U 輸注。ECMO 脫離後的護理同一般重症病人的照顧原則。

結論

ECMO 於臨床上可能是被應用於當某些病人在任何心肺治療皆無法達到治療目的時用來維持生命。若能及早確定病人疾病的嚴重度，在疾病的初期便開始使用，是可以預防不可恢復的合併症發生。

ECMO 的治療需要一組有經驗的醫師、護理人員、體外循環灌注師參與病人的照顧，提供病人完全的生命支持。ECMO 成組人員持續的評估病人的狀況和治療病人，及早發現合併症，並處理緊急狀況把危險性降到最低，以爭取病人存活的機會。

學習評量

1. 簡述使用 ECMO 治療的適應症。
2. 簡述 ECMO 治療在血液動力學、心輸出量、液體平衡上有哪些改變？其照護原則為何？
3. 簡述 ECMO 治療在氣體交換、凝血功能、免疫功能上有哪些改變？其照護原則為何？
4. 簡述 ECMO 脫離的過程。

參考文獻

Becker, J. A., Short, B. L., & Martin, G. R. (1998). Cardiovascular complications adversely affect survival during extracorporeal membrane oxygenation. *Critical Care Medicine, 26*(9), 1582-1586.

Caron, E. A., & Hamblet-Berland, J. L. (1997). Extracorporeal membrane oxygenation. *Nursing Clinics of North American, 32*(1). 125-137.

Firmin, R. K., Peek, G. J., & Sosnowski, A. W. (1996). Role of extracorporeal membrane oxygenation. *The Lancet, 348*(9030), 824.

Kristine, J. P., & Mary-Michael, B. (1990). Extracorporeal membrane oxygenation in adults, *Focus on Critical Care, 17*(1), 41-49.

Lowrie, L., & Blumer, J. L. (1998). Extracorporeal membrane oxygenation: are more descriptions needed? *Critical Care Medicine, 26*(9), 1484-1486.

Mansfield, R. T., & Parker, M. M. (1996). Cerebral autoregulation during venovenous extracorporeal membrane oxygenation. *Critical Care Medicine, 24*(12). 1945-1946.

Sharma, R., & Khilnani, P. (2017). Common problems and troubleshooting on ECMO run. *Journal of Pediatric Critical Care, 4*(2), 76-81.

Suddaby, E. C., & O'Brien, A. M. (1993). ECMO for cardiac support in children. *Heart & Lung, 22*(50), 401-407.

Wetmore, N. E., Bartlett, R. H., Gazzaniga, A. B., & Haiduc, N. J. (1979). Extracorporeal membrane oxygenation (ECMO): a team approach in critical care and life support research. *Heart & Lung, 8*(2), 288-294.

Yao, H., Samoukovic, G., Farias, E., Cimone, S., Churchill-Smith, M., & Jayaraman, D. (2019). Safety and flight considerations for mechanical circulatory support devices during air medical transport and evacuation: A systematic narrative review of the literature. *Air Medical Journal, 38*(2), 106-114.

第二十三章 休克病人護理

學習目標

——研讀本章內容後，學習者應能達成下列目標：

1.了解休克的定義。

2.了解休克的種類及病理生理機轉。

3.了解休克的臨床分期。

4.了解休克的治療。

5.了解休克病人的護理原則。

前言

　　休克是種非常嚴重的疾病症候群，會影響每個器官，它不僅是血壓下降的問題，而且是組織灌流不足（inadequate tissue perfusion）的問題。加護中心的病人為休克的高危險群，一旦發生休克，影響的層面很廣，可能進展為多重器官衰竭，其死亡率非常高。臨床上，如何確認休克的型態、原因、症狀，及提供適當的治療及護理是很重要的。本章內容將介紹休克的定義、種類、症狀、治療及護理。

休克的定義

　　身體組織血流減少的一種複雜症候群，導致細胞功能障礙，終致器官衰竭，稱為休克。在休克狀態中，組織血流灌注不足以提供細胞適當的氧氣及營養物質。造成組織的氧氣供應與需求間的不平衡，以及細胞、組織、器官或身體系統之功能障礙。

休克的分類

　　休克可以分成三大類：

一、低血容積休克（Hypovolemic shock）

　　血管內容積減少造成組織灌流減少（tissue perfusion）。

　　㈠原因

　　　　1.出血性：胃腸出血、創傷、內出血（主動脈瘤破裂、腹膜後出血）。

　　　　2.非出血性：

　　　　　⑴脫水狀態：嚴重嘔吐、腹瀉、尿崩症、糖尿病、利尿劑使用過量。

　　　　　⑵液體轉移：腹水、第三度空間液體滯留。

　　　　　⑶皮膚：燒傷、無感徵之水分流失、大量出汗。

　　㈡病理生理機轉：見圖 23.1。

二、心因性休克（Cardiogenic shock）

　　心臟幫浦功能障礙，影響血量之射出。

　　㈠原因

　　　　1.非機械性原因：

　　　　　⑴心肌梗塞：尤其是左心室前壁梗塞影響心室收縮。

　　　　　⑵右心室梗塞：右心室收縮力下降，血液不能有效的射出，造成左心的回心血量之減少。

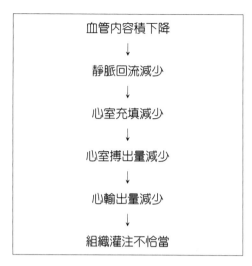

圖 23.1　低血容積之病理生理機轉

  ⑶末期心肌病變。

  ⑷低心輸出量症候群。

 2.機械性原因：

  ⑴中隔破裂。

  ⑵二尖瓣或主動脈瓣功能缺損。

  ⑶乳突肌破裂或功能障礙。

  ⑷嚴重主動脈瓣狹窄。

  ⑸心包膜填塞。

 ㈡心因性休克的病理機轉：見圖 23.2。

三、分布性休克（Distributive shock）

  血管系統異常，使得血量不正常的分布。病人的心臟能正常的搏出血量，但是血管內容積因血管改變而在微血管網路分布異常。分布性休克分成三類：

 ㈠神經性休克（neurogenic shock）

  及因喪失交感神經張力，使血管擴張導致血壓下降。這種型態的休克較少見，且通常是暫時性的。

  1.造成神經性休克的原因，包括：脊椎損傷、大腦損傷、嚴重自主神經機能障礙、麻醉劑、腎上腺素激導性阻斷劑、巴比妥藥物劑量過多、急性腎上腺功能缺損等。

  2.病理機轉（圖 23.3）。

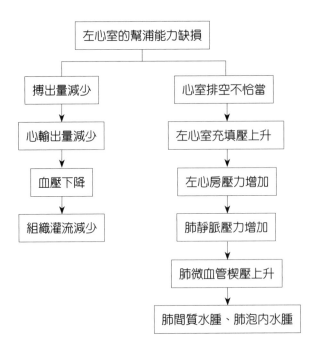

圖 23.2　心因性休克的病理生理機轉

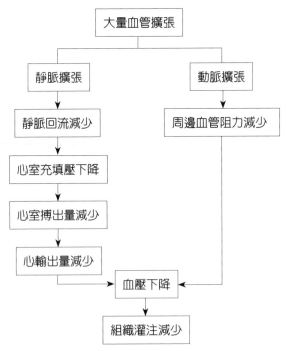

圖 23.3　神經性休克的病理生理機轉

㈡過敏性休克（anaphylactic shock）

是一種即刻性高敏感性，使大量血管擴張，臨床病況變化得很快，有生命威脅。

　　1.原因：過敏原引起（輸血、昆蟲咬等）。

　　2.病理生理機轉（圖 23.4）。

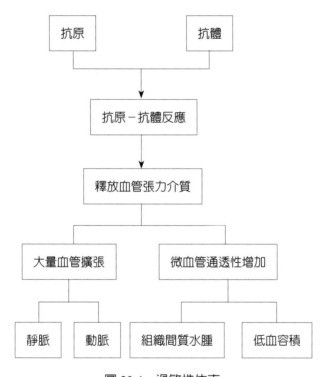

圖 23.4　過敏性休克

㈢敗血性休克（septic shock）

是分布性休克中最常見的休克，常見於嚴重性感染，死亡率為 40～90%。

　　1.造成敗血性休克的高危險性因素：⑴65 歲以上的老人；⑵營養不良；⑶長期
　　　臥床；⑷慢性疾病；⑸侵入性導管留置。

　　2.敗血性休克的致病菌：革蘭氏陰性菌、革蘭氏陽性菌、病毒、黴菌等。而其中
　　　革蘭氏陰性菌是最常造成敗血性休克的致病菌。革蘭氏陰性菌內毒素，會直接
　　　刺激免疫媒介物的釋放，造成血液動力學改變。

　　3.病理機轉（圖 23.5）。

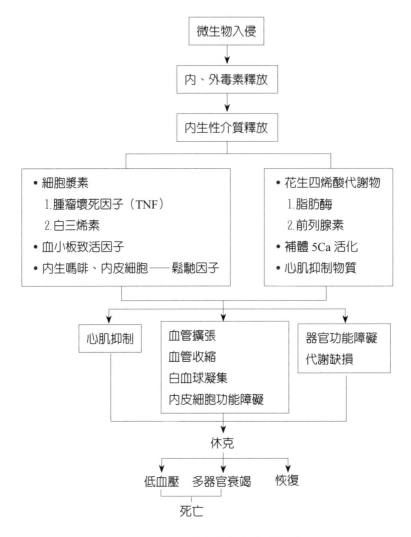

圖 23.5　敗血性休克之病理生理

休克症候群的臨床分期

　　當病人處於休克狀態，隨著休克病程進行，病人所呈現的症狀及徵象不一樣，休克病人的症狀具有高度個別化，休克生理進行的時間不一樣。本文僅就休克的病理生理機轉與臨床症狀間關係提供參考。休克可分四期：

一、休克的初期

　　休克初期，心輸出量及組織灌流減少，影響氧氣及營養物質的輸送，造成細胞功能障礙。無氧代謝增加，乳酸產生增加，雖然細胞功能已發生改變，但臨床症狀及徵象不明顯。實驗室檢查值，例如乳酸（lactate）增加。

二、休克的代償期

　　此期的休克體內代償機轉因應心輸出量下降而活化，維持重要器官有適當的心輸出量及組織灌注。此代償機轉，包括：神經性（neural）、荷爾蒙性（hormonal）及化學性（chemical）改變。

　　㈠神經性代償：（圖 23.6）。

　　㈡荷爾蒙代償：（圖 23.7）。

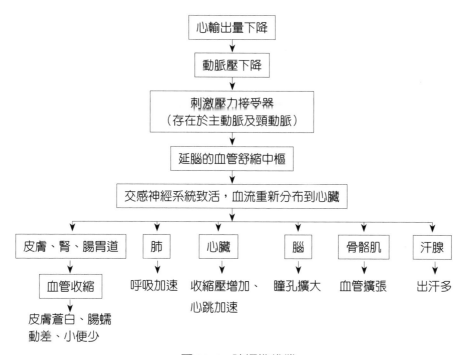

圖 23.6　神經性代償

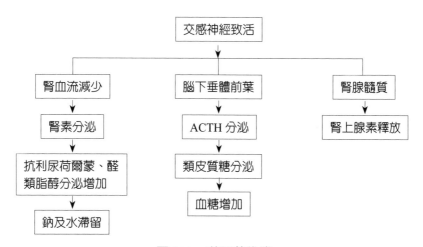

圖 23.7　荷爾蒙代償

㈢化學性代償

當肺血流減少時，造成肺泡通氣與血流配合不均，造成低血氧，代償反應為增加呼吸次數及深度。

三、休克的進行期

當代償機轉無法有效維持重要器官血流灌注，休克繼續進行。造成嚴重的組織灌流不足，導致多器官衰竭。此期主要是因微血管循環喪失自動調控機轉及微血管通透性（permeability）增加，使有效的血管內容積不足，回心血量減少，心輸出量減少，影響各器官功能。

㈠心臟：因心輸出量減少，血壓下降導致冠狀動脈血流灌注壓下降，心肌缺氧發生，心律不整。

㈡：腦部血流灌注減少，意識狀態惡化。

㈢腎臟：腎小管缺血造成急性腎衰竭，小便量減少（< 20 mL/hr）。

㈣腸胃道：腸胃道黏膜潰瘍，產生壓力性潰瘍或出血。

㈤肝臟：無法代謝藥物、荷爾蒙；肝功能的解毒功能下降。

㈥胰臟：胰臟細胞缺血，釋放胰酶（amylase 及 lipase）。

㈦肺部：肺微血管血流減少，使肺泡通氣與血流灌注分布不均，動脈低血氧發生。

四、無反應期或不可逆期

由於細胞功能持續惡化，臨床呈現成人呼吸窘迫症（ARDS）、瀰漫性血管內凝血功能障礙（DIC）等，身體器官功能已處於不可逆期，對藥物療法無效。

休克的治療

休克的治療，包括特定性治療及支持性治療。治療的目標首在促進組織氧的輸送量及減少氧氣的需求量，使細胞氧合維持在最佳狀態。

一、特定治療：即矯正病因的療法

㈠低血容積的特定治療

治療目標：維持足夠的血管內容積，維持適當血壓。

1.矯正潛在原因：如止血、止吐、止瀉等。

2.輸液療法：重要概念如下：

⑴膠質溶液（colloid）比起血液製品及結晶溶液（crystalloid）更能促進血流

　　（心輸出量）。

　　⑵紅血球濃縮液不增加血流量（可能降低血流量），因此不可用紅血球濃縮液來矯正血管內容積缺失。

　　⑶結晶溶液先用來充填間質腔。

　　⑷為了增加心輸出量，結晶溶液 3 份混合 1 份膠質溶液。

　　輸液療法原則：低血容積休克的標準輸液療法是先快速給 2 升的結晶溶液，或以 6 mL/min/kg 的速度輸液。如果有效，則繼續使用結晶溶液。若對結晶溶液的反應差，應提供膠質溶液或血液製品。

1. 估計正常的血量：男性為 66 mL/kg，女性為 60 mL/kg。
2. 估計血量的流失百分比：根據臨床症狀來估計失血量，例如：⑴當失血量為 < 15% 時，臨床出現 HR < 100 次／分，平躺血壓正常，小便量 30 mL/hr，焦慮。⑵失血量為 15～30% 時，臨床出現 HR > 100 次／分，平躺血壓正常，小便量 20～30 mL/hr，激躁。⑶失血量為 30～40% 時，臨床出現 HR > 120 次／分，平躺血壓下降，小便量 5～15 mL/hr，意識混亂。⑷失血量為 > 40% 時，臨床出現 HR > 140 次／分，平躺血壓下降，小便量 < 5 mL/hr，意識不清。
3. 計算血量的缺失：將估計的失血量（%）×正常血量，例如，50 kg 女性，內出血造成血壓下降，小便量減少，其血量缺失約為 900 mL。
4. 決定補充何種溶液：
   ⑴血液製品應於失血量超過 30% 時補充，補充量即為缺失的量。
   ⑵若補充膠質溶液，則補充缺失量的 1.5～2 倍。例如：900 mL×1.5～2 = 1,350～1,800 mL。
   ⑶若補充結晶溶液，則補充缺失量的 4 倍。
5. 輸液療法的終極目標是要達成下列目標：
   ⑴CVP：6～12 mmHg。
   ⑵PCWP：8～12 mmHg。
   ⑶CI：>3 L/min/m^2。
   ⑷血清乳酸：< 4 mmol/L。
   ⑸鹼基缺失：−3～+3 mmol/L。

㈡心因性休克的治療

心因性休克治療主要在維持心肌的氧供應與需求間的平衡。

1. 增加心臟收縮：
   ⑴強心藥物：Dopamine 2～10 μg/kg/min 刺激 β$_1$ 接受器；Dobutamine 2.5～15 μg/kg/min。

⑵當心因性休克對藥物無效時，可放置「主動脈內氣球幫浦」（IABP）來維持心輸出量。

⑶對於異常的心室前負荷及後負荷，應提供措施予以控制在適當範圍。例如：後負荷（afterload）太高，可給予血管擴張劑以降低血管阻力；若前負荷（preload）太高則給予限水或利尿劑來脫水。

㈢神經性休克的治療

治療目標是維持正常的血管張力。視不同疾病提供適當的矯正措施。例如，脊椎損傷病人，將脊椎維持在正確的姿勢。

㈣過敏性休克的治療

治療目標是移除過敏原。並同時每 5～15 分鐘給 Epinephrine 0.5～1 mg 靜脈注射。而抗組織胺藥物可以治療因組織胺引起的過敏。若支氣管痙攣，可給予 Aminophyllin 0.6～1 mg/kg/hr 靜脈滴注。嚴重病人可給予 Methylprednisolone 60～125 mg，以減少微血管的通透性。

㈣敗血性休克的治療

治療目標是確認及控制感染源，例如：移除感染的導管，或感染傷口的引流及擴創術。另外提供適當的抗生素是很重要。

二、休克的支持性療法

支持療法的目標為：

㈠維持適當的通氣及氧合

1. 維持呼吸道通暢是確保有正常通氣的基本要件。

2. 視病況提供適當的氧療法，以維持 $PaO_2 > 80$ mmHg、$SaO_2 > 95\%$。

㈡恢復最佳的血管內容積

1. 監測 CVP 或 PCWP。

2. 視 CVP 及 PCWP 的數值補充適當的溶液。

㈢維持適當的心輸出量

當血管內容積矯正後，而心輸出量仍低時，可以提供藥物療法，以增加心臟收縮力，或提供藥物減少後負荷。

㈣維持理想的內在代謝環境

代謝性酸血症是休克病人主要的代謝紊亂，此酸血症是來自於無氧代謝。休克病人的維生素、礦物質之攝取減少。

1. 矯正代謝性酸血症：當 pH < 7.20，予以補充 $NaHCO_3$。

2. 提供病人熱量來源至少 2,500 大卡，並補充維生素及礦物質。

㈣維持氧氣輸送量與氧氣消耗量不依賴的關係

亦即提高氧氣輸送量超過臨界點，例如：心因性休克者其 DO_2 為 $300\sim330$ mL/min/m^2，而敗血性休克的 DO_2 臨界點為 700 mL/min/m^2。

休克病人的護理

休克病人的護理問題如下：

一、組織灌流改變 —— 心肺

㈠導因：休克狀態血流不足以供應心肺組織。

㈡護理目標：病人心肺系統有足夠的組織灌流和細胞氧合。

㈢臨床呈現

1. 心輸出量指數大於 3 L/min/m^2。

2. 收縮壓大於 90 mmHg。

3. 血液動力學在正常範圍。

4. 無心律不整。

5. 沒有胸痛。

6. $PaO_2 > 80$ mmHg，$SaO_2 > 95\%$。

㈣護理措施及理由：見表 23.1。

二、組織灌流改變—腦

㈠導因：休克狀態、血流不足以供應腦部組織。

㈡護理目標：病人能維持足夠的腦組織灌流和細胞氧合。

㈢臨床呈現

1. 意識程度正常。

2. 平均動脈壓大於80 mmHg。

3. 生命徵象在正常範圍。

㈣護理措施及理由：見表 23.2。

表 23.1　組織灌流改變——心肺

護理措施	理　由
1. 每小時監測及記錄生命徵象	休克早期，心跳、呼吸，因代償反應呈現快速情形，血壓可能在正常範圍，當代償反應失效時，血壓下降、心跳、呼吸下降
2. 每小時監測呼吸型態及呼吸音，於異常時通知醫師做進一步檢查	於肺水腫時，呼吸音將出現溼囉音
3. 每小時監測心電圖型態，觀察有無心律不整及心肌缺血情形	心肌血流灌注減少時，心電圖將呈現 ST 間段下降
4. 每 4～8 小時監測血液動力學：CVP、PAP、PCWP	血液動力學指標作為給液的參考或進行脫水的參考
5. 至少每天監測一次心輸出量	
6. 演算細胞氧合指標：DO_2、VO_2	DO_2 氧氣輸送量：（$Hgb \times 1.39 \times SaO_2 + 0.03 \times PaO_2$）$\times CI \times 10$ 正常值為 520～720 mL/min/m^2
7. 每天至少評估一次動脈血液氣體分析值，維持 pH = 7.35～4.45，$PaO_2 > 80$ mmHg，$SaO_2 > 95\%$	動脈血液氣體分析值除了可提供有關肺部氣體交換功能外，還可提供有關身體的酸鹼平衡
8. 依醫囑給予血管收縮劑或心臟收縮劑，並監測治療效果。	若血壓低於靜脈補充液體後，可給血管收縮劑以增加血壓，而心輸出量低，於確認前負荷正常時，給予心臟收縮劑。
9. 依醫囑給予血管擴張劑或利尿劑	當血管阻力太高（SVR > 1,500 dyne-sec/m^5）時，給予血管擴張劑，以降低心室的負荷。於左心室充填壓 PCWP 太高（大於18 mmHg），給利尿劑
10. 視病況，依醫囑提供適當的氧療法，以維持 $PaO_2 > 80$ mmHg	
11. 評估胸痛及其原因	
12. 於病人胸痛或焦慮時，依醫囑給予止痛或鎮靜劑，並監測治療效果	
13. 監測血中心肌酶濃度（CPK；LDH）及血紅素	
14. 提供病人及其家屬心理支持以減輕焦慮	

表 23.2　組織灌流改變──腦

護理措施	理　由
1.每小時監測並記錄病人意識狀態	使用昏迷指數量表 Glasgow Coma Scale 評估意識狀態
2.每小時監測並記錄生命徵象	
3.每小時監測病人的腦神經功能	腦幹反射，如瞳孔反應、洋娃娃眼睛是否正常，可以了解腦神經功能
4.每小時監測病人的感覺及運動功能是否出現不對稱或局部反應	
5.監測並維持平均動脈壓大於 80 mmHg	腦部血流灌注壓＝平均動脈壓－顱內壓，若平均動脈壓下降，則腦部血流灌注壓下降
6.監測動脈血液氣體分析值，若需要可藉機械性換氣，以維持正常的通氣狀態	維持 PaO_2 80 mmHg，PaO_2 25～35 mmHg，以確保腦組織有適當的血流灌注
7.監測顱內壓上升的徵象：意識改變、頭痛、高血壓、心搏過慢、瞳孔大小改變等	
8.若有顱內壓上升情形，則採床頭抬高 15～30 度，維持過度換氣（$PaCO_2$：25～35 mmHg）、依醫囑給予滲透性利尿劑、維持病室安靜	

三、液體容積缺失

㈠導因：血管自動調控機轉衰竭或主動喪失體液。

㈡護理目標：病人有足夠的體液容積。

㈢臨床呈現

　　1.CVP：6～12 mmHg，PCWP：8～12 mmHg。

　　2.皮膚飽滿度正常。

　　3.體重在正常範圍。

　　4.平均動脈壓在 70 mmHg。

㈣護理措施及理由：見表 23.3。

四、高危險性皮膚完整性受損

㈠導因

　　1.周邊組織灌流不足。

　　2.虛弱無法自行改變姿勢。

表 23.3　液體容積缺失

護理措施	理　由
1.每小時監測生命徵象	液體容積不足時，HR、RR 會上升
2.每 4～8 小時及病情改變時，監測中心靜脈壓，或肺微血管楔壓	
3.每 4 小時監測並記錄攝入量和排出量	
4.每天同一時間測量體重	合併監測多項代表液體狀態指標，較能反映身體液體容積狀態
5.評估脫水徵象（皮膚飽滿度、黏膜和皮膚之溼度）	
6.評估脫水症狀（口渴、虛弱）	
7.依醫囑給予靜脈輸液	輸液種類及原則請參考內文
8.監測與液體容積缺失有關的各項檢驗結果	血液尿素氮（BUN）、Hct、Na$^+$ 均可反映液體容積
9.評估心智狀態	
10.依醫囑給予藥物以預防體液流失	
11.提供病人維持身體舒適措施。口渴時，經常潤溼口腔或由口飲水	

　　㈡護理目標：住加護中心皮膚完整，無壓瘡發生。

　　㈢護理措施及理由：見表 23.4。

五、焦慮

　　㈠導因：病況不穩定威脅生命。

　　㈡護理目標：病人表示焦慮減輕。

　　㈢護理措施

　　　1.監測焦慮程度。

　　　2.給予任何護理活動前給予簡單的解釋。

　　　3.適時提供觸摸技巧，如握著病人的手，以傳達關心。

　　　4.於病人需要時，請家屬在旁陪伴。

　　　5.勿在病人前討論病情或用專業術語。

　　　6.提供放鬆技巧，如呼吸運動。

表 23.4　高危險性皮膚完整性受損

護理措施	理　由
1.每天使用壓瘡評估表，評估病人皮膚破損的內在及外在危險因素	例如：Braden Scale 評估病人的感覺、潮溼、活動度、可動度、營養狀態、摩擦力、剪力等六項，總分 23 分。分數越低，表示為壓瘡的高危險群
2.每一班檢查及記錄皮膚狀況	
3.保持皮膚的清潔與乾燥	潮溼的皮膚是壓瘡危險因素之一
4.每兩小時協助病人改變姿勢	解除壓力是預防壓瘡的最重要方法
5.對壓瘡高危險群病人要提供減壓輔助物，例如氣墊床	
6.採坐姿時盡量勿超過兩小時	坐姿容易造成摩擦力及剪力
7.和醫師共同評估及監測營養狀況，包括：經口和非腸道的蛋白質、熱量、血液蛋白質	營養狀態差是壓瘡危險因素之一
8.每四小時提供全關節運動	

　　7.於中度焦慮時，病人呈現血液動力管不穩定時，依醫囑給予鎮靜劑，以暫時幫助病人渡過壓力期。

結論

　　休克症候群是組織灌流減少，導致細胞內粒線體缺氧，無法有效的萃取氧氣及養分，致使細胞功能受損，最後導致多器官衰竭。其治療目標是促進組織氧氣的輸送量及減少氧氣消耗量，維持細胞氧合在最佳狀態及物質（O_2 及營養分）可利用狀態。而不是僅維持正常的血壓、心輸出量、中央靜脈壓等。

學習評量

　　1.說明休克的定義及其分類。
　　2.簡述休克的臨床分期。
　　3.說明休克的治療目標。
　　4.簡述休克的治療。
　　5.擬定休克病人的護理措施。

參考文獻

Civetta, J. M., Taylor, R. W., & Kirby, R. R. (1997). *Critical Care* (3rd ed.). Philadelphia: Lippincott-Raven.

Molnar, K. L. (1991). New perspectives in shock: from cellular injury to multiple systems organ failure. *Canadian Critical Care Nursing*, June/July, 4-6.

Molnar, K. L. (1991). New perspectives in shock: expanding our horizons. *Canadian Critical Care Nursing*, Sept/Oct, 4-9.

Rice, V. (1991). Shock, a Clinical Syndrome: An update. Part1. *Critical Care Nurse, 11*(4), 20-27.

Rice, V. (1991). Shock, a Clinical Syndrome: An update. Part2. The stages of shock. *Critical Care Nurse, 11*(5), 74-83.

Rice,V. (1991). Shock, a Clinical Syndrome: An update. Part3. Therapeutic management. *Critical Care Nurse, 11*(6), 34-39.

Rice, V. (1991). Shock, a Clinical Syndrome: An update. Part4. Nursing care or the shock patient. *Critical Care Nurse, 11*(7), 28-42.

第二十四章　心衰竭病人之護理

學習目標

──研讀本章內容後，學習者應能達成下列目標：

1. 了解心衰竭的定義及分類。
2. 了解心衰竭的診斷及臨床症狀。
3. 了解心衰竭的治療。
4. 了解心衰竭的護理處置。

前言

　　心衰竭在西方國家是個重要的健康問題，心衰竭病人日益增加的趨勢。保守估計，每年超過 40 萬人罹患心衰竭，住院次數每年超過 90 萬次，十年死亡率為 15%（女性）～64%（男性）以上，心衰竭呈現的症狀複雜化，臨床照顧的困難度增加，護理人員必須了解心衰竭的相關知識才能勝任病人之照顧。本章將介紹心衰竭的定義、分類、症狀、診斷、治療及護理處置。

心衰竭

一、定義

　　心衰竭是一個複雜的症候群，主要是心室將血液射出的功能受到影響。臨床症狀，包括：氣喘、容易疲倦、運動耐力減低，以及體內水分滯留造成肺部或周邊水腫。

二、病因

　㈠心肌收縮力喪失：心肌病變、心肌梗塞、心肌炎、心因性休克。
　　不正常的容積負荷：瓣膜閉鎖不全。
　㈢不正常的壓力負荷：系統性的高血壓、肺高壓、主動脈狹窄、肺動脈狹窄、肺栓塞。
　㈣心室充填障礙：二尖瓣狹窄、三尖瓣狹窄、心房黏液水腫。

　　綜合上述病因，造成收縮功能障礙、心衰竭的原因中，有 50% 是屬於缺血性心臟疾病（心肌活性喪失），40% 是屬於擴大性非缺血性的心肌病變（原發性肌肉異常），其中 10% 是因機械性功能障礙（高血壓、瓣膜疾病、先天性疾病）。

心衰竭的分類

　　目前心衰竭的分類，包括：

一、左右心臟衰竭分類

　　是用來確認哪一個心室功能障礙。雖然左心及右心衰竭可以分別發生，然而血管系統是一個封閉的循環，一邊的衰竭將會影響另一側心室。而造成全心衰竭。

　㈠左心衰竭：常因冠狀動脈疾病、主動脈及二尖瓣疾病、高血壓造成左心室擴大，心輸出量減少，臨床症狀以肺部水腫為主（表 24.1）。

㈡右心衰竭：心肺症、右心室心肌梗塞、瀰漫性心肌炎、三尖瓣病變引起。臨床表現是靜脈充血綜合病徵（表 24.1）。

表 24.1 左、右心室衰竭之臨床表徵

左心衰竭	右心衰竭
1.心搏過速	1.心搏過速
2.肺微血管舒張壓上升	2.右心房壓力上升
3.肺微血管楔壓上升	3.中央靜脈壓上升
4.奇異脈	4.頸靜脈怒張
5.肺水腫（溼囉音）	5.周邊組織水腫
6.呼吸困難	6.腹水
7.發紺	7.體重增加
8.端坐呼吸	8.肝脾腫大、肝頸靜脈回流
9.夜間呼吸困難	9.黃疸
10.咳嗽	10.夜尿
11.小便量小	11.腹部不適
12.疲倦、虛弱	
13.異常第三音	

二、前向與後向性心衰竭（Forward & Backward）

㈠前向（forward）心衰竭：心收縮力抑制，影響心室血量之射出。

㈡後向（backward）心衰竭：心室舒張功能影響。

三、收縮性與舒張性功能障礙（Systolic & Diastolis dysfunction）

㈠收縮的功能障礙（離心型的心室肥大）：見表 24.2。

㈡舒張的功能障礙（中心型的心室肥大）：心肌肥厚、心室未擴大。

表 24.2 收縮與舒張功能障礙心衰竭之比較

變　項	收縮功能障礙	舒張功能障礙
病史		
1.冠狀動脈疾病	3$^+$	+
2.高血壓	2$^+$	4$_+$
3.糖尿病	3$^+$	+
4.瓣膜疾病	4$^+$	−
5.陣發性呼吸困難	2$^+$	3$_+$
身體評估		
1.心臟擴大	3$^+$	+
2.第三心音	3$^+$	+
3.第四心音	+	3$_+$
4.二尖瓣逆流	3$^+$	+
5.水腫	3$^+$	+
6.頸靜脈怒張	3$^+$	+
胸部 X 光		
肺部充血	3$^+$	3$_+$
心電圖		
1.振幅小	3$^+$	−
2.左心室肥厚	2$^+$	4$_+$
3.Q 波	3$^+$	+
超音波		
1.EF 低	4$^+$	−
2.左心室擴大	3$^+$	−
3.左心室肥厚	2$^+$	4$_+$

心衰竭的病理生理機轉

心衰竭的病理生理機轉涉及神經荷爾蒙的致活（圖 24.1）。

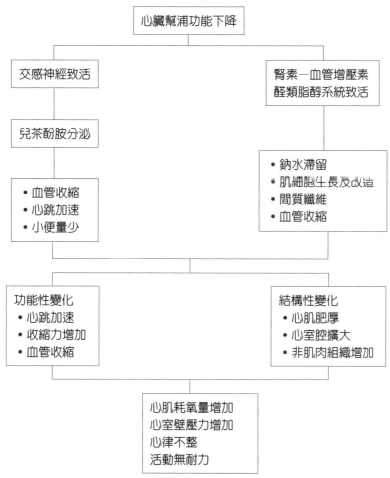

圖 24.1 心衰竭的病理生理機轉

臨床徵象與症狀與診斷

一、臨床表徵與症狀

雖然心衰竭種類不同，所呈現的症狀會有程度上的差別，一般而言會出現下列症狀：

㈠心搏過速。

㈡端坐呼吸是左心室充填壓（LVEDP）增加的敏感指標，一旦有端坐呼吸表示

PCWP >22 mmHg。

㈢呼吸困難。

㈣水腫。

㈤腸胃系統功能障礙、食慾不振。

㈥活動耐力下降、疲倦。

㈦頸靜脈怒張。

㈧肝頸靜脈迴流測試陽性反應。

㈨脈搏壓低於收縮壓的 25%。

二、依照紐約心臟學會（NYHA）將心臟功能分成下列四類

㈠第 I 類：沒有身體活動上的限制，日常活動不會引起疲倦、心悸、呼吸困難或心絞痛的症狀。

㈡第 II 類：受輕微的活動限制，在休息狀態下感到舒適，但在日常活動中會有疲倦、心悸、呼吸困難或心絞痛的症狀。

㈢第 III 類：受明顯的活動限制，在休息時尚感舒適，但從事低於日常活動之工作量時，即出現疲倦、心悸、呼吸困難或心絞痛的症狀。

㈣第 IV 類：無法舒適的進行任何活動，即使休息狀態下，亦會出現心肌功能不足的症狀，當增加活動負荷時，會加重不適的症狀。

三、診斷檢查

㈠胸部 X 光檢查：可用來評估初期心衰竭之異常情形，例如：肺靜脈充血、肺水腫，或肋膜腔積水等情形，以及心臟擴張程度。

㈡心電圖檢查：左心室肥厚時，在第五、六胸前導程可觀察到很大的 R 波，於 V_1 及 V_2 處出現深的 S 波。當 V_1 的 S 波深度加 V_5 導程之 R 波高度超過 35 mm，即為左心室肥大。

㈢心臟超音波檢查：可用來評估心臟腔室的大小，以及心肌收縮和心臟瓣膜之功能。

㈣心導管及心血管攝影：可協助診斷心臟疾病之病因，並可測量心臟各腔室之壓力。

㈤核子醫學檢查：常見為心臟射出血量（ejection fraction, EF）之測量，作為評估心衰竭程度的依據，亦即心舒末期心室之血容積與心縮期實際射出血量之比率，正常人可達 60～70%。射出血量愈低，代表心衰竭程度愈嚴重。

治療

一、心臟去代償（decompensation）三個主要臨床症狀、表徵及治療目標（圖 24.2）

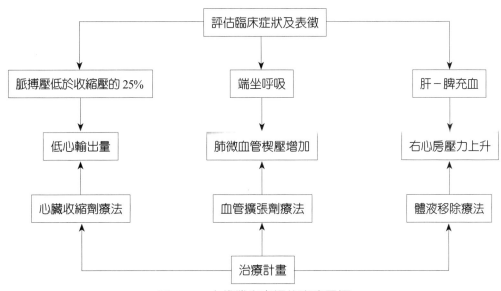

圖 24.2　去代償心衰竭的治療目標

㈠促進心臟收縮療法

使心輸出量指數（CI）>2.2 L/min/m² 以上。

1. Dobutamine：為一合成的兒茶酚胺類藥物，具 β_1 增強作用。

　⑴作用：增加心臟收縮力及減少動脈阻力，可以促進心輸出量。根據研究顯示，持續靜脈注射 Dobutamine 一星期，可以使 86% 的病人心衰竭症狀緩解。

　⑵劑量從 2.5 μg/kg/min 用起，然後根據臨床或血液動力學的預設目標來調整劑量。

　⑶副作用：心肌耗氧量增加、心室心律不整、心肌壞死。長期使用此藥心肌 β 接受器去敏感化，產生耐藥性。因此 Dobutamine 最好間隔一段時間使用。

2. Mirinone

　⑴是一種磷酸二酯酶的抑制劑，為一強心劑亦具有顯著的肺血管擴張作用。

　⑵劑量：初始負載量為靜脈注射 50 μg/kg，維持劑量為 0.375～0.75 μg/kg/min。

　⑶副作用：血壓下降、血小板減少症。

3.毛地黃（Digitalis）

是抑制 $Na^+ - K^+$ ATPase，藉鈉離子滯留在細胞內，使得與細胞外鈣離子互換，造成細胞內鈣離子增加，促進心臟收縮力，並因具有副交感神經作用而可降低心跳。毛地黃與 Captopril 合用對中度到重度心衰竭的療效高。

㈡血管擴張劑療法

藉由擴張靜脈或動脈來調整心臟的前負荷或後負荷，以減輕心臟的負擔。

1.Nitroglycerin：小劑量為靜脈擴張劑，大劑量為動脈擴張劑。靜脈擴張減少靜脈回心血量，降低左右心室前負荷。動脈擴張減少周邊血管阻力，以降低心室後負荷。

2.Nitroprusside：平均的動靜脈擴張劑。

3.Hydralazine（Apresolin）：小動脈擴張劑。

4.血管增壓素轉換酶抑制劑（ACE inhibitors）：藉由抑制血管增壓素（angiotensin）轉換酶，使 angiotensin I 無法變成 angiotensin II，達到血管鬆弛作用（動靜脈擴張）。

藥物包括：Captopril（Capoten）、Enalapril（Vasotec）、Lisinopril（Zestril）。

㈢體液移除療法

使用利尿劑加速腎臟水分及鈉離子的排出，以降低體循環及心臟之前負荷，且可改善肺充血及周邊水腫。研究顯示持續靜脈滴注比間歇使用利尿劑有較顯著的利尿作用。

1.腎小管利尿劑（Lasix）：作用於亨利氏遠端腎小管以抑制鈉及水再吸收，增加尿排出量。副作用：血鉀過低、血糖高。

2.保鉀型利尿劑（Aldactone）：抑制醛類脂醇作用於遠端彎曲腎小管，以增加鈉及鉀的滯留。血鉀過高及腸胃不適是此藥的副作用。表 24.3 是對心衰竭有療效的藥物。

表 24.3 收縮功能障礙心衰竭的藥物療效

臨床症狀	ACE 抑制劑	Hydralazine、Isoket	Digoxin
無症狀的左心室功能障礙（EF < 40%）	有效	不明確	不明確
輕度到中度心衰竭	有效	有效	研究中
嚴重心衰竭	有效	不明確	可能有效

二、支持性療法

(一)減少心肌損傷的危險因子

　　1.戒菸。

　　2.減重。

　　3.控制高血壓、糖尿病、血脂過高。

　　4.戒酒。

(二)飲食治療原則

　　1.低鈉飲食可控制水腫的症狀，一般建議每天鈉的攝取量在 2～3 公克之間。

　　2.如使用 Lasix 利尿劑者，需補充鉀離子，並定期監測血中鉀。

　　3.水分攝入量：輕到中度心衰竭病人不需限制水分攝取，但嚴重心衰竭病人要限制水分之攝入量。

　　4.每日量體重可評估飲食及水分是否適當。

(三)活力與休息的平衡

　減少心衰竭病人身心的壓力，使其獲得足夠的休息，必要時醫師可開立輕度鎮靜劑以利休息，並改善其焦慮、不安或失眠等問題。此外，根據病人心衰竭的程度及身體功能狀況，在病人能承受的範圍內給予個別的活動計畫，並評估病人對活動的反應。

(四)機械性輔助

　　1.主動脈內氣球幫浦（IABP）：為暫時性輔助心臟幫浦功能。

　　2.左心室輔助器（LVAD）：為一記憶體，氣動式裝置，將血液從左心室導入升主動脈；以減輕左心室工作負荷。

護理處置

　心衰竭病人的主要護理診斷，包括：

一、心輸出量減少，與心衰竭有關

(一)護理目標：心輸出量能維持在大於 2.2 L/min/m^2 以滿足身體代謝。

(二)護理措施

　　1.監測生命徵象及心電圖變化。

　　2.每八小時監測皮膚顏色及溫度，以了解組織灌流。

　　3.持續監測心衰竭的症狀及表徵：端坐呼吸、頸靜脈怒張、水腫、肺水腫等。

　　4.每四小時監測液體輸入及排出量之平衡狀態。

　　5.每天測量體重，以了解水分平衡狀態。

6.監測中央靜脈或肺微血管楔壓。

7.每天及視病況需要時,監測心輸出量。

8.每天監測電解質檢驗報告值。

9.提供減少心臟工作負荷措施:舒適臥位、無干擾的休息時間。

10.依醫師給予心臟收縮劑、利尿劑、血管擴張劑,並監測療效及副作用。

二、氣體交換功能障礙

(一)導因:肺充血,使 $\dot{V}/\dot{Q}$ 不配合。

(二)護理目標:氣體交換功能正常。

(三)臨床呈現

1.動脈液氣體分析值 pH:7.35~7.45,PaO_2 > 80 mmHg,$PaCO_2$ 35~45 mmHg。

2.呼吸次數大於25次/分。

3.呼吸音清澈。

(四)護理措施

1.協助採取半坐臥式,以利肺部的擴張。

2.每兩小時監測呼吸型態、呼吸音。

3.依醫囑給予氧療法,以維持 SaO_2 > 95%。

4.監測動脈血液氣體分析值變化。

5.監測胸部 X 光檢查變化及心電圖變化。

6.監測 CVP 及 PCWP,以了解心臟前負荷。

7.監測心輸出量。

8.依醫囑給予利尿劑、血管擴張劑、強心劑,並觀察療效及其副作用。

9.提供減少病人耗氧措施:止痛、鎮靜。

10.給予心理支持減輕焦慮。

三、活動無耐力

(一)導因:心臟輸出量減少。

(二)護理目標:病人能維持正常的肌肉張力,並在能承受範圍內逐漸增加活動量,而沒有呼吸困難、胸悶情形。

(三)護理措施

1.評估病人的活動及運動耐力。

2.依病人年齡、身體狀況計畫活動內容,並設立目標。

3.在急性期時教導病人從事床上肢體活動。

4.在病情穩定時，鼓勵為協助病人執行日常活動（吃飯、洗手、洗臉）。

5.評估活動進展的耐受力：檢查第一分鐘及第四分鐘的血壓、心跳、呼吸若出現以下情形表示耐受力極差。

　(1)呼吸困難、頭暈、心絞痛、盜汗。

　(2)發紺、疲倦、心律不整。

　(3)心跳超過 110 次／分。

6.教導病人自我監測脈搏。

7.鼓勵家屬共同參與，並給予病人支持。

四、焦慮

㈠導因：呼吸困難、感受死亡的威脅。

㈡護理目標：病人表示焦慮減輕。

㈢護理措施

1.鼓勵病人及家屬表達內心焦慮的事，並以同理心應對。

2.視病人需要予以解釋疾病過程，各項檢查與治療的目的及注意事項。

3.評估病人焦慮程度。

4.協助減輕呼吸困難等不適之症狀，以減輕其焦慮。

5.評估病人過去面對壓力所使用之因應策略，並協助其運用可行的支持系統及因應策略來調適目前疾病對其生活所造成的限制。

結論

　　心衰竭是一個複雜的症候群，主要是心室將血液射出的功能受到影響。臨床症狀包括：氣喘、疲倦、運動耐力減低及體內水分滯留造成肺部或周邊水腫。為了勝任病人照顧，護理人員必須了解心衰竭的相關知識及治療。

學習評量

1.解釋心衰竭的定義及心衰竭的分類。

2.簡述心衰竭的病理生理機轉。

3.簡述心衰竭的診斷症狀。

4.簡述心衰竭的治療。

5.簡述心衰竭的護理。

參考文獻

Civetta, J. M., Taylor, R. W., & Kirby, R. R. (1997). *Critical Care* (3rd ed.). Philadelphia: Lippincott-Raven.

Dolan, J. T. (1991). *Critical Care Nursing*. Philadelphia: F.A. Davis Company.

第二十五章 急性冠心症病人之護理

學習目標

——研讀本章內容後,學習者應能達成下列目標:

1. 了解急性冠心症病人之定義及病理變化。
2. 了解急性心肌梗塞的診斷。
3. 了解急性心肌梗塞的臨床表徵。
4. 了解急性心肌梗塞的治療及護理。

前言

罹患冠狀動脈疾病的人數與日俱增，根據美國心臟學會於 1996 年的統計，美國約有 150 萬人有心肌梗塞，其中有將近 50 萬人會死亡，而 50% 的死亡是發生在第一小時。臨床上，若能早期診斷早期治療，則死亡率明顯下降。站在病人照顧第一線的護理人員，在這早期診斷及治療中占重要角色。透過身體評估、心電圖判讀及典型症狀的確認，綜合判讀檢驗報告值，能提供醫師有用的資料，作為治療之依據。本章將介紹急性冠心症之病理變化、心肌梗塞之診斷、症狀、治療及護理。

急性冠心症的定義

所謂急性冠心症，不止與缺血性胸痛相關，而且是同一病況之連續變化。此症候群包括：不穩定狹心症、無 Q 波之心肌梗塞、有 Q 波之心肌梗塞。

病理生理變化

一、主要病理變化是心外膜血管的粥狀硬塊（plaque）破裂造成

粥狀硬塊脫落，引起血小板聚集、纖維蛋白原血凝塊（fibrin clot）形成，及冠狀動脈栓塞。血管阻塞數秒內，即可造成心肌缺氧（ischemia）；20～40 分內，即造成心肌受損（injury）；並在 1～2 小時內，逐漸演變成梗塞（infarction）。

粥狀斑塊（plaque）的種類如下：

㈠不穩定的斑塊：這類斑塊富含脂質，質地較軟，容易破裂，纖維帽較薄（thin cap）。

㈡穩定的斑塊：所含脂質較少，有較厚的外帽（thick cap），比較不易裂開，不易形成血栓。

二、血栓形成的量

血管內血塊形成（clot formation）與自發性纖維溶解（fibrinolysis）兩者機轉間的平衡，是決定血栓能否溶解，斑塊是否穩定，或血栓繼續擴大而將冠狀動脈阻塞的重要關鍵，一旦阻塞冠狀動脈將產生急性冠心症。

三、血栓阻塞血管的程度

當阻塞是呈間歇性時，產生不穩定狹心症（unstable angina）；當完全阻塞血管時，導致急性心肌梗塞（AMI）。而臨床有無 Q 波的心肌梗塞之區別是視：1.血管阻

塞的程度；2.阻塞的時間長短；3.是否有側枝循環。

當上述原因造成供應心臟肌肉的血流減少，使心肌的氧供應量與心肌耗氧量處在不平衡狀態（氧供應量未能滿足心肌耗氧），心肌缺氧形成，若病因未改善，將導致心肌梗塞。

急性冠心症之形成，主要是因血栓急性阻塞血管，而不是血管本身狹窄造成。冠狀動脈痙攣，造成血管收縮，可能演變成心肌梗塞，但此病因較少見。

心肌梗塞診斷標準

典型臨床表徵、不正常的心電圖變化及血清心臟酵素活化的升高，三個條件中符合兩個即可診斷為心肌梗塞。

一、臨床病史及身體檢查

視診、觸診、聽診。

二、實驗室檢查

㈠血清酶增加：梗塞的心肌，包括：死亡及壞死的細胞，死亡的心肌細胞喪失細胞完整性、細胞內的肌氨酸激酶（CPK）、心肌旋轉蛋白（troponins）及肌球素（myoglobin）會滲漏出而進入血循。

1. CPK：CPK 主要有三種輔酶，存在於不同之組織器官中，CPK-BB 主要存於腦、肺、膀胱、腸中；CPK-MB 主要存於心肌組織；而 CPK-MM 存於骨骼肌肉。CPK-MB 的數值要占 CPK 的 5% 以上，為有意義的增加。

2. SGOT：主要存於心肌組織，亦可在肝臟及骨骼肌肉中發現。

3. LDH：LDH 廣泛存在於多種組織中，例如：心、肝、腎、腦、紅血球等。LDH 共有五種輔酶，其中 LDH_1 存於心肌組織中，而 LDH_2 存在於血清中，當 LDH_1 血中濃度高於 LDH_2 時，代表心肌有受損情形。

4. 肌球素（myoglobin）及心肌旋轉蛋白（troponin T）：是近來診斷心肌梗塞的敏感指標；兩者具高度特異性。肌球素是血紅蛋白，有攜帶氧氣的功能，比其他心臟蛋白的分子量小，當心肌受損時，很快流入循環中。於心肌梗塞後兩小時之內上升。而心肌旋轉蛋白複合體包括心肌旋轉蛋白 T（troponin T）、心肌旋轉蛋白 I、心肌旋轉蛋白 C。（上述之血清酶在血中濃度變化見表 25.1）。

表 25.1　心肌受損時各種心肌酶之變化

酶	開始時間	尖峰時間	回復時間
CPK	6～12 小時	24 小時	3～4 天
SGOT	8～12 小時	36 小時	3～4 天
LDH	24～48 小時	3～6 天	8～14 天
Myoglobin	1～2 小時	6～9 小時	24～36 小時
Troponin T	2～4 小時	10～24 小時	5～14 天
Troponin I	2～4 小時	10～24 小時	5～10 天

㈡白血球增加：會增加至 1～2 萬／cumm，一週內恢復正常。

㈢血球沉降速率：於心肌梗塞一週內有增加的現象，會持續數週。

三、心電圖評估

利用十二導程心電圖檢查可以了解心肌部位的缺氧（ischemia）、心肌損傷（injury）、心肌梗塞（infarct）。

㈠心肌缺氧

是心肌血流供應與心肌耗氧之間不平衡所致。冠狀動脈狹窄使血流供應不足以心肌代謝所需。病人呈現胸痛、不舒服、心肌缺氧，可藉由增加冠狀動脈血流或減少心肌耗氧而解除胸痛。

心電圖變化：ST 間段向下偏移（depression）及 T 波改變。當 ST 間段低於 PT 基準線 1mm 以上，為有意義的向下偏移。T 波變化較不具特異性，T 波可以是倒置或上升。因為有些情況會導致 ST 間段及 T 波的改變，例如：毛地黃藥物、左心室肥大、左束枝傳導阻滯（LBBB）。

㈡心肌損傷（injury）

當缺氧的時間持續超過幾分鐘、心肌損傷發生。當冠狀動脈完全阻塞，就產生超急性的心肌梗塞症狀，此種狀況通常是發生在缺氧 20～40 分鐘時。損傷的心肌其收縮力及電氣傳導受到影響，疼痛通常是很嚴重，心肌酵素尚未釋放，此時若藉由再灌流（reperfusion）治療，可以使血流回復。

心電圖變化：連續兩個導程的 ST 間段上升 1 mm。

㈢心肌梗塞（infarction）

受傷的心肌細胞壞死。從心肌損傷到梗塞的過程約幾分鐘到幾小時，梗塞的心肌包含死亡及壞死的細胞。死亡的心肌細胞喪失細胞完整性，其細胞內的組成分肌氨酸激酶（CPK）、心肌旋轉蛋白（troponins）及肌球素（myoglobin），會滲漏出而進入血循。

　　心電圖變化：出現異常的 Q 波。當 Q 波的寬度 1 mm 及高度大於 R 波的 1/4。小的 Q 波可能是正常心臟中隔的去極化。異常的 Q 波表示心肌組織壞死。若心電圖呈現異常 Q 波合併 T 波或 ST 間段的改變，稱為急性心肌梗塞（Acute MI）。

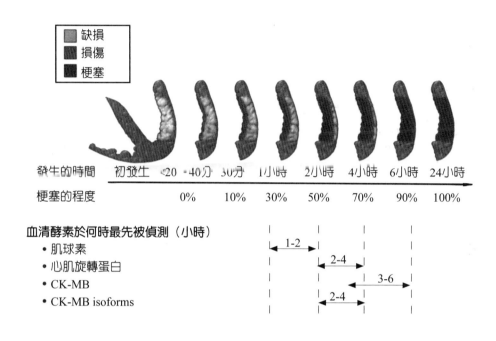

血清酵素於何時最先被偵測（小時）
- 肌球素
- 心肌旋轉蛋白
- CK-MB
- CK-MB isoforms

心電圖變化

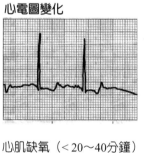

心肌缺氧（＜20～40分鐘）
- T 波倒置
- ST 間段下降

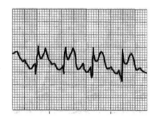

心肌損傷（20～110分鐘）
- ST 間段升高

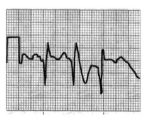

心肌梗塞（＞1～2小時）
- 不正常 Q 波

圖 25.1　心肌處於缺氧時間長短不同之解剖、心電圖及血清酶變化

資料來源：Cummins, R. O. et al. (1997). *Advanced Cardiac Life Spport*. USA: American Heart Association.

1.有 Q 波之心肌梗塞（Q-wave infarcts）：通常表示梗塞範圍較大，而且血栓的形成較完全，血栓形成的時間也較久。

診斷：

(1)連續心電圖檢查，出現異常 Q 波。

(2)或心肌前壁梗塞時，R 波消失（V_1）。

(3)心肌後壁梗塞時，V_1 導程呈現異常的 R 波。

2.無 Q 波之心肌梗塞（non-Q wave infarcts）：在住院期間內、死亡率及併發症較少，但發生心肌缺氧、梗塞、再梗塞、死亡的機率高。

診斷：

(1)血清中心肌酵素異常升高。

(2)ST 間段偏移或 T 波異常。

四、心電圖導程與心臟解剖位置之關係

(一)冠狀動脈循環（圖 25.2-A）

心肌的血液供應主要來自冠狀動脈，左右冠狀動脈自主動脈瓣上方分出後，左冠狀動脈下行一段後分成左迴旋枝（LCX）及左前降枝（LAD）。左冠狀動脈供應心室中隔、束枝、左心室的血流。右冠狀動脈（RCA）供應血流到房室結（AV node）、右心室、左心室的下壁及後壁（經由後降枝 PDA）。

(二)心臟解剖與十二導程心電圖

十二導程心電圖是從心臟的不同方向來看心臟的電氣傳導。

1.胸前第一、第二導程（V_1、V_2）是代表心室中隔的部分（septal）。心室中隔內包含希氏束及束枝（His bundle 及 bundle branches），而中隔的血流是由左前降枝（LAD）所供應，當 LAD 阻塞時，會發生第二型第二度房室傳導阻滯及第三度房室傳導阻滯，及左束枝傳導阻滯（LBBB）及 RBBB（圖 25.2-B）。

2.胸前第三、第四導程（V_3、V_4）是代表左心室前壁的部位（anterior wall），此部分血流是由左前降枝的對角分枝（diagonal branch）供應，當此血管阻塞時，將導致嚴重左心室功能障礙（充血性心衰竭及心因性休克）及束枝傳導阻滯（BBB），前壁心肌梗塞的病人接受血栓溶解治療效果顯著（圖 25.2-C）。

3.胸前第五、第六導程合併第一肢導程及 aVL（V_5、V_6、I、aVL）是代表左心室的側壁（lateral）。這部分的血流由左迴旋枝（circumflex）供應，左迴枝阻塞造成的心肌損傷程度小，死亡率較低。但有些病人其左迴旋枝供應房室結，因此當左迴旋枝阻塞時，病人呈現房室結傳導阻滯（圖 25.2-D）。

4.第二、第三肢導程合併 aVF（Ⅰ、Ⅱ、aVF）是代表左心室下壁（inferior）。
有 90% 的人其左心室下壁的血流是由右冠狀動脈的後降枝（posterior
descending, PDA）供應。雖然下壁心肌梗塞的死亡率比前壁、前壁中隔心肌梗
塞低；在臨床上下壁心肌梗塞通常不是單獨存在的，而是意味著右冠狀動脈的
近端分枝血管阻塞，因此右心室可能會損傷。根據統計資料，左心室下壁心肌
梗塞的病人中有 30～40% 的人有右心室梗塞（圖 25.2-E）。

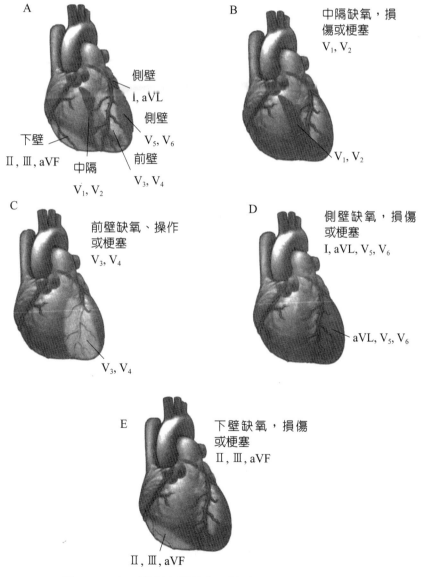

圖 25.2　十二導程心電圖與冠狀動脈解剖位置之關係

資料來源：Cummins, R. O. et al. (1997). *Advanced Cardiac Life Support*. USA: American Herat
Association.

5. 右邊第四胸導程（V_{4R}）是偵測右心梗塞敏感的導程，右心梗塞導致低血壓，此時的治療是輸液療法，要謹慎小心使用血管擴張劑（例如NTG 或 Morphine），可能因而導致更嚴重的低血壓。此外，SA node（竇房結）及 AV node（房室結）的血流由 RCA（右冠狀動脈）供應，當此部分的血流阻斷時，會產生心搏過慢。RCA 近端阻塞是造成 AMI 合併心房纖維顫動及心房撲動。

6. 胸前第一導程至第四導程（V_1、V_4）的 ST 間段下降：為左心室的前壁中隔（anteriorseptal）的部位，代表左迴旋枝（LCX）阻塞，呈現後壁心肌（posterior）梗塞。由於十二導程中沒有一個導程是直接面對心肌後壁，藉著前壁中隔導程的 ST 間段下降，來預測其相反的後壁導程應該是 ST 間段上升。心肌後壁損傷的病人注意其有無左心室功能障礙。有些病人其心肌前壁中隔部分血流亦由 RCA 供應，因此當心電圖出現 V_1～V_4 的 ST 間段下降，要懷疑 RCA 阻塞（表 25.2 為上述之摘要）。

表 25.2　冠狀動脈損傷或梗塞造成血流供應心肌部位損傷或梗塞之心電圖變化

心電圖導程變化	相關的冠狀脈阻塞	損傷的心肌部位	合併症
V_1～V_2	LCA：LAD－中隔枝	中隔；希氏束；束枝	束枝傳導阻滯
V_3～V_4	LCA：LAD－對角動脈枝	左心室前壁	左心室功能障礙；CHF；束枝傳導阻滯；房室傳導完全阻滯；VPC
V_5～V_6、I、aVL	LCA－左迴旋枝	左心室的側壁高位	左心室功能障礙；房室結阻滯
II、III、aVF	RCA－後降枝	左心室下壁；左心室後壁	低血壓；對 NTG 及嗎啡製劑敏感
V_{4R}（II、III、aVF）	RCA－近端枝	右心室；左心室下壁；左心室後壁	低血壓；房室結傳導阻滯；心房纖維顫動／心房撲動；PACs；對藥物有不好的反應
V_1～V_4（ST 間段下降）	可能是 LCA-迴旋枝或 RCA 的後降枝	左心室後壁	左心室功能障礙

註：LCA：左冠狀動脈；RCA：右冠狀動脈；LAD 左前降枝；VPC：心室早期收縮；PAC：心房早期收縮。

五、胸部 X 光

可評估心臟大小及肺部血管的變化。

六、核子醫學檢查

利用放射性元素，經由靜脈注射到體內，以觀察心肌梗塞的部位及大小。

七、心臟超音波檢查

可了解心臟的大心、心室壁的活動度及收縮情形，及心臟瓣膜是否受損產生閉鎖不全等情形。

八、心導管檢查

可了解冠狀動脈血管狹窄或阻塞的程度及部位。

臨床表徵

大部分急性冠心症在休息狀態或中等程度的日常生活中發生，只有 10～15% 的急性冠心症發生在過度勞動或精神壓力之下。

一、發作的時間

大部分在兩個時段：1.早上六點至中午為第一高峰；2.黃昏時間；3.週一早上最常發生。早上易發生急性冠心症的原因為交感神經活性增加，使兒茶酚胺釋放增加，血小板活動變強，而且胞漿素原抑制劑（plasminogen inhibitor）與胞漿素原比例改變，造成粥狀斑塊易破裂，形成血栓。

二、胸痛

胸痛是急性冠心症最常見的症狀，約有 70～80% 的病人呈現胸痛。

㈠典型狹心症：胸骨下疼痛，其感覺為疼痛、鈍痛或壓迫感。有反射痛可反射到上臂及頸部，可能合併呼吸困難、心悸、盜汗、噁心、嘔吐。

㈡非典型胸痛：疼痛部位在心前位置，具有肌肉骨骼疼痛，姿勢變化性疼痛，或胸肋膜疼痛之表徵。

㈢狹心症等同症狀：並無特殊之胸痛或不適，病人突然出現心衰竭，或心室心律不整。

三、其他器官血流灌注減少的症狀

㈠中樞神經：煩躁不安、焦慮。

㈡呼吸系統：呼吸困難、發紺。

㈢心臟：心跳過速或過慢、心律不整、血壓下降。

㈣腎臟：小便減少小於 20 mL/hr。

㈤腸胃：噁心、嘔吐。

㈥四肢：溼冷蒼白。

治療

一、初步處置（簡稱 MONA）

治療優先考慮是以能否於病人到院後 30 分鐘內接受血栓溶解劑的治療為主。

對於心電圖呈現 ST 間段上升或新的束枝傳導阻滯的病人其立即處置，包括以下：

㈠Morphine：每 5～10 分鐘給予 2～4 mg，總劑量可達 20～30 mg，以減輕焦慮及疼痛。

㈡Oxygen（氧氣）4 L/min：以維持 $SaO_2 > 95\%$。

㈢Nitroglycerin（舌下或靜脈注射）：促進冠狀動脈血流灌注。

㈣Aspirin：160～325 mg（咀嚼及口服）。

依十二導程心電圖檢查結果，採取不同之處置方式：

㈠心電圖 ST 間段上升或出現束枝傳導阻滯（BBB）：心肌受損；症狀在 12 小時以內，採取治療流程，如圖 25.3。

㈡ST 間段上升或出現束枝傳導阻滯（BBB），症狀已經超過 12 小時，其治療流程，如圖 25.4。

㈢ST 間段下降，T 波倒置，心肌缺氧，其治療流程，如圖 25.5。

㈣心電圖無明確診斷，但病人症狀合乎不穩定型狹心症；其治療流程，如圖 25.5。

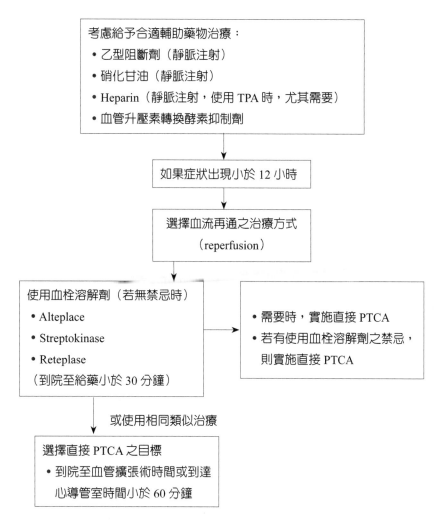

圖 25.3　ST 上升，或出現 BBB，心肌受損之治療流程（小於 12 小時）

二、一般處置原則

(一)控制疼痛促進舒適

由於疼痛造成血中壓力荷爾蒙濃度增加（catecholamine），促使心跳、呼吸、收縮壓上升，對於心肌血流供應減少及血液動力學不穩的病人，會增加心肌耗氧量，因此疼痛的控制對 AMI 病人特別重要。其藥物包括：Morphine、NTG。

(二)促進心肌氧供應量與心肌耗氧量間的平衡

1.增加心肌氧供應量（O$_2$ supply）

⑴氧療法：視病況選擇適當的氧氣設備，以維持 SaO$_2$ > 95%。

⑵靜脈注射 Nitroglycerin：於 AMI 24～48 小時，併發鬱血性心衰竭、心肌

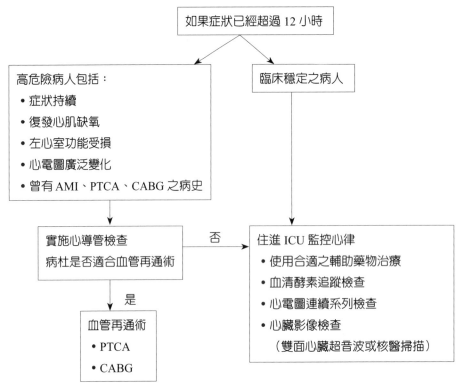

圖 25.4　ST 上升，或出現 BBB，心肌受損之治療流程（大於 12 小時）

前壁梗塞、持續心肌缺氧、高血壓等症狀時，應盡早使用（為治療分類第一級）。使用靜脈滴注劑量：10～20 μg/min，勿讓血壓低於 90 mmHg。對於右心室梗塞，特別小心使用 Nitroglycerin，以免造成嚴重之低血壓。

(3)血栓溶解劑治療：血栓溶解劑是種血管再通的治療（reperfusion）具有 Class I 之療效，其適應症如下：

• 符合缺血性胸痛特徵。

• 連續相關之兩個導程 ST 上升≧1 mm。

• 無禁忌症。

• 病人小於 75 歲。

• 心肌梗塞 12 小時內。

• 出現束枝傳導完全阻滯。

• 血栓溶解劑治療在以下的對象效果更好：前壁梗塞、收縮壓小於 100 mmHg、心跳較快（大於 100 次／分），愈早用藥，效果愈好，尤其在前三小時內。

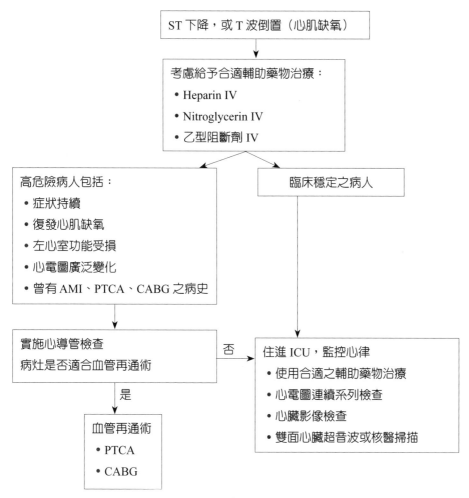

圖 25.5　ST 降，T 波倒置，心肌缺氧之治療流程

藥物

- 使用 TPA 合併 Heprain：是使血管再通之最有效方法，但卻使顱內出血之
  危險性增高。劑量為先靜脈注射 15 mg，然後以 0.75 mg/kg 靜脈滴注 30
  分鐘（劑量不超過 50 mg），最後以 0.5 mg/kg 靜脈滴注 60 分鐘（劑量不
  超過 35mg）。

- Streptokinase：有腦出血傾向高者，且存活後所得之效益不大（如症狀
  出現較久，梗塞範圍較小）考慮使用 Streptokinase。兩年內曾使用過
  Streptokinase，應避免重複使用，因為容易產生中和作用之抗體，而減低
  藥效。Streptokinase 之標準使用劑量為 150 萬單位，靜脈滴注一小時。

- Reteplase（Recombinant Retevase）：效果與 TPA 相同，其劑量與體重無
  關。使用血栓溶解劑應同時使用 Heparin 及 Aspirin 之輔助治療。

使用血栓溶解劑之絕對禁忌症

- 曾有出血性中風病史，一年內曾有其他中風或腦血管疾病。
- 患有腦部惡性腫瘤。
- 活動性內出血。
- 疑似主動脈剝離。

(4)Heparin 靜脈注射（ST 間段上升之病人）：預防血栓溶解治療後，恢復供血的血管再度阻塞：①使用 TPA 時；②接受 PTCA 或血管再通手術（CABG）。使用劑量：先測量部分栓胞漿原時間（PTT）；初劑量為 5,000 單位一次靜脈注射（或 100～150 單位／公斤）。持續滴注：1,000 單位／小時，共 24～48 小時。控制 PTT 在對照值之 1.5～2 倍之間。48 小時後改為使用皮下注射之 Heparin 或口服 Aspirin。

禁忌症

活動性出血；最近之腦內、脊椎內或眼部手術；嚴重高血壓；出血性疾病；腸胃出血。

(5)經皮冠狀動脈擴張術（PTCA）：新的治療中，強調直接經皮冠狀脈擴張術（Primary PTCA，或 Direct PTCA）之治療運用。尤其病人無法接受血栓溶解劑之治療時，症狀超過 12 小時，具有危險性。早期使用 PTCA，可視為與血栓溶解劑具有同樣治療果之方式。

(6)冠狀動脈繞道手術（CABG）：手術方式重建心臟血流。

(7)主動脈內氣球幫浦（IABP）：此裝置於氣球充氣時，可增加冠狀動脈血流灌注。

2.減少心肌氧之消耗（O_2 Demand）

(1)乙型阻斷劑：可以控制心跳過速減少心肌耗氧，可以預防梗塞之擴大，亦可減少急性心肌梗塞短期及長期之死亡率。

適應症

心肌梗塞發生 12 小時內使用。

藥物

- Metoprolol 劑量：靜脈注射 5 mg，每隔 5 分鐘一次，最大劑量 15 mg。
- Atenolol：5 mg 靜脈注射 5 分鐘，10 分鐘後再注射 5 mg（滴注 5 分鐘）。
- Inderal：1 mg 靜脈慢注，每 5 分一次，直到總劑量為 5 mg 以上。

禁忌症（相對性）

- 心跳小於 60 次／分。
- 收縮壓小於 100 mmHg。

- 中重度之左心室衰竭。
- 周邊血液灌注不足。
- 心電圖之 PR 間隔大於 0.24 秒。
- 嚴重慢性阻塞性肺疾病。
- 氣喘病史。
- 嚴重之周邊血管疾病。
- 胰島素依賴型之糖尿病。

　⑵絕對臥床 24～48 小時，必要時給予抗焦慮、鎮靜劑；軟便劑以預防便秘。若有發燒情形，給予退燒劑。

合併症

一、心律不整

　　由於心肌缺血而產生許多種類的心律不整與傳導障礙。50% 心痛後約兩個半小時後因心室纖維顫動而猝死。

二、充血性心衰竭與肺水腫

三、心因性休克

　　此為最嚴重的致死性合併症，常發生在心肌梗塞範圍超過 40% 以上。

四、心包膜炎

　　有 Q 波心肌梗塞常會延伸到心外膜層並導致發炎腫脹。若為擴散性的心包膜炎則易導致心包膜積水。

五、乳頭肌破裂

　　有 Q 波心肌梗塞常導致二尖瓣閉鎖不全及收縮性心雜音的產生。

六、左心室破裂

延伸性的心肌壞死易導致左心室壁變薄及破裂。心包膜積血、心包膜填塞及死亡均會隨之而產生。

七、心室瘤

因過度伸張梗塞區使之較薄或不收縮的部分所造成的。心縮期時有明顯的 P. M. I，心輸出量減少，血塊形成而造成全身性栓塞，同時也易引起心室的興奮性。

八、心肌梗塞後症候群

包括：心包膜或肋膜痛及發燒，此症狀常發生在心肌梗塞後 3～6 週。主因心肌受損而產生的自體免疫反應易影響到心包膜、肋膜及肺臟之故。

九、延伸性心肌梗塞

主因心輸出量的降低及減少冠狀動脈的血流而易產生心肌損傷。

十、血栓栓塞

易在延伸性心肌梗塞合併有充血性心衰竭時產生黏膜栓子（Mural Thrombi）。

十一、急性心肌梗塞及其合併症之嚴重程度可分四級（killip 分類）

等級	臨床症狀	死亡率
第一級	無肺囉音，無第三心音	8%
第二級	有肺囉音、但不超過肺部 1/2，可有或無第三音	30%
第三級	肺囉音超過肺部 1/2，同時可聽到第三音，臨床有肺水腫	44%
第四級	心因性休克 1. SBP < 90 mmHg 2. 腦部血流供應不足、意識改變	81%

護理問題及其措施

一、心輸出量減少

(一)導因

　1.機械的：前負荷減少或後負荷增加。

　2.電氣傳導改變：心律不整。

　3.結構性的：左心室功能障礙。

(二)護理目標

心輸出量能滿足身體代謝所需。

(三)臨床呈現

　1.電氣生理穩定：沒有心律不整。

　2.適當心輸出量：4～8 升 / 分，或心輸出量指數 2.2～4 L/min/m^2。

　3.血液動力學穩定：平均動脈壓為 70～80 mmHg。

　4.沒有胸痛。

(四)護理措施及理由：見表 25.3。

二、疼痛

(一)導因

　1.血管阻塞，造成心肌損傷及壞死。

　2.心包膜炎。

(二)護理目標

　1.病人主訴疼痛減輕。

　2.疼痛消失。

(三)護理措施及理由：見表 25.4。

三、焦慮

(一)導因

　1.對疾病及其預後不了解。

　2.疼痛。

　3.加護中心環境。

㈡護理目標

病人能表示焦慮減輕。

㈢護理措施及理由：見表 25.5。

表 25.3　心輸出量減少

護理措施	理　由
1.每兩小時監測並記錄生命徵象（血壓、心跳、呼吸）	生命徵象的改變為心理臟功能障礙的早期代償反應
2.每兩小時監測心電圖變化，如 ST 間段上升或下降	ST 間段的偏移是心肌氧供應量與需求量不平衡所致
3.每八小時或於病情改變時，監測肺微血管楔壓（PCWP）及 CVP，以維持 PCWP 8～12 mmHg，CVP 6～12 mmHg	PCWP 及 CVP 監測值是評估左右心室之前負荷
4.每天或於病情改變時監測心輸出量，並計算心輸出量指數	心輸出量指數可以較正確反應不同身體表面積的心輸出量
5.每四小時監測各器官血流灌注，如：意識狀態、四肢溫度、顏色、腸蠕動等	當周邊組織灌流正常（溫暖）時，表示心輸出量適當
6.每四小時監測液體輸入量及排出量，每天量體重	
7.依醫囑給予病人適當的氧療法，如鼻導管（nasal Cannula）O$_2$ 4 L/min，並評估呼吸音	維持 SaO$_2$ > 95%，增加血色素與氧的飽和度，以有效攜帶氧氣
8.視病況需要監測血色素，至少維持大於 10 g%	血色素的高低影響攜氧的能力，1 gm 的血色素可以攜帶 1.34～1.39 mL 的氧氣
9.監測 CPK-MB 及 LDH	
10.提供減輕心肌耗氧的方法 ⑴發病的第 24～48 小時採絕對臥床休息 ⑵協助採取舒適的臥位，以利休息 ⑶提供易消化的液態食物 ⑷控制疼痛：依醫囑給予止痛劑 ⑸防止用力：依醫囑給予軟便劑，床上使用便盆 ⑹維持適當的體溫：36.5～37.5℃ ⑺依醫囑給予 β-blocker 藥物，以降低心律	減輕心肌耗氧以平衡不足的心肌氧供應量
11.依醫囑給予心臟收縮劑，並依病況調整劑量，觀察用藥的效果及副用作用藥物，如：Dobutrex、Primacor 或 Dopamine	Dobutrex 的劑量為 2～20 μg/kg/min，劑量由小漸調高。副作用：心跳過速、心律不整

（續）

12.依醫囑給予冠狀動脈擴張劑，如：NTG 或 Isoket，觀察療效及副作用	NTG 可增加冠狀動脈血流，劑量為 10～20 µg/min。副作用：低血壓、頭痛等。
13.依 PCWP 或 CVP 值及心肌梗塞部位決定病人的液體平衡狀態，依醫囑給予利尿劑，以排除過多的水分，或依醫囑給予輸液療法，以維持適當的前負荷	若前壁心肌梗塞要限水，並輔以利尿劑使用若右心梗塞，則需維持較高的右心前負荷
14.若病人對藥物的治療反應差，則協助醫師給予病人裝置 IABP	IABP 的氣球在充氣時可以增加血流灌注，在放氣時可以減少後負荷，有助於增加心輸出量

表 25.4　疼痛

護理措施	理　由
1.教導病人疼痛的表示方法，例如：使用視覺類比評分（0 分到 10 分）來表示疼痛，0 表示沒有疼痛，10 分表示最痛，同時表示疼痛的位置、性質、時間、有無反射痛等	疼痛為主觀感覺，為能具體了解病人疼痛的嚴重度，採用數字化的工具來評估疼痛
2.主動評估病人疼痛情形，於疼痛分數大於 3 分時，依醫囑給予止痛劑，例如：Morphine 及 NTG	
3.每兩小時監測生命徵象及心電圖變化	
4.於病床旁心電圖改變或胸痛時，協助病人接受十二導程心電圖檢查	由於病床旁監視器上的心電圖只能監測 1～2 個導程，無法全盤了解心臟各部的情形。十二導程可以從心臟不同方向來看其電氣傳導是否正常
5.依醫囑給予乙型阻斷劑（β-blocker），並觀察療效及其副作用	乙型阻斷劑可以減輕心臟後負荷，因而減少心肌耗氧量
6.主動評值止痛藥給予的反應	
7.於胸痛發作時，每八小時監測血清酶的變化，共三次	由於 CK-MB、SGOT、LDH 出現在血中濃度的時間不一樣
8.陪伴在病人旁邊直到胸痛緩解	陪伴在病人旁邊，透過關心及支持，可以減輕病人焦慮，進而減少壓力反應

表 25.5 焦慮

護理措施	理　由
1.評估病人焦慮情形及焦慮行為反應	焦慮會促動壓力反應，增加壓力荷爾蒙的釋放，及增加心肌耗氧量
2.評估病人及其家屬對疾病過程的了解程度及學習的準備度	
3.提供病人及家屬相關的疾病知識及健康生活指導	
4.執行治療及護理活動前先給予解釋	
5.對環境中的人、設備給予簡介	
6.若病人的焦慮未能緩解，而影響生命徵象或睡眠，依醫囑給予鎮靜劑並觀察藥物反應	

四、活動無耐力

(一)導因

　　1.氧氣的供應不平衡。

　　2.疼痛。

　　3.活動減少。

(二)護理目標

　　1.病人能參與促進其生理健康的活動。

　　2.臨床上出現活動耐力改善情形，於執行 3 METs 以內的活動時，心跳、呼吸、血壓未出現不適切的改變。

(三)護理措施及理由：見表 25.6。

表 25.6　活動無耐力

護理措施	理　由
1.評估病人目前的活動型態及對心臟、呼吸的影響	
2.與病人及家屬計畫在加護中心可執行的活動，而活動程度是以 1～3 METs 為主	METs（metabolic equivalents）：一個 MET 是指安靜坐在椅子，每分鐘消耗之能量；相當於 3.5 mL/kg・Min 或 1.0 kcal/kg・Hr
3.心臟復健運動內容，包括：準備運動及日常活動 (1)1.0 METs－運動方面：給予床上被動肢體關節活動，深呼吸運動 10 次。日常活動方面給予半坐臥休息 (2)1.5 METs－運動方面：教導床上主動肢體、關節活動 5 次，坐床沿腳部搖擺 10 次，給予下床坐 15～20 分鐘。日常活動方面：讓其自行盥洗，床上用餐，床上使用便盆，並協助擦澡 (3)2.0 METs－運動方面：給予主動輕度加阻力關節活動 5 次，坐著手臂環繞 5 次，病房內走 5～10 步。日常活動方面讓其坐在床旁椅自行梳洗、用餐，下床使用便盆，床旁部分自行擦澡 (4)2.5 METs－運動方面：站立彎腰 10 次，扭轉軀幹 10 次，坐著向前彎。日常活動方面：床旁自行擦澡、更衣 (5)3.0 METs－運動方面：踮腳站立 10 次，側彎腰 10 次，給予提半公斤之砂袋，床旁行走。日常活動方面：到洗手間盥洗、如廁、到浴室淋浴、走樓梯 1～2 層	每天活動進展以 0.5 MET 為活動依據。每項活動時間為 10～20 分鐘
4.活動前、中、後評估生命徵象、心電圖、病人主訴。在出現胸痛、呼吸困難、盜汗、眩暈、噁心、疲倦或心跳過速、血壓改變時，應中止活動	
5.評估病人對上述每一項活動能執行的強度、頻率及持續時間	

結論

　　急性冠心症患者有增加趨勢，具高死亡率，而早期診斷早期治療是降低死亡率的重要方法。照顧急性冠心症的高危險群病人，護理人員應熟悉急性冠心症的病理變化、診斷方法、治療及提供合宜護理措施。

學習評量

1. 簡述急性冠心症之病理生理變化。
2. 簡述心肌梗塞之診斷及臨床症狀。
3. 簡述心肌梗塞之治療。
4. 對於心輸出量減少的病人其護理措施為何？

參考文獻

一、中文部分

林玉慧（民 79）：心肌梗塞病人的心臟復健——運動。護理雜誌，37(4)，78-87。

林廷燦、姜洪霆、陳宗瀛（民 80）：急性心肌梗塞後心律不整之診斷及治療——最新進展及回顧。榮總護理，8(3)，252-256

鄭淑芬、葉振聲（民 85）：急性心肌梗塞實驗室診斷之新發展。臨床醫學，37(1)，52-55。

二、英文部分

Cummins, R. O. (1997). *Advanced Cardiac Life Support*. USA: American Heart Association.

Ruppert, S. D., Kernicki, J. G., & Dolan, J. T. (1991). *Critical Care Nursing* (2nd ed.). Philadelphia: F. A. Davis Company.

第二十六章 高血壓危象病人之護理

學習目標

——研讀本章內容後，學習者應能達成下列目標：

1. 了解高血壓危象的定義。
2. 知道引起高血壓危象的原因。
3. 了解高血壓危象的症狀。
4. 了解有關高血壓危象病人的治療及護理。

前言

嚴重的高血壓造成所謂的高血壓危象（hypertensive crisis），是一種因急性血壓升高，可能有致命的危險性，其收縮壓和舒張壓突然的增加，收縮壓 > 179 mmHg 或舒張壓 > 109 mmHg。而高血壓危象若未適時的控制，將引起中樞神經系統、心臟或腎臟的功能性障礙。

高血壓危象的原因

一般而言，高血壓患者平常習慣了偏高的血壓，腦部的中樞神經會根據偏高的血壓自動調節腦部的血流量，如果血壓一下子降太快或降太低，大腦調節不過來，就可能因腦部血流量不足而有暈眩現象，所以除了下列情況危急、對已出現高血壓危象的病人需要緊急用藥，以免危及生命外，其他大部分的病人最好是視病情程度循序漸進降低血壓。

一、因腦部功能突然失序，而伴有舒張壓之高血壓。

二、主動脈瘤剝離。

三、加速或惡性高血壓。例如服用 MAO（monoamine oxidase）抑制劑，又食用了乾酪飲食（乳酪、酸味乳油、啤酒、咖啡、巧克力、肉類、牛肉、雞肝）而產生乾酪胺反應。

四、妊娠毒血症。

五、高血壓沒有控制下來，而病人需要接受緊急手術。

六、某些因素引起舒張壓之高血壓和急性左心衰竭。

七、腎臟移植病人有難以治療（refactory）的舒張壓升高。

八、難以治療的高血壓併發心絞痛或心肌梗塞。

高血壓危象的症狀

高血壓病人往往沒有自覺症狀，但嚴重的高血壓或高血壓危象的症狀，包括：⑴高血壓腦病變病人有嚴重頭痛、嘔吐、暈眩、視力模糊、抽搐、痙攣、意識、知覺及運動的障礙、腦神經症狀；⑵急性肺水腫病人有端坐呼吸困難及水泡狀血痰；⑶剝離性大動脈瘤病人有疼痛、血管缺血之症狀，神經症狀及休克、虛脫；⑷腦出血病人有嘔吐、意識障礙、知覺異常、運動麻痺或喪失；⑸蜘蛛腦膜下出血病人有厲害頭痛、頸僵硬、腦膜刺激的症狀及腦神經症狀。

高血壓危象的治療及護理

高血壓危象的處置是治療比診斷步驟重要，主要著重於血壓之降低。高血壓危象之診斷一旦確立，而初步檢查也在短時間內完成，接下來最重要步驟是使血壓盡可能快且安全的降低。依據可能同時存在之情況，選擇適當之降壓劑及其他必要之措施。

一、內科治療

(一)藥物

大致可分為兩類：(1)作用快（例如：Nitroprusside、Diazoxide、Trimethaphan、Nitroglycerin）：需要密集監視；(2)作用慢（例如：Hydralazine、Reserpine、Methyldopa）。其藥物臨床特性、劑量、使用時護理考量，如表 26.1。除急性肺水腫外，一般不推薦使用利尿劑治療高血壓危象。

(二)活動

在高血壓急診時，需要臥床休息至高血壓控制後，再隨病情調整活動量。

(三)飲食

在急性期可禁食，尤其有噁心、嘔吐或意識障礙。依據病情限制鹽攝取量，鉀離子或蛋白質之攝取。

(四)環境

要安靜，以避免病人之緊張。

二、外科治療

兩種高血壓急診需要外科治療：1.嗜鉻細胞瘤；2.剝離性主動脈瘤。

表 26.1　高血壓危象的藥物處置

藥　物		劑　量	作用開始時間	護理考量
注射用血管擴張劑	Nitroprusside	0.25 μg/kg/min 靜脈注射點滴，最高劑量不超過 6 μg/kg/min	即時	1.點滴瓶及輸送管套要避免曝光 2.短效型藥劑必須每 4 小時更換泡製溶液；長效型藥劑必須要每 24 小時更換泡製溶液 3.開始滴注的第一個 24 小時必須檢查血液中 Thiocyanate 的濃度，長期使用注意是否有 Thiocyanate 中毒：噁心、嘔吐、低血壓、代謝性酸中毒、意識不清、運動失調

（續）

注射用血管擴張劑	Nitroglycerin	5～100 μg 靜脈注射點滴	2～5 分鐘	1.輸送管套需要有特別輸送系統（Polyethylene catheter） 2.注意是否有噁心、嘔心、心跳快、潮紅、變性血紅素血
	Diazoxide	50～150 μg 靜脈注射；15～30 mg/min 靜脈注射點滴	1～2 分鐘	1.靜脈注射前必須先測量血壓 2.注意是否有噁心、嘔心、心跳加快、低血鉀、狹心症加劇、高血糖
	Hydralazine	10～20 mg 靜脈注射；10～40 mg 肌肉注射	15～20 分鐘	1.持續監測血壓 2.注意是否有心跳加快、頭痛、嘔吐、狹心症加劇
	Enalaprilat	0.625～1.25 mg／每 6 小時靜脈注射	15～60 分鐘	持續監測血壓，注意是否有低血壓
注射用腎上腺素抑制劑	Phentolamine	5～15 mg 靜脈注射	1～2 分鐘	注意姿勢性低血壓
	Esmolol	150～300 μg/kg/min 靜脈注射點滴	1～2 分鐘	注意姿勢性低血壓
	Labetalol	20～80 mg 每 10 分鐘靜脈注射；2 mg/min 靜脈注射，最高劑量不超過 300 mg	5～10 分鐘	1.有氣喘的病人禁止使用 2.持續監測血壓、心電圖——姿勢性低血壓、心臟傳導阻滯
	Methylodopa	250～500 mg 每 6 小時靜脈注射點滴	30～60 分鐘	注意病人的安全：想睡、反應遲鈍
口服劑	Nifedipine	10～20 mg 口服或舌下給予，視需要可再服用	15～30 分鐘	注意姿勢性低血壓
	Captopril	25 mg 口服，視需要可再服用	15～30 分鐘	注意姿勢性低血壓
	Clonidine	0.1～0.2 mg 口服，每小時可再服用，最高量劑為總量不超過 0.6 mg	30～60 分鐘	病人會有低血壓、昏睡、口乾
	Labetalol	200～400 mg，每 2～3 小時可再服用	30 分鐘～2 小時	1.有氣喘的病人禁止使用 2.持續監測血壓、心電圖——姿勢性低血壓、心臟傳導阻滯

結論

　　高血壓危象可能會導致器官不可逆性的損傷或死亡，所以病人發生高血壓危象必須根據其臨床症狀和徵象盡早做判斷，給予最積極的醫護處置。此外最重要的是要評估促發高血壓及加重高血壓危象的原因，協助病人及家屬遵從高血壓治療計畫，減少合併症發生，延長壽命，維持良好的生活品質。

臨床範例

範例一

㈠情況

　　唐先生 63 歲，他有嚴重的高血壓病史，剛到急診室，他的主訴是心悸、頭痛、呼吸短促、視力模糊、噁心、嘔吐。

㈡症狀和徵象

　　在急診室，護理人員觀察唐先生顯得非常的不安和意識混亂，其意圖要下床。生命徵象是血壓：220/140 mmHg；心跳：110 次／分；呼吸：30 次／分。唐太太說唐先生已有四天未服用 Tenormin，血壓可維持在 136/86 mmHg。

㈢評估

　　所以根據以上資料所得的判斷是一個高血壓病人經歷血壓突然上升的危象，是因為病人停止服用降血壓劑，他的臨床症狀和徵象是與心臟血管和中樞神經系統有關，假如他的血壓沒有降至一個安全範圍內，很可能會有腦血管意外、腦出血或心臟，或腎衰竭的危險。

㈣護理處置

1. 評估呼吸道通暢和呼吸。
2. 採半坐臥並經由鼻導管給予氧氣治療 3 L/min。
3. 持續監測心電圖和自動測量血壓。
4. 評估病人的生命徵象和意識程度。
5. 依醫囑給予靜脈滴注 Diazoxide（Hyperstat），維持 1 mg/kg/min，每 5～15 分鐘調整劑量（最大劑量不超過 150 mg），或其他之血管擴張劑（例如：Nitroprusside、Adalat）或腎上腺素阻斷劑（Trandate），希望控制舒張壓低於 100 mmHg。且持續監測心電圖和自動測量血壓，並讓病人平躺或雙腿抬高，避免產生姿勢性低血壓。
6. 抽血檢查動脈血液氣體分析、全血球計數、電解質、BUN、心肌酵素（CK、

CK-MB、CPK、LDH），並安排緊急胸部 X 光片檢查。

7. 當病人的血壓被控制下來，必須評估是否有心臟合併症的徵象：心跳快速、胸痛、心律不整、頸靜脈怒張、心室閫音、呼吸困難或呼吸捻髮音；神經功能合併症徵象：噁心、嘔吐、瞳孔大小及對光反應。

8. 當唐先生的血壓回到正常範圍，醫師將其治療回復至口服 Tenormin 以控制血壓，而護理人員必須教導唐先生和唐太太有關服藥遵從性的重要，預防以後再產生高血壓危象。

範例二

(一)情況

蔡先生 48 歲，由他的太太帶到急診室，顯得煩躁不安、意識混亂且不停地說話。據蔡太太描述。蔡先生今日在生日宴會時喝了一些酒和吃了乳酪之後，便告知友人說他頭痛得厲害、暈眩和視力模糊。護理人員先讓蔡先生躺下，並量得的血壓是 280/130 mmHg。醫師查閱病歷了解蔡先生每天口服 Hydrochlorthiazide（Hydrodierial），是一種利尿劑控制輕度的高血壓，和口服 Isocarboxazid（Marplan）一天兩次，是一種 MAO 抑制劑，控制憂鬱症。

(二)評估

由蔡先生的服藥紀錄得知此次血壓異常的升高及產生奇異的行為之主要的原因，是他口服 MAO 抑制劑，又食用了酒、乳酪，而產生了乾酪胺反應，使全身血管收縮，血壓升高過 140/90 mmHg，所以必須盡快降低蔡先生的血壓，避免產中風、器官損傷或死亡。

(三)護理處置

1. 依醫囑經由鼻導管給予氧氣治療 3 L/min。

2. 依醫囑給予靜脈滴注 Nitroprusside，起始劑量 0.5 mg/kg/min，維持舒張血壓介於 75～90 mmHg，每 5～15 分持續監測血壓，避免血壓降得太快，影響組織的灌流。當血壓趨於穩定時，每 30～60 分量病人的血壓。當血壓達到正常範圍（130/80 mmHg），Nitroprusside 的滴注劑量慢慢減量，直到開始口服降血壓劑即可停止。

3. 評估神經功能：四肢麻木、刺痛或軟弱、抽搐；心臟血管系統：胸痛或心律不整等合併症。

4. 教導蔡先生服用 MAO 抑制劑必須配合低乾酪飲食，以免發生致命的高血壓危象。

學習評量

1. 簡述高血壓危象的定義。
2. 試述高血壓危象的治療及護理。
3. 列舉三種常用來治療高血壓危象的藥物及使用時之注意事項。

參考文獻

一、中文部分

曾淵如、李源德等（1984）：高血壓及其療法。臺大內科學講義（pp.81-98）。臺北：橘井文化。

二、英文部分

Burris, J. F. (1985). Hypertensive crisis. *American Family Physician*, *32*(1), July, 97-109.

Glowyn, D. H., & Sevlie, C. P. (1996). Monamine oxidase inhibitor hypertensive crisis headache: prevention and treatment. *Headeche Quartely*, *Current Treatment & Research*, *7*(3), 207-214.

Hirschl, M. et al. (1996). Efficacy of different antihypertensive drugs in the emergency department. *Journal of Human Hypertension*, *10*, September, supp l 3, S143-146.

Linda, T (1990). Action stat: Hypertension crisis. *Nursing*, *20*(4), April, 33.

Mann, S. J., & Krakoff, L. R. (1984). Hypertensive crisis caused by hypoglycemia and propranolol. *Archives of International Medicine*, *144*(12), December, 2427-2428.

Mckindley, D. S., & Boucher, B. A. (1994). Advances in pharmacotherapy: treatment of hypertensive crisis. *Journal of Clinical Pharmacy & Therapeutics*, *19*(3), June, 163-180.

McRae, R. P., & Liebson, R. P. (1986). Hypertension crisis. *Medicine Clinics of North America*, *70*(4), July, 749-767.

Ram, C. V. (1984). Hypertensive crisis. *Cardiology Clinics*, *2*(2), May, 211-225.

Ram, C. V. (1995). Immediate management of severe hypertension. *Cardiology Clinics*, *13*(4), November, 579-591.

Ruberstein, E. B., & Escalante, C. (1989). Hypertensive crisis. *Critical Care*, *5*(3), July, 477-495.

Segal, J. L. (1980). Hypertensive emergencies: practical approach to treatment. *Postgraduate Medicine*, *68*(2), August, 107-109.

Steinsapir, J., Carr, A. A., Prisant, L., & Edwin, D (1997). Metyrosine and pheochromocytoma.

Archives of International Medicine, 157(8), Aprial, 901-906.

Teplitz, L. (1993). Hypertensive crisis: review and update. *Hypertensive Crisis*, *6*, December, 20-7, 30-3, 35-6.

Ted, P (1996). Action stat: Hypertension crisis. *Nursing*, August, 25.

Varounis, C., Katsi, V., Nihoyannopoulos, P., Lekakis, J., & Tousoulis, D. (2017). Cardiovascular hypertensive crisis: recent evidence and review of the literature. *Frontiers in Cardiovascular Medicine*, *3*, 51.

第二十七章　主動脈瘤剝離病人之護理

學習目標

——研讀本章內容後，學習者應能達成下列目標：

1. 了解主動脈瘤剝離的定義及發生率。
2. 說出發生主動脈瘤剝離的危險因子。
3. 了解主動脈瘤剝離的分類。
4. 了解主動脈瘤剝離的臨床症狀及徵象。
5. 知道如何照顧主動脈瘤剝離的病人。

前言

　　動脈血管壁可分為三層，從內到外分別是：內膜（Tunica interna或Intima）、中膜（Tunica media）、外膜（Tunica externa）。當動脈中膜產生退行性的改變，若引起彈性纖維長型的分裂或撕裂，形成所謂的剝離。動脈壓迫使血液介於動脈的內膜和中膜，便產生血腫和有血流的假腔。每一次的心臟收縮將會增加剝離，當血腫愈來愈大，將會壓迫或阻塞主動脈的分枝——阻斷腦、腎臟、腹部的器官、脊髓或四肢的血流或是破裂。其中因位置不同又區分成胸主動脈、腹主動脈或胸腹主動脈。2/3 發生於主動脈，1/4 發生於降主動脈起點，1/10 發生於主動脈弓。100 萬人口有五例病人，且有持續增加的趨勢，好發於高血壓及動脈硬化病人。

致病危險因子

　　一、性別：男性多於女性。

　　二、年齡：常見於 45～70 歲。

　　三、抽煙。

　　四、高血脂。

　　五、高血壓：90% 的病人有高血壓病史。

　　六、懷孕：懷孕增加對主動脈壁或整個血流動力的壓力。

　　七、結締組織異常：Marfan syndrome、主動脈縮窄、粥狀動脈硬化、心臟手術或心導管檢查。

　　八、外傷。

剝離性動脈瘤之分類

　　剝離性動脈瘤命名方式，則以剝離夾層所侵犯位置命名之。最常使用 Debakey 分類法或 Stanford 分類法。

一、Debakey 分類

　　㈠第 I 型：包括升主動脈、主動脈弓及降主動脈處的剝離。

　　㈡第 II 型：侷限於升主動脈剝離。

　　㈢第 IIIa 型：指降主動脈至橫膈上方處的剝離。

　　㈣第 IIIb 型：指降主動脈至橫膈下方整條主動脈的剝離。

二、Stanford 分類

㈠A 型：包括升主動脈、主動脈弓及降主動脈處的剝離。

㈡B 型：僅侷限於降主動脈的剝離。

臨床症狀與徵象

視主動脈剝離的範圍而定，一般有瞬間的劇痛，但不同於心肌梗塞的痛持續幾秒或幾分鐘。痛沿著主動脈的方向或其主要的分枝輻射到背、頸、腹部或腿。有神經功能不正常的情形，例如：短暫的視力模糊、中風或下半身麻痺。主動脈雜音、不對稱的脈搏或血壓（兩手臂的血壓相差 25 mmHg）、尿量減少或無尿、腸胃不適（噁心、嘔吐或腹瀉）、呼吸困難。主動脈剝離與心肌梗塞臨床症狀和徵象之區辨，見表 27.1。

表 27.1　主動脈瘤剝離與心肌梗塞臨床症狀及徵象之區辨

診斷	痛的部位	疼痛性質	臨床症狀
心肌梗塞	左前胸或胸骨下疼痛；疼痛可能會輻射至下顎、頸部、手臂和背部	疼痛逐漸加強，並持續幾分鐘	• 噁心 • 嘔吐 • 焦慮 • 心律不整 • 肺充血 • 頸靜脈怒張 • 心室闊音 • 心衰竭
主動脈瘤剝離	剛開始侷限於前胸、上腹或背部；當動脈瘤剝離範圍擴大，痛可能輻射至肩膀、背或雙腿	突然發生、劇烈的痛、痛得教人流眼淚	症狀依剝離的部位而有所不同： • 兩邊肢體的血壓相差大於 25 mmHg • 急性神經功能缺損：肢體麻痺、軟弱、感覺異常、暈眩 • 急性腹部疼痛和腸胃障礙，例如：噁心、嘔吐或腹瀉 • 尿量減少 • 奇異性脈搏 • 隨著剝離的移動，周邊的脈搏暫時的短缺 • 主動脈雜音

診斷

一、胸部 X 光片

可發現縱膈腔變寬及粗的主動脈弓鈕（aortic knob），或升主動脈、降主動脈變寬。

二、電腦斷層攝影（Computed tomographic scan）

可見剝離性動脈內膜翼（intimal flap）、真腔、假腔及假腔內血流及血腫情形。剝離在影像上呈現的是一條血管被分成兩個管腔：⑴假腔：內膜與中膜分離之後，被血液注滿的管腔，會擠壓到真腔的血液，假腔充滿相對不流動的血液，所以在 CT 中的顯影劑不容易進入假腔，在 CT 的影像上呈現較暗的顏色；⑵真腔：可讓原本血液經過，在 CT 因顯影劑有注入，所以影像上呈現較白的顏色。

三、主動脈血管攝影（Aortography）

可確定主動脈剝離內膜撕裂的部位、剝離的程度及真假管腔的輪廓。

四、超音波（Ultrasonography）

可了解動脈瘤的直徑。

五、核磁共振（Magneticresonamic imagine, MRI）

其較電腦斷層攝影進步的一種檢查，屬非侵入性檢查，適合顯影劑過敏的病人使用。

六、經食道心臟超音波攝影（transesophageal echocardiography, TEE）

假如診斷未確立，可安排此作更進一步的檢查。

治療

一般而言，主動脈剝離 A 型因，包含升主動脈及主動脈弓，它們的分枝包括了冠狀動脈，若剝離則造成心肌梗塞；若頸動脈剝離則造成中風；若逆向剝離至主動脈則造成主動脈閉鎖不全。且 48 小時內，每一小時死亡率依序遞增 1%，亦即有症狀 48 小時內破裂者死亡率高達近 50%；在一星期內破裂者則超過 75%，所以 A 型若發現或有症狀，一定要立即或盡快手術。而 B 型除非已有持續或再發的疼痛、無法控制血壓、大

量的肋膜積水、破裂或後遺症出現，否則先以內科治療（beta-blocker、Nitroprusside、Labetalol）控制血壓為原則。

一、開胸手術治療

㈠Type A 剝離

經由胸骨正中切開，使用人工心肺機，經體外供應全身血流，灌注冷的心肌麻痺液。並用止血鉗夾住主動脈。去除剝離的主動脈瘤後，並換上人工血管，在近端及遠端加強吻合預防血管的再剝離。假如主動脈瓣受影響，有主動脈逆流，需修補或置換主動脈瓣。

㈡Type A 合併主動脈弓剝離

一旦主動脈弓受波及，手術時須保護腦組織防缺氧受損。所以需使用人工心肺機，於低溫 18～20 度後血循停止，止血鉗夾住主動脈和頭臂動脈（brachiocephalic artery），去除動脈瘤，換上人工血管，腦部缺血時間不超過一小時。

㈢Type B 剝離

胸降主動脈的剝離通常經由胸廓切開，用止血鉗夾住主動脈再切除主動脈瘤及置換人工血管，手術時是不需要使用人工心肺機及灌注冷的心肌麻痺液。

二、主動脈瘤內套膜支架治療

主動脈瘤內套膜支架治療法，就是將與病變段胸主動脈相合的記憶合金支架血管預置於導管內，在 X 光透試視、監視下經股動脈導入，當內套膜支架血管到達病變胸主動脈部位後，再將支架血管從導管內釋放，其記憶合金支架在血液 37°C 溫度的影響下將恢復至原來管徑，而人工血管便會撐開且固定於病變胸主動脈兩端的正常主動脈上，血流即從支架血管腔內流過，胸主動脈剝離動脈瘤的內膜破口及瘤樣擴張即被阻絕。內套膜支架治療法適用於 B 型主動脈剝動脈瘤，只要剝離內膜破裂口距離鎖骨下動脈開口處有 1.5 cm 以上的安全距離，人工血管近端能固定於內膜破裂口以上，而不阻塞左鎖骨下動脈即可。與傳統的開胸巨創手術相比，內套膜支架治療法最突出的特點是微創手術，僅需在大腿鼠蹊部做一個 3 cm 長的小切口即可完成。主動脈瘤內套膜支架治療使許多因高齡，多合併疾病而不能隨受傳統手術的病人獲得了治療的機會。

手術後護理

一、維持心臟血管功能

(一)持續監測心電圖

及早發現心肌缺血的徵象（S-T 間段上揚或 T 波倒轉），並矯正心律不整以維持足夠的心輸出量。

(二)血壓

以 β-blocker、Nitroprusside、Labetalol 控制血壓，維持收縮壓在 100～110 mmHg。因為血壓太高會使血管吻合處破裂，血壓太低將使彌補的人工血管有血栓形成。

(三)監測中央靜脈壓

維持在 10～12 mmHg，避免體內液體不足或過多。

(四)測量周邊的脈搏

當足背動脈或脛後動脈摸不到脈搏，表示可能有血栓栓住周邊血管，應盡早報告醫師，並記錄末梢肢體的顏色、溫度和脈搏強度。

二、維持足夠的液體容積

(一)保持胸腔引流管的通暢，記錄胸腔引流液的顏色、量，每小時每公斤體重不超過 2 mL。維持紅血球容積大於 35%，並測定凝血參數，以作為各項輸血或輸液的參考。如果每小時出血超過 400 mL，必須盡快報告醫師，考慮再進手術室止血。

(二)監測血液動力學——CVP、PAP、PCWP、CO，以評估血容積是否足夠或超負荷。若血量不足，需依醫囑補充足夠的血量，因血容積不夠會有以下的影響：1.心輸出量不足；2.急性腎衰竭；3.血栓形成：塞住腎動脈 ⟶ 缺血性腎衰竭、下肢動脈 ⟶ 周邊動脈阻塞、腸系膜動脈 ⟶ 腸道壞死、腦部動脈 ⟶ 腦中風。

(三)詳細記錄輸出、輸入量，觀察每小時尿量、尿比重。

三、維持適當的組織氧合

(一)維持呼吸道的通暢：評估呼吸音，必要時需抽痰。

(二)維持呼吸器的正常運作。

(三)依呼吸器脫離步驟脫離呼吸器。

(四)加強深呼吸、咳嗽，以及教導執行誘發性肺量計器（incentive spirometer）。

四、評估神經功能，檢查意識程度及四肢活動的能力

病人若因 Type A 剝離接受手術，使用人工心肺機或因為主動脈鉗夾住主動脈，因為流至腦部的血流減少或血栓到腦部，而有神經功能損傷之危險性。若是 Type B 剝離接受手術因為主動脈鉗夾住主動脈，有 10～20% 因為到脊髓的血流減少，致肢體偏癱，及血栓栓塞形成而致神經功能損傷。所以術前神經功能的評估，可以與術後的神經功能做比較。

五、減輕疼痛

㈠由靜脈給予止痛劑：Demerol 或 Morphine。

㈡經由硬脊膜給予止痛劑：Morphine。

㈢給予束帶（胸、腹）減少傷口因呼吸或活動時牽動傷口。

六、評估腸胃道功能

㈠鼻胃管接上減壓器，並維持鼻胃管引流的通暢，記錄引流液的量及顏色。

㈡評估腸蠕動情形。

㈢評估腸阻塞的徵象：腹脹、腹痛、體溫上升、白血球增加、不安，若有血便是結腸缺血、壞疽的先兆。

七、預防合併症

㈠腎衰竭

　　1.維持每小時尿排出量大於 30 mL。

　　2.依醫囑給予利尿劑、Dopamine 2～5 μg/kg/min。

　　3.評估 BUN、Creatinine。必要時須會診腎臟科執行血液透析。

㈡脊髓缺血

脊髓缺血可能造成術後下半身癱瘓。下半身癱瘓的病因可能與病人的年紀、術前的腎功能和以前是否接受主動脈瘤手術有關。但最可能的原因是手術時主動脈鉗夾的時間越長，使椎間動脈供應脊椎的血液循環缺損。所以手術後必須例行評估病人的肢體活動，及早發現潛在性肢體活動障礙的問題並報告醫師，或許經由脊髓腔液引流管減壓，減少及脊髓腔液內壓，增加脊髓的灌流壓，有助於減少脊髓缺血的發生率。

㈢傷口感染

　　1.監測體溫、白血球、C-Reactive Protein（CRP）的變化。

　　2.換藥時注意傷口有無紅、腫、脹痛、異味、滲出物等發炎徵象。

3. 主動脈瘤腔內內套膜支架術後短期內病人會出現一CRP 升高，發熱，常見於術後第二天起，午後發熱，體溫一般不超過 38.5℃。術前檢查時無感染症狀，可能是因為植入物的異物反應、瘤腔內血栓形成後的吸收、植入物對血球的機械性破壞等，給予腎上腺皮質激素及消炎鎮痛類藥物即可緩解。

結論

　　主動脈瘤剝離是一種危險性極高的血管疾病，若未能及時的治療處置，死亡率極高。本文主要是提供學習者對主動脈瘤剝離的臨床症狀和徵象之了解，使病人及早得到適當之醫護處置，以延長生命，恢復健康。

臨床範例

　　李先生 62 歲，凌晨初到急診室臉色蒼白、焦慮和抱怨上背部非常的痛。他有高血壓和冠狀動脈疾病的病史。在急診室量的血壓是 178/94 mmHg、超音波聽診器測足背動脈脈搏是微弱，且意識得混亂。胸部 X 光片顯示從膈腔變寬。經由 TEE 的檢查診斷是急性升動脈瘤剝離（Type A）。經確立診斷後，依醫囑經由靜脈滴注 Nitroprusside，1 mg/kg/min，和口服 Metoprolol，100 mg bid 降低李先生的血壓，維持在 100～110 mmHg 和限制主動脈更進一步的剝離。當病人接受 Nitroprusside 的治療超過 48 小時，必須監測 Thiocyanate 的血中濃度，避免產生 Nitroprusside 的中毒反應。而 Labetalol 因同時可以降低心臟的收縮和負荷，但不影響病人的心跳速率，因此目前亦應用於主動脈瘤剝離病人血壓的控制。

　　控制疼痛，例如依醫囑給予 Morphine 來減輕疼痛，但不能過度鎮靜，因為需要由李先生來告訴醫護人員疼痛的程度。如果疼痛加劇，表示主動脈剝離仍繼續進行。李先生經由內科治療仍不能控制血壓，且疼痛仍持續著，所以外科醫師為李先生安排緊急手術（參考 Type A 手術）。李先生於手術後送進心臟血管外科加護中心，有呼吸器輔助呼吸和二條縱膈腔的胸管引流漿液性引流液。並接受靜脈滴注 Nitroprusside 和 Labetalol，他的血壓是 110/60 mmHg。心電圖是正常的竇性心臟節律。因為血紅素是 9 gm/dL，所以輸兩個單位的濃縮紅血球，維持血紅素大於 10 gm/dL。

　　密切觀察神經的功能狀況，包括 Glasgow Coma Score。監測心臟血管狀況，每小時觸摸周邊動脈的脈動。

　　手術後第一天，李先生血液動力學穩定，所以逐漸停止靜脈滴注 Nitroprusside 和 Labetalol。改經由鼻胃管灌食 Metoprolol, 25 mg q12h 和 Enalapril, 10 mg qd。接著也逐漸脫離呼吸器，改用鼻導管 6 L/min 給予氧氣。當病人嘗試喝水，無嘔吐或其他不適現象，即可以由口服藥。

　　手術後第二天，李先生的胸部 X 光片是正常，胸管引流液少於 50 mL/day，所以胸管也拔除了。手術的傷口乾淨且無滲出液等感染的徵象，所以轉入外科病房。

　　李先生出院前，教導有關手術傷口的照顧、服藥控制高血壓及若有任何主動脈瘤剝離再發的症狀，如何與他的醫師聯絡。為了及早發現主動脈瘤剝離必須在第六個月、第十二個月接受胸部電腦斷層攝影，然後每年再做追蹤檢查。

學習評量

1. 簡述主動脈瘤剝離的定義。
2. 主動脈瘤剝離的臨床症狀和徵象，如何與心肌梗塞之臨床症狀和微象做區辨？
3. 試述主動脈瘤手術後預防下列合併症之護理措施：
　　⑴腎衰竭；⑵出血；⑶脊髓缺血；⑷傷口感染。

參考文獻

一、中文部分

施俊哲（1998）：主動脈瘤。臨床醫學，41(1)，33-53。

二、英文部分

Ami, S., & Avraham, C. (1996). Chronic aortic dissection presenting as a prolonged febrile disease and arterial embolization. *Chest, 110*(4), October, 1111-1115.

Ann, C. O. (1996). Thoracic aortic dissection. *American Journal Nursing, 96*(6), 50-52.

Barbash, G. I., Irith, R. G., Vidine, B. A., & Almong, C. (1983). Aortic dissection presenting with hemoptysis: Diagnostic confirmation of dissection and leak by computerized tomography. *Heart & Lung, 12*(6), 633-635.

Chambers, J. (1995). Thoracic aortic dissection. *Nursing Standard, 9*(35), May, 50-51.

Cheri, Mc. C., & Kathleen, S. (1999). Acute thoracic aortic dissection: How to defuse a time bomb. *Nursing*, January, 32cc1-32cc6.

Deborah, L., & Cathy, S. (1996). Chest pain. *Nursing*, November, 43-51.

Dake, M. D., Kato, N., Mitchell, R. S. et al. (1999). Endovascular stent-graft placement for the treatment of acute aortic dissection. *New England Journal of Medicine, 340*(20), 1546-1552.

Laurie, A., & Martha, N. (1988). Aortic dissection. *Nursing*, June, 58.

Shih CC, Chen CC, J Chang, CM Shi. et al. (2001). Endovascular aortic graft exclusion of abdominal aortic aneurysm. *Chinese Medical Journal* (Taipei), *64*, 661-666.

Verscheure, D., Haulon, S., Tsilimparis, N., Resch, T., Wanhainen, A., Mani, K., Dias, N., Sobocinski, J., Eagleton, M., & Ferreira, M. (2021). Endovascular treatment of post type A chronic aortic arch dissection with a branched endograft: early results from a retrospective international multicenter study. *Annals of Surgery*, *273*(5), 997-1003.

第二十八章 心臟手術病人術後之護理

學習目標

—— 研讀本章內容後，學習者應能達成下列目標：

1. 了解手術中心肺機使用對人體生理的影響。
2. 了解手術中心肌保護原則。
3. 了解手術俊病人的護理重點。
4. 了解心臟手術後的合併症。

前言

科技的進步，心臟手術已是常規手術之一，現今接受心臟手術的病人群改變了！在過去（1980 年代）只有 60 歲以下才能接受冠狀動脈繞道術，現在病人的年齡平均 70～80 歲，而且合併有幾種慢性病，如：糖尿病、腎臟病、高血壓、慢性肺阻塞、肥胖等，這些情況似乎增加手術中複雜性及術後照顧的困難度。然而病人的住院天數由 1988 年的 11 天（美國）到現今的 5 天或甚至 3 天。這樣的進步除了是手術技術的精進外，術後醫護照顧品質的提升占重要角色。本章將介紹以冠狀動脈繞道手術為主的心臟手術及其術後護理重點。

冠狀動脈循環及生理病理之簡介

一、生理

㈠正常冠狀血流

為每克心肌每分鐘有 0.7～0.9 mL 的血量，輸送 0.1 mL/gm/min 的氧氣到心肌，是比身體其他器官耗氧量較多的器官，在休息狀態中，冠狀動脈床的氧氣萃取率為 55%；於壓力狀態下，則萃取率高達 100%。

㈡冠狀血流主要是在心臟舒張期發生

在心臟收縮期時心肌內血管阻力增加，正常冠狀動脈阻力為所有血管擴張值的 3～6 倍。在灌注壓正常下，心肌血流的調控是由心肌局部代謝需求來自動調控該區小動脈阻力。

㈢冠狀動脈結構

1. 四條主要冠狀動脈：左冠狀動脈（LCA）、右冠狀動脈（RCA）、左前降枝（LAD）、左迴旋枝（LCX）。

2. 右冠狀動脈長度為 10 公分；左冠狀動脈為 1 公分；左前降枝為 10 公分；左迴旋枝為 6 公分。

3. 左右冠狀動脈分別於升主動脈的兩個口分出，以供應心肌血流。左冠狀動脈從冠狀竇的左後側分出，再分兩枝重要的血管（左前降枝及左迴旋枝），而對角動脈（diagonal）及鈍緣動脈（obtuse margin）分別由 LAD 及 LCX 分枝出來。

4. 右冠狀動脈（RCA）：分枝包括：竇房結動脈（sinus node artery）、房室結動脈、銳緣（aute margin）動脈及右心室分枝動脈、後降枝動脈（PDA）。90% 的人為右主導血流，右主導是指 RCA 延伸超過迴旋枝供應後降枝動脈及左心室動脈分枝。10% 的人為左主導血流，是指左迴旋枝跨過心室中隔到右心

室。而共同主導（codominant）血流是指後降枝是從 RCA 及 LCX 分枝出來。

5. 左前降枝供應左心室肌肉、心室中隔肌肉之血流。

6. 對角動脈供應左心室前側壁，有 2〜6 枝呈平行。若中間分枝（intermedius）動脈存在，則對角動脈就不顯著。

7. 左迴旋枝供應心臟後腹側。

二、冠狀動脈疾病

㈠定義

當血管直徑縮窄成 50% 具有臨床意義，造成冠狀動脈血流稍減，當動脈直徑縮窄成 70% 時，則冠狀動脈最大流量嚴重減少，臨床上病人會出現運動後心肌缺血情形。一般血管狹窄的長度並未測量，當狹窄長度大於 10 mm 時，冠狀動脈血流受阻。

㈡阻塞血管的枝數是指重要冠狀動脈狹窄的枝數

大部分是三條冠狀動脈阻塞，這三條通常包括：1. 近端的 RCA；2. 左前降枝（LAD）；3. 左迴旋枝（LCX）。RCA 的遠端（近後降枝及房室結動脈）、左前降枝的中段及第三段、邊緣（margin）分枝經常是通暢。目前所知當冠狀動脈直徑縮小成 50%，相對於截面積減少 75%。當管徑縮小成 2/3 時，相對於截面積減少 90%。

㈢決定冠狀動脈疾病預後的兩個重要因素

1. 冠狀動脈阻塞的條數：在冠狀動脈阻塞的情況下，若側枝循環的建立能維持左心室功能，則預後較好。例如，三條冠狀動脈阻塞合併正常心室功能，其五年的存活率為 90%，一旦左心室功能惡化，則五年的存活率銳減成 40%。

2. 左心室功能：是以心室射出率（EF）來評估，正常值為 60〜75%，輕度到中度抑制這 40〜60%，當小於 40% 為中度抑制，小於 30% 為重度左心室抑制。當 EF<30%，則充血性心衰竭的症狀明顯。

一般而言，有效的繞道手術重建重要阻塞的血流後，若心肌還活著，可以使 EF 提高至少 10%。

冠狀動脈繞道手術的目的及適應症

一、冠狀動脈繞道術的目的

完全重建血管，移植阻塞超過 50〜70% 的血管，以保護心臟免於心肌梗塞之發生。

㈠解除心絞痛的症狀及心肌缺血。

㈡延長存活。

㈢預防心肌梗塞。

㈣保存左心室之最佳功能。

㈤促進運動耐受力。

二、冠狀動脈繞道術的適應症

㈠左主冠狀動脈直徑縮窄超過 50% 時，即使病人無症狀。

㈡穩定型的心絞痛：嚴重心絞痛對藥物治療沒有反應。

㈢不穩定型心絞痛。

㈣急性心肌梗塞合併心因性休克。

㈤心肌梗塞後的心絞痛。

㈥PTCA 失敗。

㈦矯正異常的冠狀動脈。

三、冠狀動脈繞道術的禁忌症

年齡不是禁忌：

㈠嚴重慢性心衰竭。

㈡肺動脈高血壓。

手術過程

一、術前準備

㈠血小板抑制劑常規使用 Persantin，術前 24～48 小時使用 75 mg qid

㈡術前若使用 β-blocker 或 Calcium blocker 於術前要減少劑量

㈢術前肺功能（PFT）及心室功能（EF）的評估

㈣術前健康指導專案：包括術前加護中心環境之參觀、術後侵入管路之簡介及注意事項、術後疼痛控制、氣管內插管留置期間的溝通方法、誘發性肺量計器使用方法、心臟復健之簡介、手術傷口之照顧、家屬探訪須知及家屬休息室使用原則等。

㈤術前常規護理

二、手術中心肌保護原則

大部分心臟手術需要心臟停止並中斷冠狀動脈血流，以進行手術。

㈠減少心肌缺血的時間

即使手術的精進，一旦遇上複雜的心臟手術，也需 90～150 分鐘來完成，若有適當的心肌保護方法，這段心肌缺氧是可接受的。

㈡減少對心臟結構的直接傷害

若心臟結構被傷害，則即使有最好的心肌保護方法仍無法避免心臟受傷。

㈢體外心肺循環過程中的冠狀動脈灌注壓的維持

適當的灌注壓可以滿足心肌壁層的血流灌注。

㈣心肌保護方法

1. 低溫：在心肌缺血過程維持低溫狀態仍是目前心肌保護技巧中最重要的，低溫的保護效果包括：(1)減少心肌細胞代謝以減少在缺血狀態中 ATP 的消耗。心臟停止處於 10°C 的溫度心肌氧消耗量為正常的 5%，這樣的情形可允許缺血性心跳停止時間延長而不造成心肌永久性傷害。心肌低溫的處理：當主動脈夾住後，由主動脈根注入冷的心臟麻痺液（4°C 結晶溶液）3～4 分鐘，直到心肌溫度在 10°C，而系統性的降溫以維持體溫在 24°C。系統性的降溫可以減少非冠狀動脈側枝血流量及協助維持心臟在減壓狀態。

2. 心肌麻痺液成分（cardioplegia）

   (1)為了達到心臟快速代謝停止的狀態，必須使用含電解質溶液，例如：高鉀（15～20 mm/L），細胞外高鉀濃度減少細胞膜鉀的濃度差；使細胞去極化，減少維持細胞膜離子幫浦所需的耗能。含鎂溶液為磷分子重要成分及細胞性酶系統的輔助因子。鈣是用來維持細胞膜完整性及細胞內功能。鈣濃度的調整很重要，低鈣濃度可以減少缺血性的損傷。麻痺液內的 pH 值維持在 7.6～7.8。

   (2)血液麻痺液：使用血液作為心肌麻痺的溶液是指使用稀釋血液（Hct 20%）合併心肌麻痺液，此種含氧的冷凍血液以 16～20°C，500～750 mL 經由前向（antegrade）或反向（retrograde）灌入，然後每隔 20 分鐘以 250 mL 再灌注。在主動脈夾移除前將血液麻痺液以 37°C，量為 500～750 mL 注入以回溫心臟。

使用血液的好處包括：

- 提供心肌適當的氧合作用，在心跳停止前 ATP 不消耗。
- 在低溫心跳停止過程給予再注入含氧的血液，可維持心肌持續代謝。
- 提供適當的 pH 值及滲透壓、輔助因子、荷爾蒙等。學者指出使用溫血麻痺液可以減少手術中心肌梗塞其發生率由 6.4% 減為 1.3%；而主動脈夾住時間可延長到兩小時，仍算安全。

3. 冷血麻痺技術（cold blood cardioplegia techniques）：此技術可提供很好的緩衝物質、有氧及無氧代謝過程所需的營養物質、自由基的清除物質。氧是很有效的自由基清道夫。病人被冷卻 25～28°C；灌注液混合來自 pump oxygenator 的血液及結晶溶液，使心肌麻痺液的血比容 Hct 為 16～20%、K^+的濃度為 20～25 mm/L、鹼性 pH 值、低鈣。亦有研究指出，冷血麻痺液並未比含結晶之心肌麻痺液好。

4. 溫血麻痺技術（warm blood cardioplegia techniques）：

源起：低溫導致心肌及系統性的細胞水腫而抑制酶功能，特別是鈣轉移，減少膜的穩定性、抑制 ATP 產生及利用。此外，葡萄糖及氧的利用差、失去心肌局部血管自動調控機轉，因此當心肌冷卻時增加心肌缺氧。而溫血心肌麻痺液（37°C）的好處，包括：

⑴含豐富的養分及氧氣，可持續提供心肌所需。

⑵細胞代謝平衡：心臟停止時氧消耗比心臟跳動時少 1/10，氧及營養的輸送只要心臟跳動時的 1/3～1/2。

技術：1 份結晶液+4 份血液，可從前向（antegrade）灌注到冠狀動脈，其流速為 200 mL/min。亦可合併從後向（retrograde）灌注到冠狀竇，其流速至少 150 mL/min，至少維持冠狀竇壓力在 40 mmHg。

三、體外心肺循環對人體的影響（CPB）

心臟手術中當誘導心臟停止後，心肺機負責提供身體其他器官的氧合循環及低溫，大部分血液不流回心臟，可以提供醫師一個無血液的環境進行心臟血管或瓣膜手術。然 CPB 不是正常的生理灌注，其抗凝血、血液稀釋、失去脈動性灌注、血球暴露在空氣、管路使細胞受傷。因此，CPB 使用會影響術後病人的照顧。

㈠心肺機（CPB）的三種功能

1. 血液稀釋（hemodilution）：使用 Lactated Ringer's 溶液混合血液來充滿心肺機的管路。

2. 低溫（hypothermia）：心肺機的溫度調節器在心臟手術期間調整病人身體溫度中度低溫（28～32°C），或 25～28°C 減少身體器官的代謝率（組織需氧量約降 50%），防止器官缺氧。

3. 抗凝血作用（antioagulation）：肝素的使用劑量 300～400 μ/kg，以維持 ACT > 400～480 秒，防止心肺機管路的阻塞。

㈡心肺機（CPB）使用對人體的影響

1. 體液分布的改變：因血液稀釋造成血管內膠質滲透壓下降；血小板及其他血

液細胞被破壞後，釋放血管舒張物質（補體活化；Bradykinin 釋放）到血漿中，導致微血管壁的通透性增加。上述的機轉使血管內的液體滲入組織間質（interstitial），此種狀況持續到手術後的六小時。CPB 使用後病人變得水腫，身體獲得 1～15 磅的水。

2. 腎功能改變：於術後早期時可能出現少尿，原因包括：低溫、系統性血管收縮、心肌抑制等，導致低心輸出量使腎血管灌注壓不足；另一方面因血管加壓素分泌造成腎血管收縮。

3. 血壓的改變：術後 24 小時的血壓起伏很大，造成高血壓的因素，包括：Catecholamine 與 Renin 的分泌增加、低溫、血管收縮。

4. 心臟功能改變：影響心肌收縮的因素，包括：既存在的左心室功能缺損（EF<30%），體外循環期間缺血性心跳停止的時間過長（超過 60 分鐘）、心肌保護的適當性。

5. 出血（bleeding）：手術後出血的常見原因，包括：不恰當的肝素拮抗、肝素回彈（Heparin rebound）、血小板功能缺損、稀釋的血小板減少症、凝血因子缺乏、局部與系統纖維分解，以及既存的凝血病變。

6. 肺功能改變：若病人在手術前無肺疾，術後很少造成肺功能變差，但手術中有兩種因素會造成暫時性肺通氣及氧合：(1)心肺機使用期間，肺部沒有血流灌注，肺微血管壁破壞；(2)低溫損傷橫膈神經；在取內乳動脈（internal mammary artery）的過程造成左半橫膈麻痺，臨床呈現左下肺葉塌陷。

7. 電解質及微元素的改變：造成電解質及微元素不平衡的原因，包括：(1)血液稀釋；(2)細胞內外液體轉移；(3)內分泌功能改變；(4)酸鹼平衡過程；(5)低溫改變細胞運送機轉。臨床上鎂離子下降 13% 鉀離子不穩。

8. 高血糖：造成糖代謝暫時改變原因，包括：(1)低溫抑制胰臟釋放胰島素；(2)血中 Epinephrine 濃度增加，促進肝醣分解；(3)胰島素會附著在管路及其他設備。

9. 神經功能改變：心臟手術後造成的神經功能缺損的發生率在瓣膜手術為 3～37%，症狀包括：運動及感覺功能不同程度的障礙、視覺缺損、腦神經周邊神經病變、脊髓損傷、認知及神經症狀。在冠狀動脈繞道手術有 17～64% 的人發生 CNS 合併症，根據研究報告中風的發生率為 5%。發生神經功能缺損的原因：(1)源自心臟或 CPB 的 embolism 為最常見。大的栓塞（macroembolisation）來自空氣或特殊物質（瓣膜碎片、鈣化殘片、脂肪、mural thrombi）。小的栓塞（microembolisation）來自棉球或紗布的纖維、凝聚的血液成分（白血球、血小板）、空氣；(2)腦部血流灌注減少

（hypoperfusion）：原因可能為腦部血流減少、低血壓、心肺機使用的時間（有研究報告指出兩小時是最高限制）；(3)麻醉影響神經傳導障礙。

心臟手術病人術後護理

一、心臟手術後的即刻照護主要目標就是穩定血液動力學

當病人由開刀房被護送轉入加護中心，護理人員應立即取得以上資料，以便能提供病人恰當的護理措施。

(一)病人的病史。

(二)術前服用的藥物及過敏史。

(三)手術過程中的特殊事件。

(四)心肺機及主動脈夾住時間。

(五)肝素與 Protamine 劑量的使用。

(六)手術期間的液體攝入與排出量。

(七)麻醉用藥。

二、術後的 24～48 小時護理措施主要促進病人的生理及精神的穩定

(一)維持適當的通氣與氧合狀態

由於心臟手術造成功能肺餘量（FRC）、全肺量（TLC）減少；肺間質水腫；肺泡塌陷、肺內分流之產生，術後病人需要呼吸器輔助以維持適當的通氣與氧合，一般而言當病人的血液動力學穩定，無神經症狀於術後 24 小時內可以拔除氣管內插管。

1. 每班監測及記錄呼吸型態、呼吸次數、潮氣量。

2. 每班評估並記錄呼吸音情形，作為臨床抽吸痰液及胸腔物理治療的指引。

3. 依單位的政策於適當時機監測動脈血液氣體分析數值，維持 pH：7.35～7.45；$PaO_2 > 80$ mmHg；$PaCO_2$：35～45 mmHg；$SaO_2 > 95\%$。

4. 在呼吸器使用期間每班維持呼吸器管路的通暢，吸入氣體溫度在 36～38°C，警覺呼吸器的警示訊號所代表的意義。

5. 對於抽菸、慢性肺阻塞病人要加強呼吸照護及胸腔物理治療。

6. 當血液動力學穩定及意識清醒即可依單位的政策進行呼吸器的脫離。

7. 在氣管內插管拔除後，即教導病人執行正確的腹式呼吸及有效的咳痰方法，於睡眠外的時間以每小時 10 次練習誘發性肺量計器（incentive spirometer），以促進肺泡的擴張及痰液的排出。

㈡確保心臟組織有適當的血流灌注

1.每天監測心輸出量一次，並維持心輸出量指數 > 2.2 L/min/m²，SVR：770～1,500 dynes-sec/cm⁵；PVR：100～250 dynes-sec/cm⁵，對於低心輸出量及臨床出現組織灌流不足症狀的病人視病因提供心臟收縮劑（Dobutrex、Dopamine）、增減前負荷、減少系統性血管阻力的藥物（血管擴張劑）。

2.每兩小時監測及記錄生命徵象，維持平均動脈壓大於 70 mmHg，心跳在 60～100 次／分。

3.每兩小時監測及記錄心電圖型態及 ST 間段或 T 波的變化，警覺於心律不整及心肌缺氧的發生。有 20～50% 的開心術後病人發生心室上心律不整，而心房纖維顫動（Af）占 30%。

4.每四小時監測 CVP 及 PCWP 數值，並維持 CVP：6～12 mmHg，PCWP：12～18 mmHg，視病況補充適當的液體，如：血液製品、膠質液體或結晶液體。

5.維持 Hgb > 10 gm%；Hct>30%，以確保適當的氧氣輸送量。

6.對於心電圖改變或出現心肌缺氧的情形，宜做十二導程心電圖，並監測血中 CK/MB（術後於 4～7 小時達高峰，很快消失）。

7.若低心輸出量對藥物沒有效，依醫囑給予 IABP 治療。

㈢確保腦部組織有適當的血流灌注

1.每兩小時監測及記錄意識狀態。

2.每班評估病人肢體的感覺及運動功能是否正常對稱。

3.對於呈現幻覺、混亂、不安、焦慮的病人應給予保護措施。

㈣維持體液電解質平衡

1.每兩小時評估及記錄液體輸入量 110 mL/hr 及小便（1 mL/kg/hr）與引流液的排出量。

2.每四小時監測及記錄 CVP 及 PCWP。

3.視體液平衡狀態而測量體重及追蹤胸部 X 光片及每班評估皮膚彈性，以完整評估身體水分情形。

4.每班記錄胸管引流量並維持胸管之通暢，一般而言當胸管出血很多或肉眼可見血塊形成時才需擠壓胸管（stripping），對於接受內乳動脈繞道手術病人應注意出血量及禁用（stripping），維持胸管通暢方法只需提高胸管抖動即可。當出血量連續兩小時大於 300mL/hr，應通知醫師處理。

5.每天及視情況需要監測電解質，維持 K⁺：4 mEq/L，Mg⁺：2。

6.每天及視情況需要監測血糖，維持血糖小於 200 mg/dL。

㈤疼痛控制

有助於早期下床活動，促進肺功能，減少住院天數。

1. 依單位政策選擇適當的疼痛評估工具（十分視覺類比分數）主動評估病人疼痛情形，控制疼痛分數在 3 分以下。

2. 視病人個別性選擇適當的止痛劑及正確的給藥途徑，例如：高血壓病人可以投予 Morphine。

3. 教導病人於改變姿勢或咳嗽時，雙手固定傷口以防傷口牽扯，下肢取靜脈處的傷口可以抬高。

㈥手術傷口的照顧，取靜脈處的傷口

1. 手術後紗布包紮 24 小時即可除去，若有滲出物仍以紗布包紮。

2. 每天評估及記錄傷口外觀是否紅腫、漿液性滲出物、疼痛等。

3. 每天以水溶性優碘擦拭傷口及周圍組織。

4. 視大夫醫囑，協助病人穿上彈性襪或綁上彈性繃帶，白天穿上，晚上鬆開。

胸骨處的傷口：同上 1～3 項。

㈦營養的支援

手術後若於 24 小時拔除氣管內插管後，鼻胃管也隨後拔除，在評估病人的腸蠕動恢復，即可由口進食。若氣管內插管、鼻胃管尚未能於短時間拔除時，一旦有腸蠕動即可採鼻胃管灌食。

1. 每星期評估營養指標（Alb、BW、TLC 等），提供適當的熱量攝取 BEE × 1.5～2.0。

2. 依醫囑給予維生素 A、B、C，礦物質（鋅、鐵），以促進傷口癒合。

㈧預防合併症的發生

1. 心包膜填塞（cardiac tamponade）：注意監測心包膜填塞的症狀，例如：胸管引流量突然減少、血壓下降、小便量減少、CVP 值上升、脈搏壓減少。

2. 傷口感染：依醫囑投予預防性抗生素，例如：Cefazoline。

3. 術後負向情緒反應：手術後第一天的精神狀態穩定，術後第二、三天即出現以下情緒：

• 焦慮：術後焦慮原因，包括：傷口疼痛、分離、隔離、死亡、不明原因等。臨床呈現不安、認知能力差與環境的互動改變（退縮、依賴）。

• 憂鬱、敵意。

• 精神器質性症候群如，譫妄、激躁，病人呈現意識混亂、定向感差、認知及語言功能改變、精密運動障礙、睡眠紊亂等。原因可能與年紀大、CPB 時間長、手術中低血壓等有關。

對於負向情緒反應病人的照顧是關心病人、保護其安全、投予適當的藥物。

(九)早期活動（心臟復健）

1. 早期活動的好處，包括可調整生活型態，控制危險因子增進生理及心理健康。

2. 心臟復健的目的是為了協助病人恢復生理、心理、社會及社交功能上最理想的狀況。心臟復健運動，包括準備運動及日常活動兩部分，各依活動所需 MET 數，以 0.5 MET 為單位循序漸進，共分 1.0～3.0 METs 六階段，而活動進展以每天 0.5 MET 的活動量為依據，加護中心活動是 1～3 METs；恢復期 3～6 METs。MET 數愈高表示所需消耗能量愈大，故手術後四週應避免提 20～30 磅的重物或執行等長手臂運動，若要完全用力大約在手術後 3～4 個月。

3. 運動前後要評估病人心血管反應，於出現以下情況中止活動：
   - 疲倦。
   - 意識混亂、噁心。
   - 心絞痛。
   - 心室上心搏過速。
   - ST 間段比休息狀上升或下降 ≥ 3 mm。
   - 心室心搏過速。
   - 血壓下降（收縮壓下降 ≥ 20 mmHg）。
   - 血壓高（收縮壓 > 220 或舒張壓 > 110 mmHg）。

4. 運動頻率：每週至少 4～5 次規律運動，持續 30 分鐘。

接受心臟手術病人常見的護理問題

(一)心輸出量改變──減少：導因於心肺機使用或心肌受傷。

(二)呼吸道清除功能失效：導因於氣管內插管留置、麻醉劑。

(三)低效型呼吸型態：導因於傷口疼痛、全身麻醉。

(四)高危險性液體容積缺失：導因於手術中的血液流失、禁食、血管擴張使血蓄積在周邊靜脈。

(五)高危險性液體容積過多：導因於腎功能差、小便排出量少、輸液過多。

(六)組織灌注改變──腦部：導因於麻醉劑、心肺機、止痛劑之使用。

(七)疼痛：導因組織受傷、手術傷口、侵入性管路留置。

(八)睡眠型態紊亂：導因於陌生環境、疼痛、焦慮。

(九)焦慮：導因於對疾病預後不了解、身體不舒服、與家屬隔離、缺乏休息。

㈩高危險性感染：導因於皮膚完整性受損，侵入性導管置入、外科傷口。

(十一)皮膚完整性受損：導因於呼吸困難、固定坐姿太久、手術中低血壓、水腫等。

結論

成功的心臟手術可以改善病人的生活品質。心臟手術後的即刻性護理是穩定血液動力學、早期拔除氣管內插管等；於術後第一天當生命徵象穩定即開始執行心臟復健及指導呼吸功能訓練，以促病人早期復原並減少住院天數。這是需護理人員的用心照顧。

學習評量

1. 簡述冠狀動脈繞道術的目的。
2. 簡述冠狀動脈繞道術的適應症。
3. 簡述手術中心肌保護原則。
4. 簡述手術中心肺機對人體的影響。
5. 簡述心臟手術患者之術後護理。
6. 簡述心臟手術之合併症。

參考文獻

Bernat, J. J., (1997). Smoothing the GABG Patient's road to recovery. *AJN*, *97*(2), 23-27.

Dolan, J. T. (1991). *Critical Care Nursing*. Philadelphia: F. A. Davis Company.

Fardy, P. S., Yanowitz, F. G. (1995). *Cardiac Rehabilitation Adult Fitness, and Exercise Testing* (3rd ed.). Baltimor: Willians & Wilkins.

Gortner, S. R., Dirks, J., & Wolfe, M.M. (1992). The road to recovery for elders after GABG. *AJN*, 44-49.

Sabiston, D. F., Spencer, F.C. (1996). *Surgery of the Chest* (6th ed.). Philadelphia; W. B. Saunders Company.

Weiland, A. P., & Walker, W. E. (1986). Physiologic principles and clinical sequelae of cardiopulmonary by pass. *Heart & Lung*, *15*(1), 34-39.

Willner, A. (1993). *Cerebral Damage before and after Cardiac Surgery.* Netherlands: Kluwer Academic publishers Group.

第三篇

氧合

第二十九章　呼吸生理學

學習目標

——研讀本章內容後，學習者應能達成下列目標：

1. 了解肺泡通氣量的定義及影響因素。
2. 了解肺部水分平衡機轉。
3. 了解肺通氣與血流灌注比例之關係。
4. 了解氧氣解離曲線的生理意義。
5. 了解肺順應性。

前言

　　呼吸系統的正常運作是維持人類生命的基本要件，大部分的嚴重疾病均會影響心肺功能，而肺臟尤其容易受侵犯。呼吸系統不正常將影響動脈氧合及組織氧合，護理人員在照顧呼吸功能不穩定的病人，應對呼吸的生理及病理學有所認識，作為提供適切護理措施的參考。本文將介紹肺臟的構造與功能，肺泡通氣機轉、肺血流及代謝、肺泡通氣與血流灌注比例、呼吸力學等內容。

肺臟的構造與功能

一、肺臟的目的

　　㈠行氣體交換：使氧氣由空氣中進入靜脈血液，使二氧化碳排出體外。
　　㈡代謝：某些化合物的代謝，例如：磷脂類合成；將血管加壓素 I 轉變成血管加壓素 II。
　　㈢過濾：過濾循環系統中有毒物質。
　　㈣血液貯存。

二、血液──氣體交界面

　　氧氣和二氧化碳來往於空氣和血液之間，是透過肺泡微血管膜行擴散作用（diffusion），肺泡微血管膜極薄（小於 0.5 mm），面積為 50～100 平方公尺，有利於氣體交換。

三、呼吸道和氣流

　　呼吸道是由一連串分枝的管道所組成，越進入肺部深層，就越窄越短，數目越多。由氣管而下開始分枝，在第 16 級分枝以前均屬於引導呼吸道，沒有肺泡，不參與氣體交換，形成解剖性無效腔，容積約 150 毫升。第 17 級分枝為呼吸區，具有氣體交換功能。吸入的氣體在到達終末細支氣管之前，由於管徑大，分枝不多，都是以巨流（bulkflow）的方式運送。過了終末細支氣管，由於分枝太多，代之以氣體的擴散。
　　㈠平常呼吸約 500 毫升；只需 3 cm H_2O 之壓力即可。
　　㈡平常狀態下，要達到每秒 1 升的流速只需 < 2 cm H_2O 的壓力差降。

四、血管和血流

㈠肺血管系統由肺動脈經由微血管再回到肺靜脈

肺動脈接受來自右心室的全部血量，整個肺循環的阻力小的驚人。要達 6 L/min 的流速，只需平均肺動脈壓約 15 mmHg 就夠了。

1. 微血管直徑大約 10 微米，恰好是讓一紅血球通過；每個紅血球約花 3/4 秒通過微血管網路，在這短短的時間內足夠讓 O_2 及 CO_2 在血液和肺泡內分布，接近完全平衡。
2. 肺動脈伴隨支氣管而行走於肺小葉的中心，而肺靜脈行走於肺小葉之間。

㈡支氣管循環

供應呼吸道直到終末細支氣管所需的血液，這些血液大部分由肺靜脈帶回心臟，而支氣管循環血量只占肺循環血量的小部分。

五、肺泡之穩定性

肺臟可被視為一個具有三億個直徑為 0.3 mm 泡泡的集合體，這樣的構造天生是很不穩定的，因為內襯於肺泡壁的液體所具有的表面張力；要使得肺泡之表面積縮小，就如同肺泡遭受到相當強大的力量致使塌陷。

肺泡內襯細胞分泌一種介面活性劑的物質（surfactant），可以降低肺泡之液體表面張力。

通氣（Ventilation）

一、解剖性無效腔（Anatomic dead space）

不具氣體交換功能的呼吸道容積；正常有 150 mL 的氣體存在解剖性無效腔。

二、生理性無效腔（Physiologic dead space）

包含本來就不能行氣體交換的解剖性無效腔，還包含了因某種因素而失去功能的肺泡。在正常人兩者幾乎相等，然而有肺病的人，生理性無效腔大得多。

三、肺泡通氣量（VA）

為潮氣容積與每分鐘的呼吸次數之乘積，代表吸入的氣體能被用來做氣體交換的部分。肺泡通氣量與動脈血二氧化碳分壓的關係為 A。在正常人，肺泡中二氧化碳分壓（CO_2）和動脈血液中的 $PaCO_2$ 是相同的，二者可達平衡。當肺泡通氣量（A）減少

時，動脈二氧化碳增加。

四、通氣量以重力依靠區較大

例如站立時，肺底的通氣量較肺尖大，平躺時，靠背側的肺（地面）比靠胸側（上面）的肺有較好的通氣，側躺時，在下面的一面也會有較好的通氣。

五、CO_2 在組織中的擴散速度要比 O_2 快 20 倍

因為它有較大的溶解度。

肺血流量與代謝

一、肺循環

肺循環起自肺動脈它接受全部來自右心室的混合靜脈血，然後開始分枝且伴隨呼吸道的分枝，支氣管下行，進入次級肺小葉的中心，一直到分枝成終末細支氣管。超過此點之後，開始分枝成布滿肺泡壁的微血管網路。

二、肺血管內之壓力

肺循環壓力低，平均肺動脈血壓為 15 mmHg，收縮壓與舒張壓分別為 25 mmHg 及 8 mmHg，是體循環壓力的 1/10，肺循環需要承受隨時來自右心室的所有心輸出量，因此肺循環血壓只要可以把血液送至肺的頂端即可，這樣可使右心臟的工作減輕到足夠完成氣體交換的程度。

三、肺血流量隨著地心引力的影響，使重力依靠區的肺血流量多

直立姿勢下，肺底的血流量比肺尖的血流量多；平躺時靠近地面的肺血流較上面肺血流多。依肺血流大小，將肺部分成三區：

㈠第一肺區（Zone1）：肺泡壓力 > 肺動脈壓力 > 肺靜脈壓力。這一區通氣正常卻沒有灌流的肺泡，是不能行氣體交換，稱為肺泡無效腔（dead space）。

㈡第二肺區（Zone2）：肺動脈壓由於液體靜水壓效應而增加，到達可以克服肺泡氣壓的程度，此時血流量取決於動脈與肺泡氣壓之間的壓力差。肺動脈壓>肺泡壓力>肺靜脈壓。

㈢第三肺區（Zone3）：靜脈壓也大到超過了肺泡壓，於是血流量取決於動靜脈之間的壓力差，而不是取決於外來的肺泡氣壓（圖 29.1）。

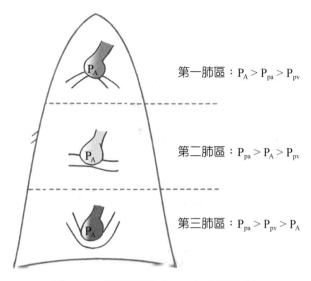

第一肺區：$P_A > P_{pa} > P_{pv}$

第二肺區：$P_{pa} > P_A > P_{pv}$

第三肺區：$P_{pa} > P_{pv} > P_A$

圖 29.1　三種肺區（Zone）的肺血流

註：P_A：肺泡壓力；P_{pa}：肺小動脈壓力；P_{pv}：肺靜脈壓力。

四、缺氧性血管收縮

當肺泡內氧分壓很低的情況下（小於 70 mmHg），肺血管收縮，其目的是在導引血流不要流到缺氧的地區，而集中於可進行氣體交換的區域，如此，因缺氧所帶來的有害效應就可減少。

五、肺部水的平衡

體液在微血管間的交換是遵守 Starling's 定律，此定律是指將體液推出微血管的力量，是微血管中的液體靜水壓（hydrostatic pressure）減去組織間液（interstitial fluid）的液體靜水壓。將液體拉回微血管的力量為血液中的膠體滲透壓（colloid osmotic pressure）減去組織間液的膠質滲透壓。公式為：

$$\text{體液淨流出量} = [(P_c - P_i) - \sigma(\pi c - \pi i)] \times k$$

公式中的 P_c 為微血管靜水壓（動脈端為 25 mmHg，靜脈端為 10 mmHg）；P_i 為組織間液的靜水壓（-6 mmHg）；πc 為微血管的膠質滲透壓（28 mmHg）；πi 為組織間液的膠質滲透壓（5 mmHg）；k 為常數，稱為過濾係數；σ 代表微血管壁阻止蛋白質分子透過的效果大小。此公式得到的淨壓力是朝外流，造成每小時有 20 mL 的體液由微血管中滲透出來，再由淋巴結吸收回去。臨床上，當微血管內壓力上升，使得微血管中的體液滲出速率超過淋巴能吸收的範圍，肺水腫就發生。

㈠肺水腫初期：液體在血管周圍間隙及支氣管周圍間隙淤血，稱為間質水腫（interstitial edema）。

㈡肺水腫後期：液體通過肺泡壁的上皮組織而進入肺泡腔內，形成肺水腫，影響氣體交換。

通氣與灌流之關係

通氣和血流不能配合正是肺病時，氣體交換功能障礙的主因。肺泡通氣量的多寡決定肺泡氧分壓；正常時，吸入氧分壓為 150 mmHg（21% × 760 – 47）；當氣體進入肺泡後，氧分壓會由原來的 150 mmHg 降至 100 mmHg。臨床上造成低血氧的原因：

一、通氣不足（Hypoventilation）

因藥物抑制中樞神經，或胸壁受傷及呼吸肌麻痺，均會造成通氣不足，使動脈二氧化碳分壓上升。

二、擴散不足

當肺泡與微血管膜之間距離增加時會影響氣體擴散。

三、分流（shunt）

血液流經沒有通氣的肺泡的情形稱之。正常的生理分流為小於 5%，正常的分流來自：

㈠支氣管動脈：在灌流支氣管之後，由肺靜脈流回心臟。

㈡冠狀靜脈在收集心臟流出的血液之後，直接由 Thebesian 靜脈注入右心房：臨床上，分流的特徵是由其引起的低血氧不會因吸入 100% 純氧而緩解，這是因為血液流經沒有通氣的肺泡，並沒有暴露於如此高濃度的氧氣之下，故其氧分壓仍極低。

四、通氣量－灌流量比（Ventilation-perfusion ratio）

影響氣體交換最主要的因素是肺通氣與血流灌注間的配合狀態，最佳的氧合度是當肺部好的通氣區域恰有好的血流灌注，理想的肺單位其肺通氣與血流灌注比率為 1（$\dot{V}/\dot{Q}$ =1），但正常人的 $\dot{V}/\dot{Q}$ 比值為 0.8。

影響通氣及血流灌注間配合的兩個主要因素為重力（gravity）及通氣與血流的區域分布。重力依賴區的肺通氣及血流灌注均較非重力依賴區多，因此在站立姿勢下肺底的通氣及血流灌注比肺尖為多，重力造成不同的肺區域有不同程度的通氣與血流灌注的分

布，例如肺基底的肺泡其血流灌注比通氣多，肺尖的肺泡其血流灌注比通氣少，使得 $\dot{V}/\dot{Q}$ 比值從肺尖到肺底逐漸下降，三種不正常的肺泡單位造成肺通氣與血流灌注不配合（$\dot{V}/\dot{Q}$ mismatch）。

　　(一)無效腔單位：有正常的通氣但沒有血流灌注，通氣是無效的。

　　(二)分流單位：有正常的血流灌注，但沒有通氣，灌注是無效的。

　　(三)靜止單位：沒有通氣或血流灌注。

氣體的運送

一、氧氣以兩種型態被血攜帶

　　一種是與血紅素結合，另一是溶解在血漿。依 Henry's 定律，溶解的量與分壓成正比，即每毫米汞柱的氧分壓，可溶解 0.003 mL 氧氣於 100 mL 的血液。因此，平常動脈血有 100 mmHg 的氧分壓時，每 100 mL 的血液含 0.3 mL 氧氣。

二、氧解離曲線（O_2 dissociation curve）

　　氧氣會和血紅素形成可逆的結合而生成氧合血紅素（oxyhemoglobin）。1 克純血紅素可以結合 1.39 mL 的氧氣，正常血液每 100 毫升血約含 15 克血紅素，故血液的氧容積為每 100 毫升血液含 20.8 毫升的氧氣（15 × 1.39）。

　　氧氣解離曲線形狀的生理學意義（圖 29.2）。

　　(一)氧分壓達 50mmHg 後，血紅素與氧的結合量迅速地增加：即動脈血氧分壓越高，則血紅素與氧的飽和度高，例如 PaO_2 為 100 mmHg 時，SaO_2 為 97.5%。

　　(二)上段平緩的形狀：即使肺泡中氧分壓有些許下降，仍不影響氧氣的搭載，血中及肺泡之間維持相當的氧分壓差，可以加速擴散的進行。

　　(三)下段陡峭的形狀：末梢組織可輕易利用微血管中少許氧分壓差；將大量氧氣由血液中抽出，使氧氣自血液擴散至組織的速度不致太慢。

　　(四)Bohr 氏效應：pH 值下降，溫度上升，$PaCO_2$ 上升會使曲線右移；右移代表在某氧分壓下，會有更多的氧氣自血液卸下，進入組織細胞。

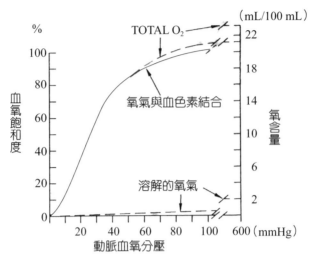

圖 29.2　氧氣解離曲線

資料來源：West (1990). *Respiratory physiology. the essentials* (4th ed.)

呼吸力學

一、呼吸肌肉

㈠吸氣

橫膈是負責吸氣動作最重要肌肉，由頸椎第三、四、五節的膈神經所支配，當它收縮時，橫膈向下或向前，使胸腔的垂直空間變大，而肋骨的邊緣也同時被上舉及向外移動，造成胸腔橫截面直徑增加。吸氣輔助肌包括斜角肌及胸鎖乳突肌。

㈡呼氣

平靜呼吸時，呼氣只是一個被動過程，不需要用力；肺和胸壁都具有彈性，會在吸氣膨脹後，趨向於回復到原來的平衡位置。

負責主動呼氣最重要的肌肉是腹直肌、內腹斜肌與外腹斜肌和腹橫肌。肌肉收縮時，腹內壓增加；可將橫膈向上推。肋間內肌藉由推動肋骨向內向下，使胸腔容積縮小來輔助主動呼氣。

二、肺順應性（Compliance）

單位壓力變化之下的容積變化，稱為順應性。公式為：

$$C = \frac{\Delta V}{\Delta P} \quad （\Delta P：單位壓力變化；\Delta V：容積變化）$$

人體肺臟的順應性約為 200 mL/cmH₂O。臨床上肺水腫、膨脹不全、肺纖維化等會降低肺順應性。

三、呼吸道阻力

正常的呼吸道阻力為 0.6～2.4 $cmH_2O/L/sec$，呼吸道阻力主要來自中型支氣管。影響呼吸道阻力的因素，包括：

㈠肺容積：肺容積減少時，呼吸道阻力快速上升。

㈡支氣管壁平滑肌收縮：阻力增加。

㈢肺泡內 PaO_2 分壓下降時：引起呼吸道阻力升高。

㈣吸入氣體密度和黏滯性：深水潛水會增加呼吸道阻力。

通氣的控制

呼吸控制系統的三個基本要素，為：

一、感覺器

負責蒐集資料並將之傳送到中樞控制器。

中樞化學接受器對腦中的細胞外液的 H^+ 濃度有反應，當 H^+ 濃度增加會刺激呼吸，H^+ 減少則抑制呼吸；末梢化學接受器在總頸動脈分叉處的頸動脈體及主動脈弓的主動脈體。末梢化學接受器對 PaO_2、pH 及 $PaCO_2$ 有反應；當低血氧時末梢化學接受器負責所有通氣量的增加。而 pH 值下降會刺激頸動脈體，增加通氣量。

二、中樞控制器

在腦部，免費協調資料，然後將神經衝動傳給作用器。

平常呼吸的自動過程是來自腦幹的衝動所引發。如果希望能自願性的控制自己的呼吸時，大腦皮質就可凌駕這些中樞。在特定的情況下，來自其他部分的腦的額外輸入也可能發生。

㈠腦幹：呼吸中樞是指橋腦和延腦的神經元，控制吸氣和吐氣週期。

㈡大腦皮質：呼吸可受某種程度的意志控制，大腦皮質可在一定的範圍內凌駕腦幹的功能。

㈢腦的其他部分：如大腦邊緣系統和下視丘都可影響呼吸型態，例如處於憤怒和恐懼的情緒狀態時，呼吸方式也跟著改變。

三、作用器：呼吸肌造成通氣

增加作用器的活動量最後都會降低腦中的感覺輸入，如降低動脈血的 $PaCO_2$，因此這是一種負性回饋（圖 29.3）。負責呼吸的肌肉，包括：橫膈、肋間肌、腹肌，以及一些輔助肌肉，如胸鎖乳突肌。

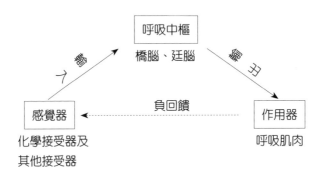

圖 29.3　呼吸控制系統的基本要素

結論

大部分的嚴重疾病均會影響心肺功能，而呼吸系統尤其容易受侵犯，呼吸系統不正常，將影響動脈氧合及組織氧合，護理人員照顧呼吸功能不穩定的病人，應對呼吸生理學有所認識，以便能勝任病人之評估。

學習評量

1. 解釋解剖性無效腔，生理性無效腔。
2. 簡述肺部水分平衡機轉。
3. 簡述肺通氣與血流灌注搭配不均的三種型態。
4. 解釋氧解離曲線的生理意義。
5. 解釋肺順應性。

參考文獻

Marieb. E. N. (1989). *Human Anatomy and Physiology*. California: Benjamin/Cunnings Publishing Company.

West, J. B. (1990). *Respiratory physiology-the essentials* (4[th]ed.). Baltimore: Williams. & Wilkins.

第三十章 重症病人組織氧合之評估

學習目標

——研讀本章內容後，學習者應能達成下列目標：

1. 了解氧合過程。
2. 能區別動脈氧合及細胞氧合。
3. 了解動脈氧合指標及組織氧合指標。
4. 說出影響重症病人組織氧氣輸送量與消耗量改變的因素。
5. 至少能提供兩項促進組織氧合的護理措施。

前言

　　重症單位約有 15% 的病人發生多器官衰竭，這類病人的死亡率超過 50%，造成重症病人多器官衰竭的主要原因是組織的氧氣輸送量與消耗量處於不平衡狀態，這類病人的氧氣消耗量常遠超過氧氣輸送量，在氧氣供應不足的情況下，能量的產生減少，身體行無氧代謝，產生乳酸，細胞完整性被破壞、細胞死亡，終致器官衰竭。

　　組織氧合受氧氣輸送量與氧氣消耗量間關係的影響，當兩者達到平衡時，組織有適當的氧氣促進細胞內粒線體進行氧化加磷氧基作用（oxidative phosphorylation），以產生足夠的能量，供各種生理活動、生化合成等之正常運作。組織氧合適當的病人其臨床表徵應呈現各器官功能正常。

　　本章主旨希望能增加護理人員對氧合過程的了解及評估病人組織氧合的能力，期望早期確認病人的組織氧合過程是否有障礙，及早提出適當的醫護措施，確保病人有適當的組織氧合，減少合併症的發生，促進病情的恢復。

正常氧合過程（Oxygenation Process）

　　氧合為細胞維持生存所必需，有效而適當的氧合是指組織輸送量與需求量兩者達到平衡。氧氣從大氣運送到粒線體，並促進 ATP 產生的整個過程就是氧合過程，這包括正常的動脈氧合（arterial oxygenation）及細胞氧合（cellular oxygenation）。以下幾個步驟是完成氧合所必需的，只要其中任一個步驟發生問題，組織氧合能力將出現功能缺損的現象。

一、通氣（Ventilation）

　　通氣指空氣流進流出肺臟的情形，影響通氣的因素有呼吸道阻力、呼吸器官之彈性阻力。通氣功能的好壞常用流量容積比（FEV_1/FVC）是否小於 70%，來判定通氣功能是否有阻塞性障礙；臨床上常以測定動脈血中二氧化碳分壓以得知肺泡換氣量是否足夠（$PaCO_2\ \alpha\ 1/\dot{V}E$）。

二、氣體交換（Gas exchange）

　　氣體交換是指肺泡毛細血管膜（alveolo-capillary membrane）上的氧氣和二氧化碳交換。一般來說，二氧化碳通過此膜的容易度為氧氣之 20 倍，因此我們通常較關切氧氣通過此膜的能力。影響此膜氣體交換能力之因素主要有二：1.氣體在肺泡毛細血管膜之擴散能力（diffusion），氣體的擴散速度受膜兩邊氣體的壓力差大小，肺泡與毛細血管膜的厚度，氣體溶解度的影響；2.通氣和肺血流灌注之搭配度（$\dot{V}/\dot{Q}$ matching）。影

響氣體交換最主要的因素是肺通氣與血流灌注間的配合狀態，最佳的氧合度是當肺部好的通氣區域恰有好的血流灌注，理想的肺單位其肺通氣與血流灌注比率為 1（$\dot{V}/\dot{Q}=1$），但正常人 $\dot{V}/\dot{Q}$ 的比值為 0.8。

　　影響通氣及血流灌注間配合的兩個主要因素為重力（gravity）及通氣與血流的區域分布。重力依賴區（gravity-dependent area）的肺通氣及血流灌注均較非重力依賴區多，因此在站立姿勢下，肺底的通氣及血流灌注比肺尖為多，重力造成不同的肺區域有不同程度的通氣與血流灌注的分布，例如，肺基底的肺泡其血流灌注比通氣多，肺尖的肺泡其血流灌注比通氣少，使得 $\dot{V}/\dot{Q}$ 比值從肺尖到肺底逐漸下降，三種不正常的肺泡單位造成肺通氣與血流灌注不配合（$\dot{V}/\dot{Q}$ mismatch）的情形如下：

　　㈠無效腔單位：有正常的通氣但沒有血流灌注，通氣是無效的（$\dot{V}/\dot{Q}\to 0$）。
　　㈡分流單位：有正常的血流灌注但沒有通氣，灌注是無效的（$\dot{V}/\dot{Q}\to\infty$）。
　　㈢靜止單位：沒有通氣或血流灌注。

　　臨床上衡量氣體交換功能的方法，包括：測定肺泡與動脈血氧分壓差值 P（A－a）O_2、動脈血氧分壓與肺泡氧壓比值（PaO_2/PAO_2）、動脈血氧分壓與吸入氧濃度比（PaO_2/FiO_2）、肺內分流等。

三、組織灌注（Perfusion）

　　組織灌注指血液流通進出組織構造之情形，血流則帶來氧氣與運走二氧化碳。我們較注重氧氣的輸送。影響氧氣輸送功能的因素，有：心輸出量、微血管床的完整性、微血管與組織間的氧壓差、血液攜氧能力等。

　　㈠心輸出量（cardiac output）

　　心輸出量的高低會影響氧氣的輸送量，心輸出量增加則氧氣輸送量將隨之增加。正常的心輸出量有賴個體正常的心臟幫浦力量、心電傳導系統與適當的心舒張末期容積。

　　㈡動脈氧含量（O_2 content）

　　指氧氣與血色素結合的量加上溶解在血漿的氧量，個體正常的氧含量每 100 毫升的動脈血液有 20 毫升的氧氣（20 mL/dL）。動脈氧含量的計算公式為：

$$1.39\times Hgb\times SaO_2 + 0.003\times PaO_2$$

血色素是決定氧含量的主要變項，而動脈氧含量為組織氧合過程的主要因素。

(三)微血管的完整性

是決定氧氣自微血管擴散入細胞的因素之一，一旦微血管內皮細胞因疾病過程造成損傷，將因微血管的滲漏（leakage），致組織間質腔水腫，使得微血管與細胞間的距離增加，氧氣不易擴散入細胞內。成人呼吸窘迫症候群（ARDS）即屬於這類病變之一例。

(四)微血管與組織間的氧壓差

周邊微血管與組織細胞間的氧壓差是影響氧氣自微血管擴散入細胞的重要因素之一，微血管的氧壓大於 50 mmHg，細胞內氧壓 0～10 mmHg，粒線體內的氧壓小於 0.5 mmHg。因此一旦無法維持有效的微血管與組織細胞間的氧壓差，則氧氣不易擴散入細胞內。臨床上對於微血管、細胞內及粒線體內氧壓之測量尚少。

四、氧氣在組織的利用（Utilization）

指細胞使用氧氣形成 ATP 的過程，影響氧氣在組織的利用因素，包括：完整的細胞內酵素與粒線體，以便能進行加磷氧基作用，細胞利用氧氣的速度是依細胞的代謝需要而定。臨床上，即使病人的組織有正常的氧氣輸送量（DO_2），仍不能確保組織有正常的萃取氧氣及利用氧氣的能力。有幾種情況會阻礙組織細胞萃取及使用氧氣的能力，例如：一氧化碳中毒、鹼血症、二氧化碳減少、溫度下降、紅血球中 2,3-二磷酸甘油酸鹽（2,3-DPG）減少等，皆會使氧氣解離曲線向左移，使氧氣與血紅素的結合力增加，而阻礙氧氣自微血管釋放進入細胞。另外，臨床上有些藥物會破壞細胞內氧化酵素系統，使得組織細胞無法利用氧氣，例如：氰化物（cyanide）中毒。

綜合上述之文獻資料可知，氧合過程包括：正常的通氣使氧氣順利自大氣進入肺泡，於肺泡毛細血管間進行氣體交換，良好的組織灌注將足夠的氧含量輸送到組織微血管床而擴散進入細胞內的粒線體，還要有正常的細胞內酵素系統及粒線體功能，組織細胞才能利用氧氣來進行正常的生化反應，以維持個體生命。

臨床氧合障礙的種類

臨床上發生氧合障礙的情況可區分為兩種：1.動脈氧合障礙；2.組織氧合障礙（如表 30.1）（表 30.2 為造成臨床氧合障礙的病因，並將低血氧對各系統的影響歸納於表 30.3）。

表 30.1　臨床氧合障礙的種類

類別	臨床指標
1. 動脈氧合障礙	
• 動脈低血氧（hypoxemia）	↓PaO_2
• 動脈氧含量不足（inadequate CaO_2）	↓SaO_2 和（或）↓Hgb
2. 組織氧合障礙	
• 氧氣輸送量不恰當（inadequate DO_2）	↓CaO_2 和（或）Qt
• 氧氣消耗量不恰當（inadequate $\dot{V}O_2$）	↓$\dot{V}O_2$

註：PaO_2 動脈血氧分壓；CaO_2 動脈氧含量；$\dot{V}O_2$ 氧氣消耗量；$\dot{Q}t$ 血流量。

表 30.2　臨床氧合障礙的病因及基氧合指標

種類	機　轉		臨床情況與疾病	氧合指標
動脈氧合障礙	吸入氧濃度不足（low FiO_2）		高海拔區、醫源性錯誤	↓PaO_2
	通氣障礙（↓ventilation）		呼吸道阻塞、神經肌肉衰竭、呼吸中樞抑制、氣胸、連枷胸、支氣管痙攣	↓PaO_2、↑$PaCO_2$、↑P（A－a）O_2 正常
	肺通氣與灌注不配合 $\dot{V}/\dot{Q}$ mismatch	無效腔效應 high $\dot{V}/\dot{Q}$	正壓機械呼吸、PEEP 的使用	↓PaO_2、↓$PaCO_2$、↑P（A－a）O_2
		無效腔	肺動脈栓塞、急性肺動脈高血壓	↓↓PaO_2、↑$PaCO_2$
		分流 low $\dot{V}/\dot{Q}$	肺塌陷、心因性肺水腫、間質性肺炎、成人呼吸窘迫症候群、先天性心室中隔缺損	↑P（A－a）O_2、↓↓PaO_2、↓CaO_2
	動脈氧含量不足（↓CaO_2）		低血色素、一氧化碳中毒	PaO_2 & $PaCO_2$ 正常、↓CaO_2
組織氧合障礙	氧輸送量減少（↓DO_2）		充血性心衰竭、休克、敗血症、血栓形成（栓塞、血流不正常分布）	↓DO_2、↓$\dot{V}O_2$
	組織利用氧氣障礙		細胞代謝受抑制（氰化物中毒）、敗血症、酸鹼不平衡、體溫過高或過低、2,3-DPG 減少	DO_2 正常、↓↑$\dot{V}O_2$

註：DO_2：氧氣輸送量；CaO_2：動脈氧含量；P（A－a）O_2：肺泡與動脈氣壓差。

表 30.3　低血氧對各系統之影響

系統	狀況
中樞神經系統	心智改變：意識混亂、失去定向感與判斷力、不安、躁動 *抽筋、昏迷
心血管系統	交感神經系統興奮：心搏過速、血壓增加（早期） 心臟功能抑制：心律不整、ST 間段升高、胸痛等 *心搏過慢、低血壓、發紺
呼吸系統	呼吸加速、每分鐘通氣量增加、呼吸困難、肺動脈高血壓 呼吸輔助肌使用
胃腸系統	腸蠕動減緩、痲痺性腸塞、胃潰瘍、胃出血
腎功能	尿量少於 0.5 mL/kg/hr *急性腎小管壞死

註：*指嚴重低血氧的情形。

氧合能力的臨床評估

　　臨床評估病人氧合度的目的在決定組織氧合是否恰當，以及評估造成氧合障礙的原因，以便針對原因提供適當的措施，例如：增加組織氧的供應或減少組織氧的需求量，使氧供應與需求達到平衡狀態，維持適當的組織氧合等。茲將臨床上常用來評估氧合能力的方法簡述如下：

一、身體評估

　　以身體評估來了解氧合狀況，能判斷的經常有限，雖然任何氧合障礙都將使身體出現症狀，但大部分的症狀都屬於晚期或模稜兩可的。然而，一旦氧氣輸送量下降，高度依賴氧氣的器官，如腦、心等，將立即出現缺氧的症狀，例如：意識混亂、行為改變、心電圖改變、心跳加速、胸痛、皮膚溫度改變等。因此當病人出現這些不正常的徵象時要懷疑組織氧合不足。雖然氧合障礙與身體症狀間的關係並不明確，但臨床專家遇有此種狀況時，應懷疑氧合障礙，並仔細評估氧合過程是否恰當，並以促進組織的氧氣輸送量與減少組織的氧消耗量為護理目標。

二、動脈氧合的評估（Arterial oxygenation）

　　評估動脈氧合的指標，包括：PaO_2、SaO_2、PaO_2/FiO_2、$P(A - a)O_2$、PaO_2/PAO_2、Shunt 等。動脈氧合是評估肺部氣體交換功能，肺功能影響組織氧合主要在於血色素攜

帶氧氣的能力。

㈠動脈血氧分壓（PaO_2）

單獨使用 PaO_2 能提供氣體交換的訊息有限，動脈血氧分壓是指溶入血漿中氧氣的分壓，由於只占氧含量極微小的部分，幾乎不影響氧含量的多寡，因此動脈血氧分壓（PaO_2）不是肺功能的可靠指標，PaO_2 主要角色是估計肺內分流及血紅素與氧的飽和能力。

㈡動脈血氧飽和度（SaO_2）

動脈血氧飽和度受動脈血氧分壓的影響，可以從氧氣解離曲線自 SaO_2 預估 PaO_2 或自 PaO_2 預估 SaO_2，當動脈血氧分壓為 100 mmHg 時血紅素的飽和度為 97.5%。

㈢動脈血氧分壓與吸入氧濃度比（PaO_2/FiO_2）

這個氧合指標在吸入不同氧濃度下的動脈氧合狀況，與肺內分流有較高相關性。當 $PaO_2/FiO_2<200$ 時，最能反映成人呼吸窘迫症病人或重症病人的肺內分流的嚴重程度。由於計算容易，臨床仍最常被使用來評估動脈氧合。

㈣肺泡與動脈氧分壓差：$P(A-a)O_2$

當肺泡與動脈氧分壓差增加時，可能代表肺通氣與血流分布不均（$\dot{V}/\dot{Q}$ mismatch）、擴散障礙、分流、吸入氧濃度增加等，計算公式為：

$$P(A-a)O_2 = FiO_2 \times (760-47) - PaCO_2/0.8 - PaO_2$$

由於會隨著吸入濃度（FiO_2）的增加使肺泡與動脈氧壓差增加，因此無法真正反映肺功能。

㈤動脈與肺泡氧壓比（PaO_2/PAO_2）

動脈與肺泡氧壓比值與分流有高相關性，而此值不會隨著吸入氧濃度（FiO_2）的不同而改變。學者認為 PaO_2/PAO_2 較 $P(A-a)O_2$ 更能評估肺部氧合障礙。

㈥肺內分流（shunt）

肺內分流是臨床評估肺臟氧合功能好壞的標準，為了獲得可靠的分流數值，病人必須置有肺動脈順流導管（Swan-Ganz cather）以取得混合靜脈血的氧分壓及飽和度，方可計算分流，公式如下：

$$\dot{Q}s/\dot{Q}t = CcO_2 - CaO_2/CcO_2 - C\bar{v}O_2$$

肺微血管氧含量（CcO_2）$=(Hgb \times 1.39 \times 100\%)+(0.003 \times PAO_2)$

動脈氧含量（CaO_2）$=(Hgb \times 1.39 \times SaO_2)+(0.003 \times PaO_2)$

混合靜脈氧含量（$C\bar{v}O_2$）$=(Hgb \times 1.39 \times S\bar{v}O_2)+(0.003 \times P\bar{v}O_2)$

臨床測量分流時，病人至少要吸入大於 30% 的氧濃度，才可使肺微血管的氧與血色素完全飽和。目前，分流是肺臟氧合最準確的指標，但臨床上分流公式的計算須假設混合靜脈血氧飽和度（SO_2）及動靜脈氧含量差（$CaO_2 - C\bar{v}O_2$）在正常的範圍，所以不能適用在所有的重症病人。

由以上之查證可知，PaO_2/FiO_2、PaO_2/PAO_2、$\dot{Q}s/\dot{Q}t$ 似為目前最能反映動脈氧合之指標。

三、組織氧合的評估（Tissue oxygenation）

在臨床上用來評估組織氧合的指標，包括：氧氣輸送量（DO_2）、氧氣消耗量（$\dot{V}O_2$）、混合靜脈血氧分壓（$P\bar{v}O_2$）、混合靜脈血氧飽和度（$S\bar{v}O_2$）、氧氣萃取率（OER）、血清中乳酸（lactate）等。茲分別解說如下：

㈠氧氣輸送量（DO_2）

氧氣輸送量指每分鐘由左心室輸送到組織的氧量，這個數值為動脈血氧含量與心輸出量的乘積。因為氧氣輸送量並沒有考慮到氧氣自組織擴散到細胞內粒線體的距離，故即使有正常或高於正常的氧氣輸送量，仍會出現嚴重組織缺氧情形。雖然氧氣輸送量有此限制，但仍被廣泛用作病人早期組織缺氧的指標。

㈡氧氣消耗量（$\dot{V}O_2$）

氧氣消耗量指每分鐘組織消耗的氧量，也就是輸送到組織的動脈氧含量與回心的混合靜脈氧含量間的差〔$\dot{V}O_2 = C(a-\bar{v})O_2 \times CI \times 10$〕，正常值為 110～160 mL/min/m^2，氧氣消耗量反映組織對氧的需求，重症病人的疾病過程或治療會影響氧氣消耗量的多寡，例如：敗血性休克、燒傷病人等，其氧氣消耗量比正常增加約 100%，為了滿足組織氧消耗量增加的情形，身體將增加氧氣輸送量或氧氣萃取率，而當身體無法增加氧氣輸送量時，氧氣消耗量將會下降，尤其在 $DO_2 < 300$ mL/min/m^2 時，氧氣消耗量呈線性下降。因此當氧氣消耗量突然下降並且持續下降時，代表器官灌注減少，為即將發生循環休克的早期警徵，因此，一系列監測氧氣消耗量（O_2）比起例行地監測心肺等生命徵象變化，更能即早確認氧氣供應與需求間的不平衡。

㈢混合靜脈血氧分壓（$P\bar{v}O_2$）

混合靜脈血氧分壓曾一度被認為是組織氧壓的同義詞，Tenney（1974）則指出：因為 $P\bar{v}O_2$ 會受組織代謝率、循環血量再分布（周邊動靜脈分流）、微血管的完整性、心輸出量、血紅素等因素改變，僅當病人的氧氣消耗量一致，而且循環血量的再分布很少，$P\bar{v}O_2$ 與組織氧壓才有線性相關，所以，$P\bar{v}O_2$ 仍不是組織氧壓的良好指標。臨床上監測 $P\bar{v}O_2$ 的意義有二：一為表示氧氣輸送過程及氧氣萃取過程有改變；另一個意義是可能解釋 PaO_2 改變的原因，通常 $P\bar{v}O_2$ 下降也是造成 PaO_2 下降之原因，因此臨床上對

於動脈低血氧的病人，除了要確認出呼吸系統引起的因素，還要注意非呼吸系統因素所引起的低血氧，如低心輸出量導致混合靜脈血氧分壓下降等。

四混合靜脈血氧飽和度（$S\bar{v}O_2$）

混合靜脈血氧飽和度代表回到右心準備進行再氧合的血氧飽和度，亦即指流經已灌注的所有血管床的靜脈血的血氧飽和度，$S\bar{v}O_2$ 並不反映組織氧合，其所表示的，其實是氧供應與氧需求間平衡的指標。當 $S\bar{v}O_2$ 下降，表示從左心室輸出的氧量與組織所需消耗的氧量有所不平衡。它是組織氧供應（DO_2）與氧消耗（$\dot{V}O_2$）之間出現不平衡的靈敏指標。

五氧氣萃取率（O_2 extraction ratio）

氧氣萃取率是指實際被組織用掉的氧量，其計算公式為：$OER = \dot{V}O_2/DO_2$，它是組織氧氣消耗與氧氣輸送量間之比值，正常值為 $22\sim23\%$，當氧氣萃取率大於 32% 以上，可能的原因為：1.組織氧輸送量一定，而氧氣消耗量與萃取增加；2.氧輸送量雖然增加，但氧氣消耗量與萃取率大大增加，例如：感染、受傷、燒傷、發燒、呼吸功能增加等，使細胞代謝率增加；3.組織氧消耗量一定，而氧氣輸送量下降，因此組織萃取氧氣能力增加。當氧氣萃取率少於 22%，表示組織對氧氣的萃取與利用減低，或因為高血液動力的循環所致，例如，病人有動靜脈分流或敗血症情形。

六乳酸（lactate）

當組織缺氧時，細胞內粒線體的氧化功能受損，使得焦葡萄酸（pyruvate）聚積在細胞內，導致乳酸產生。血液乳酸增加是組織缺氧的晚期指標。動脈中乳酸濃度增加是表示組織進行無氧代謝，但當肝臟或腎臟功能缺損時，乳酸血症未必代表組織在進行無氧代謝，而是肝臟或腎臟無法代謝乳酸所致。

七胃壓力監測計（gastric tonometry）

此技術是將胃壓力監測計經鼻置入胃內，測量病人胃或腸黏膜的酸鹼度，以監測組織能量代謝情形。胃或腸黏膜氫離子（H^+）的濃度，視胃或腸組織無氧代謝發生的速率而定，正常值為大於 7.35；敗血症或組織缺氧時，胃腸血流量減少，產生無氧代謝，胃或腸黏膜的氫離子增加，局部的 pH 值小於 7.35。目前胃壓力監測計在國內臨床的運用方才開始，有關之報告尚少。

上述組織氧合指標（DO_2、$\dot{V}O_2$、OER）是反應全身性的組織氧合狀態，不具器官特異性，因此當全身性組織氧合正常時，不能保證身體器官組織氧合亦正常。而胃壓力監測計則為器官個別性（腸胃）的氧合指標。

重症病人組織氧輸送量與消耗量間的關係

一、重症病人組織氧氣輸送量的改變

　　重症病人組織氧氣需求量比氧輸送量增加許多，這種情況如果未改善，將導致組織進行無氧代謝，產生乳酸，進一步抑制正常的氧氣萃取機轉。造成重症病人的組織氧氣輸送量改變的原因，可歸納為二：1.動脈血含氧量不足；2.組織灌流減少。造成病人動脈血含氧量不足的原因為氣體交換障礙與攜氧能力不佳。肺部疾病是造成氣體交換障礙的主因，此類的病人臨床上呈現動脈氧飽和度降低；攜氧能力不當則常因出血或造血不足使血紅素下降而引起。

　　造成組織血流灌注減少的原因，包括：有效血管內容積不足與心輸出量減少。有效血管內容積不足常因液體攝入減少或體液、血液流失或間質水腫等所引起。心輸出量減少則因病人的心肌收縮力因缺氧、內毒素、酸血症等情況而被抑制，造成心臟收縮力下降，心輸出量不足。

　　在臨床上，重症病人常因營養素與液體攝入不足、抽血次數多、腸胃道液體或血液流失、間質水腫或利尿劑的使用，造成體液大量流失，這些情況使病人的有效血管內容積不足且貧血；另一方面，重症病人的心肌收縮力常因缺氧、內毒素、酸血症周邊血管阻力增加等情況而被抑制。因此，重症病人經常處於貧血、有效血管容積不足、心肌收縮力被抑制的劣勢，造成組織氧氣輸送量不足。

二、重症病人組織氧氣消耗量的改變

　　重症病人的能量需求及能量消耗明顯增加，導致氧氣輸送量與氧氣消耗量增加。住院病人其氧氣消耗量（$\dot{V}O_2$）增加 30%；手術後置有呼吸器或敗血症的重症病人，其 $\dot{V}O_2$ 比正常增加 50～60%，而敗血性休克、嚴重創傷、燒傷的病人其 $\dot{V}O_2$ 更增加達 100%。因此，如果無法提高重症病人的組織氧輸送量，以滿足組織代謝的需要，則病人的死亡率將因而增加。

　　除了疾病損傷會使組織的 $\dot{V}O_2$ 增加以外，住院中的日常活動也會增加組織對氧的需求量。活動如：翻身、胸腔物理治療、床上磅體重、更換衣服、胸部 X 光照相、訪客等都會增加氧氣消耗量，這些活動使病人的氧氣消耗量比休息時的氧氣消耗量多 20%。然而這些活動通常都是短暫，約 45 分鐘可恢復到休息狀態。臨床上，止痛劑、鎮靜劑、肌肉鬆弛劑、低溫療法可以降低能量消耗。而氧氣消耗量增加的重症病人會呈現心跳過速，每分鐘通氣量增加等代償反應，以便增加氧氣輸送量。

三、重症病人組織氧氣輸送量與消耗量間的關係

在正常人，當氧氣輸送量在生理範圍內減少時，氧氣消耗量並不會下降，因為組織會從血液萃取更多的氧氣。但循環衰竭的病人，因為組織已無法再增加氧氣的萃取量，氧氣消耗量直接依賴氧氣輸送量。當氧氣輸送量下降低於臨界點時，則氧氣消耗量會隨著氧輸送量的下降呈直線下降，此 DO_2 的臨界點為 $300 \sim 330$ mL/min/m^2，當病人 DO_2 小於 300 mL/min/m^2 時，造成氧氣在血液與組織間擴散的壓差降低，組織萃取氧氣與利用氧氣的能力受限，細胞代謝因能量不足而被破壞。

當 DO_2 低於臨界點（critical point）時，$\dot{V}O_2$ 會隨著 DO_2 的下降呈直線下降，即出現病理性氧氣輸送依賴關係，而這個臨界點並非每位病人都一樣，在成人呼吸窘迫症或敗血性休克病人其 DO_2 的臨界點可能高達 700 mL/min/m^2，而其他病人的 DO_2 的臨界點為 $300 \sim 330$ mL/min/m^2。一旦病人出現病理性氧輸送依賴關係，則組織萃取氧氣或利用氧氣的能力下降，細胞代謝亦將受阻。

促進組織氧合的護理措施

面對重症醫療領域中，約有 15% 的病人發生多重器官衰竭，死亡率超過 50% 以上，而重症病人的組織氧合狀態監測一直是臨床醫護人員的首要目標。護理人員二十四小持續監測的生命徵象，可以間接反映病人組織氧合狀態。因此，臨床護理人員應該警覺病人心肺功能表徵的改變，當生命徵象有改變時，可以從氧氣供應及氧氣消耗兩個層面，評估病人是否有現存性或高危險性的組織氧合缺損情形，護理措施以促進組織氧合為原則，如下：

一、增加氧氣輸送量

影響氧氣輸送量最主要變項，依次為心輸出量、血色素、動脈血氧飽和度（迴歸係數分別為 137.8、41.5、1.75），上述變項提供了醫護人員為增加病人的氧氣輸送量的努力方向。因此，護理人員在照顧重症病人時，應警覺病人心輸出量、血色素、動脈血飽和度之狀況，評估病人的心輸出量、血色素、動脈血氧飽和度是否處於最佳狀態，對於心輸出量不足、血紅素低或動脈血氧飽和度不理想的病人，須提醒醫師注意，並一起評估原因，以便採行適當的醫療處置。

二、減少氧氣消耗量

在減少病人氧氣消耗量的護理措施，應包括：監測氧氣消耗量增加的臨床徵象，當病人有心跳次數增加、體溫增加、酸血症等現象，須評估原因，提供醫師作為醫療處置

的參考。對於體溫增加的病人則提供適當的降溫方法。當病人有躁動不安,造成不必要的氧氣消耗量增加時,須採取使病人安靜休息的方法,包括:提供肌肉鬆弛法或依醫囑投予適當的鎮靜藥物,以減少氧氣消耗量。

結論

組織氧合受氧氣輸送量與氧氣消耗量間關係的影響,當兩者達到平衡時組織有適當的氧氣促進細胞內粒線體,進行加磷氧基作用,以產生足夠的能量,供各種生理活動及生化合成等之正常運作。組織氧合適當的病人其臨床表徵應呈現各器官功能正常。臨床護理人員應該警覺病人心肺功能表徵的改變,當生命徵象有改變時,可以從氧氣供應及氧氣消耗兩個層面,來評估病人是否有現存性或高危險性的組織氧合缺損。

臨床範例

68 歲男性病人,被診斷為心因性休克而住進 ICU,並接受機械呼吸輔助器協助其呼吸,吸入氧濃度為 FiO_2 50%,動脈導管及肺動脈順流導管留置,以監測血壓及血液動力學變化,病人顯得躁動、不安、呼吸喘,經由測量及抽血驗得到以下數據——BP:80/50 mmHg;HR:122 次 / 分;RR:38 次 / 分;CVP:13 mmHg;PCWP:26 mmHg;CO:3.1 L/min;CI:1.6 $L/min/m^2$;PaO_2:66 mmHg;SaO_2:91%;$PaCO_2$:36 mmHg;pH:7.25;$P\dot{V}O_2$:30 mmHg;$S\dot{V}O_2$:55%,Hgb:12g%。

分析

㈠病人因心輸出量指數低於正常值,嚴重影響氧氣輸送量,因心衰竭而致肺部氣體交換功能變差,亦會影響氧氣輸送量,病人的氧氣輸送量為:

$$DO_2 = CaO_2 \times CI \times 10$$
$$= (12 \times 1.39 \times 0.91 + 0.0031 \times 66) \times 1.6 \times 10$$
$$= 15.37 \times 1.6 \times 10$$
$$= 245.9 \text{ mL/min/m}^2 \text{ (正常值為 520～720)}$$

㈡由於氧氣輸送量低於 300 $mL/min/m^2$ 時,氧氣消耗量下降,出現病理性氧氣輸送依賴關係。病人的氧氣消耗量為:

$$\dot{V}O_2 = (CaO_2 - CvO_2) \times CI \times 10$$
$$= (15.37 - 9.26) \times 1.6 \times 10$$
$$= 6.11 \times 1.6 \times 10$$
$$= 97.7 \text{ mL/min/m}^2 \text{ (正常值 110～160 mL/min/m}^2)$$

㈢由於氧氣輸送量下降,迫使組織萃取氧氣的能力增加:

$$OER = \frac{\dot{V}O_2}{DO_2} \times 100\%$$

$$\frac{97.7}{245.9} \times 100\% = 39\%$$

　　心衰竭其心肌收縮力差，臨床呈現低心輸出量指數，並造成左心舒張末期壓力增加（由肺微血管楔壓 PCWP：26 mmHg 得知），致肺部水腫、氣體交換功能變差。氧氣輸送減少，造成身體各器官之血流灌注減少，例如：腦部之血流灌注減少，病人呈現躁動、不安、腎血流灌注減少，小便量少等。（正常值為 22～32%）

護理措施

㈠增加氧氣輸送量

1. 每班持續監測脈氧白 SPO$_2$（SaO$_2$），了解肺部氣體交換情形，維持 SaO$_2$ > 95%

2. 每班監測 PCWP、CVP，每天至少監測心輸出量，並於病情改變或調整心肌收縮劑劑量時，應再監測 CO。

3. 依醫囑給予心肌收縮劑 Dobutrex 10 μg/kg/min，維持 CI > 2 L/min/m^2，並觀察藥效。

4. 依醫囑給予利尿劑，以減輕左心室之前負荷，維持 PCWP < 20 mmHg，改善肺水腫性形。

5. 每班監測病人呼吸道通暢度，聽診呼吸音，有痰時需抽吸痰液，以維持呼吸道通暢。

6. 每班監測輸入輸出量，視病程維持適當的水分平衡。

㈡減少氧氣消耗量

1. 依醫囑給予止痛、鎮靜劑，例如，Morphine 以降低交感神經活性，減輕病人不安，並可因減輕左心室前負荷而改善肺水腫。

2. 提供安靜、舒適的環境（溫度為 25°C，溼度 75%），並能集中護理活動，減少對病人不必要的干擾。

學習評量

1. 簡述正常的氧合過程為何？
2. 臨床上用以評估系統性組織氧合指標為何？
3. 臨床上若要增加病人的氧氣輸送量（DO$_2$），改變何者變項最能增加氧氣輸送量？

參考文獻

一、中文部分

張美玉（民83）：肺功能表徵與組織氧合指標對重症病人預後之探討。碩士論文。

二、英文部分

Ahren, T. (1993). Changing perspectives in the assessment of oxygenation. *Critical Care Nurse*, *13*(4), 78.83.

Bendixen, H. H., Egbert, L. D., & Hedley-Whyte, J. (1965). *Respiratory Care* (p.4). St Louis: CV Mosby.

Bursztein, S., Elwyn, D. H., Askanazi, J., & Kinney, J. M. (1989). *Energy metabolism, indirect calorimetry, and nutrition*. Baltimore: Williams & Wilkins.

Cone, J. B. (1987). Oxygen transport from capillary to cell. In J. V, Snyder. & M. R. Pinsky (Eds). *Oxygen transport in the critically ill* (pp. 157-163). Chicago.

Covelli, H. D., Nessan, V. J., & Tuttle, W. K. (1983). Oxygen-derived variables in acute respiratory failure. *Critical Care Medicine*, *11*(8), 646-649.

Dantzker, D. R., & Gutierrez, G. (1985). The assessment of tissue oxygenation. *Respiratory Care*, *30*(6), 456-461.

Enger, E. L., & Holm, K. (1990). Perspectives on the interpretation of continuous mixed venous oxygen saturation. *Heart & Lung*, *19*(5), 578-580.

Fiddian-Green, R. G. (1992). Tonometry: theory and application. *Intensive Care World*, *9*(2), 60-65.

Gayeski, T. E., & Honig, J. (1988). Intracellur PO_2 in long axis of individual fibers in working dog gracilis muscle. *American Journal Physiology*, *225*, H1179-1186.

Gutierrez, G. (1991). Cellur energy metabolism during hypoxia. *Critical Care Medicine*, *19*(5), 619-626.

Haglund, U., & Fiddian-Green, R. G. (1989). Assessment of adequate tissue oxygenation in shock and critical illness: Oxygen transport in sepsis.

Hassett, J., & Border, J. R. (1983). The metabolic response to trauma and sepsis. *World Journal Surgery*, *7*, 125-131.

Hess, D., & Maxwell, C. (1985). Which is the best index of oxygenation-P (A - a) O_2, PaO_2, PAO_2, or PaO_2/FiO_2 ?. *Respiratory Care*, *30*(11), 960-963.

Komatsu, T., Shibutani, K., & Okamoto, K. (1987). Critical level of oxygen delivery after Cardiopulmonary bypass. *Critical Care Medicine, 15*(3), 194-197.

Lund, N. (1992). Advances in oxygen delivery. *Advances in Trauma and Critical Care*, (pp. 23-32). Mosby Year Book, Inc.

Martin, L., & Khalil, H. (1990). How much reduced hemoglobin is necessary to generate central cyanosis. *Chest, 97*(1), 182-185.

Nelson, L. D. (1993) Assessment of oxygenation indices. *Respiratory Care, 38*(6), 631-645.

Pasquale, M. D., Cipolle, M. D., & Cerra, F. B. (1993). Oxygen transport: Does increasing supply improve outcome? *Respirayory Care*, 38(7), 800-827.

Shapiro, B. A., Harrison, R. A., Cano, R. D., & Kozlowski-Templin, R. (1983). *Clinical Application of Blood Gases*. Chicago; Year Book Medical Publishers, Inc.

Shekleton, M. E., & Owens-Jones, S. (1991). Alterations in oxygenation processes. In M. E. Shekleton., & K. Litwack (Eds.). *Critical Care Nursing of the Surgical Patient* (pp. 99-145). Philadelphia: W. B. Sauders.

West, J. B. (1990). *Respiratory Physiology-the essentials* (4th ed.) (pp. 69-73). Baltimore: Willams & Wilkins.

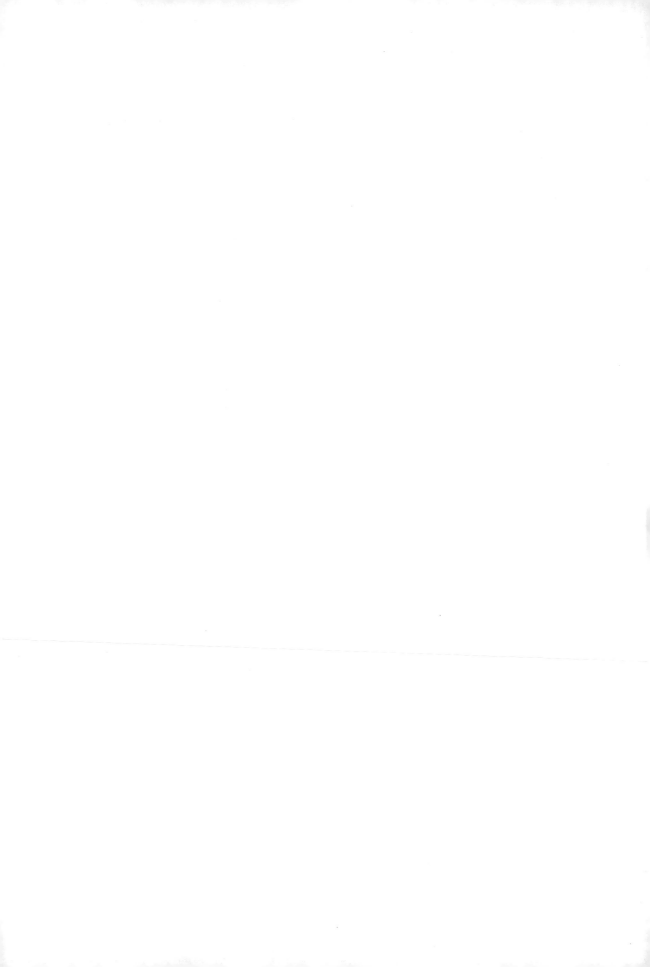

第三十一章　動脈血液氣體分析

學習目標

——研讀本章內容後，學習者應能達成下列目標：

1. 了解動脈血液氣體分析值的各項意義及正常值。

2. 了解動脈血液氣體分析之判讀步驟。

3. 了解各種酸鹼不平衡的臨床病因、症狀及處理。

前言

　　動脈血液氣體分析可以提供有關病人的動脈氧合、肺泡換氣量及體內酸鹼平衡狀態的訊息，是很重要的臨床檢驗報告。然而不正確的判讀將影響治療的決策。動脈血液氣體分析是加護中心最常見的檢驗報告之一，正確判讀 ABG 成為護理人員的一大挑戰。

適應症

　　遇有下列情形時，應抽動脈血進行氣體分析：

一、突發性的呼吸困難。

二、難於解釋的神智變化。

三、呼吸過速（大於 30 次）。

四、呼吸衰竭的診斷與評估嚴重程度。

五、對已使用呼吸器的病人，追查其病情並調整呼吸器裝置。

六、對準備手術的「高危險群」病人做術前的評估。

七、疑有酸鹼不平衡的時候。

基本概念

　　血中的氫離子（H^+）濃度是由二氧化碳分壓（$PaCO_2$）和血清中重碳酸根（HCO_3^-）之間的平衡所決定。它們的關係可以由公式得知：H^+（mEq/L）$= 24 \times \left[\dfrac{P_aCO_2}{HCO_3^-} \right]$，$H^+$ 正常值為 $H^+ = 24 \times \dfrac{40}{24} = 40$ mEq/L，此時的 pH 值為 7.40。這個關係可以看出血清 H^+ 會與 $PaCO_2$ 隨著相同方向改變，而與血清 HCO_3^- 方向相反。此關係式構成了四種原發性及代償性酸鹼異常的基礎（表 31.1）。

表 31.1　原發及次發性酸鹼異常

酸鹼不平衡	原發性異常	代償反應
呼吸性酸血症	↑ $PaCO_2$	↑ HCO_3^-
呼吸性鹼血症	↓ $PaCO_2$	↓ HCO_3^-
代謝性酸血症	↓ HCO_3^-	↓ $PaCO_2$
代謝性鹼血症	↑ HCO_3^-	↑ $PaCO_2$

代償反應（Compensatory Changes）

　　二氧化碳分壓與重碳酸根比率（$\frac{P_aCO_2}{HCO_3^-}$）的平衡是決定細胞外液酸鹼值（pH）穩定的重要因素。因此當酸鹼不平衡時，PaCO$_2$ 或 HCO$_3^-$ 改變，體內的代償機轉將以同方向的方式調整 PaCO$_2$ 或 HCO$_3^-$，以維持穩定的 $\frac{P_aCO_2}{HCO_3^-}$。例如：當原發性異常是呼吸系統病變造成的酸血症（respiratory acidosis）其 PaCO$_2$ 上升，此時代償系統為腎臟藉再吸收 HCO$_3^-$ 以提高血中 HCO$_3^-$ 濃度來中和過多的酸。代償的目標是維持 $\frac{P_aCO_2}{HCO_3^-}$ 比率穩定。

一、呼吸系統的代償

　　呼吸系統的代償反應速度快，通常於 1～2 分鐘內發生，當代謝性酸血症（metabolic acidosis）時會刺激頸動脈體的化學接受器及腦幹的呼吸中樞，促使通氣增加（ventilation），通氣量為正常的 4～5 倍；鹼血症時肺泡通氣量減少為正常的 50～75%。呼吸系統的代償能力強。

二、腎臟系統的代償

　　腎臟調節體內酸鹼平衡是藉近端腎小管再吸收 HCO$_3^-$ 的能力。呼吸性酸血症促使腎臟增加對 HCO$_3^-$ 的再吸收；呼吸性鹼血症則抑制腎臟對 HCO$_3^-$ 的再吸收，血中 HCO$_3^-$ 濃度降低。腎臟系統的代償反應速度較慢，於 6～12 小時開始進行代償，需 3～5 天才能使體內酸鹼狀態穩定。由於腎臟代償反應較慢，故呼吸性酸鹼異常，被分類為急性（腎臟代償前）及慢性（腎臟代償後）。表 31.2 是體內酸鹼平衡異常時，代償反應的預期值。

表 31.2　酸鹼平衡異常，代償反應的預期值

原發性異常	代償反應的預期值
代謝性酸血症	PaCO$_2$ = 1.5 × HCO$_3^-$ +（8±2）
代謝性鹼血症	PaCO$_2$ = 0.7 × HCO$_3^-$ +（21±2）
急性呼吸性酸血症	ΔpH = 0.008 ×（PaCO$_2$ － 40） PaCO$_2$ 每增加 10 mmHg；HCO$_3^-$ ↑ 1 mEq/L
慢性呼吸性酸血症	ΔpH = 0.003 ×（PaCO$_2$ － 40） PaCO$_2$ 每增加 10 mmHg；HCO$_3^-$ ↑ 2 mE/L
急性呼吸性鹼血症	ΔpH = 0.008 ×（40 － PaCO$_2$） PaCO$_2$ 每減少 10 mmHg；HCO$_3^-$ ↓ 1.5 mEq/L
慢性呼吸性鹼血症	ΔpH = 0.017 ×（40 － PaCO$_2$）

註：Δ＝改變。

動脈血液氣體分析值（Blood Gas Values）

動脈血液氣體分析值是評估酸鹼平衡的最好方法。

一、pH 值

測量 H 離子濃度，反應血中酸鹼狀態，正常值為 7.35～7.45。由於代償機轉的目標是維持正 pH，因此正常範圍的 pH 值並不能排除酸鹼平衡異常。

二、二氧化碳分壓（$PaCO_2$）

動脈血的二氧化碳分壓是反映肺泡換氣量的狀態，肺泡換氣量大約在 4.5 L/min 時，二氧化碳分壓值是正常。當肺泡換氣量增加時，$PaCO_2$ 下降，肺泡換氣量減少時，$PaCO_2$ 上升。$PaCO_2$ 的正常值為 35～45 mmHg。當 $PaCO_2$ 不正常時，可能是原發性的呼吸系統問題，亦可能是代謝性酸鹼異常的代償反應。

三、動脈血氧分壓（PaO_2）

為動脈氧合指標之一，正常值為 80～100 mmHg（FiO_2 21%）。當出現低血氧（hypoxemia）時（$PaO_2 < 60$ mmHg）導致無氧代謝產生乳酸及代謝性酸血症。低血氧亦可能造成過度通氣。

四、血氧飽和度（Saturation）

測量血色素與氧氣的飽和狀態，動脈血氧飽和度（SaO_2）受動脈血氧分壓的影響，亦受溫度、pH 值及 $PaCO_2$ 的影響。可以從氧氣解離曲線自 SaO_2 預估 PaO_2 或自 PaO_2 預估 SaO_2，例如：當 PaO_2 為 100 mmHg 時，SaO_2 為 97.5%。

五、HCO_3^- 重碳酸根

是腎臟調節體內酸鹼平衡重要緩衝物質。藉由腎臟再生或排泄重碳酸鹽，以維持正常的酸鹼環境。正常值為 22～26 mEq/L。當 HCO_3^- 少於 22 mEq/L 時，為代謝性酸血症；HCO_3^- 大於 26 mEq/L 時，為代謝性鹼血症。

動脈血液氣體分析值之判讀步驟

一、步驟 1

檢視 pH 是否正常。若是 pH>7.45 表示鹼血症；pH<7.35 表示酸血症。

二、步驟 2

檢視二氧化碳分壓 $PaCO_2$ 是否正常，若是異常，檢視 $PaCO_2$ 與 pH 值的改變的方向為何？pH 與 $PaCO_2$ 的改變應為相反的方向。例如：$PaCO_2$ 上升時，pH 值降低（酸血症 acidosis），而 $PaCO_2$ 減少時，pH 值增加（鹼血症）。

三、步驟 3

檢視 HCO_3^- 是否正常，若是異常值，應了解偏差的程度及方向。HCO_3^- 的改變是否和 pH 的改變一樣？HCO_3^- 和 pH 的改變應為同方向。例如：HCO_3^- 增加則 pH 增加（鹼血症）；HCO_3^- 下降則 pH 下降（酸血症）。

四、步驟 4

$PaCO_2$ 及 HCO_3^- 兩項是否異常？哪一項的檢查值較接近 pH 值？例如：pH 反應酸血症時，哪一個檢查值也是反應酸血症的（是 $PaCO_2$ 上升或 HCO_3^- 下降）。檢查值越接近異常 pH 的改變，為原發性酸鹼異常。當 HCO_3^- 和 $PaCO_2$ 兩者都異常時，可能是混合性的呼吸代謝異常或代償反應。

五、步驟 5

檢查 PaO_2 及 SaO_2 是否正常。PaO_2 為 60～79 mmHg 時，稱為輕度低血氧；40～59 mmHg 為中度低血氧；小於 40 mmHg 為重度低血氧（hypoxemia）。低血氧可能產生乳酸，此時應增加 FiO_2。若 $PaO_2 > 100$ mmHg 時，FiO_2 可以調降。

ABG 的判讀，先檢視 pH 值再看 $PaCO_2$，先確定原發性的酸鹼異常，再依公式算出有無代償或混合性酸鹼異常。以下摘要重要判讀步驟：

㈠當 pH<7.35 時（酸血症），檢查 $PaCO_2$

  1.$PaCO_2$ 正常或下降時：表示此酸血症為原發性的代謝性酸血症。

    ⑴評估 $PaCO_2$ 的預期值與實測值間的差異，可以確定有無合併呼吸性的酸鹼異常。可利用公式：$PaCO_2 = 1.5 \times HCO_3^- + (8 \pm 2)$，來計算 $PaCO_2$ 的預期值。

      • 若 $PaCO_2$ 的實測值比預期值高→合併呼吸性酸血症（respiratory acidosis）。

      • 若 $PaCO_2$ 的實測值比預期值低→合併呼吸性鹼血症（respiratory alkalosis）。

  2.$PaCO_2$ 增加：表示此酸血症為原發性呼吸性酸血症。

⑴評估 pH 值的改變，可以確定是否為急性或慢性呼吸酸血症，抑或是否合併代謝性酸鹼異常。公式：$\triangle pH = 0.008 \times (PaCO_2 - 40)$，用以計算 pH 的預期改變；$\triangle pH = 0.003 \times (PaCO_2 - 40)$，此為慢性呼吸性酸血症之 pH 預期改變值。

- 若 pH 的改變為 0.08 單位，則為急性呼吸性酸血症。
- 若 pH 的改變為 0.03 單位，則為慢性呼吸性酸血症。
- 若 pH 的改變為 0.03～0.08 單位，則為部分代償的呼吸性酸血症。
- 若 pH 的改變 >0.08 單位，則合併有代謝性酸血症。

㈡當 pH > 7.45（鹼血症），檢查 $PaCO_2$

1. $PaCO_2$ 正常或增加：表示鹼血症為原發性代謝性鹼血症（metabolic alkalosis）。

⑴評估 $PaCO_2$ 的預期值與實測值間的差異，以確定有無合併呼吸性的酸鹼異常。公式：$\triangle PaCO_2 = 0.7 \times HCO_3^- + (21 \pm 2)$ 計算 $PaCO_2$ 的預期改變值。

- 若 $PaCO_2$ 的實測值比預期值高→合併呼吸性酸血症。
- 若 $PaCO_2$ 的實測值比預期值低→合併呼吸性鹼血症。

2. $PaCO_2$ 減少：表示此鹼血症為原發性呼吸性鹼血症（respiratory alkalosis）。

⑴評估 pH 值的改變可以確定是否為急性或慢性之 respiratory alkalosis 或合併有代謝性酸鹼異常。急性呼吸性鹼血症 pH 的預期改變值公式為：$\triangle pH = 0.008 \times (40 - PaCO_2)$。慢性 respiratory alkalosis 之 pH 預期改變值公式為：$\triangle pH = 0.017 \times (40 - PaCO_2)$。

- 若 pH 的改變為 0.08 單位，則為急性呼吸性鹼血症。
- 若 pH 的改變為 0.03 單位，則為慢性呼吸性鹼血症。
- 若 pH 的改變為 0.03～0.08 單位，則為部分代償性呼吸性鹼血症。
- 若 pH 的改變為大於 0.08 單位，則合併有代謝性鹼血症。

㈢當 pH 正常時，檢查 $PaCO_2$

1. $PaCO_2$ 增加：表示為混合性的呼吸性酸血症及代謝性鹼血症。代償性反應無法完全矯正原發性酸鹼異常。例如：$PaCO_2$ 為 50 mmHg，而 pH = 7.40，此時 pH 的代償改變比預期的還多，表示為代謝性鹼血症合併代償性呼吸性酸血症。

2. $PaCO_2$ 減少：表示為混合性呼吸性鹼血症及代謝性酸血症。

酸鹼不平衡之臨床表徵及其處理

一、急性呼吸性酸血症（Acute respiratory acidosis）

呼吸性酸血症續發於肺泡通氣不足，導致動脈二氧化碳分壓增加大於 45（hypercapnia）及 pH 小於 7.35。$PaCO_2$ 的異常直接反應通氣功能障礙。

㈠評估

1. 臨床表現：呼吸困難、不安、嗜睡、意識混亂，甚至昏迷。

2. 身體檢查：心搏過速、呼吸過速、盜汗、皮膚發紺。嚴重的高碳酸血症（$PaCO_2$↑↑）將引起腦部血管擴張、增加顱內壓。

3. 病史及危險因素：

   ⑴急性呼吸系統疾病：例如嚴重肺炎、成人呼吸窘迫症（ARDS），連枷胸（flail chest）、氣胸、上呼吸道阻塞、嚴重支氣管痙攣、嚴重氣喘發作。

   ⑵中樞神經抑制：鎮靜劑中毒、大腦損傷或梗塞。

   ⑶神經肌肉不正常：重症肌無力、Guillian-Barre syndrome、低血鉀等。

   ⑷系統性問題：心臟停止、嚴重肺栓塞。

   ⑸機械性通氣：呼吸器設定不當，造成死腔增加。

㈡治療

1. 維持適當的酸鹼平衡：假如 $PaCO_2 > 50{\sim}60$ mmHg 時，臨床症狀呈現發紺及嗜睡時，應給予病人氣管內插管置入，並使用呼吸器以維持適當的肺泡通氣。此時不宜使用 $NaHCO_3$，除非 pH < 7.15，可以給少量的 $NaHCO_3$（44~88 mmHg）。

2. 治療潛在性的問題。

二、慢性呼吸性酸血症（Chronic respiratory acidosis）（代償的）

慢性呼吸性酸血症發生在肺疾病人身上，造成有效的肺泡通氣量下降。慢性肺疾的病人，若其腎臟功能正常，通常都有幾近正常的 pH 值，即使 $PaCO_2$ 上升到 60 mmHg，這是因為體內的代償反應所致（慢性代償性代謝性鹼血症）。但慢性肺疾病人併發急性發作時，例如：肺炎，則 $PaCO_2$ 急性上升。

㈠評估

1. 臨床表現：假如 $PaCO_2$ 未超過身體代償的能力時，沒有特殊的變化。假如 $PaCO_2$ 急劇上升，則將呈現頭痛、虛弱、呼吸困難、運動障礙、躁動、嗜睡，甚至昏迷。

2.身體檢查：心搏過速、發紺。嚴重高碳酸血症（$PaCO_2 > 70$ mmHg）可以引起腦部血管擴張、顱內壓上升、視乳頭水腫。

3.病史及危險因素：

　(1)COPD 者：特別是支氣管炎及肺氣腫。

　(2)極度的肥胖者：如 Pickwickian syndrome。

　(3)COPD 併發急性呼吸道感染。

(二)治療

1.建立有效的肺泡通氣及氧合：病人意識改變時，立即置入氣管內插管合併呼吸器之使用。在插管前應小心使用氧療法，因為這類病人是靠低血氧機轉來刺激腦部增加換氣量。

2.藥物治療：視病況給予支氣管擴張劑及抗生素。插管前謹慎使用鎮靜劑；對於極度肥胖者可以給 Progesterone 以刺激呼吸。

3.維持適當的體內水化（hydration）：以移除肺部分泌物。

4.肺部物理治療。

三、急性呼吸性鹼血症（Acute respiratory alkalosis）

肺泡通氣量增加所致，ABG 顯示 $PaCO_2 < 35$ mmGg，pH > 7.45。

(一)評估

1.臨床表現：頭暈、焦慮、感覺異常、口腔周圍麻痺感。嚴重的鹼血症則呈現意識混亂、昏厥、抽筋等。

2.身體評估：心搏過速、呼吸過速。

3.心電圖：心律不整。

4.病史及危險因素：

　(1)急性低血氧：肺病（肺炎、氣喘發作、肺水腫）引起低血氧而刺激通氣增加。

　(2)高代謝狀況：發燒及敗血症，特別是革蘭氏陰性菌引起的敗血症。

　(3)水楊酸中毒。

　(4)機械性通氣過度：呼吸器設定太高的通氣量。

　(5)中樞神經被刺激：焦慮、疼痛、顱內損傷。

(二)治療

1.矯正潛在性的問題。

2.維持適當的動脈氧合：若是因低血氧所致，則給予氧療法。

3.藥物：在病人呈現極度焦慮時，可以給予鎮靜劑或抗焦慮藥物。

4.調整呼吸器的設定：視病況可以調降潮氣量（V_T）或呼吸次數（RR）。

四、代謝性酸血症（Metabolic acidosis）

血中重碳酸根（HCO_3^-）減少（小於 22 mEq/L），而 pH 值< 7.35。

㈠評估

1.臨床表現：視酸鹼混亂程序及潛在疾病不同而有不一樣的症狀。可能出現意識狀態改變、疲倦、混亂、嗜睡、昏迷。

2.身體評估：血壓下降、呼吸過速導致過度通氣（hyperventilation）（Kussmaul氏呼吸）、皮膚冷及黏溼、心律不整、休克狀態。

3.病史及危險因素：

⑴重碳酸根（HCO_3^-）流失的情況：腹瀉、膽汁及胰液引流、迴腸造口。

⑵腎疾病：腎小管酸血症第二型。

⑶酸產生過多的情況：酮酸中毒（DKA）。

⑷乳酸酸血症（lactic acidosis）：高碳酸血症的代謝性酸血症。

⑸嚴重的橫紋肌溶解（massive rhabdomyolysis）。

⑹飲入：水楊酸、甲醇等。

⑺急性或慢性腎衰竭。

⑻使用保留鉀的利尿劑。

㈡診斷

1.ABG：pH < 7.35、HCO_3^-< 22 mEq/L、呼吸系統代償造成 $PaCO_2$< 35 mmHg。

2.陰離子差（anion gap）可以區別代謝性酸血症的原因，是重碳酸根流失或者是酸產生過多。陰離子差是反應無法測量的血中陰離子。計算公式為：

Anion gap = Na^+ –（Cl^- + HCO_3^-）

正常值為 12（±2）mEq/L。圖 31.1 為依據陰離子差來分類代謝性酸血症。

3.電解質：血鉀過高。

4.心電圖：因血鉀過高引起 T 波變高，ST 間段下降，R 波及 P 波消失，QRS 波變寬。

㈢治療

治療的基本目標是矯正潛在性的問題。

1.矯正嚴重的代謝性酸血症：使用鹼治療（$NaHCO_3$）的適應症是當 pH < 7.20 合併低血壓。給予鹼治療時，應先考慮是否並存有呼吸性酸血症，必須於治療前加以矯正（增加肺泡通氣量），否則 $NaHCO_3$ 靜脈注射會增加 CO_2 的產生。要矯正 pH 值所需的 $NaHCO_3$ 量可以用下式來估計：

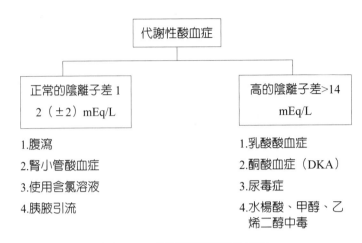

圖 31.1　代謝性酸血症的分類

應補充的 HCO_3^- = 0.6×體重（kg）×（理想的 HCO_3^- − 血清的 HCO_3^-）。通常先給一半的量，餘下來的 $NaHCO_3$ 在以後 4～6 小時內補完。7% $NaHCO_3$ 每 1 mL 含 0.83 meq。

2. 鉀離子的補充：雖然酸血症病人的血鉀都偏高，但也可能發生低血鉀（K^+<3.5）；如果有低血鉀的情形，必須在給 $NaHCO_3$ 之前加以矯正，否則當酸矯正後，血鉀會更低（K^+回到細胞內所致）。

3. 機械性通氣：呼吸器設定較大的潮氣量，以維持代償性的過度通氣。

4. 治療潛在性的問題：DKA、腹瀉、乳酸酸血症之治療。

五、代謝性鹼血症（Metabolic alkalosis）

指血中重碳酸根 HCO_3^->24 mEq/L 而 pH>7.40；代償反應為呼吸性酸血症，$PaCO_2$ 上升到 50～60 mmHg。

（一）評估

1. 臨床表現：肌肉無力、神經肌肉不穩定、反射變差、多尿、口渴。液體容積不足的徵象（姿勢性低血壓、頸靜脈壓下降、皮膚飽滿度下降）。嚴重的鹼血症會造成神經肌肉的過度興奮及呆滯、混亂。

2. 心電圖：低血鉀引起心律不整，例如：VPC、低血鉀的心電圖變化為出現 U 波。

3. 病史及危險因素：

⑴氫離子流失的情況（H^+）：鼻胃管引流、絨毛腺性瘤。

⑵使用利尿劑（Lasix）、腎上腺皮質酮過多、高鈣血症。

⑶H⁺轉移到細胞內的情況：低鉀血症。

⑷HCO₃滯留的情況：給大量的 NaHCO₃、大量輸血。

㈡治療

大部分的代謝性鹼血症對氯有反應，因此氯的補充為重要治療之一。

1. 生理食鹽水補充：假如低血容積及氯缺失的狀況未矯正，則代謝性鹼血症很難矯正。生理食鹽水的補充方法可依下式來估計：

氯缺失（meq）＝0.3×體重（kg）×（100－血中氯）

等張生理鹽水的補充量（L）＝氯缺失／154

例如：80 kg 的病人其血中氯濃度為 80 mEq/L，則氯缺失量為 0.3×80×（100－80）＝480 meq。480/154＝3.1 升，因此需補 3100 mL 的 0.9% NaCl 溶液。

2. 補充氯化鉀（KCl）：對於低血鉀病人予以 KCl。

3. 給予 H₂ 感受器的拮抗劑，例如：Cimetidine、Zantac 等藥物，以減少胃酸分泌，可以防止需長期鼻胃管抽吸之病人發生代謝性鹼血症。

4. 給予「分解碳酸酶」的抑制劑：Acetazolamide（Diamox）對於無法接受快速的輸液療法的心臟病人可以有效矯正代謝性鹼血症。此藥會抑制腎臟近端腎小管對 HCO₃的吸收，並促進 HCO₃的排泄。

結論

動脈血液氣體分析提供有關病人的動脈氧合、肺泡換氣量及體內酸鹼平衡狀態的訊息。整合這些資料有助於病況之判斷及治療之參考，護理人員必須熟悉 ABG 的判讀步驟及了解異常值的原因及治療。

臨床範例

範例一

一位 COPD 患者，因二氧化碳滯留 CO₂ retention 合併有腹瀉情形已三天。使用鼻導管合併氧療法 O₂：2 L/min 吸入，其動脈血液氣體分析值為 pH：7.23，PaCO₂：65 mmHg。HCO₃：29 mEq/L，PaO₂：70 mmHg，SaO₂：95%。

㈠分析

在呼吸性酸血症中，腎臟代償反應會藉再吸收 HCO₃來增加血中 HCO₃，但其增加仍比預期的低，表示仍併有代謝性酸血症，此代謝性酸血症可能來自病人腹瀉導致 HCO₃流失。

pH：7.23（＜7.35）→酸血症

$PaCO_2$：65 mmHg（＞45 mmHg）→呼吸性酸血症

HCO_3^-：27 mmHg（預期值為 31 mmHg）比預期值低（存有代謝性酸血症）

PaO_2：70 mmHg（＜80 mmHg）→輕度低血氧

㈡綜合判讀

呼吸性酸血症合併代謝性酸血症，輕度低血氣。

範例二

80 歲老人，接受腹部手術，三天後發燒 39°C，出現噁心、意識混亂，其動脈血液氣體分析值為 pH：7.14，$PaCO_2$：30 mmHg，HCO_3^-：19，Na^+：140，K^+：3.7，Cl^-：95，陰離子差為 26，PaO_2：100 mmHg（FiO_2：21%）

pH：7.41（7.35～7.45）→正常範圍

Pa2CO$_2$：30 mmHg（＜35）→呼吸性鹼血症

HCO_3^-：19 mEq/L（＜22）→代謝性酸血症

PaO_2：100 mmHg→正常

㈠分析

此病人面臨敗血症的情況，會刺激呼吸中樞，導致呼吸性鹼血症，因敗血性休克引起組織缺氧產生乳酸。陰離子差增加（＞14）表示血中的酸增加。此個案的重碳酸根下降，並非呼吸性鹼血症引起的代償反應，而是病人本身存有代謝性酸血症。

㈡綜合判讀

混合性的酸鹼異常：呼吸性鹼血症合併代謝性酸血症。

學習評量

1.請簡述動脈血液氣體分析值的各項意義及正常值。

2.請簡述代償反應如何進行。

3.請簡述動脈血液氣體分析之判讀步驟。

4.分別敘述急性呼吸性酸血症及代謝性鹼血症的病因、臨床症狀及治療。

參考文獻

Horne, M. M., Heitz, U. E., & Swearingen, P. L. (1997). *Fluid. Electrolyte, and Acid-Base Balance*. Baltimore: Mosby.

Marino, P. L.(1998). *The ICU Book* (2nd ed.) USA: Williams & Wilkins.

第三十二章 人工氣道置入及其問題之處理

學習目標

—— 研讀本章內容後，學習者應能達成下列目標：

1. 了解人工氣道置入的目的及種類。

2. 列舉四種人工氣道常見問題及其處理方法。

前言

　　陽光、空氣、水是維持人類生命最重要的三個要素，空氣更是不可短暫或缺的，加護單位中因呼吸道清除功能障礙及肺部氣體交換功能障礙的病人占多數，人工氣道置入可以提供病人正常換氣及氧合治療。因此維持人工氣道通暢是臨床呼吸照護工作中首要目標。本章將介紹人工氣道置入目的、種類、臨床常見問題及其處理方法。

人工氣道介紹

一、人工氣道置入目的

　　㈠預防上呼吸道阻塞。

　　㈡預防異物吸入。

　　㈢作為氣管、支氣管分泌物清潔的通道。

　　㈣提供一封閉系統以便使用機械性通氣。

二、人工氣道的種類

　　㈠人工氣道（airway）：包括口咽、鼻咽人工氣道。

　　　1.口咽人工氣道（oral pharyngeal airway）之置入

　　　　口咽人工氣道適用於意識不清的病人，為防舌頭後倒堵塞咽部，方便抽吸痰液（圖 32.1）。此人工氣道之優點，包括：易插入、可將舌頭與咽壁分開。但易滑脫及引起作嘔反射是其缺點。

　　　　置入過程

　　　　⑴選擇大小適當的人工氣道。成人較大尺寸為長度 10 公分、中等為 9 公分、小號為 8 公分。

　　　　⑵用手將病人的下頜打開。

　　　　⑶用壓舌板將舌頭往下壓，並予以抽吸口中分泌物。

　　　　⑷將口咽人工氣道的上側轉向下，由病人的嘴角處放入。

　　　　⑸到達咽喉的後壁，則將人工氣道旋轉 180 度，使人工氣道凹面能與舌面吻合。將人工氣道往前固定於正確位置。

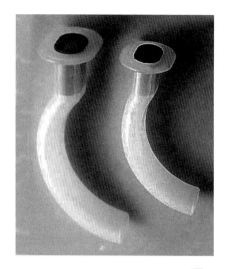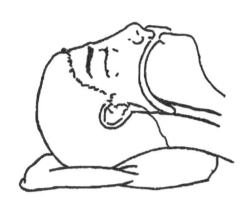

圖 32.1　口咽人工氣道

合併症

⑴呼吸道阻塞：若口咽人工氣道太長，會阻礙喉部入口或因置入過程不當，
　將舌頭推向後面，造成上呼吸道阻塞。

⑵嘔吐及喉痙攣：若病人意識清醒易造成刺激。

2.鼻咽人工氣道 （nasal pharyngeal airway）

當口咽人工氣道無法置入或因口腔創傷不能置入時，則改以鼻咽人工氣道（圖
32.2）。

置入過程

⑴選擇大小適當的鼻咽人工氣道，成人較大尺寸為內徑 8.0～9.0、中等為
　7.0～8.0、小號為 6.0～7.0。

⑵將病人採平躺姿勢，並評估其鼻道是否有創傷、異物等情形。

⑶使用水性潤滑劑潤滑管尖及管壁。

⑷協助病人採推頷法，以利導管插至正確位置。

合併症

⑴胃脹：若管子太長，可能進入食道，引起胃脹。

⑵換氣不足：若管子異位進入食道。

⑶喉痙攣及嘔吐：刺激喉部所致。

⑷鼻黏膜損傷、出血。

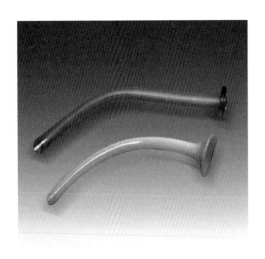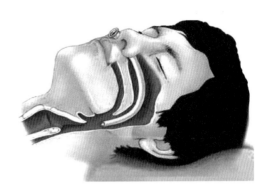

圖 32-2　鼻咽人工氣道

㈡氣管內插管（endotracheal intubation）：經口腔或鼻腔氣管內插管。氣管內插管置入可維持呼吸道通暢，防止吸入異物，有助於通氣及給氧，抽吸痰液（圖 32.3）。

適應症

⑴心肺停止進行心肺甦醒術，需建立人工氣道。

⑵呼吸道阻塞：例如，呼吸道水腫或腫瘤。

⑶咽部不穩定（面部骨折）。

⑷意識程度改變合併咽喉反射消失，咳嗽力量減弱。

⑸呼吸衰竭：當吸入氧濃度 > 60% 時，而 PaO_2 < 50 mmHg、$PaCO_2$ > 55 mmHg、pH = 7.20～7.25，呼吸次數 > 35 次／分，並使用呼吸輔助肌。

置入過程

1.用物準備：

⑴喉鏡：用來揭露聲門之器具，插管前將葉片與葉柄組裝起來，並測試燈泡的亮度，鏡葉的選擇隨個人喜好。一般而言，彎式比直式鏡葉有較好的視野，適合脖子較短者；直式鏡葉適用於幼兒及會厭軟骨大而軟時。

⑵氣管內插管：選擇大小適當的尺寸，並測試氣囊是否完好。女性使用 7.0～8.0 mm，男性使用 8.0～8.5 mm，但在緊急情況下，尺寸 7.5 mm 均適合男性及女性（表 32.1）。

⑶通條（stylet）：通條的作用是可以將氣管內插管改變成任何角度，有助於氣管內插管送入喉部及氣管。通條放入氣管內插管的位置，不能超過氣管內插管的頂端。

表 32.1　各年齡層之氣管內插管及氣管造口之尺寸

種 類 年 齡	氣管內插管		氣管造瘻管		抽痰導管 （Fr.）
	內徑	Fr.	內徑	尺寸號碼	
新生兒	3.0 mm	12	4～5 mm	00.0	6
6 個月	3.5 mm	14	5.5 mm	1.0	8
18 個月	4.0 mm	16	6.0 mm	1.2	8
3 歲	4.5 mm	18	6～7 mm	2.3	8
5 歲	5.0 mm	20	7.0 mm	3.0	10
6 歲	5.5 mm	22	7.0 mm	3.0	10
8 歲	6.0 mm	24	8.0 mm	4.0	10
12 歲	6.5 mm	26	9.0 mm	5.0	10
18 歲	7.0 mm	28	9.0 mm	6.0	10
成人（女性）	7.0～7.5 mm	32～34	9～11 mm	6～10	12～14
成人（男性）	7.5～8.0 mm	34～40	9～11 mm	6～10	14～18

⑷Magil forceps、潤滑液、10 mL 空針、抽痰設備、甦醒球（Ambu bag）、氧氣設備、脈衝式氧合測量器（pulse oximetry）、固定帶、口咬器、麻醉劑或鎮靜劑。

2. 先清除口咽異物及假牙和鬆動的牙齒。

3. 將病人放置適當準備位置。成人：仰臥並將頭稍微往後，使頸部伸展，必要時可在肩膀下置放小枕或毛巾捲軸，以協助維持插管姿勢。

4. 於插管前先給予氧氣，以維持 $SPO_2>90\%$。

5. 每次插管不應超過 30 秒，如一時無法插入，使用甦醒球擠壓 3～5 分鐘後再重插。

6. 經口腔插管者，將通條放入氣管內插管。

7. 用拇指及食指將病人下巴打開，另一手握住喉鏡，將喉鏡鏡葉沿嘴巴右側伸入，盡量將舌頭推向左側。

8. 如無法清楚看到聲門或兩側的杓狀軟管，可請助手施予史利克（Sellick）方法（將甲狀軟管向下壓，以便將懸壅垂壓下），直到可看清楚相關解剖位置後，再將插管沿鏡葉置入氣管，插管入聲門後即拔除通條，將管子推進至氣囊沒入聲帶下兩公分處，之後停止推進，再將喉鏡取出。

9. 若是經鼻腔氣管內插管置入者，可藉⑴直接觀察法：由嘴一側放入喉鏡，將嘴撐開並將馬吉爾鉗放入，把已插到會厭處的導管帶到聲門處，於吸氣期夾入

氣管內,當導管端進入氣管,即將 Magill forceps 取出,繼續將導管往氣管內送,插入深度 25～27 公分;⑵盲目插管:當病人具有自行呼吸能力時,將導管順著咽喉方向送入,利用聽及感覺病人吐出的氣,於病人吸氣時將管子放入氣管。

10.插入後須檢查雙側胸壁是否對稱性起伏及雙側呼吸音是否出現,若胸壁未見起伏表示可能插至食道內;若僅見一側起伏,表示插至一側支氣管內,須將導管往回抽至後咽處,然後重新插入。

11.確定插入位置正確後,將氣囊充氣固定。

12.於固定膠帶處記載插管日期、固定深度及使用的管徑大小。

13.安排胸部 X 光檢查,以進一步確定插管的位置。

表 32.2 是比較經口腔與經鼻腔氣管內插管的優、缺點。

表 32.2　經口腔與經鼻腔氣管內插管的優、缺點比較

種　　類	優　　點	缺　　點
經鼻腔氣管內插管	1.比經口腔氣管內管舒服 2.不會被病人咬及咀嚼 3.提供通道抽痰 4.容易固定	1.容易扭曲或被壓扁 2.引起鼻子潰瘍感染及損傷 3.影響呼吸反射 4.氣囊充氣後病人無法講話
經口腔氣管內插管	可允許使用較大口徑的管子	1.病人會咬管子 2.不易清潔口腔 3.口腔受壓迫的一側會引起壓瘡 4.氣囊充氣後病人無法講話

㈢氣管造口術(tracheostomy)

　1.適應症

　　⑴上呼吸道阻塞:如喉痙攣、水腫等。

　　⑵呼吸道清除能力欠佳者:意識不清病人或極度虛弱者。

　　⑶長期呼吸器依賴:當呼吸器留置超過兩星期未能脫離呼吸器者。

　　⑷呼吸器脫離困難。

　2.禁忌症:近期行胸骨切開術者(三星期內)。

　3.氣管造口術之手術過程(圖 32.3)

　　⑴頸部伸展,於頸部下置小枕,下頷置正中位置姿勢。

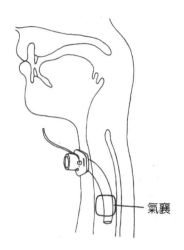

圖 32.3　氣管造口術（tracheostomy）

資料來源：Jean Robinson et al. (1982). *Providing Respiratory Care*. Intermed. Communications, Inc.
　　　　　Springhouse Pennsylvania.

　⑵由環狀軟骨下方 1.5～2 公分處橫向切開約 5～6 公分，暴露出甲狀腺峽部。

　⑶由氣管的第二與第三軟骨環處做十字形或馬蹄形的切開。

　⑷置入氣切內管（尺寸大小，請參照表 32.1），縫合傷口，固定帶子，鬆緊
　　以可置入一指為準。

4.合併症

　　氣管造口術的合併症由 0.9～5% 不等，死亡率小於 2%，其合併症，包括以
　　下：

　⑴早期：氣胸、縱膈腔氣腫、皮下氣腫、切口處出血、吸入性肺炎、氣切內
　　管異位。

　⑵肺炎、氣管狹窄、氣管無名動脈瘻管、氣管食道瘻管、氣切內管阻塞、吸入
　　性肺炎、吞嚥困難、造口感染。

三、人工氣道（氣管內管及氣切內管）置入常見問題及其處理

　　人工氣道常見問題其臨床表徵、處理及預防請參考表 32.3。此外，本章就臨床常見
之人工氣道異位，提供處理流程。

表 32.3　人工氣道常見問題及其處理

問　題	臨床症狀	處　理	併發症的預防
氣管食道瘻管（Tracheoesopha-geal fistuala） 	• 發現從胃或鼻及口，甚至氣囊明顯地漏氣 • 抽痰時發現抽出物有食物或灌食液 • 病人常打嗝 • 每次吞嚥時咳嗽 • 甲基藍試驗陽性	• 不要餵食，直到瘻管範圍被確定 • 只經氣管內插管抽痰 • 依醫囑給予預防性的抗生素，以治療吸入性肺炎 • 醫師可能拔除管子，給予靜注營養法	• 使用高容積低壓力的氣囊及最小漏氣技術以調整氣囊壓力 • 特別注意氣囊的護理
氣囊充氣不足（Under inflated cuff） 	• 發現從胃、鼻或口明顯地漏氣。呼吸器顯示出病人吐氣量減少	• 將氣囊序氣到適當的大小，使用最小漏氣技術	• 依製造廠商說明書上氣囊的容量作為開始的指引，然後使用最小漏氣技術 • 氣囊充氣後，立刻測量其壓力且定時測壓
氣囊破裂（Ruptured cuff） 	• 胃、鼻或口有明顯地漏氣 • 壓力計測不到壓力 • 呼吸器顯示出病人的吐氣量減少 • 呼吸器的低壓（low-pressure）警示燈會響	• 通知醫師準備換管子	• 插管前要檢查氣囊充氣是否完好勻稱 • 經鼻氣管抽痰時，避免拉到氣囊
氣囊凸出阻塞氣管內插管的開口（Herniated cuff blocking the end of the tube） 	• 抽痰時抽痰管的放入有阻力 • 呼吸器上的低壓力（low-pressure）警示燈會亮 • 病人吸氣會感到中度困難，吐氣時完全堵塞	• 立即更換管子的位置	• 插管前檢查氣囊充氣是否平均 • 氣囊避免過度充氣

（續）

管子開口抵到氣管分叉或氣管壁（Carina or wall of trachea obstructs tube lumen）	• 用甦醒球很難將空氣擠入氣管 • 抽痰時感到管子阻塞 • 病人的動脈血管氣體分析顯示動派氧分壓減少 • 呼吸器的壓力警示燈會響亮 • 病人看起來焦慮且躁動不安，有氧氣不足的現象	• 放掉氣囊的氣，變動管子的位置	• 選擇大小適當的管子 • 固定牢管子
管子扭曲（Kinked tube）	• 抽痰時管內有阻力，痰管插不進 • 病人的動脈血液氣體分析顯示，動脈氧分壓降低 • 呼吸器的壓力警示燈會亮	• 立即將氣囊放氣，然後插入通條，將管子弄直 • 氣管內插管在口腔外或鼻腔外的長度不宜超過 5 公分	• 適當的將呼吸器軟管固定於支架上，並防止不當的軟管擺置去拉扯氣管內插管 • 將氣管內插管固定於適當的地方
氣管內插管進入右主支氣管（Tube in right main ronchus）	• 胸部聽診時左邊的呼吸聲很小 • 胸部起伏擴張不對稱	• 將氣管內插管往外拉出一點，然後聽呼吸聲，小心地固定	• 插完管後立即照張胸部 X 光片，以確定管子的位置 • 剪掉過長的管子 • 管子要牢固，以避免滑脫

資料來源：Jean Robinson et al. (1982). *Providing Respiratory Care*. Intermed. Communications, Inc. Springhouse Pennsylvania.

四氣切內管異位之處理（displacement of tracheostomy tube）

所謂氣切內管異位是指誤將氣切內管置入皮下或使用過短的插管，以致未能將插管置入氣管腔內，嚴重將導致呼吸窘迫，呼吸停止或死亡（圖 32.4）。

1.氣切內管異位的相關因素：

⑴翻身或改變姿勢時，因連接氣切的呼吸器或氧氣治療管路被外力牽扯。

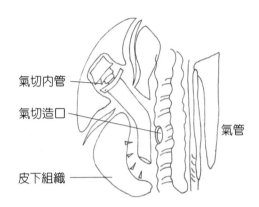

圖 32.4　氣切內管異位

資料來源：Jean Robinson et al. (1982). *Providing Respiratory Care*. Intermed. Communications, Inc.
　　　　Springhouse Pennsylvania.

　　(2)氣切固定帶鬆脫。

　　(3)劇烈咳嗽，當呼吸器軟管加壓於氣切上時，更易導致咳嗽。

　　(4)氣切造口位置較低。

　　(5)肥胖、脖子較粗者。

　　(6)肺順應性較低，使用陽壓呼吸器的病人。例如：ARDS 病人氣體交換功能不
　　　好，肺內壓較高。

　　(7)氣囊漏氣。

　　(8)術後氣切傷口未縫合，因有縫合的傷口在病人移位時，可避免氣切摩擦氣
　　　切周圍傷口。

　　(9)頸部快速腫脹。

　　(10)躁動病人。

2.氣切內管異位之症狀及徵象：

　　(1)病人主訴呼吸困難，病人可發聲。

　　(2)躁動。

　　(3)喘息、呼吸費力。

　　(4)發紺。

　　(5)冒汗。

　　(6)心跳加速。

　　(7)血氧飽和度下降。

　　(8)呼吸器警告顯示（high peak pressure、low exhaled volume）。

　　(9)聽診無呼吸音。

⑽氣切口無氣體進出。

⑾抽痰管只可插入氣切內管的長度。

3.氣切內管異位之處理流程圖（見圖 32.5）。

4.氣切內管異位之預防措施：

⑴翻身、改變姿勢或放下床欄時，勿牽扯呼吸器管路。

⑵隨時檢視氣切固定帶鬆緊，鬆緊以固定帶可置入一指為限，更換氣切固定帶時，預防咳嗽時滑脫。

⑶利用小量漏氣技術（minimal leak technique, MLT）充氣氣囊，測時以 10 mL 空針抽出氣囊之氣體，聽診器聽氣管處，開始充氣，直到聽不到任何漏氣後，回抽空氣直致病人吐氣時可聽到輕微的漏氣聲（約 0.1 mL），確定病人的通氣量沒問題；氣管微血管壓力 20～30 mmHg，22 mmHg 以上會損傷氣管血流，37 mmHg 將完全阻塞血流，18 mmHg 以下易致吸入性肺炎，故維持氣囊 25 mmHg 之壓力，再充氣氣囊只用在預防吸入性肺炎及使用陽壓呼吸器潮氣量不足時。

⑷頸部勿過度伸展。

⑸頸部採中立姿位，可預防移位及摩擦氣切黏膜。

⑹氣切位置勿過低。

⑺氣切內管的固定翼固定在皮膚上。

⑻手術後三日內，勿坐起，改變姿勢宜輕柔，角度勿過大。

⑼氣管造口術後止血鉗（kelly）應置床旁，並備另一套同號或小一號的氣切內管。

㈤氣管內插管滑脫的處理

1.滑脫之相關因素：⑴、⑵、⑶、⑺、⑽同㈠氣切內管異位之處理。

2.氣管內插管滑脫之徵象同氣切內管異位。

3.氣管內插管意外滑脫之處理流程（見圖 32.6）。

四、人工氣道留置之護理

同接受機械性輔助呼吸器治療病人之護理（見第 33 章）。

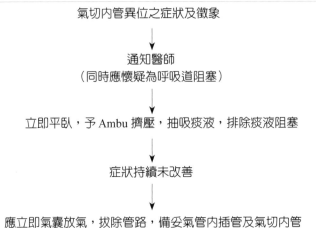

病人主訴呼吸困難、躁動、氣喘、呼吸費力、發紺、冒汗、心跳加速、血
氧飽和度下降、呼吸器警告顯示（high peak pressure、low exhaled volume）

氣切內管異位之症狀及徵象

通知醫師
（同時應懷疑為呼吸道阻塞）

立即平臥，予 Ambu 擠壓，抽吸痰液，排除痰液阻塞

症狀持續未改善

應立即氣囊放氣，拔除管路，備妥氣管內插管及氣切內管

（注意：1.不可推回已異位的氣切內管，推回可能形成一個假腔，壓迫氣管或阻塞呼吸道。
　　　　2.此時勿再經氣切內管給予 Ambu 擠壓，否則氣體將被迫壓至軟組織，導致皮下氣腫，嚴
　　　　　重會壓迫氣管。
　　　　3.氣切內管備同號或小一號。）

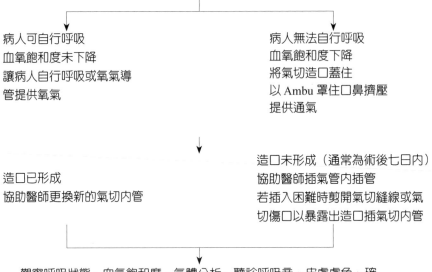

病人可自行呼吸
血氧飽和度未下降
讓病人自行呼吸或氧氣導
管提供氧氣

病人無法自行呼吸
血氧飽和度下降
將氣切造口蓋住
以 Ambu 罩住口鼻擠壓
提供通氣

造口已形成
協助醫師更換新的氣切內管

造口未形成（通常為術後七日內）
協助醫師插氣管內插管
若插入困難時剪開氣切縫線或氣
切傷口以暴露出造口插氣切內管

觀察呼吸狀態、血氧飽和度、氣體分析、聽診呼吸音、皮膚膚色、確
定病人可得到適當的氧合，注意觀察是否有插管後之合併症

圖 32.5　氣切內管異位之處理流程圖

註：氣管切開術後 2～3，日因氣切管道尚未形成，更換氣管內時應於 15～20 分鐘內放入，否則造
　　口會束緊，以致置入困難，同號氣切內管無法置入時應放較小號的，事後應快速早找出異位的
　　原因及治療過程中任何錯誤的措施。

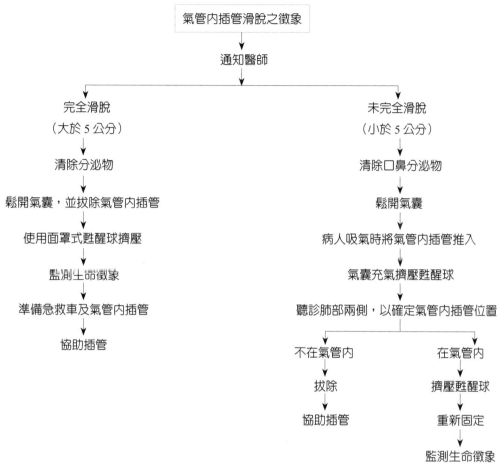

圖 32.6　氣管內插管意外滑脫之處理流程圖

結論

　　對於有呼吸系統疾病的高危險群病人，護理人員應警覺呼吸窘迫的症狀，並熟悉人工氣道置入的方法，以確保病人有正常換氣及氧合。對於置有人工氣道的病人，護理人員應能提供護理措施以預防人工氣道的異位，同時亦應熟悉人工氣道置入常見問題及其處理，以便能將傷害減輕到最低。

學習評量

　　1.請簡述氣切內管異位的原因、症狀及其處理方法。
　　2.請簡述氣管內插管滑脫之處理方法。

參考文獻

一、中文部分

何裕芬、張美玉（1998）：氣切內管異位之預防及處理。臺中榮總護理研討命。

林貴滿（1997）：當代重症護理學。臺北：匯華出版社。

盧崇正校正，林小玲、張美玉、五小喬、索欣如等合譯（1989）：臨床呼吸道照顧。臺北：九州圖書文物有限公司。

二、英文部分

Cummins, R. O. (1997). *Advanced Cardiac Life Support*. USA: American Heart Association.

Hall, J. B., Schmidt, G. A., 8 wood, L. D. (1992). *Principles of Critical Care*. New York: McGraw-Hill Inc.

第三十三章　機械性輔助呼吸器的介紹

學習目標

——研讀本章內容後，學習者應能達成下列目標：

1. 了解呼吸器使用的目的及適應症。
2. 了解呼吸器的種類及換氣模式。
3. 了解呼吸器使用的合併症。
4. 了解接受呼吸器治療病人之護理重點。

前言

現今加護單位內因呼吸衰竭而接受機械輔助呼吸器的病人日益增多,醫護人員面對呼吸器的機會越來越多,因此,呼吸照護是重要護理活動之一,為了能勝任這類病人的照顧,護理人員須對呼吸器有一概括的了解,並於呼吸器出現問題時有能力處理。本章將介紹呼吸器的種類、換氣模式、呼吸器的設定方法、合併症及護理重點。

機械性通氣（呼吸器）的目的

一、改善通氣與血流比值（$\dot{V}/\dot{Q}$ ratio）。

二、改善肺泡通氣。

三、減少呼吸作功。

四、增加每分鐘通氣量。

五、改善氣體的分布。

呼吸器使用的適應症

一、預防性的機械性通氣

重大手術,例如:開胸手術或開心手術,需提供暫時的通氣及氧合支持。

二、治療性的機械性通氣

針對呼吸衰竭病人提供輔助治療。

㈠通氣衰竭（ventilatory failure）:臨床呈現 $PaCO_2 > 50$ mmHg、pH < 7.25,呼吸次數 >35 次 / 分、潮氣量（V_T）<5mL/kg、呼吸型態不正常。

㈡氧合衰竭（oxygenation failure）:臨床呈現 $PaO_2 < 60$ mmHg（使用 FiO_2 60%）、肺內分流 $\dot{Q}S/\dot{Q}T > 20\sim40\%$,$PaO_2/FiO_2 < 200$。

㈢呼吸肌肉無力:重症肌無力、Guillian-Barre syndrome、有機磷中毒、破傷風等疾病影響呼吸。

呼吸器的分類

呼吸器是一部可執行換氣功能的機械設計,作為呼吸過程中代替胸部的風箱動作器。現行使用的呼吸器由於它們使肺臟膨脹的原理,根源於不同的壓力機轉,可分為二大類:

一、負壓性呼吸器（Negative pressure ventilator）

　　凡是使胸腔內和周圍產生低於大氣壓力的狀況，能使肺臟得以膨脹的呼吸器稱之。這種呼吸器是將病人的胸和上腹部或是整個身體全部包覆在一個容器內，而令其內間歇性地產生低於大氣壓而成。因內外壓力差的存在，使肺臟得以膨脹。鐵肺（iron lung）、胸殼（chest shell）或胸甲（cuirass）都是屬於這一類的呼吸器。由於這類呼吸器體積所占空間較大，操作時噪音大且對病人的護理照顧不易，缺乏流量控制系統，因胸腹部施予負壓使血液積貯在腹部血管中，造成回心血量及心輸出量降低，因此臨床較少用。

二、陽壓性呼吸器（Positive pressure ventilator）

　　此種呼吸器於病人吸氣期提供呼吸道陽壓，使肺臟膨脹，是現今最常用的機種。陽壓性呼吸器的種類如下：

　　㈠時間週期性呼吸器（time cycle）：在某設定時間達到後，吸氣期便終了而進入吐氣期稱之。這類型呼吸器的最高氣道壓及潮氣容積，隨著氣道阻力及胸肺部順應性（compliance）改變而不同。

　　㈡壓力週期型呼吸器（pressure cycle）：在預設氣道壓力達到後，吸氣期便停止者稱之。這型呼吸器的吸氣時間及潮氣容積會隨著氣道阻力、肺部順應性及呼吸週期的完整性不同而改變。若氣流增加，則呼吸週期將會提前結束且潮氣容積變小。

　　㈢容積週期性呼吸器（volume cycle）：在預設的容積達到後吸氣期便隨之停止者稱之。這型呼吸器的最高氣道壓隨著氣道阻力及肺部順應性改變而異。當管路系統漏氣、氣道阻力改變、肺部順應性（compliance）變差時，將使潮氣容積變小。

　　㈣流量週期型呼吸器（flow cycle）：在呼吸系統內的氣流量降到某定值時，吸氣期便停止者稱之。這流量定值的達到與氣道壓力、潮氣容積或吸氣時間沒有關係。

　　㈤高頻率呼吸器（high frequency ventilator）：可降低病人平均氣道壓力，以高次數、低容積方式協助病人通氣。

呼吸器之換氣模式（Ventilatory Modes）

一、控制型（Control mode）

　　呼吸器依預設呼吸速率及潮氣量提供病人，不會感應病人的自主吸氣動作及需

求。此型機器易造成呼吸器與病人的呼吸不配合。

二、輔助／控制型（Assist/control mode）

當機器偵測到病人因自主呼吸而產生的氣道壓力變化時，便會啟動輔助運作。此型機器經由設定最低的呼吸次數，能確保病人除了自行啟動輔助通氣外，每分鐘還能有最基本的通氣量。

三、間歇強制換氣型（IMV）

在固定的時間間隔由機器間歇給予呼吸，而於其間隔內由病人自行呼吸。當病人可自行承擔部分呼吸負荷時，可用此換氣模式。

四、同步間歇強制性呼吸（SIMV）

間歇性陽壓呼吸是經固定的時間週期後，由病人的自主呼吸同步啟動或由機器自發性給予。而其時間週期內之呼吸為病人自發性的負壓呼吸。故在輔助型通氣狀態下，呼吸器提供了幾乎全部呼吸所需的功。

五、陽壓輔助換氣（pressure support ventilation）

給予預設的呼吸道陽壓，以輔助及加強病人自發性呼吸的力量。較低的壓力輔助通氣（5～10 cmH$_2$O）可以降低因克服氣管內插管阻力所需的功；而較高的壓力輔助（PSV 的設定值能使通氣量達到 10～15 mL/kg）可以達到相當於傳統機械性呼吸所提供的潮氣容積。臨床上陽壓輔助換氣是由較高的壓力輔助開始，依病人的耐受度來遞減壓力。其優點為：

　(一)PSV 能提供較 IMV 更符合生理原則的工作負荷，即持續且規則的施予呼吸肌較正常的「壓力－容積負荷」。

　(二)病人對流量和壓力有相當程度的控制，故可改善病人的舒適度，以及病人和呼吸器的配合度。

六、持續呼吸道陽壓（CPAP）

是指在自發性呼吸時，使呼吸道壓力始終維持在高於大氣壓的情況。也就是吐氣相（expiratory phase）呼吸道陽壓及吸氣相（inspiratory phase）呼吸道陽壓二者同時存在，且吸氣期陽壓稍低於吐氣期陽壓。

七、吐氣末期陽壓（PEEP）

在吐氣期給予陽壓，可使吐氣期的呼吸道壓力維持在大於大氣壓力的情況，避免小呼吸道及肺泡塌陷，以增加功能性肺餘量。肺部擴張及氣體分布均勻，減少分流效應進而改善氧合程度。PEEP 治療的適用情況：

㈠在吸入氧濃度為 $FiO_2 = 80\%$ 時，$PaO_2 < 60$ mmHg。

㈡在使用 $FiO_2 = 100\%$ 時，動脈肺泡分壓差（A – a）$DO_2 > 300$ mmHg。

㈢分流大於 30%。

㈣肺塌陷。

㈤肺部順應性變差（compliance）。

非侵入性機械換氣輔助

雙相呼吸道陽壓換氣輔助（BiPAP）經由設定吸氣及吐氣期的壓力，當吸氣期設定某種程度的陽壓輔助時，其效果類似壓力輔助換氣模式（PSV）；當吐氣期設定某種程度的陽壓時，其效果如同吐氣末期陽壓治療（PEEP），這種設定方式是吸氣呼吸道陽壓（IPAP）加上吐氣呼吸道陽壓（EPAP），合在一起成為雙相呼吸道陽壓（BiPAP）。BiPAP 配合鼻罩或面罩的使用，是一種非侵入性的機械換氣輔助器。

BiPAP 的優點，包括：減少肺炎、鼻竇炎的發生率。適用於血液動力學穩定的病人，能充分合作且帶鼻面罩沒問題的病人、沒有痰液過多與排除功能不全、沒有吸入危險的病人。

呼吸器的基本結構

一部呼吸器的組成，包括：1.控制系統；2.監視系統；3.警示系統；4.外部附件。

一、控制系統

每部呼吸器所具有的控制類別和數目，隨其所設計的功能不同而異。用於急性呼吸衰竭重症病人的呼吸器便需有較多的控制功能，以便能彈性運用。一部呼吸器的控制系統包含：

㈠空氣與氧氣混合比例。

㈡呼吸次數。

㈢I/E 比例及 I/E 時間。

㈣潮氣容積及每分鐘換氣容積。

（五）深吸氣容積。

（六）安全壓力限制。

（七）吸氣流量及型態。

（八）敏感設定。

（九）輔助／控制模式。

（十）間歇強制換氣或同步間歇強制性呼吸（IMV 或 SIMV）。

（土）持續性氣道陽壓模式（CPAP mode）。

（圭）壓力、容積或時間週期性機轉。

（圭）吐氣末期陽壓（PEEP）裝置。

（圭）溼度及溫度設定。

（圭）自動控制機轉系統。

二、監視系統

呼吸器應有良好的監視系統，以確保控制系統的正確運作。監視系統內容項目，包括：

（一）壓力（陽壓、負壓、吸氣壓、吐氣壓）。

（二）潮氣容積、每分鐘通氣容積、深吸氣容積。

（三）吸氣／吐氣時間及吸氣／吐氣比例。

（四）溼度及溫度。

（五）吸入氧濃度（FiO_2）。

（六）呼吸次數及深吸氣頻率。

三、警告系統

呼吸器在一些不正常的運作狀況下應有明顯的警告裝置，可以用聲音或閃燈來表現。一般警告系統，如：

（一）最小及最大氣道壓力。

（二）氣容積及每分鐘通氣量。

（三）呼吸次數。

（四）吸／吐氣比例。

（五）吸入氣體溫度。

（六）電動或氣動力故障。

（七）吸入氧濃度。

（八）溼氣瓶／霧化器內的水量。

四、外部機件及附屬器

隨著臨床上不同的用途而有不同配備。

呼吸器之初步設定（Initial Ventilator Setting）

當人工氣道建立好時，呼吸器之初步設定如下：

一、每分鐘通氣量（Minute ventilation, VE）

5～10 升／分，每分鐘通氣量是潮氣量與呼吸次數的乘積。因此為達 5～10 升／分的通氣量時，須預設潮氣量及呼吸次數。

二、潮氣容積（Tidal volume, V_t）

成人為 10～15 mL/kg，嬰兒為 6～10 mL/kg。10～15 mL/kg 的潮氣容積表示較大的潮容積，在此範圍下，一般不用深吸氣功能（sigh）。

三、呼吸次數（Rate）

視每分鐘通氣量多少而定，設定的 VE 及 V_T 後，即知呼吸次數。一般而言呼吸次數為 8～18 次／分。Rate = VE/V_T。

四、吸氣流量速率（Inspiratory flow rate）

呼吸器流速的設定決定了吸入氣體的平均流速。流速大多設定於 I：E 值（吸氣：吐氣）為 1：2 左右。一般流速為 25～60 升／分，公式為：吸氣流速 = 每分鐘通氣量 ×（吸氣 + 吐氣）。大多數的狀態下，吸氣都比吐氣短，I：E 值多定於 1：2（或 1：3）；但當動脈氧合差時，會將吸氣與吐氣時間反轉為 2：1 或 3：1（Reversed I：E ratio）。有的呼吸器也可利用 I：E 值來決定呼吸次數。

五、吸入氧濃度（FiO$_2$）

FiO$_2$的設定是使 PaO$_2$ > 60～100 mmHg 為原則。FiO$_2$的設定方法有二：

㈠當原先 ABG 的結果不可得，建議給予較高的起始 FiO$_2$（70～100%），以改善病人的動脈氧合。

㈡當先前的 PaO$_2$ 報告值在許可範圍內，可利用以下公式來預估：

$$預期的\ FiO_2 = \frac{PaO_2（預期值）\times FiO_2（已知）}{PaO_2（已知）}$$

（當使用呼吸器後，FiO_2 的值要依據動脈血氣體分析結果來調整）

六、呼吸道尖端壓力（Peak pressure）

設定值 < 40 cmH_2O 呼吸道尖端壓力勿設太高，以預防氣壓傷（氣胸）。

七、敏感度

$-1 \sim -2$ cmH_2O。

八、壓力設限（Pressure limit）

呼吸道尖端壓力 + 10 cmH_2O。

九、調整潮溼瓶內的溫度，以維持氣道中的溫度在 37°C

呼吸器使用的合併症

一、心血管系統降低心搏排出量

陽壓呼吸使胸內壓增加（尤其是使用 PEEP 或吸氣時間延長）而降低靜脈回流，右心室之前負荷減少，心搏排出量因而降低。

二、腦血流影響

因心搏排出量減少，使大腦血流灌注減少。

三、呼吸系統

㈠過度通氣（hyperventilation）：乃因設定太大的每分鐘通氣量，臨床呈現 $PaCO_2$ 下降。

㈡通氣不足（hypoventilation）：每分鐘通氣量之設定減少，臨床呈現 $PaCO_2$ 上升。

㈢氣體分布不均：陽壓通氣使阻力較低的非重力依靠區（nondependent）的通氣量較多，造成通氣 / 灌注不配合（$\dot{V}/\dot{Q}$ mismatch）。

㈣肺血流重分布：機械式通氣使肺血流重新分布到周邊。更多的血流灌注入低通氣量的重力依賴區或進入肺疾病區，導致分流增加，使 PaO_2 下降。

㈤肺塌陷（atelectasis）：因潮氣量減少、分泌物過多、不當的姿位等造成，臨床呈現呼吸音降低、呼吸道壓力增加。

㈥氧氣毒性：當使用 $FiO_2 > 60\%$ 且持續 48 小時以上，造成氣管黏液流動速降低、內皮細胞損傷、吸收性肺塌陷及表面張力素減少。

㈦氣胸：因過度充氣，使用較大的潮氣量或較高的 PEEP。

㈧感染：因呼吸器管路或水貯留器（reservoir）被汙染，未遵守無菌技術抽痰。

四、腸胃系統

包括：壓力性胃潰瘍、胃脹氣、便秘。

五、腎臟系統

因靜脈回流量減少，使心搏排出量降低，促抗利尿荷爾蒙分泌（ADH）尿量減少。

六、精神上

例如：害怕、焦慮、憂鬱。

接受呼吸器治療的病人出現呼吸窘迫時的處理流程（見圖 33.1）

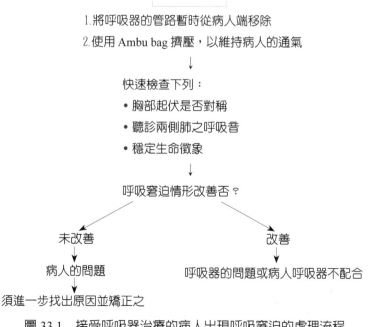

圖 33.1　接受呼吸器治療的病人出現呼吸窘迫的處理流程

呼吸器警報系統之問題

一、呼吸道尖端壓力減少（Peak pressure↓）

㈠氣管內插管之氣囊漏氣、氣管內插管異位；胸管處漏氣或病人的肺順應性改善（compliance）。

㈡呼吸器管路脫落成漏氣。

㈢呼吸器的設定被改變。

二、尖端壓力增加（Peak pressure↑）

㈠病人的氣管內插管是否插入右主支氣管或剛好在氣管分岔處（carina）。

㈡病人的氣管內插管是否折到，氣囊突脫（herniation）堵塞氣管內插管的出口。

㈢呼吸道阻力增加：分泌物多、咳嗽、支氣管痙攣。

㈣肺順應降低（compliance）：氣胸、肺塌陷、肺水腫、肺炎、腹脹。

㈤呼吸器管路扭折或管路內積水。

㈥機器的設定被改變。

三、吸氣／吐氣比值改變（I/E ratio）

吸氣流速不正常、吸氣時間不正常、呼吸次數太快、機器太敏感。

接受呼吸器治療病人之護理重點

一、每天檢查並記錄氣管內插管留置的正確位置，此位置於胸部 X 光片上是位於氣管分岔處的上方 2.5 公分，口腔外的長度不宜超過 5 公分。

二、視單位政策選用適當固定帶予以固定，每天更換固定位置，每班經常檢查固定帶的鬆緊度是否恰當。

三、適當的固定呼吸器軟管於支架上，防止不當的軟管擺置去拉扯氣管內插管。

四、每班要排空呼吸器軟管內的積水，防止積水倒灌入病人的呼吸道。

五、維持呼吸道通暢，每班聽診呼吸音，適時給予抽吸痰液。

六、依病況提供適當的攝入水分或依醫囑給予霧氣療法，維持吸入氣體溫度在 36～38°C，以預防痰黏稠阻塞氣管內插管。

七、經口腔氣管內插管留置病人，需每班給予口腔護理，以維持口腔內的舒適與清潔。

八、經常確認非計畫性氣管內插管拔除的高危險群。例如：意識狀態改變、躁

動、明顯的焦慮、曾有自行拔除管路紀錄、肺部氣體交換功能惡化（吸入氧濃度>50%，PEEP > 10 cmH$_2$O）、氣管內插管不易置入的病人（頭頸手術合併水腫、肢體約束、止痛或鎮靜藥物之投予）等，即早採取有效的預防措施（密切探視病人並給予關懷、肢體約束、止痛或鎮靜藥物之投予）。

九、護理人員應警覺於呼吸器的警示聲音，立即到床邊處理警示訊息，每班護理人員不斷重複衛教病人有關氣管內插管留置對他的重要性、自行拔除的危險性等事項。

十、教導並提供有效的溝通方法（筆談、溝通卡等），將叫人鈴置於手易觸之處，要能察覺病人的需求並滿足其需求。

十一、主動評估病人的疼痛程度，依醫囑投予有效的止痛藥物，以控制疼痛分數在 3 分以下，

十二、對於躁動病人一方面積極找出潛在的原因給予處理外，並提供心理支持，一方面施以有效的肢體約束，並輔以鎮靜藥物的使用。

十三、護理人員於執行護理常規活動時（翻身、抽吸痰液、秤體重等），動作要輕柔而細心，以防止不當的動作造成病人不舒適而發生意外拔除管路的情況。

十四、對於氣管內插管留置並使用呼吸器病人，醫護小組應積極擬定呼吸器脫離訓練計畫，每天評估病人在生理及心理的準備度是否足以勝任獨立呼吸，盡早在計畫下拔除氣管內插管。

結論

照顧接受呼吸器治療的病人，護理人員應了解各種呼吸器的模式及其設定方法，能依護理標準提供適切的措施。對於呼吸器的警示聲音應立即到床邊處理警示訊息，並熟悉呼吸器警報系統問題的處理流程。

學習評量

1. 簡述使用呼吸器的目的及適應症。
2. 簡述二種呼吸器之換氣模式。
3. 簡述吐氣末期陽壓（PEEP）對生理的影響。
4. 簡述呼吸器使用之合併症。
5. 簡述接受呼吸器治療病人之護理重點。

參考文獻

一、中文部分

王家弘（1986）：呼吸治療學，臺北：榮民總醫院呼吸治療科。

盧崇正（1992）：機械通氣輔助，臺北：九州圖書文物有限公司。

二、英文部分

Oakes. D. (1984). *Clinical Practitioners Pocket Guide to Respiratory Care.* Maryland: Health Educator publications.

第三十四章　脫離機械式換氣病人之護理

學習目標

——研讀本章內容後，學習者應能達成下列目標

1. 了解呼吸器脫離照護之相關專有名詞。

2. 了解造成呼吸器依賴之相關因素。

3. 了解呼吸器脫離之實證指引。

前言

　　機械式換氣（mechanical ventilation）一直是加護病房一個核心照護實務，反映出「機械式換氣」（又稱呼吸器）的輔助治療，是加護病房基本治療之一。近年來因為實證醫學護理的學科興盛，帶動臨床照護實務的改變，雖然目前國際專業團體對於機械式換氣治療及其脫離方法，已達成某種程度的共識，亦即有足夠的科學證據支持某種呼吸器脫離方法，然而要使呼吸器脫離成為最佳實務照護（best practice），還需要納入病人價值觀及臨床狀況之綜合考量，以提供貼近病人及家屬需求之照護。本文將從實證的觀點提出機械式換氣的脫離病人之照護。

定義

一、呼吸器依賴（ventilator dependent）（MacIntyre, 2001）

　　即指對於需要使用機械式換氣（呼吸器）超過 24 小時或病人有接受中止呼吸器嘗試失敗的情況者。

二、長期呼吸器依賴者（Prolonged mechanical ventilation）

　　呼吸器連續使用 21 天以上，每天至少使用呼吸器 6 小時的狀態（MacIntyre, 2005）。

三、脫離機械性換氣（weaning from mechanical ventilation）

　　是協助病人達到自發性呼吸而不需機械性換氣輔助的過程，降低呼吸器輔助程度的速度可以是漸進式或快速進行，依病人耐受度來決定脫離呼吸器的速度（Knebel et al., 1994）。

四、脫離呼吸器之參數（Parameters of Weaning）

　　Weaning predictor 或 Weaning index 是評估病人自主性呼吸通氣、氣體交換、呼吸肌肉耐力之能力，通常被用來偵測病人脫離呼吸器的潛力，或預測呼吸器脫離結果（weaning outcome）是否會成功之特定臨床參數（parameters）。

五、成功脫離呼吸器（詳見第 35 章）

呼吸器依賴之相關因素（MacIntyre, et al., 2005）

有 25% 的呼吸器依賴病人使用呼吸器超過七天，造成呼吸器依賴的原因是多種因素，如：

一、系統性疾病因素

有 43% 的呼吸器依賴病人是有慢性肺阻塞疾病（COPD）的病史，54% 病人是有心臟疾病。此外病人若合併有其他慢性病、養狀況不良、意識狀態異常等情形時，較不易脫離呼吸器。

二、呼吸系統／機械性因素

病人的呼吸負荷（load）與呼吸肌肉的供應容量（capacity）之間不平衡，這類病人呈現呼吸肌肉力量不足，臨床客觀指標（Pimax）最大吸氣壓力偏低，而呼吸淺快指標 RSI 偏高（大於105）。罹患神經肌肉疾病的病人要脫離呼吸器亦相對困難。

三、神經性（neurologic controller）

呼吸驅動力及呼吸道保護能力不足，如腦部結構性問題：腦幹中風、central apnea。或代謝興問題：鎮靜麻醉劑；電解質不平衡。

四、醫源性因素（Iatrogenic factors）

醫源性問題是指醫護團隊的治療計畫或護理活動不周詳，或不符合現代醫療標準規範而導致呼吸器脫離延遲的情形。如醫護團隊未定期評估病人脫離呼吸器的準備度，未能及早發現病人自主呼吸的能力，而繼續讓病人使用呼吸器，導致延遲脫離呼吸器。

五、照護期間的合併症（Complications of hospital care）

例如：病人住院期間罹患肺炎、泌尿道感染等之院內感染，使病況不穩而延長呼吸器的使用。

六、病人的精神性因素（Psychological factors）

病人的焦慮、不舒適、譫妄、睡眠剝削未獲得適當的處置與照護時，增加呼吸器使用天數的機率。

七、照護層面

由於護理人力不足、缺乏呼吸器脫離之計畫（weaning protocol）、缺少鎮靜療法計

畫（sedation protocol），可能影響使用呼吸器病人的照護品質。

呼吸器脫離之實證指引（MacIntyre, et al., 2001）

此呼吸器脫離指引由美國胸腔醫師學會、美國呼吸照護協會及美國重症醫學學會共同訂定，並於 2001 發表在《CHEST 雜誌》，作為各國進行病人之呼吸器脫離方法的參考。

一、了解依賴呼吸器之潛在病因

呼吸器使用 24 小時以上，必須了解潛藏之所有病因並積極矯治（Grade B）。其呼吸器依賴之原因包括：神經性問題、呼吸系統、心血管系統、精神議題。

二、脫離呼吸器之評估條件

呼吸衰竭病人若符合以下條件時，應該給予正式評估其脫離呼吸器的潛力（Grade B）。

㈠出現呼吸衰竭之潛在病因之逆轉證據。

㈡適當的氧合：呼吸器參數設定 $PEEP \leq 5 - 8\ cmH_2O$ 且 $FiO_2 \leq 40 - 50\%$ 的情況下，$PaO_2/FiO_2 > 150 - 200$；$PH \geq 7.25$。

㈢血液動力學穩定：在低劑量的血管收縮劑時（Dopamine $< 5\mu g/Kg/min$），沒有低血壓的情形。

㈣病人有能力促動吸氣力量。

三、脫離呼吸器之評估方法

脫離呼吸器之評估方法主要是評估病人的自發性呼吸能力，透過初始之短暫自發性呼吸測試，以了解病人是否適合持續接受自發性呼吸訓練（Spontaneous Breathing Trial SBT）。當病人能維持 SBT 30～120 分鐘，而沒有出現呼吸不耐症（intolerance）時表示通過訓練，病人應該可以成功脫離呼吸器（Grade A）。

說明：如何及早發現病人自發性呼吸潛能，讓病人盡早進入呼吸訓練，對醫護人員是一種挑戰，綜合觀察病人生命徵象外，可以測試病人呼吸驅動力或呼吸肌肉力量以快速了解病人的潛力如何？判斷病人是否可以成功脫離呼吸器的臨床指標高達數十項，這些指標的目的是讓醫護人員能了解病人自主性呼吸通氣、氣體交換能力、血液動力學狀況是否適合進行自發性呼吸訓練，但不要過度仰賴這些指標來判斷病人的能力。表 34.1 陳列各種呼吸器脫離指標的陽性相似比（Likelihood ratio），做為啟動病人呼吸器脫離潛力的參考。

表 34.1 各種呼吸器脫離指標的陽性相似比

脫離參數	目標值	陽性相似比（LR＋）
RR	<30～38 bpm	1.0～3.89
VT（Tidal volume）	4～6 mL/kg	0.71～3.83
Minute ventilation	10～15 L/minute	0.81～2.37
Pimax	−20～30 cmH$_2$O	0.98～3.01
Rapid shallow breathing index（RSBI）f/vt	60～105	0.84～4.67
CROP score（compliance, rate, oxygenation 和 pressure）	13	1.05～19.74

註：以 RSBI：60～105，其陽性相似比 4.67 為例說明，成功脫離呼吸器之病人其 RSBI 範圍在 60～105 的可能性，是呼吸器脫離失敗病人的 4.67 倍。

㈠SBT 的訓練方法，可以採取以下任一種方式進行：CPAP（5 cmH$_2$O）、pressure support（5～7 cmH$_2$O）、T-piece。

㈡進行 SBT 最初 5 分鐘要密切觀察病人的生命徵象與呼吸狀態，研究顯示一旦病人的呼吸肌肉負荷過重就會在訓練的最初 5 分鐘出現。

㈢SBT 的訓練盡量不要超過 120 分鐘，以免增加病人的呼吸負荷。

㈣臨床亦可透過測試呼吸指標來發現病人脫離呼吸器的潛力。

四、經評估病人的呼吸道通暢且有保護呼吸道的能力

此時才可以拔除人工氣道（Grade C）。

五、呼吸器使用病人若無法通過自發性呼吸訓練 SBT

此時應了解原因並矯治，每天繼續評估病況是否適合進行 SBT（Grade A）。

說明：病人沒有通過 SBT 訓練，通常反映呼吸系統的異常狀況，但仍不能排除其他因素，如：疼痛、身體水分失衡……，應該盡可能找出原因並積極處理。

六、當病人沒有通過 SBT 訓練

此時應給予一種穩定、舒適、不造成疲乏的呼吸換氣模式（Grade B）。

說明：上述建議是要避免讓呼吸負荷很重的病人繼續接受呼吸挑戰而無法獲得適當的休息，SBT 未通過時，評估病人的狀況，採取調高 pressure support 的輔助程度或直接調回 volume control 讓病人休息隔日再訓練。

七、為早期拔管應訂定手術後病人之鎮靜照護策略（Grade A）

說明：造成手術後病人依賴呼吸器的原因，主要是手術中麻醉藥劑尚未消退，導致術後病人之呼吸驅動力受到抑制；另外手術傷口疼痛未獲得適當的控制而影響呼吸。因此應針對外科病人訂定鎮靜止痛照護計畫，以達到早期脫離呼吸器的目標。

八、加護單位應該發展並執行「非醫師」主導的呼吸器脫離計畫及鎮靜照護計畫（Grade A）

說明：很多的研究證實由非醫師人員（護理人員、呼吸治療師）來啟動呼吸脫離照護流程，相較於醫師主導病人呼吸器脫離更有效益（縮短呼吸器使用天數、降低住加護病房天數），因此訂定適合當地的呼吸器脫離計畫（weaning protocol）極為重要，訂定時要把握幾項原則

　　㈠protocol 並不能取代臨床判斷，它是一種一般性的處理決策，無法規範到病人的最細節變化，每個病人的病況是動態且有差異，持續評估病人的準備度及對呼吸器脫離處置的反應，給予適時調整。

　　㈡protocol 不能被視為靜態的照護流程，它應被視為動態的評估工具，幫助醫療照護人員評估方向及可能的處理方法。

　　㈢機構必須投入必要的資源以便能執行 weaning protocol，如充足人力。

九、當預期病人為長期依賴呼吸器病人

此時應及早考慮「氣管造口術」（Grade B）。

說明：氣管造口術可以降低呼吸道阻力，且方便病人由口進食或說話。

十、除非病人有不可逆疾病之證據（高位 spinal cord injury），否則不能將呼吸器使用三個月內的病人視為永久呼吸器依賴者（Grade B）

說明：臨床醫護人員應謹慎評估病人是否為終身依賴呼吸器，對於任何使用呼吸器病人都應被視為有機會及希望脫離呼吸器，研究顯示呼吸器使用三個月內仍有機會透過訓練將呼吸器脫離。

十一、對長期呼吸器依賴病人之呼吸訓練

應該採取慢步調整及逐漸拉長自發性呼吸訓練的時間（Grade C）。

說明：這類病人可以採用 SIMV + PS mode 逐漸降低呼吸器輔助，或者依病人狀況

使用 T-piece 訓練，每天慢慢拉長 T-piece 的使用時間。

護理措施

從質性研究結果中，讓我們能進一步了解呼吸器使用病人身心承受之苦及所關注的事，護理措施之介入能貼近呼吸器病人及其家屬的需求。醫護團隊應投入呼吸器脫離照護，盡早協助病人恢復自主性呼吸。

一、了解呼吸器對病人的影響

用心了解人工氣道及呼吸器帶給病人的可能影響，並幫助病人對所處情境找到意義，讓他們做適當的期望及反應。如在照護行為中能表達關懷病人，傳遞疾病復原的希望。呼吸器使用病人的主觀感受歸納如下：

(一)沒有安全感：病人表示處於從未準備過的情境並失去定向感，讓他們沒有安全感。

(二)生理及情緒的調適：睡眠問題讓病人感到挫敗及生氣；喉嚨痛、口乾、沒有辦法動彈、吸不到氣、無法說話、恐懼、極度疲乏……等情況，造成病人不舒適。

(三)失去為人的尊嚴：非人性化的感覺，如肢體約束或家屬探訪之限制。

二、協助病人減輕人工插管及呼吸器所帶來的不適。

「喉嚨疼痛」、「口乾」是人工氣道留置使病人經常表達不舒適的感受之一。每班護理人員應該主動評估病人是否有疼痛的問題，依醫囑給了適當的止痛劑或使用局部止痛噴霧劑。經常給予病人口腔護理移除分泌物，保持口腔乾淨及溼潤是處理口乾的好方法。

「肢體約束」一直是病人痛苦的來源，每班護理人員應主動評估約束的必要性，若病人沒有出現自行拔管的企圖及危險徵兆時，應盡早解除約束，增加病人自我控制感。

三、協助病人保有身心復原的希望

根據研究顯示，協助加護病房之呼吸器使用病人早期下床坐椅訓練，可以增進病人及其家屬感受到病人的復原希望。下床坐椅訓練活動可增加病人的體力及活動範圍，有助於自我控制感的提升，並減少病人的挫敗感。另外彈性開放家屬探訪，視病情需要鼓勵家屬在病床旁陪伴病人，亦有助於穩定病人情緒。

四、促進與病人之溝通

「無法說話」讓病人最感挫敗，並可能因此而發生自行拔管的行為。促進溝通的方法很多，包括：溝通卡、電子板……等，其中願意撥出時間耐心陪伴病人，了解語言或非語言的訊息，才能做好雙向溝通。另外，「重複解釋及說明」是必要的，重症病人的認知功能出現暫時性缺損，對人、時、地之記憶能力變差，很容易遺忘，因此每班護理人員要不厭其煩地說明或解釋各種管路的重要性或病人關心的事。

五、配合單位政策執行呼吸器脫離計畫及鎮靜照護計畫

以讓病人早日脫離呼吸器。如每日定時啟動呼吸器脫離準備度（weaning readiness）評估，並依單位規定協助病人進行自發性呼吸訓練，於訓練中密切觀察病人的反應，評估是否出現以下呼吸不耐症，若有應立即中止訓練並給予處置。

㈠氣體交換能力在可接受範圍：$SPO_2 \geq 90\%$；$PaO_2 \geq 60$ mmHg；$PH \geq 7.32$；$PaCO_2$ 上升幅度 ≤ 10 mmHg。

㈡心跳速率 ≤ 140 次／分或心跳速率的改變小於 20%。

㈢沒有呼吸窘迫情形：呼吸平穩且次數小於 35 次／分；沒有呼吸輔助肌使用。

結論

加護病房護理人員在協助病人脫離呼吸器之過程占很重要角色，是日夜不斷的監測系統，能持續評估病人在生理及心理的脫離準備度，並觀察病人於脫離呼吸器過程中的細微變化，是協助病人從機械性換氣到自發性呼吸成功轉變之關鍵角色。為達到此目標，護理人員應努力提升呼吸照護的專業能力，提供病人有實證依據的照護措施。

學習評量

1. 說明「呼吸器依賴」、「長期呼吸器依賴者」、「脫離呼吸器之參數」之定義。
2. 簡述呼吸器依賴之相關因素。
3. 簡述呼吸器脫離之實證指引。
4. 簡述呼吸器依賴病人之護理。

參考文獻

MacIntyre, N. R. (2001). Evidence-based guidelines for weaning and discontinuing ventilatory support. *Chest*, *120*(6), 375S-395S.

MacIntyre, N. R., Epstein, S. K., Carson, S., Scheinhorn, D., Christopher, K., & Muldoon, S. (2005). Management of patients requiring prolonged mechanical ventilation. Report of a NAMDRC consensus conference. *Chest, 128*(6), 3937-3954.

Rose, L., & Nelson, S. (2006). Issues in weaning from mechanical ventilation: literature review. *Journal of Advanced Nursing, 54(1)*, 73–85.

第三十五章　急性呼吸衰竭病人之護理

學習目標

──研讀本章內容後，學習者應能達成下列目標：

1. 了解呼吸衰竭的定義。

2. 了解造成急性呼吸衰竭的病理生理機轉。

3. 了解急性呼吸衰竭的治療及護理。

前言

呼吸衰竭病人有日益增加的趨勢，造成呼吸衰竭的原因很多，若能即時矯正及治療，都有不錯的預後。加護中心的護理人員對於高危險群病人（老人、長期臥床、慢性肺疾、營養狀態差等）應警覺臨床心肺功能之改變，且早採取措施。本文將介紹急性呼吸衰竭的定義、臨床症狀、治療及護理原則。

呼吸衰竭的定義

呼吸系統無法維持適當的氣體交換，以滿足身體代謝所需。動脈血液氣體分析值為 $PaO_2 < 60$ mmHg，$PaCO_2 > 50$ mmHg，$SaO_2 < 90\%$。急性或慢性的分類需要考慮病人的病史、pH 值及動脈血液氣體分析而定。急性期是指個體無肺疾的情況下，肺部無法維持適當的氧合，動脈血液氣體分析顯示低血氧、正常或異常的 $PaCO_2$ 值、異常的 pH 值。

慢性呼吸功能缺損：常見於慢性阻塞性肺疾病（COPD），動脈血液氣體分析顯示 PaO_2 及 $PaCO_2$ 均不正常、pH 值可能正常。

氣體交換功能缺損的機轉

造成呼吸功能缺損及氣體交換功能障礙的四種病理生理機轉。

一、肺泡通氣不足（Alveolar hypoventilation）

換氣不足表示病人每分鐘的換氣量（$\dot{V}E$）不足以把體內新陳代謝產生的二氧化碳排出，使得二氧化碳在體內累積導致動脈血中二氧化碳分壓升高。

$$每分鐘換氧量（\dot{V}A）= \frac{二氧化碳產生量（VCO_2）}{肺泡二氧化碳分壓（PaCO_2）} \times K$$

此種呼吸衰竭常發生中樞神經系統被抑制，或神經肌肉功能異常的病人。動脈血液氣體分析值：PaO_2 下降（隨著動脈血二氧化碳分壓之上升而降低），$P(A-a)O_2$ 肺泡與動脈氧氣分壓正常。

二、擴散障礙（Diffusion impairment）

氣體交換發生在肺泡和肺泡微血管膜之間，二氧化碳與氧氣自由通過此膜，速度為 0.25 秒。二氧化碳比氧通過微血管膜的能力大 20 倍。

由於肺部擴散能力相當強，據估計必須擴散能力降到正常值的 20% 以下，氧氣交換才會發生問題。理論上，擴散障礙雖可導致病人低血氧，但在臨床上是很難得遇到病

人完全是因擴散障礙而發生呼吸衰竭，而且此種障礙只需調高病人吸入氧氣濃度即可解決問題。

三、通氣與灌流配合不均（Ventilation/Perfusion mismatch）

影響氣體交換最主要的因素是肺通氣與血流灌注間的配合狀態，最佳的氧合度是當肺部好的通氣區域有好的血流灌注，正常人的 $\dot{V}/\dot{Q}$ 比值為 0.8。三種不正常的肺泡單位造成肺通氣與血流灌注不配合。（$\dot{V}/\dot{Q}$ mismatch）的情形，如下：

㈠無效腔單位：有正常的通氣但沒有血流灌注，通氣無效。

㈡分流單位：有正常的血流灌注但沒有通氣，灌注是無效。

㈢靜止單位：沒有通氣或血流灌注。

四、分流（Shunt）

血液經過沒有通氣的肺泡（肺塌陷或充滿液體）到體循環，稱為分流，臨床上呈現嚴重的低血氧，此種低血氧不會因給純氧而改善。

急性呼吸衰竭的分類

一、低血氣性呼吸衰竭（Hypoxemia）

病人的 $PaO_2 < 50$ mmHg，$PaCO_2$ 正常或下降。

㈠低血氣性呼吸衰竭的病因

成人呼吸窘迫症候群（ARDS）、肺泡塌陷、肺炎、肺栓塞、慢性肺阻塞疾病及其他。

㈡主要是肺泡的通氣與灌流配合不均及分流所造成

二、高碳酸血症／低血氧（Hypercapnic/Hypoxemic）呼吸衰竭

此種呼吸衰竭的病人其 $PaCO_2 > 50$ mmHg 合併 PaO_2 偏低的情形。

㈠病因：呼吸抑制藥物過量、COPD、神經肌肉疾病等。

㈡病理生理轉機

延腦及橋腦的呼吸中樞功能可能受到藥物或樞神經疾病而被抑制、神經肌肉疾病（重症肌無力、Guillain-Barre ayndrome）、胸廓畸形（過度肥胖、呼吸肌肉無力等）、呼吸道疾患（COPOD、氣喘、肺纖維化）、肺泡疾病（ARDS、肺塌陷、肺栓塞）等情形都可能造成肺泡通氣不足。表 35.1 為兩種型態呼吸衰竭之比較。

表 35.1　高酸酸血症與低血氧性的呼吸衰竭比較

	高碳酸血症性	低血氧性
發生率	較不常見	常見
臨床病史	經常是 COPD 病人：有神經性、神經肌肉障礙、呼吸道通暢受損	無肺疾病史
病理生理	1.肺泡通氣不足 2.有時是 $\dot{V}/\dot{Q}$ mismatch	1.肺泡通氣與灌注分配不均 2.分流
動脈血液氣體分析值	$PaCO_2$ 上升；PaO_2 下降	$PaCO_2$ 上降；$PaCO_2$ 正常或下降
肺部順應性（compliance）	增加	降低
肺泡通氣（A）	下降	增加

急性呼吸衰竭的臨床症狀

　　低血氧、高碳酸血症的臨床症狀與徵象涉及各器官，對於有急性呼吸衰竭的高危險群病人，尤其要警覺任何呼吸衰竭症狀的表現，及早採取措施予以治療。急性呼吸衰竭的臨床症狀，如下：

一、神經系統

　　此系統對缺氧最敏感，臨床症狀為周邊視力模糊、心智及情緒改變、失眠、譫妄、健忘、不安、煩躁、混亂、嚴重者發生痙攣、昏迷。當嚴重高碳酸血症，則出現視乳突水腫、顱內壓增加。

二、心血管系統

　㈠低血氧初期：心跳加速、心室搏出量增加、血壓增加。
　㈡嚴重低血氧：心室收縮下降、心律不整、心搏過慢、血壓下降、胸痛、心跳停止。

三、呼吸系統

　肺泡氧壓是決定肺部血管張力的主要變項，調節肺部血流。
　㈠肺泡缺氧：肺部血管收縮導致肺動脈高壓、右心室工作負荷增加，造成心肺症。

(二)高碳酸血症：呼吸加速、呼吸加深、呼吸困難、使用呼吸輔助肌、鼻翼搧動。

四、腎臟

腎血管收縮造成腎臟血流灌注減少，小便量少；急性腎小管壞死。

五、腸胃系統

交感神經致活，使內臟血管收縮減少腸胃道血流，組織缺氧，造成麻痺性腸阻塞、腸胃黏膜潰瘍、腸系膜梗塞、消化功能混亂。

急性呼吸衰竭的治療

治療首要目標維持肺部的氣體交換功能，確保動脈氧合及組織氧合在適當範圍。

一、協助換氣及矯正低血氧情形

當病人呈現通氣衰竭 $PaCO_2 > 50$ mmHg，pH < 7.25，呼吸次數 > 35 次 / 分，潮氣量 < 5 mL/kg 或氧合衰竭（$PaO_2 < 60$ mmHg，$PaO_2/FiO_2 < 200$）時，應立即給予病人置入氣管內插管合併呼吸器使用。對於有 COPD 病史、勿將 $PaCO_2$ 矯正到正常值，只要維持正常的 pH 值。

二、提供適當的氧療法

對於肺通氣與血流灌注分配不均 $\dot{V}/\dot{Q}$ 病人，提高吸入氧濃度可以有效解除低血氧狀況。若為分流情形則提高吸入氧濃度並未能解除低血氧，此時可以提供「PEEP」裝置，以增加病人的功能性肺餘量。

三、治療潛在的病因

當生命徵象穩定後，得仔細收集病人有關的病史，及作進一步的檢查，包括：動脈血液氣體分析、胸部 X 光、心電圖、電解質與痰檢查，以提供適當療法。

COVID-19 新冠病毒肺炎成人病人的氧合與通氣

COVID-19 患者的重病通常發生在症狀出現後大約 1 週。最常見的症狀是呼吸困難，常伴有低氧血症。患有嚴重疾病的患者通常需要補充氧氣，並且應密切監測呼吸狀況是否惡化，因為有些患者可能會發展為急性呼吸窘迫症候群（ARDS）。根據美國國家衛生研究院（National Institutes of Health, NIH）公告 COVID-19 病人治療指引，有關氧合與通氣治療指引如下：

氧合目標

維持 SpO_2 為 92% 至 96% 的目標比較合理。

急性低氧性呼吸衰竭之處理指引

對於患有 COVID-19 和急性低氧血症性呼吸衰竭的成人，常規氧療可能不足以滿足患者的氧氣需求。提供增強呼吸支持的選擇包括使用高流量鼻導管（HFNC）吸氧、無侵入性通氣面罩（NIV）、人工插管和機械通氣或體外膜氧合（ECMO）。

建議 1：對於儘管接受常規氧療仍有急性低氧血症性呼吸衰竭的 COVID-19 成年人，建議開始使用 HFNC 氧療；如果患者沒有反應，應開始無侵入性通氣面罩（NIV）或插管和機械通氣（BIIa）。若當時沒有 HFNC，就先用無侵入性通氣面罩（NIV）。

建議 2：對於需要 HFNC 吸氧且不適合氣管插管的持續性低氧血症成人，建議嘗試清醒俯臥位（awake prone positioning）（BIIa）。

說明：清醒時俯臥位，或讓非插管患者俯臥，可以改善氧合併防止患者進展到需要插管和機械通氣的情況。俯臥位可以改善接受機械通氣的中度至重度 ARDS 患者的氧合和預後，仍須注意以下病況不適合俯臥位，如脊柱不穩定、面部或骨盆骨折、胸腔開放或胸壁不穩定。

建議 3：如果需要插管，應由經驗豐富的醫生在受控環境中進行，因為插管期間醫護人員暴露於 SARS-CoV-2 的風險增加（AIII）。

建議 4：對於需要呼吸器之 COVID-19 和 ARDS 成人注意事項：

4-1 使用低潮氣量（VT）通氣（VT 4–8 mL/kg 預計體重），而不是較高潮氣量（VT > 8 mL/kg）（AI）。

4-2 呼吸器的高原期壓力（plateau pressure）目標為 < 30 cm H_2O（AIIa）。

4-3 不要常規使用吸入一氧化氮（AIIa）。

建議 5：對於中度至重度 ARDS 的 COVID-19 使用呼吸器成人病人應注意以下：

5-1 建議使用較高的呼氣末正壓（PEEP）策略，而不是較低的 PEEP 策略（BIIa）。

5-2 對於使用呼吸器仍出現頑固性低氧血症的病人，建議每天俯臥 12 至 16 小時（BIIa）。

建議 6：對於中度至重度 ARDS 的 COVID-19 使用呼吸器成人病人，於需要時可已間歇性或連續輸注神經肌肉阻滯劑（NMBA），以促進保護性肺通氣。

護理原則

一、維持呼吸道通暢。

二、提供適當的通氣及氧療法以解除低血氧、高碳酸血症。

三、維持適當的心輸出量。

四、依醫囑給予藥物治療，並監測治療反應。

五、維持適當的營養狀態。

六、維持液體及電解質平衡。

七、預防因使用機械性換氣的合併症。

八、預防感染。

九、提供病人及其家屬情緒及心理支持。

十、協助病人維持最佳身體功能及日常生活活動。

十一、高流量氧氣鼻導管（HFNC）治療照護重點

　　1. 每日評估病人呼吸型態、呼吸音、血氧變化、需要時追蹤胸部 X 光影像，依醫囑調整 HFNC 流量及氧氣濃度。

　　2. 避免長時間使用導致皮膚損傷，鼻導管鬆緊帶之鬆緊度為可深入 2 手指的緊度。

　　3. 鼻導管材質為適合高流量、加溫及加濕的軟質矽膠製作，需每 2 週更換一次鼻導管。

結論

　　當呼吸系統無法維持適當的氣體交換以滿足身體代謝所需時，即會造成呼吸衰竭。而最常見的致病機轉是肺泡通氣與灌流配合不均（$\dot{V}/\dot{Q}$ mismatch），呼吸衰竭的臨床症狀涉及各器官。因此，護理人員面對呼吸衰竭的高危險群病人，應警覺任何症狀的表現，盡早採取措施予以治療。

學習評量

　　1. 說明呼吸衰竭的定義。

　　2. 說明造成氣體交換功能障礙的四種機轉。

　　3. 簡述急性呼吸衰竭的臨床症狀。

　　4. 簡述急性呼吸衰竭的治療及護理。

　　5. 能說出高流量氧氣鼻導管（HFNC）治療照護重點。

參考文獻

Dolan, J. T. (1991). *Critical Care Nursing*. Philadelphia: F. A. Davis Company.

NIH Covid-19 Treatment Guidelines (2023, April 20). Care of Critically Ill Adults With COVID-19. Retried from https://www.covid19treatmentguidelines.nih.gov/management/critical-care-for-adults/summary-recommendations/

第三十六章 成人呼吸窘迫症候群病人之護理

學習目標

—— 研讀本章內容後，學習者應能達成下列目標：

1. 了解成人呼吸窘迫症候群的定義。

2. 了解成人呼吸窘迫症候群的病理生理變化。

3. 了解成人呼吸窘迫症候群的病因及臨床表徵。

4. 了解成人呼吸窘迫症候群的診斷。

5. 了解成人呼吸窘迫症候群的治療與護理措施。

前言

　　成人呼吸窘迫症候群（ARDS）之死亡率高，許多病皆可能導致 ARDS，且與心臟病引起的肺水腫很難區分，又在臨床表現上錯綜複雜。1975 年美國估計一年約有 15 萬名患者，雖然採取了各種搶救措施，但其死亡率仍在 60% 以上。照顧這類病人的確是醫護人員的一大挑戰。本章內容將介紹成人呼吸窘迫症候群的定義，病理生理變化、ARDS 的病因與臨床表徵、ARDS 之診斷、ARDS 的治療及護理措施。

成人呼吸窘迫症候群（ARDS）之定義

　　ARDS（adult respiratory distress syndrome）是一種由多種原發疾病所引起的症候群，直接或間接傷害到肺泡而產生急性呼吸衰竭。

ARDS 的病理生理變化

　　ARDS 的病理生理學，主要是由於肺泡微血管膜受損傷後產生一系列的病理變化，導致肺泡表面活性物質減少，肺之順應性降低，通氣／血流比不均，肺內分流（shunt）（圖 36.1）。

一、肺泡微血管膜損傷

　　因感染、吸入或血液循環中損傷物質等傷害因素之誘發，產生下列變化：

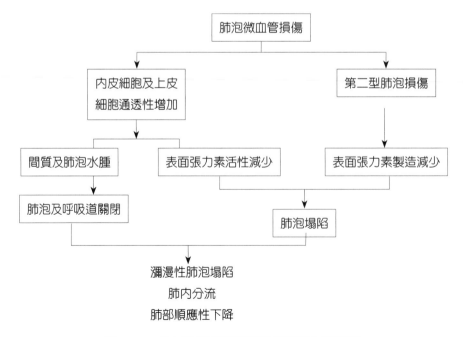

圖 36.1　成人呼吸窘迫症候群的病理生理機轉

㈠活化了補體，尤其是 $C5_a$。

㈡促使吞噬細胞釋放趨化因數，促使中性的白血球被活化且大量聚集於肺臟。

㈢聚集的中性球可釋放出至少三類物質：

    1. 顆粒物質：各種蛋白分解酶（elastase；collagenase）可對正常細胞和組織造成損害。

    2. 氧游離基：過氣離子（O_2^-）、過氧化氫（H_2O_2）等。

    3. 花生四烯酸（arachidonic acid）的代謝產物：血栓素 A_2 和白三烯素（lenktrienes）。

上述物質直接傷害內皮細胞及上皮細胞；改變肺微血管在通透性，使得液體大分子及細胞成分自血管滲入間質空間，在嚴重時，可進入肺泡內而形成肺泡水腫，血管對蛋白質通透性增加，以致使微血管壓輕微升高，即可極度增加間質及肺泡水腫。

二、表面活動性物質減少

表面張力素是由第 II 型肺泡細胞所製造的一種磷脂蛋白，其生理功能有三：1. 防止肺泡萎陷；2. 使肺泡組織維持適當之順應症；3. 維持肺泡－毛細血管間正常之流體靜壓差。表面活性物質減少的原因為：1. 通氣過度而消耗過多；2. 由於吸入之毒性物質使表面活性物質破壞而分解；3. 缺氧與低血流灌注使第 II 型肺泡細胞受損。

三、肺順應性的降低

造成肺順應性（compliance）降低的原因：

㈠肺泡微血管膜通透性增加，導致間質水腫與肺泡水腫。

㈡表面活性物質減少，致使肺泡塌埤。

上述兩種原因使整個肺臟變得僵硬（stiffness）而不具順應性。也就是每釐米水柱（cmH_2O）吸氣壓力可進入肺部之潮氣量減少，在此情況下，呼吸肌必須產生更大的吸氣壓力，或做更多的功，才能吸入更多的氣體。

四、通氣／血流比不均

血流經過沒有通氣的肺泡形成分流；許多肺泡有換氣卻沒有灌流而造成死腔，這些機轉造成嚴重低血氧。

ARDS 的病因與臨床表徵

一、造成 ARDS 的原因

㈠吸入：胃酸、溺水、毒氣吸入（NO_2、NH_3、O_2）

㈡感染原因：細菌性肺炎、病毒性肺炎、黴菌及肺囊蟲病、結核病。

㈢外傷：脂肪栓塞、肺挫傷、頭部傷害、多發性骨折。

㈣藥物過量：Heroin、Methadone、Barbiturate、水楊酸。

㈤其他：急性胰臟炎、尿毒症、羊水栓塞、空氣栓塞、大量輸血、惡性腫瘤。

二、臨床表徵

㈠嚴重的呼吸困難與呼吸過速。

㈡嚴重的低血氧，即使給予氧氣或機械通氣，也無法改善。

㈢肺順應性降低：可由呼吸過速；呼吸很淺；肋間肌內收等顯示出來。

㈣胸部 X 光片有瀰漫性兩側肺浸潤。

ARDS 之診斷

ARDS 的診斷標準如下：

一、臨床表現

㈠引起 ARDS 的原發病變（可以是肺性或非肺性的）。

㈡必須排除慢性肺部疾病和左心室功能異常。

㈢有呼吸窘迫、呼吸過速。

二、X 光顯示廣泛性浸潤，初期為間質性，後期為肺泡性浸潤

三、呼吸生理方面

㈠在吸入 $FiO_2 > 60\%$ 時，$PaO_2 < 50$ mmHg。

㈡肺順應性 $20 \sim 30$ mL/cm H_2O。

㈢分流與死腔增加。

四、病理方面

肺重量增加大於 1,000 克，有鬱血性肺膨脹不全、透明膜、纖維化產生。Murray 提

出對肺損傷程度的估計和 ARDS 的診斷採用綜合計分法。

　　計分表共四項，每項由 0～4 分，綜合計分時以所計分之累積數為分子，以所選用項目數為分母。0 分表示無肺損傷；0.1～2.5 分表輕度至中度肺損傷；大於 2.5 分表示嚴重肺損傷（ARDS）。表 36.1 為肺損傷累積記分法，這四項包括：

　　㈠X 光：根據肺泡實變的範圍判定分數。

　　㈡PaO_2/FiO_2：≧300 為正常。

　　㈢吐氣末期陽壓（PEEP）之使用情形。

　　㈣肺順應性測定結果。

　　臨床上 ARDS 與心因性肺水腫的病理機轉是不一樣的（表 36.2）。

表 36.1　肺損傷累積記分法

計分	X 光片 （肺泡實變範圍）	PaO_2/FiO_2	PEEF (cmH_2O)	肺順應性 (mL/cmH_2O)
0	無	>300	≤ 5	≧ 80
1	1/4×1	225～229	6～8	60～79
2	1/4×2	175～224	9～11	40～59
3	1/4×3	100～174	12～14	20～39
4	1/4×4	<100	>15	<19

表 36.2　ARDS 與心因性肺水腫之病理生理機轉比較

變項正常值	心因性肺水腫	ARDS（非因性肺水腫）
微血管靜水壓 8～12 mmHg	>12 mmHg	8～12 mmHg
微血管腫脹壓 23～25 mmHg	23～25	下降（早期） <23
間質腔靜水壓 3～5 mmHg	增加	增加
間質腔腫脹壓 16～19 mmHg	16～19	增加 >19
肺部微血管膜通透性	完整	增加
肺部淋巴引流	完整（早期）	完整（早期）

ARDS 的治療

ARDS 並沒有特定的治療。治療目標為：

1. 保持身體各器官組織獲得適當的氧氣，特別是腦部與心臟。
2. 針對潛在原因予以治療。
3. 一旦肺泡微血管膜破壞，治療重點就是重建肺泡－微血管膜。治療主要在於：
   (1)保持適當的肺泡擴張，以增加功能肺餘量。
   (2)維持體液平衡，以保持組織的適當血流灌注。
   (3)掌握原發性問題。
4. 預防合併症：低心輸出量、瀰漫性血管內凝集、敗血症、營養不良、多器官衰竭。

一、機械性通氣

為了維持病人組織氧合作用，機械通氣支持對成人呼吸窘迫症候群病人是非常重要的。使用的呼吸器最好使用容積型的呼吸器，潮氣容積一般在 6 mL/kg，並維持高原壓力< 30 cmH$_2$O。吸入氧濃度以能達到 PaO$_2$ > 60 mmHg 或 SaO$_2$ 90% 以上為止。允許 PaCO$_2$ 血中二氧化碳分壓超過正常值。

二、吐氣末期陽壓（PEEP）

PEEP 可以增加功能肺餘量以防止愈來愈厲害的肺塌陷（atelectasis），也可保持最佳的氧合作用，降低吸入氧濃度，減少氧毒害。一般是用 5～20 cmH$_2$O，慢慢增加，同時監測病人的心搏出量。切記要謹慎使用，避免肺部壓力性損傷。

三、藥物療法

(一)表面張力素：對新生兒呼吸窘迫症候群有效，但對 ARDS 則表面張力素的減少是繼發性，療效不顯著。

(二)增加 CAMP 之藥物：研究顯示 CAMP 的藥物對 ARDS 有保護作用，藥物包括：氨茶鹼、前列腺素 PGE$_1$ 及 PGE$_2$。

(三)類固醇及氧游離基清除劑被認為對 ARDS 的療效差。

(四)嚴重低血氧的 ARDS 重症病人，使用神經肌肉阻斷劑可能會降低死亡率。

四、呼吸比逆反呼吸器之使用

壓力調控的呼吸比逆反呼吸器是近年來推出的新型呼吸器，將吸氣時間比吐氣時間

延長 2～4 倍，由於吸氣延長，使終末吐氣壓力維持在陽壓，並維持較高之平均氣道壓力。與 PEEP 有異曲同工之效用。

五、適當擺位

有些研究指出，ARDS 病人採取俯臥（Prone position）（圖 36.2），可改善動脈氧含量。除非有禁忌症，否則使用呼吸器病人都應採半坐臥式，床頭抬高 45 度，預防呼吸相關肺炎之發生。

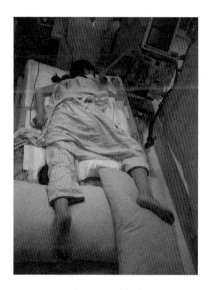

圖 36.2　俯臥

六、高頻通氣（High frequency ventilation）

所謂高頻通氣乃是指潮氣量 ≤ 死腔而呼吸頻率較快之呼吸。呼吸頻率比正常時至少快四倍或者每分鐘至少 150 次。高頻通氣可以改善氣體交換而不增加氣道壓力，不會對循環造成嚴重影響。

ARDS 的預後評估有人報告認為：動脈血 pH 值（＜7.40）、HCO_3^-＜2 0 和帶狀血球（＜10%）出現三低者預後不佳。ARDS 合併多器官衰竭者預後險惡。

七、葉克膜（Extracorporeal membrane oxygenation, ECMO）

嚴重的 ARDS 病人使用 V-V ECMO，治療期間可以讓受傷的肺修復。

主要護理問題與措施

一、氣體交換功能缺損

㈠導因

　　1.肺通氣 / 血流灌注不均勻。

　　2.分流。

㈡護理目標

能維持正常的肺部氣體交換功能。

臨床呈現動脈血液氣體分析值正常 pH為：7.35～7.45。

$PaO_2 > 60$ mmHg，$PaCO_2$：35～45 mmHg，$SaO_2 > 90\%$。

㈢護理措施及理由：見表 36.3。

表 36.3　氣體交換功能缺損

護理措施	理由
1.每兩小時監測呼吸功能 　⑴呼吸次數與型態 　⑵呼吸輔助肌 　⑶呼吸音 2.監測低血氧的徵象並報告醫師。如：心智改變、心跳過速、呼吸異常、皮膚發紺 3.依醫囑提供病人機械性通氣及 PEEP 治療，並觀察其療效及其副作用 4.採取好肺在下（good lung down）的姿勢，如：俯臥（prone）以促進氣體交換 5.監測病人的 Hgb，維持 Hgb>10 g/dL 6.減少病人對氧氣的消耗，例如：止痛或鎮靜 7.每天及病情改變時，監測動脈血液氣體分析值 8.提供病人及家屬心理支持 9.依醫囑給予藥物治療，並監測藥物作用，例如：PGE_1 或 NO 10.監測胸部 X 光片，以助了解病情變化	• 呼吸功增加，使病人疲倦，易導致肺泡通氣量不足 • 嚴重低血氧對高吸入氧療法效果不顯著時，可加 PEEP 以增加病人的肺部功能性肺餘量，改善氣體交換。但 PEEP 會增加胸腔內壓，阻礙靜脈回流量，將影響心臟輸出量及血壓 • 好肺在下的姿勢，可使好肺的通氣與血流間之配合較好 $\dot{V} / \dot{Q}$ match，進而能改善動脈氧合 • 血色素是影響攜氣能力的變項。1 g 的血色素可攜帶 1.34～1.39 mL 的氣

二、呼吸道清除功能失效

　　㈠導因

　　　　1.人工氣道留置，不易咳痰。

　　　　2.支氣管分泌物增加。

　　㈡護理目標

　　在住院加護中心能保持呼吸道通暢。

　　㈢護理措施及理由：見表 36.4。

表 36.4　呼吸道清除功能失效

護 理 措 施	理　　由
1.評估呼吸狀況、記錄呼吸次數、呼吸音、咳嗽和痰的性狀	• ARDS 病人其痰分泌物增加，只要通氣不佳就會造成嚴重低血氣
2.每兩小時給予背部叩擊	
3.聽診時有痰音或呼吸道壓力增加，給予抽吸痰液，抽吸前後給予過度通氣或過度氧合（FiO$_2$ 100%）	• 使痰鬆動 • 過度通氣或過度氧合可減少抽痰的併發症
4.依醫囑給予藥物，例如：支氣管擴張劑，或祛痰劑	• 可防止痰液黏稠
5.提供溼潤及加溫的吸入氧氣濃度	
6.提供適當的水分攝入量	
7.每天及病情改變時，監測動脈血液氣體分析值	
8.每隔一天追蹤胸部 X 光片變化	

三、營養狀態改變：少於身體需要

　　㈠導因

　　　　1.攝入量減少。

　　　　2.胃腸吸收差。

　　㈡護理目標

　　病人能維持食物攝取以應代謝需要。

　　㈢護理措施及理由：見表 36.5。

四、酸鹼不平衡

　　㈠導因

　　肺部氣體交換功能障礙有關。

表 36.5　營養狀態改變：少於身體需要

護理措施	理　由
1.監測人體測量法及生化檢查值，以評估病人的營養狀態	• 人體測法包括：身高、體重、皮膚脂肪層、上臂中點肌肉環圍。生化檢查值，如：血清白蛋白，均是營養指標
2.視病情嚴重度計算病人每日的攝入熱量，並適當調整蛋白質、碳水化合物、脂肪的比例	• 重症病人攝入熱量之估算公式有二： (1)靜止代謝能量需求 × 矯正因子 　例如，男性：66.44＋(13.75w)＋(5H) - (6.76A) 　矯正因數：臥床者為 1.2，下床者為 1.3，發燒者：1.0＋0.13／每度 C，手術者：1.0～1.2，敗血症者：1.4～1.8 (2)kcal/kg
3.視病人的腸胃道功能是否可用，儘量採腸胃道灌食，當腸胃道功能缺損時，改以腸道外營養	
4.每日評估胃排空及腸道吸收能力，注意胃食腸血流灌注減少的症狀，例如：腸蠕動消失、腹脹、出現咖啡色引流液	• 出現胃腸血流灌注減少時，請少量灌注
5.依醫囑給予促進腸胃功能的藥物，並監測其藥效	
6.每週評估體重、生化檢查值一次，以了解病人的營養狀態是否改善	
7.觀察病人的精神、皮膚彈性是否改善	

(二)護理目標

動脈血液氣體分析值顯示酸鹼平衡。

(三)護理措施

　　1.評估呼吸性鹼血症的症狀及徵象。

　　　(1)頭暈、虛弱、肌肉痙攣、感覺異常。

　　　(2)肌腱反射過度、抽筋。

　　　(3)心律不整。

　　　(4)監測血清鈣離子濃度。

　　2.提供支持性療法，以維持適當的通氣及氣體交換。

　　　(1)調高潮氣量。

⑵降低呼吸次數。

　⑶減少每分鐘通氣量。

3.提供病人心理支持以安撫情緒，必要時給予鎮靜劑。

4.監測動脈血液氣體分析。

五、高危險性心輸出量減少

㈠導因

1.使用 PEEP 減少回心血量。

2.心臟受抑制，收縮力下降。

㈡護理目標

維持適當的心輸出量 >2.5 l/min/m²，以滿足身體代謝所需。

㈢護理措施

1.每天及於病情改變時，監測心輸出量。

2.每班監測心臟之前負荷（CVP、PCWP）及計算後負荷（SVR），以了解心臟
作功情形。

3.每兩小時監測並記錄心跳、呼吸、血壓，以了解心臟狀況。

4.依醫囑給予輸液療法，並監測給液的反應。

5.依醫囑給予心臟收縮劑，並監測對藥物的反應。

6.若心臟輸液及給藥後的反應不理想時，可調降 PEEP，或裝置主動內氣球幫浦
（IABP）。

結論

　　ARDS 病人之臨床病況呈現複雜多變，具高死亡率，為有效控制 ARDS 的病情，臨床專家不遺餘力的發展不同治療方法，例如：高頻通氣、呼吸比逆反呼吸器、特殊藥物等。因此，醫護人員應熟悉各種治療法的使用條件及其副作用，以提供妥善之照顧。

學習評量

1.說明成人呼吸窘迫症候群的定義。

2.簡述成人呼吸窘迫症候群的病理生理變化。

3.簡述成人呼吸窘迫症候群的病因及臨床表徵。

4.簡述成人呼吸窘迫症候群的診斷。

5.簡述 ARDS 的治療。

6.簡述 ARDS 的護理措施。

參考文獻

一、中文部分

徐剛（1990）：成人呼吸窘迫症候群研究之進展。**中華內科醫誌**，1(2)，11-190。

徐剛、張傳林（1985）：成人呼吸窘迫症候群的發病機轉。**麻醉醫學雜誌**，23，212-219。

二、英文部分

Dolan, J. T. (1991). *Critical Care Nursing*. Philadelphia: F. A. Davis Company.

Dellinger, RP., Levy, MM., Carlet. JM. et al., (2008). Surviving Sepsis Campaign: International guidelines for management of severe sepsis and septic shock: 2008. *Intensive Care Medicine*, 34, 17-60.

Gattinoni, Ly Tognoni, G., et al. (2001). Effect of prone positioning on the survival of patients with acute respiratory failure. *N Engl J Med*, 345, 568-573.

Griffiths, M., McAuley, D. F., Perkins, G. D., Barrett, N., Blackwood, B., Boyle, A., ... Finney, S. (2019). Guidelines on the management of acute respiratory distress syndrome. *BMJ Open Respiratory Research*, *6*(1), e000420.

Sweeny, R. M., & McAuley, D. F. (2016). Acute respiratory syndrome. *Lamcet*, *38*(10058), 2416-2430.

第三十七章　成功脫離機械式換氣

學習目標

—— 研讀本章內容後，學習者應能達成下列目標

1.了解「成功脫離機械式換氣」的定義。

2.了解「成功脫離機械式換氣」的定義特徵。

3.了解「成功脫離機械式換氣」的先決條件。

前言

　　脫離機械式換氣代表著重症病人，從機械式換氣到恢復自主呼吸的一種轉變過程（transition），機械式換氣之脫離是結合藝術與科學的實務，經常帶給臨床醫護人員許多挑戰。不成熟的脫離過程可能導致病人呼吸疲乏，然而沒有計畫的延長呼吸器使用，將潛藏著使病人處在肺部損傷及感染的風險中。機械式換氣脫離一直是臨床實務及研究領域關切的重點之一，但關注焦點都從醫療的視角來探究何種呼吸器脫離計畫能提高呼吸脫離率？何種脫離指標能預測呼吸器脫離是否成功？這些所謂的照護成效指標都以醫療人員的觀點來考量，忽略了呼吸器脫離主體（病人）的經驗感受。因此，若能從呼吸器脫離的旅程進行一開始就邀請病人及家屬一起渡過希望之旅，那就更能貼近呼吸器脫離的藝術境界，而護理人員就在一個最佳位置陪伴病人進行從機械式換氣到自發性呼吸的轉變。本文依據 Walker 及 Avant（1995）所提出的概念分析方法，從實證的客觀觀點及病人主觀經驗來分析什麼是「成功脫離機械式換氣」的定義，期望能對建立呼吸器脫離之共同語言有所助益，並提供臨床實務指引及相關研究的連結。

選擇一個特定的概念

　　呼吸衰竭病人因某些原因無法維持自發性呼吸，或氣體交換功能無法滿足身體代謝需求時，需要機械性呼吸輔助器暫時取代人體之呼吸功能。在加護病房中有超過 1/3 的重症病人需要機械式換氣的輔助，在機械式換氣治療過程有 41% 的時間是花在脫離呼吸器（Esteban, Alia, Ibanez, Benito, & Tobin, 1994）。這類病人使用 5～20% 加護病房資源（蔡燊煌，2001），呼吸器依賴病人的照顧是高風險及高成本的，而脫離過程是耗費時間、人力及物力的，因此，如何成功脫離呼吸器以增進呼吸器依賴病人之照護品質，是臨床醫護人員的共同目標。由於成功脫離機械式換氣是最常被拿來作為呼吸器依賴病人之照護成效指標，但文獻對於此概念的定義未有一致的說法。因此，筆者選擇此上述問題中「成功脫離機械式換氣的定義為何？」其本質屬於概念問題，在回答這個問題必須先了解「脫離」、「機械式換氣」、「成功的」等字的意義及成功脫離機械式換氣在文獻上的使用方法，以便精確的使用此概念。

分析的目的

　　本文概念分析的目的是發展「成功脫離機械式換氣」（successful weaning from mechanical ventilation）的操作性定義，有助於呼吸器脫離之相關研究概念間關係的連結。

「成功脫離機械式換氣」概念之定義

一、「Wean」的意義

　　從語源學（etymologically）的觀點 "wean" 意指使習慣於 "to accustom"，此字最早用在嬰兒餵奶，其意義是指逐漸習慣於母奶以外的食品或放棄哺乳（Jelliffe, 1962; Neufeldt, & Guralnik, 1986）。Slome 指出 wean 的意義是「完全並永久停止哺乳」，亦即脫離母奶的過程（Greiner, 1996）。

　　"weaning" 在文獻上的記載一直被視為生命歷史研究的重要議題，從精神觀點來看，是評估母親與嬰兒依附及契合的過程；從靈長類動物授乳的觀點，weaning 是一種調適的程度（level of adaptation）（Lee, 1996）。Martin（1984）認為 weaning 不是一個單一事件，而是一個過程（process）且經歷一段時期，亦即母親提供照顧速度的改變，了解 weaning 是個過程時，應考量不同的物種所採用的 weaning 速度不一樣，如：突然地（abruptly）或逐漸地（gradually）方式；weaning 的速度與物種在消化與生長的生理功能及形態學之限制有關。因此，wean 是一種調適過程，此過程的進行速度依物種的因素可慢可快。

二、「機械式換氣」（Mechanical ventilation）的意義

　　使用電動儀器來輔助或取代自然呼吸的方式（Wikipedia encyclopedia, 2005）。更進一步的說法，是使用機械設備替代自然的動力來源以引導氣體進入肺泡，並將交換後的氣體排出體外，完成呼吸動作。機械式換氣的種類，包括侵入性機械式換氣輔助，必須透過人工氣道建立方式，才能使用的機械式換氣，臨床上通常稱為「呼吸器」（ventilator）；另一種稱為經面罩或鼻罩正壓非侵入性機械式換氣輔助，臨床上常見的 BiPAP（Bilevel Positive Airway Pressure）屬之（盧崇正，1993）。

三、成功脫離機械式換氣的定義

　　從生物學上停止哺乳的過程之概念應用在臨床上，使用機械式換氣輔助的病人要轉變到自發性呼吸的過程，是有其共通之處。當病人呼吸系統的換氣或氣體交換功能缺損，無法滿足身體代謝需求時就需要機械式換氣輔助，對於需要使用機械式換氣超過 24 小時，或有接受中止呼吸器嘗試失敗的事實的病人，即稱為呼吸器依賴（ventilator dependent）的狀態（MacIntyre, 2001）。脫離結果成功與否要盡早被預測，因為使用機械式換氣 72 小時後即會造成呼吸肌肉生理變化，將使機械式換氣的脫離過程變得複雜（Knebel et al., 1994）。

所謂脫離機械性換氣（weaning from mechanical ventilation）是協助病人達到自發性呼吸而不需機械性換氣輔助的過程，降低呼吸器輔助程度的速度可以是漸進式或快速進行，依病人耐受度來決定脫離呼吸器的速度（Knebel et al., 1994）。Burns 及 Burns（2000）指出呼吸器脫離包含脫離的過程，此過程是一種逐漸的解放（gradual liberation）；呼吸器的脫離亦包含脫離結果的部分，也就是一般所稱的拔除人工氣管（extubation）。Knebel 等（1994）說明脫離過程屬於非線性之動態狀態（nonlinear dynamic）有三個階段，病人從急性期穩定進入脫離前期（preweaning），此期重點是治療潛在病因，一方面也在蒐集資料評估病人是否開始進入脫離過程，依病人特性擬定呼吸器脫離計畫，並由醫護人員每天評估病人的準備度（readiness），而脫離進行階段（weaning stage）的重點，就是針對呼吸器脫離的各種影響因素加以處理，以增加呼吸器脫離成功的機會，影響因素，包括：病人的生理、心理、營養、電解質、心臟功能；脫離結果階段（weaning outcomes）可能包含完全脫離呼吸器或不完全脫離呼吸器等狀態。而脫離呼吸器過程始於人工氣道置入及機械式換氣使用之初，過程的進行是反復來回在病人不同的生理與心理的準備狀態，準備度好時脫離過程進行快速，準備度變差時就回復機械式換氣的完全輔助，並調整照護策略，這樣的脫離過程直到另人滿意結果發生就中止。

呼吸器脫離成功之定義是指自發性呼吸狀態的成功轉變（successful transition），進一步說是指計畫性拔除氣管內插管時間與呼吸器中止使用時間同時發生，但對某些需要人工氣道可以自發性呼吸而不需機械呼吸輔助器的病人就不適用，後來經美國重症照護護理學會（American Association of Critical Care Nurses, AACN）的呼吸器脫離研究小組給予重新定義：即使是人工氣道留置的病人，只要不需呼吸器的輔助長達 24 小時以上，即稱為「呼吸器脫離成功」（Knebel et al., 1994）。

成功的脫離呼吸器脫離成功的指標定義，幾乎都是從生理層面去定義，如：病人恢復自發性呼吸沒有呼吸窘迫的情形，即使是這個定義在文獻上就出現多樣的說法（Afessa, Hogans, & Murphy, 1999; Krieger, Isber, Breitenbucher,. Throop, & Ershowsky, 1997）。事實上，成功的定義不僅從醫護人員觀點來評值脫離的成效，更要尊重呼吸器脫離主體（病人及其家屬）的主觀感受，如：脫離過程的經驗及脫離結果的期望，才是符合成功脫離呼吸器的完整定義。

從客觀的生理層面來評值呼吸器脫離成功的脫離成功的意義（MacIntyre, 2001）：其指標，包括：觀察病人維持自發性呼吸的能力及耐力，所謂自發性呼吸是指不需機械式換氣的輔助下能維持：1.氣體交換能力在可接受範圍：$SPO_2 \geq 90\%$；$PaO_2 \geq 60$ mmHg；$PH \geq 7.32$；$PaCO_2$ 上升幅度 ≤ 10 mmHg。2.心跳速率 ≤ 140 次／分或心跳速率的改變 $< 20\%$。3.沒有呼吸窘迫情形：呼吸平穩且次數 < 35 次／分；沒有呼吸輔

助肌使用。另外就病人維持自發性呼吸的時間之評估方面，有不少文獻選擇以「再次插管」（reintubation）的時間定為是否成功脫離的依據（Esteban, et al., 2002; Martinez, Seymour, & Nam, 2003）；所謂「再次插管」是表示透過人工氣道的再置入，以輔助呼吸器使用的情形，當病人無法再維持自發性呼吸以滿足身體代謝需求時，就需機械式換氣的輔助了。然而「再次插管」的定義較狹隘，未能涵蓋「不需呼吸器的輔助、但仍需要人工氣道留置」的病人。因此，依呼吸照護醫學國際學會（National Association for Medical Direction of Respiratory Care）的建議採用「再次使用機械式換氣輔助」（reinstitution of mechanical ventilation）時間，作為是否成功脫離呼吸器判定的標準（MacIntyre, et al., 2005），「再次插管」的定義較狹隘，不能包含原本就有氣切內管留置的病人，較精準的說法是以「再次使用機械式換氣輔助」（reinstitution of mechanical ventilation）時間，作為是否成功脫離呼吸器判定的標準，MacIntyre 等（2005）該學會專家指出「再次使用機械式換氣輔助」的時間切割點隨著病人疾病的特性、醫療機構照護目標不同而不一樣，如：以急性期照護為主的加護病房，是以病人中止機械式換氣後，至少維持 48～72 小時的自發性呼吸（Ashutosh et al., 1992; Krieger, Isber, Breitenbucher, Throop, & Ershowsky, 1997; Ashutosh et al., 1992; MacIntyre et al., 2001）作為呼吸器脫離成功的關鍵時間。由於計畫下移除氣管內插管的病人有 12% 的人在 48 小時內需要再次插管（reintubation），這些再次插管的病人有一半以上發生在拔管後 12 小時內（Esteban et al., 2002），因此，在中止機械式換氣的 72 小時內，仍可能因原來的病因未改善而使呼吸器的脫離失敗，Epstein（1995）指出在中止機械式換氣 72 小時以後發生的呼吸衰竭的原因，通常與新的病程有關。然而，急性照護單位所界定的時間並不適用在長期呼吸器依賴病人（呼吸器使用超過 21 天），這類病人常伴隨有慢性病、疾病的復原較慢、呼吸耐力不足的情況，因此，對於長期呼吸器依賴病人而言，所謂的呼吸器脫離成功的時間參考點，是指病人於中止機械式換氣後，至少維持自發性呼吸連續七天（MacIntyre et al., 2005）。呼吸器脫離成功的時間界定沒有絕對的數值，根據病人呼吸衰竭的病因特性及醫療機構照護目標，選擇合適的時間參考點。

　　從病人主觀的心理感受層面來評值呼吸器脫離成功的意義：當疾病需要機械式換氣輔助的治療對病人及其家屬，都是具有威脅性的壓力源，可造成生理及精神上的衝擊，出現焦慮、知覺剝削、無力感、疼痛、害怕死亡（Gries & Fernsler, 1988）。呼吸器脫離過程需要增加病人的呼吸負荷，會帶來某種程度的不適感，假如病人尚未做好心理準備即進行脫離，將增加不確定感及焦慮、甚至害怕，當這些不適感無法表達出來會更焦慮，進一步影響生理反應，促使呼吸困難的發生，增加呼吸器脫離的困難度（Blackwood, 2000; MacIntyre, 1995; Blackwood, 2000）。從已經成功脫離呼吸器病人的回溯性研究指出，病人表示在機械式換氣治療期間因無法有效與醫護人員溝通，而有一

種挫敗感及壓力感、喉嚨痛；當雙手被約束時有一種強烈的束縛感；病人表示希望護理人員能耐心陪伴，多解釋一點有關呼吸器治療的事情（Wunderlich, Perry, Lavin, & Katz, 1999）。Twibell、Siela 及 Mahmoodi（2003）的研究指出，輕度呼吸困難、中度疲乏、對呼吸器脫離具有信心等之病人，主觀感受與成功脫離呼吸器的生理變項有關係；透過訊息提供、建立有效的溝通，以增加病人脫離呼吸器的自我效能，可以進一步降低焦慮的感受。另外，當病人出現心理輕鬆感（mental ease）及正向的態度，與成功脫離呼吸器有關（Blackwood, 2000）。

四、鑑定性特徵（attributes）

綜合以上文獻對成功脫離機械式換氣的定義特徵，筆者歸納如下：

㈠客觀的生理層面

1.計畫下中止侵入性機械換氣輔助器。

2.能維持至少 48～72 小時的自發性呼吸（短期呼吸器依賴者），或維持至少七天的自發性呼吸（長期呼吸器依賴者）；氣體交換能力在可接受範圍，如 $SPO_2 \geq 90\%$ 或 $PaO_2 \geq 60$ mmHg，$PaCO_2$ 上升幅度 ≤ 10 mmHg。

3.沒有呼吸窘迫情形：呼吸平穩且次數 < 35 次 / 分；沒有使用呼吸輔助肌。

4.心跳速率 $\leq$ 140 次 / 分或心跳速率的改變 < 20%。

㈡主觀的心理層面

1.病人有輕鬆的感覺（mental ease）。

2.符合病人或家屬的期待。

臨床病例

一、典型案例

指符合此概念所有定義性特徵之案例（Walker & Avant, 1995）。

吳小姐，30 歲，有紅斑性狼瘡病史，因腎功能惡化導致身體水分滯留過多而併發肺水腫、呈現呼吸困難及嚴重低血氧情形。接受氣管內管置入術及機械式換氣輔助，轉入內科加護病房接受呼吸照護。吳小姐對這種失去控制的病況感到挫折。病人轉入 24 小時，即由主治醫師向病人及其家屬，說明疾病治療目標及呼吸器脫離計畫，經過四天的治療，病人的肺積水改善許多，第八天，病人的生理及心理準備度可以接受呼吸器脫離訓練，通過呼吸耐力測試後，由呼吸治療師中止呼吸器的使用，並移除氣管內插管（符合定義性特徵中生理層面 1），拔管後病人能維持自發性呼吸，呼吸型態平穩，呼吸次數 20～26 次 / 分，心跳 80～90 次 / 分；動脈血液氣體分值顯示 PaO_2：99 mmHg；

PH：7.36；PaCO$_2$ 30 mmHg，血氧飽和度 99%，咳痰能力正常，在拔管後，病人表示：
「感覺很輕鬆，喉嚨舒服多了」，家屬表示：「她能順利拔掉管子自行呼吸，感覺她的
病情在進步，我們有比較放心」（符合定義性特徵中心理層面 1、2）。移除氣管內插
管的第三天轉出加護病房，第七天病況穩定出院（符合定義性特徵中生理層面 2、3、
4）。此案例符合此概念之所有定義性特徵為典型案例。

二、邊緣案例

指符合此概念部分定義特徵之個案（Walker & Avant, 1995）。

陳先生，22 歲，在一場車禍事件造成氣管及胸部嚴重創傷，經緊急救護處理，
因呼吸衰竭接受氣管內插管之置入，並輔以呼吸器治療後，轉入加護病房接受呼吸照
護，經過兩星期的急性期治療，因併發呼吸器相關性肺炎，延長機械式換氣治療的時
間，病人及家屬經醫師解釋後，同意病人接受氣管切開術，再進行呼吸器的脫離，於住
加護病房第三十天，在計畫下中止呼吸器的使用，但暫時不移除氣切內管，T 型管給予
氧氣（符合定義性特徵中生理層面 1）。病人能維持自發性呼吸連續七天，呼吸平穩，
呼吸次數 18～28 次／分、SPO$_2$：96～98%、心跳 70～80 次／分（符合定義性特徵中生
理層面 2、3、4）。病人筆談時表示：「脖子這個管子使我有束縛的感覺，經常咳嗽，
很不舒服，什麼時候可以拿掉？」，目前病人因氣管糜爛仍需要人工氣道留置，但能自
發性呼吸也不需要呼吸器輔助，病人仍為這樣的結果感到心理沉重。此個案只符合定義
性特徵中生理層面 1、2、3、4，但未符合定義性特徵中心理層面 1、2。

三、相反案例

與此概念定義特徵完全相反之案例（Walker & Avant, 1995）。

許先生，56 歲，與家人起爭執後服用有機磷農藥企圖自殺，病人呈現意識混亂及
呼吸困難，經家人發現緊急送醫，於急診室置入氣管內插管，並輔以呼吸器使用。由
於病人處在意識混亂及肢體躁動狀態，護理人員採取保護約束，但病人仍掙脫約束，自
行將氣管內插管拔除，拔管後病人立即呈現低血氧 SPO$_2$ 80% 及呼吸窘迫情形，呼吸次
數 36 次，呼吸輔助肌使用，於拔管後三分鐘，接受再次插管及機械式換氣治療，為了
增加病人與呼吸器的配合度並減少不必要的氧氣消耗，醫師決定給予病人鎮靜療法，家
屬對於病人自行拔管又再次插管的情況，感到非常的沉重及沮喪。此案例在非計畫下拔
除氣管內管後，因呼吸窘迫再置入氣管內管，完全不符合成功脫離機械式換氣的定義特
徵。

四、相關案例

建立一個與此概念相關，但卻不是此概念的個案（Walker & Avant, 1995）。

王女士，60 歲，有骨質疏鬆病史，意外跌倒而造成股骨骨折，入院接受手術，手術前由主治醫師向病人及家屬說明手術進行的方式及手術後的復原計畫。翌日，病人接受全身麻醉術，由麻醉醫師置入氣管內插管並用機械式換氣，以維持手術中正常的動脈氧合，手術結束時，經給予麻醉劑的拮抗劑，病人甦醒過來，恢復自發性呼吸，離開手術室之前由麻醉醫師中止呼吸器使用，並拔除氣管內管，轉送恢復室接受麻醉後照護，於生命徵象穩定後，轉入普通病房接受術後照護。在此案例中，病人因全身麻醉而接受氣管內管置入術，手術結束後在手術室立即拔管，並不屬於呼吸器依賴病人的定義。

先決條件與結果

一、先決條件（antecedents）

指概念未發生前預先存在的狀況與情境。研究指出要提高脫離呼吸器的成功機率，呼吸器脫離計畫（weaning protocol）的實施是關鍵，落實呼吸器脫離計畫可縮短呼吸器留置時間 1.3 天（Kollef, Horst, Prang, & Brock, 1998）。此外，多層面評估（multidimensional assessment）病人客觀的生理準備度（physiological readiness）及主觀的心理準備度（如焦慮、疲倦、憂鬱）是很重要的，尤其要了解及尊重病人及家屬對呼吸器脫離過程中的主觀感受，提供降低焦慮及害怕的照護策略（Blackwood, 2000; Twibell, Siela, Mahmoodi, 2003）。根據兩篇有關呼吸器脫離的實證指引（MacIntyre, 2004; MacIntyre et al., 2001）指出，醫師個人主觀的經驗與評估是很差的預測指標，簡易的臨床評估項目（呼吸型態、心血管反應、舒適與焦慮、氧合度）比起複雜式的呼吸器脫離評估工具，例如：Burns Wean Assessment Program（Burns & Burns, 2000），更能預測呼吸器是否脫離成功、每日進行自發性呼吸訓練（spontaneous breathing trials）比起每日逐漸減少呼吸輔助的方法要好；由護士或呼吸治療師主導的呼吸器脫離計畫成效比起由醫師主導的來得好，而醫護團隊組員間一致的看法與做法是呼吸器脫離計畫成功的要素。

二、結果（consequences）

指概念發生後所導致的事件或情境。病人經過成功脫離機械式換氣，在此次疾病恢復過程獲得成功的經驗，有助於增進個人日後因應壓力策略之一；由於中止呼吸器的使

用，也降低病人罹患呼吸器相關肺炎（ventilator associated pneumonia）的機率；另一方面，身體活動自由度增加，其自我效能提升，有助於疾病不確定感的降低。

確認實證性參考指標（define Empirical Referents）

成功脫離機械式換氣指標的測量，包括：生理指標及心理指標，在生理方面監測病人脫離呼吸器後之肺部氣體交換及通氣功能指標，例如：SPO_2、PaO_2、$PaCO_2$、呼吸次數及型態，心跳及心率的變化。輕鬆感覺（mental ease）是較抽象的概念，目前尚沒有量性測量工具，但可以透過訪談了解病人是否有這種輕鬆感覺及經驗。

護理臨床之應用

目前文獻上並沒有一個完整的成功脫離機械式換氣的操作性定義，本文試者從醫護人員的視角及病人主觀經驗，提出成功脫離機械式換氣的定義性特徵，包括：客觀的生理指標及主觀的心理指標，提供臨床實務工作者或研究者，在討論病人的機械式換氣脫離成效上，能有一個明確且可比較性的結果指標。

結論

護理人員就在一個最佳位置陪伴病人進行從機械式換氣到自發性呼吸的轉變，可以觀察病人於脫離呼吸器過程中的細微變化，這關係著從機械性換氣到自發性呼吸的轉變成功之關鍵角色。而病人主觀的經驗感受，是成功脫離機械性換氣操作定義不可以缺席的主角。

學習評量

1.說明「成功脫離機械式換氣」的定義。
2.簡述「成功脫離機械式換氣」的定義特徵。
3.簡述「成功脫離機械式換氣」的先決條件。
4.試舉一「成功脫離機械式換氣」的典型範例。

參考文獻

一、中文部分

張美玉（2006）：成功脫離機械式換氣之概念分析。護理雜誌，53(5)，69-75。
蔡燧煌（2001）：呼吸器依賴患者整合性照護系統試辦計畫——臨床作業流程擬定及施行。行政院衛生署計畫 DOH89-NH-043。

盧崇正（1993）：機械通氣輔助。臺北：九州圖書。

二、英文部分

Afessa, B., Hogans, L., & Murphy, R. (1999). Predicting 3-day and 7-day outcomes ofweaning from mechanical ventilation. *Chest*, 116(2), 456-461.

Ashutosh, K., Lee, H., Mohan, C. K., Ranka, S., Mehrotra, K., & Alexander, C. (1992). Prediction criteria for successful weaning from respiratory support: Statistical and connectionist. *Critical Care Medicine*, *20*(9), 1295-1301.

Blackwood, B. (2000). The art and science of predicting patient readiness for weaning from mechanical ventilation. *International journal of nursing study. 37*(2), 145-151.

Burns, S. M., & Burns, J. E. (2000). The weaning continuum use of acute physiology And chronic health evaluation III, Burns Wean Assessment Program, Therapeutic Intervention Scoring System, and Wean Index score to establish stages of weaning. *Critical Care Medicine*, *28*(7), 2259-2267.

Epstein, S. K. (1995). Etiology of extubation failure and the predictive value of the rapid shallow breathing index. *American Journal Respiratory Critical Care Medicine*, 152(2), 545-549.

Esteban, A., Alia, I., Ibanez, J., Benito, S., & Tobin, M. J. (1994). Modes of mechanical ventilation and weaning: a national survey of Spanish hospitals. The Spanish lung failure collaborative group. *Journal of Hospital InfectionChest*, *106*(4), 1188-1193.

Esteban, A., Anzueto, A., Frutos, R., Alia, I., Brochard, L., Stewart, T. E., et al. (2002). Characteristics and outcomes in adult patients receiving mechanical ventilation: A 28-day international study. T*he Journal of the American Medical Association*, *287*(3), 345.

Gries, M. L., & Fernsler, J. (1988). Patient perception of the mechanical ventilation experience. *Focus on Critical Care. 15*(2), 52-59.

Greiner, T (1996). The concept of weaning: Definitions and their implications. *Journal of Human Lactation*, *12*(2).123-128.

Jelliffe, D. B. (1962). Culture, social change and infant feeding. *American Journal of Clinical Nutrition*, *10*(1), 19-45.

Knebel, A. R., Shekleton, M. E., Burns, S., Clochesy, J. M., Hanneman, S. K., Ingersoll, G.L. (1994). Weaning from mechanical ventilation: concept development. *American journal of critical care*, *3*(6), 416-420.

Kollef, M. H., Horst, H. M., Prang, L., & Brock, W. A. (1998). Reducing the duration of mechanical ventilation: three examples of change in the intensive care unit. New *Horizons*,

6(1), 52-60.

Krieger, B. P., Isber, J., Breitenbucher, A., Throop, G., & Ershowsky, P. (1997). Serial measurements of the rapid-shallow-breathing index as a predictor of weaning outcome in elderly medical patients. *Chest, 112*(4), 1029-1034.

Lee, P. C. (1996). The meanings of weaning: growth, lactation, and life history. *Evolutionary anthropology, 5*(3), 87-96.

MacIntyre, N. R., et al. (1995). Psychological factors in weaning from mechanical ventilatory support. *Respiratory Care, 40*(3), 227-281.

MacIntyre, N. R., et al. (2001). Evidence-based guidelines for weaning and discontinuing ventilatory support. *Chest, 120*(6), 375S-395S.

MacIntyre, N. R. (2004). Evidence based ventilator weaning and discontinuation. Respiratory Care, 49(7), 830-836.

MacIntyre, N. R., Epstein, S. K., Carson, S., Scheinhorn, D., Christopher, K., & Muldoon, S. (2005). Management of patients requiring prolonged mechanical ventilation. Report of a NAMDRC consensus conference. *Chest, 128*(6), 3937-3954.

Martin, P. S. (1984). The meaning of weaning. Anim Behaviour. 32, 1257-1259.

Martinez, A., Seymour, C., & Nam, M. (2003). Minute ventilation recovery time. *Chest, 123*(4), 1214-1221.

Neufeldt, V., & Guralnik, D. B. (1986). *Webster's New world college dictionary.* 3rd ed. New York: Simon & Chuster Macmillan .

Twibell, R., Siela, D., Mahmoodi, M. (2003). Subjective perceptions and physiological variables during weaning from mechanical ventilation. *American Journal of Critical Ccare, 12*(2), 101-112.

Walker, L., & Avant, K. C. (1995). *Strategies for theory contruction in nursing* (3rd ed.). Norwalk, CT: Appleton & Lange.

Walsh, T. S., Dodds, S., & McArdle, F. (2004). Evaluation of simple criteria to predict successful weaning from mechanical ventilation in intensive care patients. *British Journal of Anaesthesia, 92*(6), 793-799.

Wikipedia encyclopedia (n.d.). Retrieved December, 24, 2005, from http://*encyclopedia .the free dictionary.com/mechanical ventilation.*

Wunderlich, R. J., Perry A., Lavin, M. A., Katz, B. (1999). Patient's perceptions of uncertainty and stress during weaning from mechanical ventilation. *Dimension Critical Care Nurse, 18*(1), 2-8

第三十八章　胸腔手術後病人之護理

學習目標

——研讀本章內容後，學習者應能達成下列目標：

1. 了解影響胸腔手術後照顧的各種因素。
2. 說出胸腔手術術後照顧的護理措施。
3. 正確描述維持胸腔密閉引流系統的注意事項。
4. 描述胸腔手術術後常見的合併症及護理處置。
5. 描述肺栓塞的臨床表徵、診斷評估及護理過程的運用。

前言

常見的胸腔手術有：

1. 剖胸探查：
   (1) 局部損傷或出血
   (2) 懷疑惡性腫瘤時做組織切片。
2. 切除肺的手術：
   (1) 肺臟切除術：可能是因支氣管原位癌、單側而範圍廣大的肺結核、支氣管擴張或是肺膿瘍，而必須切除一整個肺
   (2) 肺葉切除術：因肺膿瘍、支氣管擴張、腫瘤、黴菌感染、肺結核，或是確認任一肺葉的損傷，而將肺的一葉切除
   (3) 肺節段切除術：將肺的一個節段或更多的節段切除（左肺有 8 個節段，右肺有 10 個節段）
   (4) 楔狀切除術：把靠進肺表面局部的病兆切除。
3. 肺皮質剝脫術：肋膜因長期充滿了血液、膿或液體，而使肋膜變厚且纖維化，使肺變得更狹窄及缺少彈性，為減輕影響肺正常的換氣而行剝除肋膜之手術。
4. 胸廓成形術：矯正漏斗胸或雞胸。
5. 心肺移植手術（在本文不做討論）。

胸腔手術術後病人的照顧，因病人：

1. 接受麻醉藥劑量及病人的反應
2. 手術中及手術後的出血量
3. 病人術前心臟血管之穩定狀況，呼吸系統功能、營養狀況，以及體液電解質平衡狀況
4. 病人對疼痛和焦慮的反應而有所不同。

而病人所潛藏的併發症更要靠醫護人員仔細的觀察及評估，才得以預防並給予早期的治療。本文就胸腔手術術後護理措施、潛在的合併症及護理處置做詳實的描述。

術後護理措施

當病人於手術後進入加護中心或手術後恢復室，一開始連續兩小時每 15 分鐘記錄病人的生命徵象，然後才改為每 30 分鐘連續兩小時，之後再以每小時觀察生命徵象持續 24 小時，觀察期間若有任何生命徵象的改變，應以每 5 分鐘密切監測，直至情況穩定為止。24 小時之後，視病人情況改以每 2～4 小時測量病人的生命徵象，直到病人出院為止。

一、維持呼吸道的通暢及良好的氣體交換

麻醉恢復期依病人的需要提供適當的氧氣治療，此期易產生肺擴張不全、氣體交換障礙，所以要特別小心，必要時以呼吸器輔助直到血液氣體分析趨於穩定。

㈠早期活動

無論病人有無拔除氣管內插管，預防肺擴張不全、氣體交換障礙都應該讓病人盡早早期活動，有助於肺部的換氣、增加肺功能殘餘容積和減少氣道的關閉，除此之外，尚可降低深部靜脈血栓形成及肺栓塞。

㈡有效的控制疼痛

病人可能因深呼吸、咳嗽，或是翻身而震動胸廓切開的傷口感到疼痛而不敢動時，可藉由枕頭或雙手，甚至用寬的束縛帶來固定傷口，以減輕因各種活動而起的傷口震動。使用肌內注射或是靜脈注射麻醉止痛劑，則可以達到止痛的目的，然而要止痛又要考慮使用劑量是否會抑制呼吸，所以給予時要特別謹慎。

1. 肋間神經阻斷：於手術將結束前以長效的麻醉劑（例如，Bupivacaine），阻斷肋間神經。
2. 脊髓硬膜外止痛：於脊髓硬膜外放置一條管子，由此注射 Morphine 或 Fentanyl，此管子於術後通常要留置幾天。
3. 病人控制止痛劑（patient-controlled analgesia, PCA）：讓病人在自覺疼痛時自我注射小劑量的麻醉止痛劑（Morphine），如此可維持止痛劑在血中恆定的濃度，有效的達到止痛的目的。

㈢維持肺部的擴張

1. 清除肺的分泌物：
   ⑴提供潮溼化的氧氣。
   ⑵補充足夠的水分。
   ⑶定期給予支氣管擴張噴霧劑（例如：Terbutaline、Albuterol）。
   鼓勵病人深呼吸、咳嗽、加強胸腔物理治療合併姿位引流，必要時協助抽吸痰液。
   ⑷吐氣末期陽壓（positive end expiratory pressure, PEEP）：使用呼吸器者在不影響病人的血壓情況下，可以附加吐氣末期陽壓。早期拔管不僅可以促進氣道清除分泌物，還可以改善患者的活動能力。氣管內插管已拔除者可以使用 CPAP（continuous positive airway pressure）面罩。
   ⑸維持適當的姿勢：半坐臥式可以讓橫膈膜下降至正常的位置，有助於肺的換氣，還有利於胸管的引流。而肺切除之後維持正確的姿勢更是非常重要

的。

- 肺葉切除：左右兩邊交替側躺，可以協助肺部的擴張。
- 肺節段切除或楔狀切除：禁止躺向患側。
- 全肺切除：手術後 24 小時生命徵象穩定，可以逐漸讓病人左右交替稍微為側躺（1/4），預防產生縱膈腔移位。

2. 確立正確的胸腔密閉引流系統，除全肺切除是採水下自然引流外，其他手術依醫囑接上抽吸器。每日評估引流液的量、顏色、管路是否有空氣滲漏，以及維持引流管的通暢。引流液於 24 小時內少於 50 mL，及經胸部 X 光片確定肺完全的擴張，可以將胸管拔除，並於拔除後數小時（至少兩小時）照胸部 X 光片，以排除壓力性氣胸的可能性。胸腔密閉引流系統的注意事項：胸腔引流瓶的位置必須低於病人胸部約 60～90 公分，當身體暫時移動，而引流瓶必須高於胸腔時，應以止血鉗夾住胸管。任何姿勢必須確立沒有壓到胸管，或使胸管扭曲，而影響液體之引流。依肺切除手術方式維持正確的姿勢，有助於肺的換氣及胸管的引流。以擠除（stripping）或擠壓（milk）維持引流管的通暢。一般以擠牛奶（milking）的方式排除氣體、血液、液體，只有當胸腔內有血液凝塊，不易以 milking 的方式排出，才以 stripping 協助排出。胸腔引流瓶必須是水下引流，且是以瓶蓋蓋緊瓶口之密閉系統。若引流瓶內不斷出現氣泡，因為其會影響引流液的排出，所以必須檢查氣體滲漏的來源（插胸管處、胸管、引流瓶），並做處理。檢查的方法是將胸管反摺，看引流瓶內是否仍有氣泡，若有，表示引流瓶本身有破裂或瓶蓋沒蓋緊、下段接頭鬆脫，所以視情況更換引流瓶、蓋緊瓶蓋或將接頭套回；若無，則有可能是插胸管處傷口過大，以少許凡士林或 Neomycin 軟膏將傷口密封，或是上段胸管及直形接頭有鬆脫或破損，依情況更換或接緊。假如上述方法仍不能減少瓶內氣泡，則以雙瓶式胸腔密閉引流系統，將氣泡及引流液分別引流出來（圖 38.1）。

二、維持適當的心臟血管系統功能

(一)接受胸腔手術的病人

通常以老年人合併有冠狀動脈疾病者為多，其在麻醉及手術的壓力下對氧氣的需求量相對增加，於術後發生心肌梗塞的機率有 3%。所以對此高危險群的病人需要在加護中心監測心電圖及血液動力學（中央靜脈壓、肺動脈壓、肺微血管楔壓），並輔以呼吸器支持或其他氧氣治療，預防低血氧症。

(二)心律不整

接受胸腔手術的病人發生心律不整的有 20～50%，其與迷走神經張力增加、低血

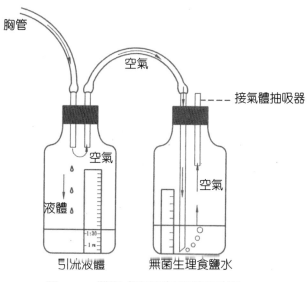

圖 38.1　雙瓶式胸腔密閉引流系統

氧症，或液體容積負荷過量的因素有關，所以對老年人、全肺切除、過去病史有肺部疾病及冠狀動脈疾病等危險因素者，更應以心電圖持續監測，早期發現心律不整，並予以治療。

1. 竇性心搏過速：常見的導因是手術傷口疼痛、發燒、貧血，或液體容積不足，一般是針對原因做矯正即可。

2. 心室早期收縮：有可能是不適當的氧氣交換，使產生高二氧化碳血症或低血氧症所致，所以針對原因矯正肺泡的氣體交換。此外，血鉀應維持在 4 mEq/L。心室早期收縮若是每分鐘大於六個且有低血壓的現象，依醫囑給予抗心律不整的藥物（例如：Xylocaine、Amiodarone）。

3. 心室上心律不整（心房纖維顫動）：因為心房失去收縮和心室減少充填的時間，而使心輸出量減少。這對接受全肺切除且心臟功能欠佳的老年人而言是不能夠忍受的，依醫囑給予 Digoxin、Verapamial 或 Esmolol，以控制心室過速的反應。

三、評估出血情形

　　每小時評估敷料、手術傷口，以及胸腔引流瓶的出血量，若病人出現脈搏增加、血壓下降、呼吸困難等徵象，表示有液體容積不足，應盡速給予補充液體。血紅素小於 10 gm/dL、血比容小於 45%，依醫囑輸入濃縮紅血球。

四、維持體液、電解質的平衡

　　雖然全肺切除併有肺水腫之病人，其 PCWP 可能還是正常，但還是以肺動脈順流導管（Swan-Ganz catheter）測量肺微血管楔壓（pulmonary capillary wedge pressure, PCWP），作為補充液體的參考，特別是病人需要大量液體輸入時，以避免液體容積負荷過多。

五、預防感染

　　術後例行性給予預防性抗生素並不鼓勵，若懷疑於傷口、肋膜腔，或氣管支氣管樹發生感染，應先做過敏感試驗後再投予抗生素。而預防感染首重對密閉胸腔引流系統無菌技術（例如打開引流瓶）的執行、口鼻的個人衛生、皮膚的清潔及維持呼吸道的通暢。

潛在的合併症及護理處置

一、組織缺氧（Hypoxia）

　　組織含氧濃度減少，其導因為：

㈠貧血

PaO$_2$ 維持正常，但是因出血或其他原因，使血紅素不足而致血液中總含氧濃度減少。處理原則：矯正低血色素原因，及輸入濃縮紅血球。

㈡低血氧

　　因循環全身血量之含氧量不足或循環全身血量流至組織的灌流不足，使組織的含氧量減少。處理原則：矯正下列原因：1.休克；2.肺血管栓塞；3.肺擴張不全、肺炎。

二、呼吸功能不足（Respiratory insufficiency）

　　急性期時呼吸系統不能維持足夠的氣體交換，所以動脈血液中氣體分析：pH < 7.5、PaO$_2$ < 60 mmHg、PaCO$_2$ > 50 mmHg、血氧飽和度 < 90%。慢性期 pH 通常維持在正常範圍（7.35～7.45）。其導因為：

㈢低血氧

　　1.擴散障礙：可能因術後炎性反應，使肺泡壁增厚影響氣體的交換。

　　2.換氣不足：常見於手術後病人因傷口痛而致的淺呼吸。

　　3.分流：可能因肺栓塞使血液未經肺部的氣體交換而循環於全身。

　　4.換氣／灌流不平衡：常見於手術後病人因傷口痛而致無效性的咳嗽，痰液堆積於肺部，使肺擴張不全。

㈣高二氧化碳血症

為肺泡的換氣不足，於動脈血液中氣體分析可見 $PaCO_2 > 45$ mmHg、PaO_2 通常低於正常範圍。於手術後常見於麻醉後意識未清醒、麻醉止痛劑抑制呼吸中樞、氣喘、肺擴張不全、肺炎、肺栓塞、呼吸窘迫症候群等。

　護理處置

1. 提供氧氣治療：視病人需要給予低流速（鼻導管），或高流速（T 型管、呼吸器、venturi 氧氣面罩）氧氣治療。
2. 維持呼吸道的通暢：教導深呼吸、咳嗽，定時依醫囑給予支氣管擴張劑，並輔以含水分的噴霧治療，稀釋痰液，必要時協助將痰抽吸出來。
3. 胸腔物理治療：翻身、拍背、振動、姿位引流及加強呼吸訓練器的使用。
4. 如果發生肺炎依醫囑給予抗生素。

三、皮下氣腫

術後常見於：1.胸腔引流管引流功能欠佳； 2.全肺切除後，氣體可能來自於切除後的殘端支氣管，使氣體進入胸腔及頸部。每 2～4 小時用麥克筆劃上皮下氣腫的範圍，以觀察其擴展情形。假使皮下氣腫進展快速，一小時大於一個手掌時，可能要置入一條胸管或是增加胸腔密閉引流系統的抽吸壓力。

四、壓力性氣胸

手術後胸腔密閉引流系統假如引流不當，吸氣時氣體自肋膜切口進入肋膜腔，但是於吐氣時無法將氣體排出，而造成壓力性氣胸。陽壓的肋膜腔可使縱膈腔內的氣管、食道、心臟、大血管自氣胸側被推擠至另一側，形成縱膈腔移位。而縱膈腔移位亦可發生於全肺切除術。

㈠身體評估

1. 視診：患側胸廓擴張不全、呼吸快、發紫、肋間肌膨出、頸靜脈怒張、焦慮不安。
2. 觸診：觸覺性震顫減弱或消失、氣管偏向健側、患側胸廓擴張不全、脈搏加速、脈搏壓減低。
3. 叩診：過度共鳴。
4. 聽診：患側呼吸音減弱或聽不到。

㈡胸部 X 光片

患側肋膜充滿了氣體。

㈢動脈血液氣體分析

影響氣體交換，使用呼吸器者可見氣道壓力明顯增加。

㈣處理原則

1.經鎖骨中線第二或第三肋間插入 19 號或 21 號針頭，幫助緩解陽壓的肋膜腔。

2.經腋下前線或中線第四肋間插入胸管，引流肋膜腔的氣體。

五、肺栓塞

肺栓塞為胸腔手術潛在的合併症之一，於術後常見有低血氧症。

㈠臨床表徵

胸痛：小的栓塞，無痛的感覺；大的栓塞，痛覺強烈，甚至會引發心肌梗塞。哮喘、咳血、發燒、右心衰竭、組織缺氧、頸靜脈怒張、心跳加速、低血壓、蒼白、意識欠清、噁心、嘔吐、軟弱無力。

㈡治療及處置

1.循環功能的支持：肺動脈栓塞會讓全身血管擴張，全身回流的血量減少，而降低左心室末期舒張的壓力，使心輸出量降低。所以給予血管內液體的補充（Dextrose、Gelifundol）、血管加壓劑（Levophed、Aramine、Dopamine）的治療，以維持其循環功能。

2.心肺功能的支持：呼吸器治療、氧氣治療。

㈢預防栓塞的復發

1.抗凝劑的治療

⑴Heparin：主要作用為阻斷凝血酶原轉變成凝血素及阻斷纖維溶解素轉變為纖維素。預防性治療是每 8～12 小時以 Heparin 皮下注射。

⑵Coumadin：其主要是改變在肝臟依賴維生素 K 製造的凝血因數（II、VII、IX、X）。因為其抗凝血作用時間未能立即生效，所以服用前必須先以 Heparin 治療 2～3 天。

2.血栓溶解劑治療：以 Urokinase 或 Streptokinase 持續滴注 24～48 小時後，接著再例行性給予抗凝劑的治療。

3.下腔靜脈過濾器：當抗凝劑的治療不適用時，在下腔靜脈裝置一過濾器，過濾來自骨盆腔或下肢的深部靜脈的血栓經血循進入肺循環。

㈣護理處置

1.減輕因呼吸功能障礙所引起的焦慮。

2.建立和維持呼吸道的通暢，給予呼吸器及氧氣的治療。

3.提供血液動力學的支持和維持足夠的心輸出量、組織灌流。

4.避免因臥床不動而改變血液動力學的功能。

5.減輕不適和協助儘量休息、放鬆。

㈤護理診斷

1.焦慮（表 38.1）

表 38.1　肺栓塞病人的護理診斷：焦慮

導　因	護理目標	護理措施	理　由
1.急性呼吸功能不足而擾亂了生活型態 2.加護單位的設備	1.能夠說出焦慮感已減少 2.表現出放鬆的樣子 3.執行放鬆技巧 4.說出加護單位的例行處置	1.評估焦慮的徵象和症狀：不安、易怒、流汗、快速呼吸、心跳加快、心悸；厭食、噁心、腹瀉。呈現焦慮的行為：咬指甲、失眠、不合作；說出害怕 2.減輕焦慮的措施 ⑴減輕疼痛或其他的不舒服 　• 給予止痛藥 　• 促進舒適的方法：翻身、半坐臥、口腔護理、皮膚照顧 ⑵監測有效的呼吸器運作和氧氣治療：評估血液氣體分析 ⑶傾聽並鼓勵病人表達、及給予肢體上的觸摸 ⑷教導放鬆技巧 ⑸依計畫執行下列措施 　• 向病人解釋有關加護單位的環境、設備、例行性處置及相關工作人員 　• 解釋目前有關醫療處置的過程及對病人的影響	• 經由評估協助了解引起焦慮的原因，作為處理的參考 • 疼痛會加重焦慮感 • 不適當的氣體交換、低血氧和高二氧化碳血碳血症會讓病人有即將死亡的感覺 • 讓病人了解他不是獨自一人 • 能量的釋放技巧可以解除憂鬱感有助於病人了解問題解決的意義

2.氣體交換障礙（表 38.2）

表 38.2　肺栓塞病人的護理診斷：氣體交換障礙

導　因	護理目標	護理措施	理　由
1.肺血流改變 2.換氣和灌流不平均 3.由右至左的分流	病人能維持理想的動脈血液氣體分析： pH：7.35～7.45 $PaO_2 > 80$ mmHg $Paco_2$ 35～45 mmHg HCO_3^- 22～26 mEq/L	1.評估病人是否有組織缺氧、焦慮、呼吸過速、呼吸困難、心跳加快、高血壓或低血壓 2.評估疲倦的程度 3.監測動脈血液氣體分析 4.依醫囑給予氧氣治療 　• 準備氣管內插管插入	• 肺栓塞一般的症狀的不容易發現，有輕度的呼吸困難。栓塞造成肺梗塞，病人突然產生嚴重的呼吸困難，表示部分或全部的肺血阻塞 • 呼吸的工作量增加，會增加疲倦程度。疲倦使肺泡換氣量減少，加重低血氧程度，及產生高二氧化碳血症 • 組織灌流減少，會有代謝性酸中毒；無氧化謝的結果使血清中的乳酸濃度增加。動脈血液氣體分析可以密切反映氣體交換及 pH 的變化 • 氧療法是治療換氣／灌流不平均的有效方法 • 呼吸力量不足、換氣／灌流不平均和由右至左的色流，足以影響氣體交換，必須有呼吸器來支持

3.心輸出量減少（表 38.3）

表 38.3　肺栓塞病人的護理診斷：心輸出量減少

導　因	護理目標	護理措施	理　由
1.肺動脈高壓 2.右心衰竭 3.左心室末期舒張壓減少 4.全身動脈壓降低／液體容積不足引起的休克	病人能維持穩定的血液動力學 • 心跳小於 100 次／分 • CVP 0～8 mmHg • PCWP<25 mmHg • CO 4～8 liters/min	1.評估右心衰竭的徵象及症狀：體重增加、輸出及輸入量不平衡；血液動力學的變化──頸靜脈怒張、心跳加速、聽到第三、第四心音；下肢水腫；疲倦 2.聽呼吸音：有可能是清楚的，亦有可能是呼吸囉音或是喘息音。呼吸型態是呼吸加速、呼吸困難 3.監測實驗室診斷檢查： • 實驗室檢查：血液尿素氮、肌氨酸酐、血比容、血清白蛋白；電解質；動脈血液氣體分析 • 心電圖：可以反映心肌缺血及心律不整的徵象 • 胸部 X 光片：可以反映心肌肥大、肋膜積水及肺水腫的徵象 4.依醫囑治療心肺症及肺動脈高壓： • 血管加壓劑、血管擴張劑、毛地黃、嗎啡、利尿劑、鎮靜劑、抗凝劑之治療 • 監測藥物治療的反應	• 肺栓塞使產生肺高壓，是引起血液動力學紊亂的主要原因。低血氧、酸血症和肺微血管血流的減少是產生肺高壓的主要原因 • 一個廣泛的肺栓塞合併心肺症會有呼吸困難、發紺和液體容積不足的休克血清鈉值，可以反映體內水分含量狀況，使用利尿劑特別注意血鉀濃度 • 以減少心肌耗氧量及需求量為主要治療方針 • 嗎啡增加全身靜脈的血液容積；減少靜脈血回流於心臟

註：CVP: central venous pressure; PCWP: pulmonary capillary wedge pressure; CO: cardiac output。

4.組織灌流改變（表38.4）

表 38.4　肺栓塞病人的護理診斷：組織灌流改變

導　因	護理目標	護理措施	理　由
1.血栓栓塞異常 2.深部血栓靜脈炎 3.肺栓塞	病人沒有下列肺栓塞的徵象： • 沒有疼痛 • 穩定的生命徵象 • 動脈血液氣體分析在正常的生理範圍： pH：7.35～7.45 PaCO$_2$ 35～45 mmHg PaO$_2$ > 60 mmHg	1.評估靜脈血栓的症狀及徵象： ⑴下肢壓陷性水腫、壓痛、溫暖、疼痛 　• 每天定點測量下肢的圓周 　• 每班評估 Homan's sign ⑵評估出血傾向：瘀瘢、紫瘢、血尿、糞便有潛血 ⑶評估疼痛： 　• 靜脈血栓的疼痛通常是沉重、絞痛 　• 動脈血流灌流不足的疼痛通常是突然的、皮膚的顏色隨血流減少而變白 2.監測肺栓塞的徵象： • 突然且持續性的胸痛或肩膀痛 • 呼吸困難、呼吸加速、咳嗽且帶血	• 95% 的肺栓塞來自於下肢的深部靜脈的血栓 • 當靜脈血流受阻而改變組織的灌流，水腫是最明顯的症狀 • 當足部背屈，而產生腓腸肌收縮的疼痛，表示高度懷疑有靜脈血栓的情形 • 過度凝血，通常有出血的傾向 • 因組織灌流改變而產生疼痛 • 病人有深部靜脈血栓患肺栓塞的危險性增加

（續）

		<ul><li>心肺功能改變：心跳加速、低血壓、發紺</li><li>神經系統的改變：不安、嗜睡、意識混亂</li></ul>3.監測實驗室檢查的數值：<ul><li>動脈血液氣體分析</li><li>血液學的檢查：全血球計數、血紅素、血比容、血小板</li><li>凝血試驗：APPT、PT、clotting time</li></ul>4.依醫囑給予抗凝劑治療 5.減少產生肺栓塞之臨床處置：<ul><li>依醫囑維持足夠的水分</li><li>給予下肢穿著彈性襪，並於每班脫下一次</li><li>協助病人執行關節的主動運動：除非有禁忌，否則協助病人每小時執行足部的主動／被動運動</li></ul>	
		<ul><li>教導病人避免長期維持同一姿勢及雙腳交叉，影響下肢血液的流動</li><li>鼓勵病人每小時深呼吸</li><li>教導病人避免用力解大便、過長的閉氣呼吸</li></ul>	<ul><li>脫水增加血液的黏稠度</li><li>運動促使骨骼肌肉的幫浦作用，減少血液滯留在下肢，維持靜脈回流於心臟。假如栓塞形成，則禁止肢體的按摩或運動，避免血栓脫離而產生肺栓塞</li><li>姿勢會影響血流，使血液滯留</li><li>可擴張肺部，減少肺的塌陷</li><li>這些動作會促發血栓脫離的危險</li></ul>

註：APPT: active partial thromboplastin time; PT: prothrombin time。

5.潛在性出血（表38.5）

表 38.5　肺栓塞病人的護理診斷：潛在性出血

導　因	護理目標	護理措施	理　由
抗凝劑的治療	病人沒有出血的徵象： • 定的血比容／血紅素 • 穩定的生命徵象 • 沒有瘀瘢、紫瘢、血尿、糞便潛血或侵入部位沒有出血	1.密切觀察出血的症狀及徵象 2.教導病人自我檢查出血的徵象：瘀瘢、紫瘢、容易瘀青、血尿、糞便潛血 3.每天檢測凝血試驗：PT（prothrombin time）、PTT（partial thromboplastin time）：嚴密監測維持理想範圍 4.每班評估每一個侵入部位，嚴禁只由一個部位抽血；抽血時用小號的針頭 5.教導病人不要太用力刷牙 6.當病人接受肝素治療時，評估病人是否需要接受 Protamine sulfate 的治療	• 抗凝血劑（Hep-arin）會引起出血的副作用 • 早期確認潛在的出血 • 通常維持 PT、PTT 在正常範圍的 1～1.5 倍 • 抽血及侵入部位在抗凝血劑治療並不能馬上產生凝血，所以必須於這些部位直接加壓十分鐘以上，並覆蓋上敷料，避免血腫形成 • Protamine sulfate 是肝素的拮抗劑，必要時必須給予

六、急性肺水腫

　　肺臟切除後，因為殘餘的肺不能馬上再度擴張，所以過多的循環血量可能產生急性肺水腫。而急性肺水腫也是致命的合併症之一，較常發生於全肺切除或手術前是充血性心衰竭的病人。

㈠臨床表徵

呼吸困難、肺囉音、吵雜的呼吸音、泡沫痰液、發紺及其他低血氧症。

㈡臨床處置

1.維持呼吸道通暢。

2.氧氣治療。

3.呼吸器治療。

4.建立靜脈滴注管路。

5.藥物：利尿劑、血管擴張劑（Nitroprusside、Nitroglycerin）、鎮靜劑（Dormicum）、Morphine。

七、腹脹

可能因接受全身麻醉而使腸胃蠕動降低，或因麻醉期間，或是手術後使用呼吸器，讓部分的氣體進入胃，而產生腹脹。腹部過度膨脹，使得橫膈膜往上推，而影響肺的換氣。

護理處置：

1.協助插入鼻胃管並接上胃減壓系統。

2.定期協助翻身，並鼓勵下床活動。

3.依醫囑給予 Primperan 協助排氣。

結論

照顧胸腔手術後的病人時，有賴醫護人員謹慎的評估病人術前心臟血管之穩定狀況、呼吸系統功能、營養狀況、體液電解質平衡況及病人對疼痛和焦慮的反應、接受麻醉藥劑量及病人的反應、手術中及手術的出血量，給予最適當的照顧。而病人所潛藏的併發症更要靠醫護人員仔細的觀察及評估，才得以預防並給予早期的治療。

學習評量

1.胸腔手術病人維持肺部擴張的護理措施。

2.壓力性氣胸的診斷評估有哪些？

3.簡述靜脈血栓的評估及護理措施。

4.簡述肺栓塞的臨床表徵及護理處置。

參考文獻

Carroll, P. (1986). The ins and outs of chest drainage systems. *Nursing, 16*(12), December, 26.

Castelino, T., Fiore Jr, J. F., Niculiseanu, P., Landry, T., Augustin, B., & Feldman, L. S. (2016). The effect of early mobilization protocols on postoperative outcomes following abdominal and thoracic surgery: a systematic review. *Surgery, 159*(4), 991-1003.

Dolan, J. T. (1991). *Critical care nursing: clinical management through the nursing process* (pp.680-690). Philadelphia: Davis, F. A.

Garutti, I., Cabañero, A., Vicente, R., Sánchez, D., Granell, M., Fraile, C., Navacerrada, M. R., Novoa, N., Sanchez-Pedrosa, G., & Congregado, M. (2022). Recommendations of the Society of Thoracic Surgery and the Section of Cardiothoracic and Vascular Surgery of the Spanish Society of Anesthesia, Resuscitation and Pain Therapy, for patients undergoing lung surgery included in an intensified recovery program. *Revista Española de Anestesiología y Reanimación (English Edition), 69*(4), 208-241.

Luckmen, J., & Sorensen, K.C. (1987). *Medical-Surgical nursing* (3rd ed.). Philadelphia: Sauders, W. B.

Waller, D. A., Gebitekin, C., & Saunders, N. R. (1993). Noncardiogenic pulmonary edema complicating lung resection. *Annual Thoracic Surgery, 55*, 140-143.

Weinberger, S. E. (1986). *Principles of pulmonary medicine* (pp. 75-76). Philadelphia: Sauders, W. B.

Wong, P. S., & Goldstraw, P. (1992). Pulmonary torsion: a questionnaire survey and a survey of the literature. *Annual Thoracic Surgery, 54*, 286-288.

第四篇

神　經

第三十九章　中樞神經系統損傷：
　　　　　生理及治療考量

學習目標

—— 研讀本章內容後，學習者應能達成下列目標：

1. 了解腦部血流不穩的病理機轉。
2. 了解腦部血管自動調控機轉之正常運作。
3. 了解腦部代謝。
4. 了解腦水腫的機轉及種類。
5. 了解續發性腦損傷的病理生理機轉。
6. 了解腦損傷的治療目標。

前言

急性中樞神經系統損傷經常發生在那些頭部創傷、局部缺血、廣泛性缺氧、代謝紊亂或感染的病人上。事件發生後幾分鐘內到幾天，因為原發性及續發性神經性損傷，造成一系列變化。「時間」是非常重要，所有的急救措施應盡早給予，重症醫療照顧可以改善存活率及促進神經功能恢復。醫護人員應即早確認造成「續發性損傷」的因素，採取預防或治療措施。

本章內容將介紹顱內壓的生理調控、續發性腦損傷的機轉、腦甦醒術的治療考量。

腦損傷的機轉

中樞神經系統受損可以分成兩類：一為原發性損傷；二為續發性損傷（secondary injury），而續發性損傷可以在原發性事件發生後的幾秒內產生，被視為一種合併症，是可預防。

缺血（ischemia）：缺血是造成續發性細胞損傷的機轉。腦部組織氧的供應與需求間不平衡，是造成大腦缺血的原因。正常腦部組織之氧氣輸送量為 10 mL/100 gm/min，而腦部氧氣消耗量為 3.5 mL/100 gm/min。影響腦部氧氣輸送量減少的因素，包括：⑴局部或全面性腦部血流減少（CBF）；⑵血色素不足；⑶低血氧、抽筋、發燒、興奮性的胺基酸神經傳導物質等，會增加腦部氧氣消耗量。由於腦部有較高的能量需求，以及無儲存氧氣的能力，所以腦部比其他器官更易受缺血的威脅。一旦腦部組織缺氧，促使依賴 ATP 能量的鈉－鉀幫浦（$Na^+ - K^+$ pump）功能失常，造成細胞膜完整性破壞，鉀從細胞內滲漏出來；鈣、鈉、水從細胞外擴散進入細胞內。造成細胞損傷，能量無法製造。受傷的細胞會釋放興奮性的神經傳導物質及自由基。

正常的腦血流量為 30～70 mL/100 gm/min，當腦血流量減少到 20 mL/100 gm/min 時，產生神經功能障礙，腦電波變為等電位；當 CBF 下降低於 15 mL/100 gm/min 時，神經突觸傳導停止，而當 CBF 低於 10 mL/100 gm/min 時，細胞膜的離子性幫浦機轉衰竭，ATP 耗竭，細胞死亡。表 39.1 為腦部組織氧氣輸送量與消耗量。

臨床上的缺氧性損傷——低血壓或低血氧，都會使已受傷的腦部再度受到傷害，造成腦部血流 CBF 不穩定的病理生理機轉如下：

一、顱內壓引起的損傷

顱內包括：腦組織（80%）、血液量（10%）、腦脊髓液 CSF（10%）等三種成份。莫若－凱利假說（Monro-Kellie hypothesis）對顱內壓調節之機轉提供一基本概念：

顱內容物的三種成分中，其中一個成分的體積增加時，其他的兩個成分會因而受到壓擠，而縮小了其所占的空間，在這樣有增也有減之代償作用情形下，使三者的總體積維持一定。顱內腔的壓力－容積關係圖（圖 39.1）顯示，從 1～2 之間，顱內容積增加對壓力的影響很小，顱內壓維持穩定，腦部能適應容積增加而不增加壓力，稱為高順應性（high compliance）。此時顱內之正常代償機轉為腦脊髓液轉移至蜘蛛膜下腔，血液轉移至靜脈竇。圖中 2～3 之間，只要小量容積之增加即造成巨大壓力的改變，腦部失去代償能力，造成顱內壓上升，稱為低順應性（low compliance）。

表 39.1　腦部氧氣輸送量與消耗量

變　　項	正常值
腦部血流量（CBF）	50 mL/100 gm/min
腦部氧氣輸送量（CDO$_2$ = CBF × CaO$_2$）	10 mL/100 gm/min
腦部氧氣消耗量（CMRO$_2$）	3.5 mL/100 gm/min

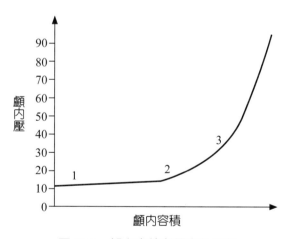

圖 39.1　顱內容積與壓力的關係

　　急性腦損傷（創傷性腦損傷、顱內出血、廣泛性腦水腫）經常造成顱內壓快速上升，影響正常的血管調節功能（vasoregulation），ICP 上升的速度比 ICP 的絕對值來得重要。

　　顱內壓的正常值為 0～10 mmHg，當 ICP 上升到 20 mmHg 以上，稱為顱內高壓。創傷性腦損傷有 55% 的病人在受傷後 72 小時內會出現顱內壓（ICP）上升。約有 15% 的頭部損傷病人（顱內血腫）其顱內壓增加（IICP）是無法控制。

二、腦部血流的調控

　　腦部血流占心輸出量的 15%，整體的腦血流量大約是 50～55 mL/100 gm/min，但因腦部不同位置有不同的代謝活動，腦血流量約為 30～70 mL/100 gm/min，腦血量（CBV）占顱內腔的 10%，大部分的血液容積是儲存在靜脈。控制腦血流（CBF）及腦部血管阻力的因素包括：

　　(一)PaO_2：當 PaO_2 下降低於 50 mmHg 時，造成腦血管擴張。

　　(二)$PaCO_2$：腦血量及腦血流對血中二氧化碳分壓的變化極為敏感，$PaCO_2$ 每上升 1 mmHg，腦血流增加 3～4%，而腦血量則增加 0.04 mL/100 gm。

　　(三)自動調控機轉（autoregulation）：平均動脈壓為 50～150 mmHg 時，自動調控機轉能正常運作，以維持腦血流（CBF）穩定，當平均動脈壓低於 50 mmHg 或高於 150 mmHg 時，自動調控機轉失效，使腦血流與血壓是線性關係（即血壓上升，腦血流上升；血壓下降，腦血流下降），此外，當二氧化碳分壓（$PaCO_2$）≥ 80 mmHg 時，腦血流（CBF）增加很多。當動脈血氧分壓（PaO_2）≤ 50 mmHg 時，腦血流增加（見圖 39.2）。腦部血流灌注壓是腦血流循環的驅動力（cerebral perfusion pressure），而腦血流灌注壓（CPP）是平均動脈壓與顱內壓的差值（CPP = MAP − ICP）。當腦血流灌注壓下降時，動脈擴張以維持腦血流。顱內壓必須低於 20～25 mmHg，而腦部灌注壓維持在 70 mmHg，則仍保有腦血流。當 CPP 低於 50 mmHg 時，腦血流 CBF 下降。

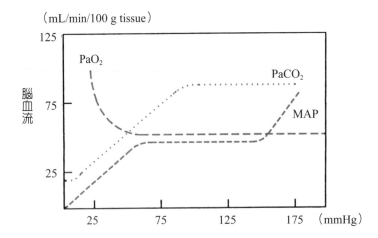

圖 39.2　平均動脈壓（MAP）、動脈血氧分壓（PaO_2）及二氧化碳分壓（$PaCO_2$）對腦血流的影響

三、腦血流的病理變化

(一)腦損傷的低血流灌注情形

頭部受傷、蜘蛛膜下腔出血、中風、心跳停止等病況，均使得全面性或局部性的腦血流減少。為回復腦部循環，腦部進行再灌流（reperfusion），有四個階段：

1. 第一階段：腦部灌注出現多發性缺損（multifocal hypoperfusion），於腦缺氧事件發生當下，及損傷的嚴重度及時間越長，則血流灌注缺損的範圍越廣，造成微血管床阻塞（microcirculatory），將導致不可逆的損傷。
2. 第二階段：當腦循環回復的 10～20 分鐘，產生暫時性的全面性充血狀態（hype-remia），此種充血現象維持 15～30 分鐘。
3. 第三階段：延遲性全面性低血流灌注，當系統血循環再灌流後的 90 分鐘發生，可以維持 6 小時。這種缺血後的低血流灌注引起的血管收縮，是造成續發性腦傷的重要原因。
4. 第四階段：異常血流恢復或持續；腦血流停止、腦死。

(二)充血及血管痙攣（hyperemia and vasospasm）

血流灌注症候群是指腦部受傷的部位其血流供應超過腦代謝需求。由於喪失血管的自動調控機轉，使得正常的血流－代謝的運作失調。充血狀態會增加血管內靜水壓，造成水腫及顱內壓增加。充血常見於急性中風、創傷性頭部損傷及 CPR 後。

嚴重的動脈痙攣導致嚴重的缺血性損傷。血管痙攣是造成蜘蛛膜下腔出血病人住院後最主要的致病因素。約有 35% 的頭部受傷病人發生血管痙攣。造成血管痙攣的機轉尚不清楚。可能與血塊溶解過程促發血管內的炎症反應，或釋放內因性血管張力介質有關。動脈痙攣發生時間是在蜘蛛膜下腔出血的 3～10 天內發生，痙攣的血管經常是在出血附近的小動脈，痙攣可維持 10～14 天。

四、腦部代謝

腦部使用身體氧氣消耗量的 20% 的氧氣，腦部氧消耗量代謝率（$CMRO_2$）平均為 3.5 mL/100 gm/min。腦部代謝分為基本代謝能量、電氣工作（致活能量）兩個部分。45% 的腦部能量消耗在基本能量需求。臨床使用正子放射檢查（positron emission tomography）可以偵測全面性或局部性的腦部氧消耗量、氧萃取、葡萄糖代謝等。造成腦部氧消耗量增加的情況，包括：抽筋、發燒（每增加 1°C，腦氧消耗量增加 10～15%）。減少腦部氧消耗量的情形，包括：低溫、麻醉藥物、巴比妥藥、Benzodiazepines。當嚴重腦損傷時，腦部氧消耗速率（$CMRO_2$）減少為正常的 1/3～1/2。

CMRO$_2$ 腦部氧消耗代謝率 = 腦血流（CBF）×腦動靜脈氧含量差值〔C(a - v) O$_2$〕。腦血流（CBF）隨著腦部氧消耗代謝率來調整，以維持穩定的動靜脈氧含量差值〔C（a － v）O$_2$〕。例如：全身麻醉時，CMRO$_2$ 下降，而 CBF 也隨著下降，但〔C（a － v）O$_2$〕維持穩定。這是血流－代謝關係的正常變化。又如當面臨腦血流（CBF）下降時，腦部會增加氧血萃取率，以維持正常的 CMRO$_2$；一旦代償機轉失效，則 CMRO$_2$ 下降時，腦乳酸增加，腦細胞破壞。表 39.2 是腦損傷時其腦血流、腦部氧消耗代謝率及動靜脈氧含量差值間的關係。

表 39.2　腦損傷時其 CBF、CMRO$_2$ 與 C(a－v)O$_2$ 之間的關係

循環狀態	CBF	CMRO$_2$	C(a - v)O$_2$
正常狀態	N	N	N
代償性的血流－代謝關係	↓	↓	N
代償性的血注流－代謝關係	↑	↑	N
缺血（ischemia）	↓	N	↑
梗塞（infarction）	↓	↓	↓
充血（hyperemia）	↑ /N	↓	↓

註：N：正常；CBF：腦血流；CMRO$_2$：腦部氧消耗代謝率；C（a－v）O$_2$：動靜脈氧含量差值。

五、腦水腫（Brain edema）

腦就像其他組織一樣，當受傷時，組織腫脹。腦水腫的定義是指液體不正常的積聚在腦實質裡，使腦組織的容積增大，腦水腫通常發生於顱內腔疾病。但偶而可發生於系統性疾病，如肝衰竭病人。

腦水腫並不一定都會惡化，但因會阻礙正面的或局部的腦血流，導致續發性腦損傷（secondary injury）。而腦部的赫尼亞（herniation）是腦水腫最嚴重的結果。腦水腫的種類可分成以下三種。

㈠細胞毒性的水腫（cytotoxic edema）

病理機轉：細胞膜受傷，依賴 ATP 能量運作的離子恆定及滲透性壓差的機轉失效。臨床上，系統性的低血壓、組織缺氧、滲透壓過低、腦膜炎、毒素（會破壞細胞呼吸）等情形，會造成細胞毒性的腦水腫。當腦血流減少小於 20 mL/100 gm/min 時，就發生細胞毒性的水腫。

㈡血管性的腦水腫（vasogenic edema）

病理機轉：微血管的內膜細胞受損，導致蛋白質從血管內滲漏到細胞外空間。充血（hyperemia）、超出自動調控機轉限制的高血壓或腦部血流灌注壓（CPP）將會產生血管性的腦水腫。臨床上，血管性腦水腫常見於腦腫瘤或腦膿瘍、腦挫傷、腦出血、腦梗塞、鉛中毒、腦膜炎等病況。當 BBB 破壞後的幾小時即會產生血管性腦水腫。

㈢間質性的腦水腫（interstitial edema）

病理機轉：腦室的液體轉移到腦室周圍，導致阻塞性水腦。腦室周圍的白質容積減少，細胞外液容積增加。

上述血管性腦水腫及細胞毒性水腫屬於缺血性腦水腫（ischemic brain edema），缺血性腦水腫於原發事件發生後的 48～72 小時內達高峰，若沒有續發性損傷發生，則腦水腫會回復。

結論：原發性腦損傷破壞神經元組織，受傷的層面，包括：組織層次（tissue level）及細胞層次（cellular level）。細胞層次的損傷：鈣離子為介質的細胞損傷、細胞內酸中毒、自由基形成、其他有毒介質產生。而組織層次的損傷，包括：腦血流灌注缺損、代償機轉衰竭、局部或全面的腦血流減少，顱內壓增加使腦部灌注壓（CPP）下降，進一步造成組織缺血（表 39.3）。

表 39.3　續發性缺血性腦損傷的病理生理機轉

原發性疾病或創傷	續發性損傷的病理生理機轉
創傷性頭部損傷	低血壓、低血氧、腫塊、水腫、IICP、充血、血管痙攣、抽筋
蜘蛛膜下腔出血	再出血、血管痙攣、IICP、抽筋
缺血性中風	局部的低血灌注、充血、水腫、IICP、再灌流損傷、抽筋
心跳停止	充血、再灌流損傷、延遲性全面低血流灌注、抽筋
腦腫瘤	腫塊的壓迫效應、血管性的水腫、IICP、抽筋
代謝性腦病變	毒素、水腫、IICP、抽筋

註：IICP（Increased intracranial pressure）顱內壓上升。

腦甦醒技術的治療考量

一、腦損傷的治療目標

㈠增加腦部氧氣輸送量：維持 $SaO_2 \geq 95\%$，避免低血氧；矯正低血色素，維持 Hgb

在 9～10 gm/dL。

㈡改善腦血流 CBF：穩定血壓、維持正常的血容積、減少顱內壓。

㈢減少腦部代謝率：高體溫及抽筋、疼痛的控制；避免過度刺激、控制激躁情形。

在腦損傷的 24 小時內，應每 15～30 分鐘檢查意識狀態、呼吸型態、瞳孔大小、形狀、對光反應、眼球運動。一旦神經學有惡化情形，表示有新的續發性腦損傷正在進行。

二、腦部電腦斷層檢查的重要性

腦部電腦斷層檢查 CT Scan 可以了解原發性損傷的部位及受損程度，提供緊急手術的參考或治療的追蹤。緊急腦部手術適用於腫塊病變（硬膜上、硬膜下、腦內、小腦出血）合併明顯的腦組織移位元。

㈠初次的腦部 CT Scan

可以了解創傷性頭部損傷病人發生 IICP 的機率。

一般而言，腦挫傷或血腫病人，有 50% 的人發生 IICP。一項研究指出，頭部創傷病人其電腦斷層檢查若顯示腦室不正常（腦室變大、縮小、消失），則預期在創傷後 72 小時內，顱內壓會上升高於 30 mmHg。

頭部損傷病人其電腦斷層檢查若顯示正常，只要臨床出現：1.收縮壓 < 90 mmHg；2.不正常的運動姿勢；3.年齡 > 40 歲，則發生 IICP 的機率增加。

㈡腦部電腦斷層檢查的追蹤

由於有 1/3 的頭部創傷病人於入院時的 CT Scan 是正常，但創傷後一星期內出現異常（腦水腫、延遲性血腫）。因此，頭部損傷病人應於入院後幾天及臨床症狀惡化時，立即再接受 CT Scan 檢查。

三、藥物治療

加護中心的藥物主要是影響腦血流（CBF）及腦血量（CBV）。

㈠Haldol：降低抽筋閾值不建議用藥。

㈡Propofol：對降低腦部氧消耗代謝率及顱內壓不具直接作用，由於降血壓作用顯著，腦部血流灌注壓（CPP）減少約 20%，因此要慎用。

㈢巴比妥類藥物及 Benzodiazepines 藥物：此類藥物可以減少腦部代謝及腦血流。

㈣升壓劑：Dopamine、Epinephrine、Levophed 對腦部血管或腦血流沒直接影響，假如，平均動脈壓超過自動調控機轉的範圍時，則這些升壓劑的使用會增加腦血流。

㈤降壓劑：一般而言，對於腦損傷病人收縮壓小於 200 mmHg 不需治療，若使用腦血管擴張劑在顱內壓增加的病人上，會使神經功能惡化。

1. Nitroglycerin、Nitroprusside、Hydralazine 是腦部血管擴張劑，在降低血壓的同時因腦血流增加而使顱內壓增加。對於顱內壓處於低順應性狀態，這些降壓會促使 herniation 症候群發生。

2. 鈣離子阻斷劑：對於血管收縮最有效，副作用少。

3. α、β 腎上腺激導性阻斷劑不直接改變腦血流，用來治療腦損傷病人合併高血壓的最佳藥物。

㈥滲透性藥物（osmotic agents）：滲透性利尿劑最常被用來控制顱內壓，此類藥物在腦部及血管之間造成滲透性壓力差；使水分從腦組織移出。血液腦屏障（BBB）的完整性是維持壓力差的條件。Mannitol（20%）是最常使用的滲透性利尿劑。靜脈滴注 0.25～1 gm/kg 時，顱內壓可以在 20～30 分鐘下降。Mannitol 亦是血漿擴張劑，因血容積增加而減少血液黏度，可以增加腦血流。臨床上，不主張長期使用 Mannitol（使用超過 48～72 小時以上），因為腦組織對於血中高滲透狀態已能適應了。再者，Mannitol 亦有副作用，包括：回彈性 IICP、高血鈉。

㈦非滲透性利尿劑：給予腦損傷病人靜脈注射 Lasix 20 mg，可以減少 ICP 而不會影響 CPP。

㈧類固醇：類固醇在缺血性或創傷性腦水腫病人不具療效，但對於脊髓損傷病人早期使用大量的類固醇可以改善神經功能，其原因是高劑量的類固醇具有自由基清除的作用。

四、輸液療法

腦損傷病人休克狀態的治療，應先矯正低血容積再給予升壓劑。對於腦損傷病人的輸液療法的選擇，等張液比膠質液好，忌用低張溶液，以免造成腦水腫。

限水治療對於腦水腫，顱內壓的控制或死亡率的控制並沒有被證實。限水可能加重低血壓而減少 CPP。

五、過度通氣治療（Hyperventilation）

傳統上，利用醫源性的過度通氣來治療 IICP，其機轉是藉降低二氧化碳分壓促使腦血管收縮，以減少腦血流及腦血量。當 $PaCO_2$ 在 25～40 mmHg 之間，每減少 1 mmHg 的 $PaCO_2$，則可減少 3% 的腦血量及腦血流。幾十年來，過度通氣為創傷性腦損傷的第一線治療。但最近研究顯示，在存有病理性血管張力控制機轉及缺血的病人，使

用過度通氣會減少腦血流，而加重續發性腦損傷。但對於急性顱內壓增加之病人，過度通氣仍是很重要，當神經功能穩定後，其他控制 ICP 的措施派上用場，PaCO₂ 即可回復到 30 mmg 以上。

六、增加腦血流的方法

㈠醫源性高血壓

蜘蛛膜下腔出血後造成血管痙攣的病人，利用增加血管內容積來提高血壓，以增加腦灌注壓（CPP），但目前使用的「醫源性高血壓療法」，在創傷性頭部損傷及缺血性中風病人的治療價值有待證實。

㈡等血容積的血液稀釋（isovolemic hemodilution）

減少血液黏稠度可以增加腦血流，臨床上用血液稀釋治療法在局部缺血及血管痙攣的病人可增加腦血流。維持血比容 Hct 在 30～33%，能促進腦血流造成心臟過度負荷，而等血容積血液稀釋較適合哪些有 ICP 增加的病人及心臟功能不好的病人。研究報告指出使用高血容積血液稀釋法或合併使用醫源性高血壓，可以成功治療由蜘蛛膜下腔出血導致的血管痙攣性的缺血。

七、降低腦代謝需求

假如腦部氧輸送量下降時，增加腦代謝需求會促使組織缺血。

㈠溫度的調節

腦部損傷病人經常會發燒，發燒增加腦部氧消耗代謝率，若未提高氧輸送量則進一步產生腦缺血。對於體溫增加的病人應使用退燒劑或冰毯加以控制。

巴比妥昏迷療法（Barbiturate coma）

巴比妥類藥物抑制神經元功能，降低腦代謝率及壓抑抽筋。Pentobarbital 初始劑量為 3～10 mg/kg，維持劑量為 3 mg/kg/hr 臨床上要監測血液動力學變化。

控制痙攣

治療藥物：Benzodiazepine 5～40 mg 靜脈給予以壓抑痙攣，應合併使用 Phenytoin 藥物以預防痙攣復發，初始劑量為 20 mg/kg，維持劑量為 300 mg／day，對於頭部外傷、蜘蛛膜下腔出血、腦腫瘤、腦膿瘍病人應採預防性抗痙攣藥。

結論

為了能勝任中樞神經系統損傷病人之照顧，護理人員應熟悉中樞神經系統的生理病理機轉，並能了解腦甦醒的各種療法的適應症。此外，「時間」的搶救是促進神經功能恢復重要關鍵，因此，護理人員的敏銳觀察力能即早發現病人神經變化，以採取預防或

治療措施。

學習評量

1.簡述腦損傷機轉。

2.說明腦血流的調控及自動調控機轉

3.說明腦部代謝。

4.說明腦水腫的種類及病理機轉。

5.簡述腦損傷的治療目標。

6.簡述如何降低腦代謝需求。

參考文獻

Civetta. J. M., Taylor, R. W, & Kirby, R. R. (1997). *Critical Care* (3th ed.). Philadelphia: Lippincott-Raven.

第四十章　昏迷病人之護理

學習目標

—— 研讀本章內容後，學習者應能達成下列目標：

1. 了解意識狀態的神經調控及其組成分。
2. 了解意識程度評估之重要性。
3. 了解造成昏迷之病因。
4. 能應用評估技巧在昏迷病人的照顧。
5. 針對昏迷病人能提供合適的護理措施。
6. 了解昏迷刺激計畫對昏迷病人的影響。

前言

　　不正常的意識狀態是反映嚴重疾病的主要症狀之一，意識不清的病人其死亡率高、呼吸器使用時間延長、住在加護中心天數延長。本章內容將介紹意識狀態的意義及其神經調控、意識程度評估的重要性、造成昏迷的病因及臨床特徵、昏迷病人的身體評估及其護理措施。

意識狀態的意義

　　「我思故我在」（I think, therefore I am），這句話說明意識是唯一證實我們存在這空間的證據，亦即神經系統功能中的心智狀態是控制個體與環境間互動的方式。

一、意識狀態的神經調控

　　意識是由位於腦幹中的網狀致活系統（RAS）控制，神經元可連接所有的腦神經核，可以與大腦皮質、下視丘、視丘、小腦及脊髓連接，以控制個體清醒－睡眠週期。網狀致活系統（RAS）包含兩個主要部分：

　　㈠中腦路徑（mesencephalic pathway）：起源於橋腦及中腦的灰質。刺激此路徑傳送到視丘及大腦皮質，使個體處於清醒及了解的狀態。

　　㈡視丘路徑（thalamic pathway）：起源視丘的灰質，當被刺激時產生特定的皮質生活動，使個體處於喚醒的狀態。

　　幾乎所有的感覺刺激可以刺激網狀致活系統，但正常情況，RAS 及大腦皮質忽略99% 不重要的感覺刺激。當 RAS 致活大腦皮質，導致個體清醒，同時回饋系統運作，以維持意識狀態（圖 40.1）。

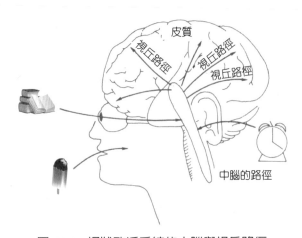

圖 40.1　網狀致活系統的中腦與視丘路徑

二、意識（Consciousness）的二種組成分

㈠Arousal（awake）：喚醒的能力，是腦幹網狀致活系統（RAS）功能的呈現，此RAS控制清醒與睡眠週期，臨床上可以觀察個案張眼反應（eye opening）。

㈡Awareness：認知的能力須有完整的大腦皮質功能來判讀輸入的感覺訊息，並作適當回應。臨床上是觀察個案的語言（verbal）及運動（motor）反應。可藉由評估個案對自己及環境的認識程度。

三、意識程度評估的重要性

㈠意識狀態：是評估腦部功能非常重要的單一指標；是腦部活動的總合。雖然不是每一種腦部障礙皆會引起意識程度的改變，但意識狀態的破壞是一種「整個腦部瀰漫性的功能失調」。

㈡意識程度：是顱內壓改變時的第一個指標。由於供應腦幹營養的末端動脈上有高敏感度的皮質細胞分布其中，因此成為腦部的高度敏感性。有些高層次的認知功能，特別易受神經性疾病的損害，認知功能受損比注意力、語言和記憶等基本功能受損更快出現。

昏迷的病因

一、昏迷的病因

㈠結構性的問題

1.腫塊病變：例如，腫瘤、膿瘍、血腫塊、水腫、腦膜炎。若腫塊病變在天幕上（supratentorial）會因腦水腫而壓迫到RAS。臨床上症狀於早期出現局部症狀，晚期出現腦幹功能惡化。

2.天幕下的病變：例如，中風、出血、基底動脈瘤等病變，會直接壓迫或破壞腦幹結構。臨床症狀出現腦幹徵象為意識不清。

㈡代謝性問題：全面性抑制腦功能。

1.缺氧（hypoxia）：例如，肺部疾病、一氧化碳中毒、痙攣等病灶造成病人缺氧。

2.大腦缺血：例如，心臟停止、心輸出量下降、低血容積等。

3.低血糖。

4.維生素缺乏：例如，B_1、B_{12}等缺乏。

㈢精神病：詐病狀態。

二、昏迷的型態

依造成昏迷的原因分為二種型態：

(一)腦幹昏迷（brain stem coma）：病變位於 RAS，個案呈現無反應狀態。

(二)腦半球昏迷（hemisphere coma）：病變在兩側腦半球，個案呈現植物人狀態，亦即清醒但無認知（awake but not aware）。

昏迷病人之身體評估

意識狀態評估的重要性在於即早察覺病人的意識狀態改變的趨勢；此外，評估應包括局部症狀，例如：瞳孔反應和四肢活動。這些檢查有助於確認意識狀態改變的原因。因此昏迷病人之身體評估目的，是在了解中樞神經系統的病灶處，以作為治療及預後的指引。以下是評估項目：

一、一般大腦功能評估（General cerebral function）

意識程度（consciousness level）是大腦功能的指標，測量病人的反應。

臨床上使用昏迷指數表（Glasgow Coma Scale）來評估病人的意識程度，此昏迷指數表是一種簡單且有系統的神經功能評估工具，可以提供病人神經功能的動態變化及病人預後。此量表評估包含三部分（見表 40.1）：

(一)張眼反應：監測腦幹功能。

(二)語言反應：監測大腦皮質功能。

(三)最佳運動反應：監測大腦皮質與腦幹之整合功能。

二、腦神經功能評估（Cranial nerves）

主要是評估腦幹功能。有 10 對腦神經核是從腦幹發源，例如：中腦內含第三、四對腦神經核，橋腦內含第五、六、七、八對腦神經核，延髓含第九、十、十一、十二對腦神經核。因此藉由臨床腦幹反射之評估來了解腦幹功能是否有缺損（表 40.2）。

三、瞳孔反應的監測

瞳孔大小及對光反應監測的重要性

(一)瞳孔反應可以區別代謝性問題或結構問題：一般而言，所有代謝性原因造成的昏迷，其病人瞳孔呈現對光反射正常及對稱。

表 40.1　昏迷指數表

項　目	分　類	反　　應
張眼反應	4	自然張開——不需刺激
	3	予聲音之刺激下能張眼
	2	矛疼痛刺激下能張眼
	1	對任何刺激皆無反應
語言反應	5	具定向感——能正確說出人、時、地
	4	對問題之回答混淆不清，但用語正確
	3	無組織之片語言語，用語不當
	2	發出不連貫之呻吟聲
	1	對任何刺激皆無語言反應
最佳運動反應	6	能遵從指令做動作
	5	對疼痛刺激能辨識來源及試圖去除刺激
	4	對疼痛刺激肢體能產生回縮逃避刺激之動作
	3	疼痛刺激下或自然發生上身屈曲，下身僵直反應
	2	疼痛刺激下或自然發生全身僵直反應
	1	疼痛刺激下仍無任何反應

註：總分為 15 分，最差為 3 分，低於 7 分被認為是處於昏迷狀態。

表 40.2　腦神經功能評估

腦幹反射	正常反應	腦神經反射弧
瞳孔反應		
Direct response	同側瞳孔收縮	A：II；E：III
Consensual response	對側瞳孔收縮	同上
角膜反射（corneal）	眨眼、射避	A：II、V；E：III
眼球運動		
腦動眼反射（oculocephalic）	頭轉往一側時，眼睛反側偏離	A：VII；E：III、VI
眼前庭反射（oculovestibular）	眼球快速向非受刺激耳震顫，緩慢返回刺激耳	同上
咽喉		
引吐反射（gag reflex）		A：V、IX、X；E：IX、X
吞嚥反射（swallowing）		A：V、IX；E：V、IX、X

註：A 代表輸入神經（Afferent）；E 代表輸出神經。

㈡左右瞳孔大小不對稱或對光無反應：是皮質疝脫症候群及腦幹直接損傷。瞳孔大小受交感及副交感神經控制，交感神經使瞳孔擴張，副交感神經使瞳孔收縮。腦幹的病變會造成瞳孔對光反應及瞳孔大小的變化。

    1.中腦病變：損傷瞳孔收縮肌、第三對神經路徑及下行交感神經；臨床上呈現瞳孔對光無反應，瞳孔中等大小（midposition pupil）。

    2.橋腦病變：損傷下行交感神經路徑，而副交感神經正常，臨床上呈現針孔樣的瞳孔。

四、生命徵象的評估

㈠體溫的監測：體溫過高將增加腦部代謝需求。

㈡血壓：對於中樞神經受損的病人其血壓與脈搏壓的變化屬於病程晚期。

㈢呼吸：呼吸受神經性及代謝性因素之調節。腦幹的病變亦會影響呼吸型態。

    1.間腦或兩側大腦病灶：出現陳氏呼吸（Cheyne-stokes）。呼吸型態呈現過度呼吸及呼吸暫停的情形。

    2.中腦病灶：出現中樞神經性過度換氣（central neurogenic hyperventilation），因二氧化碳的刺激閾值下降，呼吸次數 25～40 次／分。

    3.下橋腦病灶：出現呼吸暫停性呼吸（apneustic），吸氣期很長。

    4.延腦病灶：出現共濟失調性呼吸（ataxic breathing），不規則的呼吸次數與深度。

五、運動功能評估

運動功能是監測意識與自主運動間的整合能力，自主運動位於皮質運動區，適當的運動反應是表示感覺功能正常，腦皮質到肌肉的運動路徑正常。

㈠對口頭命令或疼痛刺激的運動型態。

㈡反應肢體的張力與強度。

㈢有無出現病理性反射。

臨床上，評估以下項目：

㈠Babinski reflex：陽性反應表示錐體路徑受損。

㈡去皮質姿勢（Decorticate）：病人呈現上肢屈曲、下肢伸張內旋姿勢，表示間腦受損。

㈢去大腦姿勢（Decerebrate）：病人呈現四肢伸張、內旋姿勢，表示中腦或上橋腦病變，而中下腦幹正常。

㈣無反應：腦幹下或在頸椎皮質脊髓徑受損。

昏迷病人的處理原則

一、維持適當的氧合與通氣狀態

　　㈠建立與保持呼吸道通暢：聽診呼吸音，適時給予抽痰。

　　㈡監測並維持 $PaO_2 > 80$ mmHg，$PaCO_2$ 25～35 mmHg。

二、維持適當的心血管功能，確保腦部有適當的血流

　　㈠監測並維持平均動脈壓 80 mmHg。

　　㈡監測並維持適當的血管內容積，如：CVP 6～12 mmHg。

　　㈢持續監測心電圖的變化。

三、持續監測病人意識狀態及生命徵象變化

　　監測顱內壓增加的徵象，如高血壓、脈搏壓變寬、呼吸變慢。

四、維持體液、電解質平衡

　　㈠監測並記錄病人液體輸入及輸出情形。

　　㈡監測並維持電解質於正常範圍，如：K^+ 3.5～5.0；Na^+ 135～145。

　　㈢監測並維持血中酸鹼度於 7.35～7.45。

五、維持腸道與膀胱功能正常

六、預防合併症

　　墜積性肺炎、壓瘡、肢體攣縮、深部靜脈血栓。

七、對於顱內壓增高的高危險群，提供預防措施

　　㈠促進靜脈回流：指高頭部 15～30 度，維持頭部正中位置，勿過度伸張、屈曲或旋轉，以防止頸靜脈受壓，而影響靜脈回流。

　　㈡防止腹內壓及胸內壓上升：避免會造成 Valsalva 之動作出現。如：便秘者用力排便，可利用軟便劑來改善。

八、盡早給予昏迷刺激計畫（Coma stimulation program）以促進病人覺醒，並經由復健使其功能回復至最高限度

㈠昏迷刺激計畫的意義

在病人處於昏迷時，經由視覺、嗅覺、聽覺、味覺及運動覺等感覺傳導途徑提供多重感覺刺激，促進病人的覺醒功能。此刺激計畫應於急性期（加護中心）即開始執行，並一直持續至病人出院返家。

㈡昏迷刺激計畫對腦神經之修復與發展

雖然昏迷病人回復的真正機轉不明，可能與以下兩種機轉有關。

1. 損傷的神經軸突再生（regeneration）：藉由側枝纖維不同方向的生長，直到與標的纖維（target fiber）做連結。

2. 未損傷的神經軸突，再發芽或重組（reorganization）：指正常神經纖維的生長及活化狀態，與標的纖維連結。

昏迷之甦醒過程是依循種系發生的（phlogenetic）及個體發生史（ontogenetic）的階級順序：功能的回復與發展是從簡單到複雜的技巧。其回復的順序為：

1. 眼睛移動或追蹤。

2. 頭部的轉動。

3. 腳部移動。

4. 手的抓握動作。

5. 身體翻滾。

6. 坐姿。

7. 站立。

8. 複雜的皮質整合。

影響昏迷病人回復的因素，包括：1.神經損傷的位置及嚴重度；2.昏迷的時間；3.損傷前病人的個性。

㈢昏迷刺激計畫的執行

可透過幾種方式來執行：

1. 轟炸式的刺激（bombarding）：提供昏迷病人一天 16 小時吵雜的刺激，根據研究報告有 92% 的昏迷病人回復。

2. 持續的刺激：每小時給予感覺刺激，連續 4～6 星期。此刺激配合一天兩次的高壓氧療法，一次 90 分。根據研究，有 50% 的昏迷病人回復。

3. 控制型的計畫：一天給予 2～4 次的密切刺激。允許病人有休息的時間。

㈣昏迷刺激計畫執行注意事項

1. 收集完整病人的社會史：基本資料、昏迷指數、病人最重要的人物及關係；病人的最重要朋友、家屬及其姓名、關係；病人的喜好，最喜歡聽的歌與音樂、最喜歡的食物、最喜歡的香水、最喜歡的電視節目，每天的常規活動，入睡時間等。

2. 擬定刺激時間表。

3. 刺激內容由簡單至複雜。

4. 正確記錄刺激及其反應。

㈤刺激技巧

依個體發展史的順序分別給予觸覺、運動感覺、嗅覺、味覺、聽覺、視覺等刺激。

1. 觸覺：觸摸是最原始的感覺。活動項目，如：床上擦澡、皮膚按摩。可使用粗細不同質地之布料、毛刷、棉絮。

2. 運動覺：促進個體與周遭環境空間之互動。活動項目，如：更換姿勢、關節活動、協助病人坐起、鼓勵家屬給予擁抱。

3. 嗅覺：嗅覺刺激可以活化與情緒有關的邊緣系統。可以提供咖啡、香水、薄荷等有味道的東西。

4. 味覺：味覺刺激使病人產生吸吮或分泌唾液的情形。活動項目，如：護理人員藉由口腔護理時，戴著手套，將刺激液灑在手上去按摩病人的牙齦及口腔。

5. 聽覺：聽覺刺激會引起病人的注意，給予聽覺刺激勿太大聲，收音機或電視機不可播放太久，以免減低刺激的有效性。聲音的刺激應重複，並使用不同的音調。病人對熟悉的聲音反應最好。因此，鼓勵家屬與病人說話。

6. 視覺：視覺刺激技巧在於能誘發病人追蹤物體、注意刺激物的能力。當病人的眼睛會主動張開，或眨眼反射存在時，即可進行視覺刺激。護理人員可以使用筆燈給予光刺激。執行視覺刺激時最好讓病人採坐姿。

㈥刺激計畫執行過程注意事項

1. 監測病人生命徵象：若生命徵象改變，應調整刺激的強度與頻率。

2. 觀察對刺激的反應：若反應分數高，可以降低刺激的頻率及強度。

3. 觀察有無抽搐徵象：抽搐發生時，應改變刺激的強度與頻率。

昏迷刺激計畫於入院即開始，持續到出院返家，若持續刺激訓練達一年，而病人沒有進展，即可考慮終止。

昏迷病人主要護理診斷

(一)腦組織灌流改變：導因於腦血流受阻、缺氧、顱內壓增加及感染。

(二)低效性呼吸型態：導因於腦幹功能受壓迫。

(三)呼吸道清除功能失效：導因於意識不清楚、咳嗽反射抑制、痰黏稠。

(四)液體及電解質不平衡：導因於尿崩症、利尿劑使用、大腦水腫。

(五)口腔黏膜改變：導因於脫水、營養狀態差。

(六)高危險性損傷──抽筋：導因於大腦缺氧及大腦刺激。

(七)高危險性感染：導因於外科傷口、侵入性導管、免疫系統下降。

(八)高危險性體溫改變：導因於感染及下視丘功能破壞。

(九)營養狀態改變──少於身體需求：導因於代謝異化狀態，營養攝取減少。

護理診斷

一、腦組織灌流改變

(一)導因

1.腦血流受阻。

2.缺氧。

3.顱內壓增加。

4.顱內感染。

(二)護理目標

維持腦部適當的血流灌注，病人呈現

1.生命徵象穩定：平均動脈壓 80 mmHg，呼吸型態正常。

2.意識狀態改善或正常。

3.腦神經功能正常。

(三)護理措施及理由：見表 40.3。

表 40.3　腦組織灌流改變

護理措施	理由
1.每小時監測病人的意識狀態、瞳孔反應及生命徵象變化，對於異常者應心盡早通知醫師，並進一步監測神經功能及運動、感覺神經功能	• 意識狀態是顱內壓增加敏感的指標
2.維持適當的通氣與氧合： ⑴建立與保持呼吸之通暢 ⑵監測並維持 PaO₂>80 mmHg，PaCO₂：25～35 mmHg	• 當 PaO₂<80 mmHg 腦部血管擴張，而 PaCO₂> 40 mmHg 腦部血管擴張，血流量多增加顱內壓增高的情形，維持 25～35 mmHg，使腦血管收縮，減少血流量，可降低顱內壓
3.每小時監測血壓，維持平均動脈壓大於 80 mmHg，依醫囑給予膠質或血液製品輸液	• 腦部血流灌注壓（CPP）的維持主要是靠足夠的平均動脈壓。 CPP = MAP - ICP
4.矯正不正常的體液與電解質 ⑴監測並記錄病人液體輸入及輸出情形 ⑵監測並維持電解質於正常範圍，如：Na⁺ 135～145 ⑶監測並維持血中酸鹼度於 7.35～7.45	• 身體水分之監測很重要，過量的水分會增加腦水腫，原則上給予 1,500 mL 的每日基本需要量
5.顱內壓增高病人的處置 ⑴促進靜脈回流 ⑵床頭抬高 15～30 度 ⑶防止頸部過度伸展或屈曲 ⑷減少腦血流量或腦組織水腫 　• 過度通氣以維持 PaCO₂ 在 25～35 mmHg→腦血管收縮 　• 依醫囑投予利尿劑或類固醇，以減輕水腫情形 　• 視病因採取措施以促進 CSF 之引流 ⑸避免胸腹壓增加的情況（Valsalva's maneuver） 　• 依醫囑投予軟便劑，以預防便秘 　• 盡可能降低 PEEP 　• 減少抽痰的時間 　• 減少肢體過度活動，必要時給予肌肉鬆弛劑或鎮靜劑 ⑹維持體溫小於 37.5°C ⑺特殊藥物使用：Barbiturate Come→依醫囑給予 Pentothol，以減少腦部代謝活動所造成的二氧化碳蓄積 ⑻依病情需要，給予適當的抗生素治療，以控制細菌感染，減少腦膜刺激 ⑼集中護理活動，盡量勿干擾病人休息	• 巴比妥酸鹽使腦血管張力增加，降低腦組織代謝活動
6.保護病人的安全，對於意識狀態改變的病人應拉上床欄上，肢體給予適當的保護	

結論

意識狀態是評估腦部功能非常重要的單一指標，臨床上意識評估的重要性在於及早察覺病人的意識狀態改變，並了解中樞神經系統的病灶處，以作為治療及預後的指引。

學習評量

1.簡述意識狀態之神經調控及兩種組成分。
2.簡述昏迷的病因及臨床特徵。
3.簡述昏迷指數之評估項目為何？
4.簡述腦神經功能之評估目的及項目。
5.簡述昏迷病人的護理措施。

參考文獻

Dolan, J. T. (1991). *Critical Care Nursing*. Philadelphia: F. A. Davis Company

Helowick, L. D. (1994). Stimulation programs for coma patients. *Critical Care Nurse*, 47-520

Marino, P. L. (1997). *The ICU Book*. Baltimore: Williams & Wilkins.

第四十一章 急性譫妄及激躁病人之護理

學習目標

—— 研讀本章內容後，學習者應能達成下列目標：

1. 了解譫妄、激躁的名詞定義。

2. 了解譫妄的診斷。

3. 了解造成譫妄、激躁的病因。

4. 能列舉五項譫妄、激躁病人的護理措施。

5. 了解藥物在譫妄、激躁病人使用的原則。

前言

　　加護病房對病人而言是個具高壓的環境，面對壓力源的反應，包括：出現焦慮（70～90% 的重症病人）、譫妄或激躁（大於 50% 的重症病人）等。醫護人員面對譫妄或激躁病人常是束手無策的，其主要原因是不了解有關譫妄及激躁的病因、症狀及正確的處理方法。未控制的譫妄及激躁狀態會進一步對病人身心或生命造成威脅。因此如何預防及治療譫妄及激躁是重症護理的重要議題。本章將介紹譫妄、激躁的定義、病因、症狀及處理方式。

名詞解釋

　　臨床上，常使用 "ICU psychosis" 來描述病人的譫妄或激躁的狀態，這是不正確的，因此有必要給予澄清。

一、焦慮

　　對於現存或認知的威脅產生持續性的不安，影響生理及行為的改變，例如：肌肉張力增加、說話速度加快、不適當的行為（憤怒、害怕）、交感神經活性增加（心跳加速、呼吸速率增加、血壓上升、出汗）、失眠。

二、譫妄（Delirium）

　　因疾病造成個人瀰漫性心智缺損，為一種可回復性的器質性心智症候群。其症狀為無目的肢體活動、片斷思想，譫妄的程度起伏不定，可以很嚴重，於晚上譫妄的症狀會惡化。

三、激躁（Agitation）

　　出現過度、沒有目的的肢體活動，亦可能伴隨焦慮、恐慌、憂鬱、妄想（delusions）、幻想（hallucination）、思想跳躍、譫妄等。

四、精神病（Psychosis）

　　沒有器質性的原因而呈現持續性障礙，雖然思想奇異但有組織。專家建議勿使用 "ICU psychosis"（加護病房精神病）這名詞，來形容譫妄及激躁的病人，其理由為譫妄、激躁並非精神病，另外，是病人有此症狀而非 ICU 有症狀。

譫妄病人的護理

根據研究顯示，超過 50% 以上的重症病人出現過譫妄或激躁情形，尤其是老年人的發生率高，譫妄的情況經常被醫護人員漠視，未加以適當的處置。

一、臨床症狀

認知障礙的一種，特徵是注意力缺失、沒有組織的思考、症狀起伏，譫妄的主要特徵是急性發生，病程起伏不定。表 41.1 為診斷譫妄的條件。

表 41.1　譫妄的臨床特徵

項次	臨床症狀	敘述
1	注意力缺失	無法集中注意力、注意力轉移
2	急性發作	幾小時內或幾天內發生
3	譫妄病程起伏不定	白天一晚上起伏不定；症狀於晚上特別嚴重
4	沒有組織的思想	缺乏邏輯的思想、不相關聯的思想、不著邊際的談話
5	意識改變	過度活動、高度警察（激躁）或活動降低及不警覺（嗜睡）

註：譫妄的診斷為合併第 1、2、3 項，再加上第 4 項或第 5 項。

二、病因

㈠生理：任何的腦病變（感染、缺氧、代謝性等）均會引起譫妄，此外，呼吸衰竭、心肌梗塞、肝衰竭、敗血性休克、腎衰竭、電解質不平衡、酸鹼不平衡、腸胃出血等，造成生理紊亂及血液動力學不穩，亦可能引起譫妄。

㈡個體的基本屬性：男女發生的機率一樣，個性屬於支配性的、侵略性的、有自信的人易發生譫妄、術前有精神病史（憂鬱、妄想）的人易發生譫妄。

㈢物理環境：噪音、睡眠剝削、陌生環境等。根據國際噪音學會規定：噪音的標準為白天為 45 分貝，傍晚是 40 分貝，晚上是 20 分貝。但加護單位環境的噪音均超過規定，例如：抽痰為 70 分貝，心電圖監視器的警告聲為 80 分貝等。此外，不分晝夜的 ICU 環境、制動、造成病人無法休息及睡眠，根據研究，當剝奪睡眠後的第 2～5 天個體即發生缺乏定向感、妄想症。

㈣藥物使用：有些藥物對重症病人會造成譫妄，如表 41.2 所列。

表 41.2　可能引起譫妄的 ICU 常用藥物

藥物名稱	副作用
鎮靜止痛劑	
Valium	幻覺、憂鬱
Morphine	暫時性的幻覺、定向感障礙、混亂、激躁
類固醇	
Corticosteroids（高劑量）	憂鬱、混亂、幻覺、妄想
抗生素	
Penicillin G（大劑量）	定向感障礙、混亂、激躁、幻覺
Cephalosporins	混亂、妄想
抗心律不整劑	
Lidocaine	定向感障礙、幻覺、妄想
強心劑	
毛地黃（Digitalis）	惡夢、混亂、妄想、幻覺
抗痙攣劑	觸、聽、視幻覺、譫妄
抗膽鹼激素藥物	
Atropine	記憶喪失、譫妄、聽、視幻覺

三、護理措施

㈠盡可能矯正或治療潛在性的病因：如矯正酸鹼、電解質不平衡等。

㈡盡量減少環境中的噪音：提醒醫護人員應輕聲交談、拿取或歸位物品動作輕柔、各種監視器的警示燈聲音適當的調整。

㈢提供病人優質的睡眠環境：夜燈的調控、集中護理活動、勿經常打擾，至少讓病人有 60～90 分的睡眠週期等。

㈣促進身體舒適感：對於可能有疼痛的病人，應主動評估疼痛，並提供各種止痛方法，以控制疼痛。對長期臥床病人可提供肌肉的按摩，或定時的關節活動，並鼓勵及協助病人早期下床，以增加對現實環境的接觸。

㈤投予藥物：例如，若是術後發生的譫妄，可投予 Haldol，或合併短效的 Benzodiazepine（Midazolam）等。

㈥當病情受到控制時，盡早轉出加護單位：讓病人與現實環境做連結，增加病人心智的完整性。

激躁病人的護理

一、激躁（agitation）的原因

造成重症病人激躁的原因有許多，主要是生理的、化學的、藥物的、情緒的及環境的因素，如表 41.3。若使用呼吸器病人發生激躁時，應盡快檢查是否機器本身發生問題或設定不當，暫時與呼吸器分離，使用 Ambu bag 來確認問題。疼痛盡速給予止痛。重症病人經常發生幻覺、妄想的情形，出現逃跑行為，可能遭護理人員給予肢體或軀幹保護約束，約束會引起病人生氣、掙扎。

表41.3　造成重症者患激躁的原因

生理的	化學的	藥物的	情緒的	環境的
1.疼痛	1.缺氧	1.麻醉等	1.焦慮、恐慌	1.加護單位沒有
2.中樞神經系統損傷	2.高碳酸血症	2.抗膽鹼激素	2.害怕	窗戶
損傷	3.低血糖	3.抗組織胺	3.幻覺	2.室內溫度太冷
3.呼吸器的合併症，如：技術問題	4.肝衰竭	4.抗生素	4.有精神病史	太熱
症，如：技術	5.腎衰竭	5.類固醇	5.片斷的思想過	3.臭味
問題	6.電解質不平衡	6.心臟用藥	程	4.燈光
4.呼吸困難	7.內分泌不平衡	7.支氣管擴張劑	6.肢體約束	5.噪音
5.噁心	8.酒精或藥物的戒斷反應	8.鎮靜劑	7.被控制感	6.缺乏睡眠
6.便秘	戒斷反應	9.止痛劑		7.生理時鐘改變
7.口渴				

二、激躁重症病人的負面影響

㈠生理更不穩定：呼吸、心跳、血壓增加，心收縮力及後負荷增加，心律不整、心肌耗氧量增加。

㈡生命威脅：未控制的激躁會干擾醫護人員進行的身體評估及監測工作，發生非計畫性管路拔除。

㈢增加住院天數，增加護理時數。

三、處置及護理

如何促進病人的舒適是護理藝術的表現，心繫於病人問題的了解，並提供適當的護理措施，協助病人渡過具高壓的時期。

㈠增加病人定向感：透過再保證及有效的溝通，建立病人對護理人員的信任感，亦可因此減輕焦慮。時鐘、月曆的設置，可增加現實感。

㈡治療性觸摸：是一種有力的溝通工具。

㈢允許家屬陪伴在病人身邊給予安撫。

㈣促進病人的睡眠：可以增強心智完整性。宜注意維持環境的通風、適當的室溫及減少噪音。

㈤提供病人促進舒適的方法：冥想、音樂治療、按摩、放鬆技巧等。

㈥基本生理需求的維持：減輕口渴的感覺、口腔護理等。

㈦投予適當的藥物：針對激躁病人，藥物治療的目的為：1.控制及減輕疼痛；2.減少沒有目的的肢體活動；3.停止具生命威脅的動作；4.減輕焦慮；5.促進睡眠；6.促使與呼吸器的配合度（參照第八章鎮靜療法）。

　1.藥物的種類，包括：鴉片製劑、鎮靜劑、催眠劑。

　2.藥物使用原則，如下：

　　⑴先確定激躁的原因並給予治療。

　　⑵使用鴉片製劑（Opiates）來減輕病人的不適感，通常為第一線用藥。有時疼痛控制病人就不激躁。

　　⑶對於仍存有焦慮或激躁情形的病人則給予 Opiates、Benzodiazepines、Haldol 等藥物，例如：Benzodiazepines 類藥物（短效藥物：Dormicum）為鎮靜劑的優先選擇，而 Haloperidol 是治療譫妄最有效的藥物；Propofol 則當上述藥物效果不顯著時使用。

　　⑷給鎮靜劑前先矯正低血容積，防止給藥後血壓急速下降。對於接受持續靜脈滴注鎮靜劑的病人，每天的液體攝取量應增加 100～300 毫升。

　　⑸投予鎮靜劑先給予初始劑量（bolus）再視藥效反應，給予維持劑量。

　　⑹當採用持續靜脈滴注（continuous infusion）上述藥物，而效果不好時，應再補一劑靜脈注射的劑量，以達藥物在血中穩定的濃度；若只靠調高滴注速度是不夠。

　　⑺當病人對第一種藥物的反應差時，可以加入第二種藥物。例如：合併鴉片製劑與 Benzodiazepines；合併 Haloperidol 與 Benzodiazepine 藥物。

　　⑻使用適當的鎮靜程度評估工具來確保藥物的適當療效。

　3.常用藥物劑量（參照第八章鎮靜療法）

　以下列舉藥物的作用及副作用（見表 41.4）。

表41.4　鴉片製劑及鎮靜劑的藥效及副作用

藥物種類	藥物作用	副作用
鴉片製劑 （Morphine、Fentanyl）	1.止痛 2.心情愉悅 3.抗焦慮	1.過度鎮靜 2.低血壓 3.呼吸抑制 4.咳嗽抑制 5.不動的問題 6.噁心、嘔吐 7.可能抑制免疫系統 8.尿滯留 9.便秘 10.耐受性
Benzodiazepines （Valium、Midazolam、 Ativan）	1.抗焦慮 2.前瞻性的健忘症 3.使用 Ativan 則為逆 　行性的健忘性 4.抗痙攣 5.催眠 6.肌肉鬆弛	1.過度鎮靜 2.低血壓 3.呼吸功能低下 4.若要持續滴注，需使用很大量的藥物 5.注射處疼痛 6.增加對痛的敏感度 7.戒斷反應 8.不動 9.激躁 10.肝功能變差 11.藥物耐受性
Haloperidol （Haldol）	1.抗精神病 2.減少幻覺、妄想 3.減少肢體活動	1.對 CNS、呼吸、心血管功能的抑制 　很少 2.低血壓 3.錐體外症狀 EPS 4.心律不整：QT 間隔延長 5.若要持續滴注，需使用大量的藥物
Propofol （Diprivan）	1.抗焦慮 2.健忘 3.催眠 4.肌肉鬆弛 5.減少神經代謝率 6.緩解支氣管痙攣 7.性慾興奮	1.過度鎮靜 2.低血壓 3.呼吸功能抑制 4.血中三酸甘油脂（triglyceride）增加 5.注射處疼痛 6.小便呈綠或紅棕色 7.過敏反應（少見）

結論

　　保護病人的安全是重症護理人員在照顧病人的重要層面，面對有安全虞慮的病人（譫妄、激躁）更是應積極找出潛在的病因，予以治療或矯正，應熟知各種可以減輕譫妄、激躁的護理措施，對於相關的藥物療法更應瞭若指掌，在利弊之間決擇最適合病人狀況的藥物。

學習評量

　　1.說出焦慮、譫妄、激躁的名詞定義。

　　2.簡述造成譫妄、激躁的病因及其症狀。

　　3.簡述譫妄、激躁病人的護理措施。

　　4.簡述鴉片製劑、Benzodiazepines、Haloperidol、Propofol 的作用及副作用。

參考文獻

Easton, C. (1988). Sensory-perceptual alterations: Delirium in the intensive care unit. *Hear & Lung, 17*(3), 229-237.

Harvey, M. (1996). Managing agitation critically ill patients. *American Journal of Critical Care, 5*(1), 7-16.

第四十二章 腦部手術後病人之護理

學習目標

——研讀本章內容後，學習者應能達成下列目標：

1. 說出顱內壓增加病人的呼吸道照護。

2. 說出顱內壓增加病人之液體、電解質平衡的護理措施。

3. 了解降低顱內壓增加的藥物及其護理注意事項。

4. 了解影響腦組織灌流的導因、護理目標及護理措施和學理依據。

5. 了解有關腦手術病人手術後可能發生的高危險性損傷，並能列出其相關的導因、護理目標及護理措施。

前言

　　腦部可能因顱內出血、腫瘤、感染和頭部外傷必須接受手術之處置。而腦部手術對腦組織直接的影響是可預期的，但可以藉由系統性的治療、護理處置將傷害降到最低，更進一步預防腦的功能失調或損傷。

手術後醫護處置

　　腦部手術後護理目標主要是控制或預防顱內壓增加，而引發繼發性的損傷。所以藉由護理過程對腦部手術後病人的照顧，達到下列治療目標。

一、持續評估神經功能並做比較了解其疾病的進展。

　　在常規的腦部手術，當顱內壓高於 20mmHg，避免腦部灌流受到影響，選擇性的使用顱內壓監視器，監測壓力及依醫囑間歇性引流腦脊髓液，可以避免腦部缺血，提早發現各種合併症。必要時，重複 CT 影像和神經系統檢查，作為排除腦出血參考，及介入適當的治療。

二、維持呼吸道的通暢

　　㈠評估呼吸音。
　　㈡抽痰前先用 100% 的氧氣經呼吸甦醒球給予擠壓後，再行抽痰，並於 10 秒內完成。
　　㈢以呼吸器執行過度換氣治療，維持 $PaCO_2$ 在 25～30 mmHg、PaO_2 > 80 mmHg，但必須小心監測病人的反應。
　　㈣可以用吐氣末期陽壓（positive end expiratory pressure, PEEP）3～5 cmH_2O 預防肺擴張不全，但必須小心觀察，預防顱內壓增加。

三、維持穩定的血液動力學

　　使平均動脈壓維持在 80～100 mmHg，讓腦部有良好的組織灌流（cerebral perfussion pressure, CPP > 60 mmHg）。

　　依醫囑使用減低顱內壓的藥物，有關藥物、劑量、及護理注意事項，請見表 42.1。使用抗高血壓藥物，例如：Nitroprusside、β-blocker 和 Labetalol，理論上使用血管擴張劑會使腦血管擴張增加顱內壓之危險性，但於臨床不常見，因此使用時必須小心監測。β-blocker 和 Labetalol 不會引起腦部血管擴張，所以對腦部手術患者控制血壓可以以此為優先選擇。

表 42.1　降低盧內壓的藥物治療

藥物名稱		劑量	護理注意事項
抗高血壓藥物	Nitroprusside	0.25 μg/kg/min 靜脈注射點滴，最高劑量不超過 6 μg/kg/min	1.點滴瓶及輸送管套要避免曝光 2.短效型藥劑必須每 4 小時更換泡製溶液；長效型藥劑必須每 24 小時更換泡製溶液 3.開始滴注的第一個 24 小時必須檢查血液中 Thiocyanate 的濃度，長期使用注意是否有 Thiocyanate 中毒：噁心、嘔吐、低血壓、代謝性酸中毒、意識不清、運動失調
	Esmolol	150～300 μg/kg/min 靜脈注射點滴	注意姿勢性低血壓
	Labetalol	20～80 mg 每 10 分鐘靜脈注射；2 mg/min 靜脈注射	1.有氣喘的病人禁止使用 2.持續監測血壓、心電圖－姿勢性低血壓、心臟傳導阻滯
	Nifedipine	10～20 mg 口服或舌下給予，視需要可再服用	注意姿勢性低血壓
利尿劑	Osmotic Diuretics（Mannitol）	1.5～2 g/kg 靜脈注射點超過 30～60 分鐘（15%，20%或 25%）	1.靜脈點滴注射要使用過濾器 2.注射液滲漏會使組織損傷 3.注意可能有脫水或電解質不平衡現象，並隨時給予矯正 4.給予 Mannitol 後 12 小時可能會有反跳性反應，使顱內壓增加
	Loop Diuretics（Lasix）	20～40 mg 靜脈注射點滴	1.注意可能有脫水或電解質不平衡現象，並隨時給予矯正 2.靜脈滴注每分鐘不超過 4mg，滴注太快會有耳毒性之副作用
糖皮質類固醇	Dexamethasone（Decadron）	10～20 mg 靜脈注射，然後每 6 小時 4mg 靜脈注射	1.監測病人體溫、白血球計數及臨床感染的微象 2.臨測體液和電解質的平衡 3.監測代謝和內分泌的反應：體重增加、多毛症、骨質疏鬆、高血壓、軟弱無力等症狀
抗痙攣藥物	Diazepam（Valium）	5～10 mg 靜脈注射，需要時每 10～15 分鐘再給，總劑量不超過 30 mg	1.因為會壓抑中樞神經系統，所以要密切評估生命徵象、心智神經和呼吸功能狀態 2.靜脈注射部位容易引起靜脈炎

（續）

	Phenobarbital（Luminal）	200～600 mg 靜脈注射，每分鐘不超過 60 mg	因為會壓抑中樞神經系統，所以要密切評估生命徵象、心智神經和呼吸功能狀態
	Phenytoin（Dilantin）	10～15 mg 緩慢靜脈注射，然後每天 3～7 mg/kg 分三次給予	1.靜脈滴注時藥物需要溶於等張生理食鹽水，避免溶於其他溶液產生結晶 2.靜脈滴注部位容易產生靜脈炎和滲漏組織損傷，所以滴注速度不超過 50 mg/min 3.因為會壓抑中樞神經系統，所以要密切評估生命徵象、心智神經和呼吸功能狀態
肌肉鬆弛劑	Pancuronium（Pavulon）	0.06～0.1 mg/kg 靜脈注射，然後每 30～60 分鐘 0.01～0.05 mg/kg 靜脈注射	需使用呼吸器以維持呼吸功能，並密切評估動脈血液氣體分析
鎮靜劑	Morphine	4～10 mg 靜脈注射	1.因為會壓抑中樞神經系統，所以要密切評估生命徵象、心智神經和呼吸功能狀態 2.如果規則間隔使用具有止痛作用
	Penobarbital	10～15 mg/kg 靜脈注射於 30～60 分鐘滴完，然後每小時靜脈注射 2～3 mg/kg	1.靜脈滴注時藥物需要溶於 5% 葡萄糖溶液 2.靜脈滴注部位產生滲漏容易產生組織損傷 3.因為會壓抑中樞神經系統，所以要密切評估生命徵象、心智神經和呼吸功能狀態

四、維持體液和電解質的平衡

㈠評估病人皮膚的飽脹度、體重變化、脈搏強度和中央靜脈壓，了解體內含水狀況。

㈡限制每天水分攝取在 1,200～1,500 mL，使細胞外液體液減少或預防腦水腫。

㈢監測血清滲透壓和尿比重，以區辨病人是否有尿崩（diabeties insipidus, DI）或抗利尿激素分泌不當症候群（syndrome of inappropriate secretion of antidiuretic hormone, SIADH）。DI 病人的血清滲透壓大於 295 mOsm/kg，未給予利尿劑的情況下每小時尿排出量大於 200 mL 且持續兩小時、尿比重小於 1.005，此時宜以低張溶液補充足夠的水分和合併血管加壓劑治療（aqueous pitressin 或 DDAVP）。SIADH 病人的血清滲透壓劑小於 280 mOsm/kg，每小時尿排出量小於 30 mL、尿比重大於 1.030，宜以限制水分，且給予高張食鹽溶液補充水分和合併利尿劑治療。

㈣病人接受利尿劑治療應特別注意鈉、鉀離子之變化，並給予矯正。

五、減輕焦慮，增進休息、肌肉放鬆和舒適感

㈠執行護理活動時應減少過度的刺激引起不適而使顱內壓增加。

㈡維持正常的體位姿勢，採半坐臥（30～45 度），促使有效的換氣，及腦脊髓液由頸靜脈引流。

㈢避免雙腿交叉，或膝下放枕頭，和給予穿彈性襪套或低劑量 Heparin 皮下注射，預防血栓形成。

六、預防因壓力而產生腸胃道的合併症

腦部手術可能會併發壓力性潰瘍，投予 H_2 拮抗劑或制酸劑可以預防。

七、預防感染

㈠檢察侵入性管路部位是否有紅、腫、熱、痛之發炎徵象。

㈡評估手術傷口是否有紅、腫或滲出液。

㈢以無菌技術換藥。

㈣監測白血球、白血球分類計數和 C 反應蛋白（C-reactive protein, CRP）。

八、維持皮膚的完整性

九、給予病人及家屬情緒的支持

護理診斷

一、腦組織灌流改變

㈠導因

1.腦部灌流壓降低（CPP）。

2.腦內體積或血容量增加。

3.腦脊髓液增加。

4.腦水腫。

5.腦血管痙攣。

㈡護理目標

1.維持足夠的腦組織灌流壓：

　　⑴腦部灌流壓大於 60 mmHg。

　　⑵顱內壓小於 15 mmHg。

　　⑶平均動脈壓維持在 80～100 mmHg。

　2.回復到原來的神經功能狀態。

㈢護理措施及理由：見表 42.2。

表 42.2　腦部手術病人的護理診斷：腦組織灌流改變

護　理　措　施	理　　由
1.至少每小時評估和記錄顱內壓增加的臨床徵象，有任何改變應立即報告醫師 ⑴評估意識程序、定向感和記憶 ⑵評估瞳孔的大小、位置、形狀、對光反應 ⑶評估肢體的感覺和運動功能 ⑷評估是否有頭痛、噁心、嘔吐、視乳頭水腫、複視、視覺模糊、抽搐現象 ⑸監測生命徵象：平均動脈壓、脈搏壓、心跳和呼吸	 • 顱內壓增加使知覺傳遞至腦皮質的刺激減少，所以喚醒也降低。意識程度是顱內壓增加的敏感指標，也是顱內壓增加的首要改變 • 瞳孔的改變表示第三對腦神經被壓迫，有迫切產生腦赫尼亞，必須採取治療措施 • 當皮質或上行性感覺路徑受壓迫對側的肢體對疼痛、溫度和壓力的感覺降低。而皮質或上行性錐體路徑受壓迫，致使對肢體的張力和活動能力降低 • 顱內壓增加早期的非特異症狀和徵象 • 血壓增加、寬的脈搏壓和慢而強的心跳是顱內壓增加的晚期徵象。橋腦和延腦受壓程度的不同，呼吸型態也有所改變
2.維持顱內壓的監測 ⑴維持顱內壓監測系統的完整性 ⑵維持無菌系統 • 每48～72小時更換管路（依單位政策而定） • 每24～72小時更換敷料（依單位政策而定） • 監測感染的徵象	• 不適當的位置和壓力校正，會使顱內壓讀數不正確。管路滲漏使腦脊髓液外流或過度引流腦脊髓液，有腦赫尼亞之危險性。空氣在管路中會產生空氣栓塞或使讀數不正確 • 顱內壓監測系統具有高危險性之感染

（續）

3.執行或預防降低顱內壓的措施

(1)維持適當的體位姿勢

- 頭部抬高 30～45 度
- 避免頸部彎曲或旋轉
- 避免髖部或膝蓋彎曲

教導病人避免過度咳嗽、閉氣（Valsalva's maneuver）、等張運動

(2)預防增加腦部的血流量

①維持過度換氣

- 維持 $PaO_2 > 80$ mmHg，PaO_2 25～35 mmHg

- 監測動脈血液氣體分析

②降低細胞的代謝反應

- 依醫囑給予鎮靜劑或肌肉鬆弛劑和監測其反應

- 依醫囑給予 Barbiturate 治療，並密切監測血壓、顱內壓、換氣和心臟功能

- 依醫囑給予高滲透利尿劑、利尿劑、糖皮質類固醇，並監測其反應

- 依醫囑給予抗痙攣治療，並監測其反應
- 預防和矯正體溫過高

- 避免過度的刺激或喚醒病人

③維持體液的平衡

- 維持良好的腦部靜脈引流
- 預防頸靜脈受壓迫或阻塞
- 腹內壓增加使腦部血液至頸靜脈和腔靜脈之引流系統受阻
- 這些動作會增加胸內壓和腹壓，而阻礙腦部血流的引流
- 腦部的血流量增加使顱內壓增加的代償機轉受到傷害

- $PaCO_2$ 降低會使腦血管收縮，而減少腦的血流量。腦部的血流量減少，而擴大顱內壓增加的代償機轉

- 可以減少細胞代謝對氧和葡萄糖等物質的需求量，相對的減少二氧化碳和氫離子等代謝廢物的產生，因此腦血流量減少，而降低顱內壓不安、激勵或嚴重的姿勢扭曲會增加胸內壓，血壓增加，使顱內壓上升。假如病人被鎮靜或肌肉鬆弛可以減輕焦慮

- 可以減少腦的代謝需求和降低血壓，但是其會影響心臟或換氣功能，必須特別小心此等副作用

- 高滲透利尿劑（Mannitol）：會增加血清滲透壓，把腦組織間隙的水分吸回血管內，而減輕腦水腫。Mannitol 也會減少腦脊髓液的製造。利尿劑（Lasix）有助水分的排出和減少腦脊髓液的製造，而減輕腦水腫。糖皮質類固醇（glucocorticoids）可以減輕腦水腫、減少腦脊髓液的製造和增加氧氣的釋放

- 抽搐會增加氧氣和葡萄糖的需求量，因而增加腦部的血流量
- 增加 $1°C$ 會增加 10% 腦的代謝需求，使血管擴張，增加顱內壓
- 過度的疼痛刺激、吵雜的聲音會使顱內增加
- 液體容積負荷過多會產生腦水腫，使顱內壓增加；液體容積不足會使腦組織灌流壓降低，而產生腦缺血

二、無法有效的維持呼吸道通暢

(一)導因

1.意識程度改變。

2.正常的保護機轉受壓抑或不存在。

3.肌肉鬆弛 / Barbiturate 昏迷治療。

4.鎮靜劑治療。

(二)護理目標

1.能維持呼吸道的通暢。

2.回復正常的呼吸音。

(三)護理措施及理由：見表 42.3。

表 42.3　腦部手術病人的護理診斷：無法有效的維持呼吸道通暢

護 理 措 施	理　　由
1.提供潮溼化的氧氣	潮溼化的氧氣可以避免呼吸道乾燥，有助痰液的鬆脫
2.密切觀察吞嚥和喉反射	顱內壓增加可能使吞嚥和喉反射消失，有吸入性的危險性
3.抽痰以前先評估呼吸音，並給予 100% 的氧氣和過度換氣，於 15 秒內完成抽痰	高二氧化碳血症或缺氧可能會使顱內壓增加。抽痰時間太長或次數太多會使血壓增加，使顱內壓上升

三、氣體交換障礙

(一)導因

1.呼吸型態改變。

2.神經性肺水腫。

(二)護理目標

1.維持適當的氣體交換。

(1)正常的呼吸型態。

(2)呼吸音正常。

(3)PaO_2 80～100 mmHg 或 SaO_2>90%。

㈢護理措施及理由：見表 42.4。

表 42.4　腦部手術病人的護理診斷：氣體交換障礙

護 理 措 施	理 由
1.評估呼吸功能：呼吸次數、呼吸深度、呼吸音；咳痰能力 2.例行性和呼吸功能有任何改變，需要評估動脈血液氣體分析和使用脈衝式血氧監測器 3.觀察呼吸窘迫徵象：使用呼吸輔助肌肉 4.維持呼吸道的通暢：口／鼻氣管內插管插入、氧氣治療、呼吸器、抽痰 5.頭部抬高 6.依醫囑給予鎮靜劑，以維持有效的呼吸型態 7.每兩小時改變姿勢 8.使用吐氣末期陽壓（PEEP 3～5 cmH$_2$O）	• 神經性肺水腫會降低肺的順應性、肺高壓和肺擴張不全，而產生類似呼吸窘迫的症狀 • 呼吸型態改變會干擾氣體交換和氧合作用，所以鎮靜後由呼吸器來控制呼吸 • 可以減少肺擴張不全，促進肺部氣體交換和增加肺的順應性，但是必須小心監測是否有低血壓和顱內壓增加

四、身體活動障礙

導因

　1.需要完全臥床休息。

　2.運動功能的改變。

　3.為了保護而約束病人。

　4.Barbiturate 昏迷治療。

　5.使用鎮靜劑或肌肉鬆弛劑。

㈡護理目標

　1.病人能維持全關節運動。

　2.免於皮膚損傷和關節攣縮。

㈢護理措施及理由：見表 42.5。

表 42.5　腦部手術病人的護理診斷：身體活動障礙

護理措施	理由
1. 評估身體活動能力：手／腳的活動、張力或對抗地心引力的能力 2. 執行被動和主動全關節運動；肢體以枕頭給予支持；情況許可協助每天下床活動 2～4 次 3. 每兩小時改變姿勢 4. 使用氣墊床或脂肪墊 5. 每兩小時檢視皮膚情況：紅、腫或破皮	• 增加和維持肢體的活動能力；減輕水腫 • 減輕身體壓力，預防皮膚破損 • 減輕身體壓力，預防皮膚破損

五、高危險性感染

㈠導因
　　1. 侵入性監測器（ICP monitor）。
　　2. 保護性反射損傷（例如喉反射、咳嗽反射）。
　　3. 免疫能力降低（壓力、糖皮質類固醇治療）。
　　4. 營養狀況改變。

㈡護理目標
　　病人能：
　　1. 維持正常的體溫（37°C）。
　　2. 正常的白血球計數。
　　3. 沒有感染的徵象（痰多且稠；尿液混濁；傷口或侵入性部位紅、熱、痛或滲出液）。

㈢護理措施及理由：見表 42.6。

表 42.6　腦部手術病人的護理診斷：高危險性感染

護理措施	理由
執行降低感染的方法： 1.有關顱內壓監測器的任何步驟都要嚴格執行無菌技術 2.對下列所有侵入性管路之照顧都要執行無菌技術 　•氣管內管／氣管造瘻口 　•導尿管 　•肺動脈導管、中央靜脈導管、周邊靜脈管路 3.評估感染的徵象： 　•觀察體溫的變化和靜脈注射部位．紅腫、熱、痛 　•評估傷口引流液的量和性狀 　•評估白血球計數 　•收集痰液、血液、傷口分泌物、尿液做細菌培養和敏感試驗 4.給予抗生素治療，並監測對治療之反應 5.所有工作人員接觸病人以前都要仔細的洗手 6.評估營養狀況，並及早給予營養支持	• 顱內壓監測器是高度侵入性之診斷裝置，容易引發腦膜炎和腦炎 • 人工氣道失去呼吸對吸入氣體之溫暖、潮溼和過濾的生理功能 • 依據細菌培養和敏感試驗之結果給予抗生素治療 • 良好的營養可以增加或維持身體的免疫力

結論

　　腦部手術的危險性相當高，手術後精密儀器監測生命徵象及顱內壓的改變、神經功能之評估、預防合併症之發生等為手術照顧之重點，將腦部功能失調或損傷降到最低，並協助病人早日恢復健康。

學習評量

1.簡述顱內壓增加的症狀和徵象。

2.簡述顱內壓增加病人之液體、電解質、維持呼吸道通暢之護理措施。

3.說明下列降低顱內壓藥物之作用及護理注意事項：

　⑴Nitroprusside；⑵Mannitol；⑶Dilantin。

4.列出有關腦部手術後有那些高危險性損害？並列出其相關的導因、護理目標及護理措施。

參考文獻

Ayres, S. M., Grenivk, K. A., Holrook, P. R., & Shoemaker, W. C. (1995). *Textbook of critical care* (3ʳᵈ ed.). Philadelphia: Saunders, W. B.

Dolan, J. T. (1991). *Critical care nursing: clinical management the nursing process*. Philadelphia: Davis, F. A.

Elbaih, A. H., & Ahmed, O. T. (2020) Approach for emergency management patients with increased intracal pressure. *Journal of Head and Neck Surgery, 2*(1), 108-112.

Murray, M. J., Pearl, R. G., Coursin. D. B., & Prough, D. S. (1997). *Critical care medicine perioperative management*. Philadelphia: Lippincott-Raven.

Waite, L. G., & Krumberger, J. M. (1994). *Noncardiac critical care nursing*. Canada: Nelson.

第五篇

代　謝

第四十三章　急性腎衰竭病人之護理

學習目標

—— 研讀本章內容後，學習者應能達成下列目標：

1. 說出急性腎衰竭的定義。

2. 列出急性腎衰竭的分類。

3. 說出引起急性腎衰竭的病因。

4. 描述急性腎衰竭的臨床表徵。

5. 描述急性腎衰竭治療原則。

6. 列出急性腎衰竭常見的護理診斷、護理目標和護理措施。

前言

腎臟的功能為維持體液和酸鹼的平衡、電解質的恆定，以及排除蛋白質代謝所產生的含氮廢物。當腎臟的腎絲球過濾速率下降而造成含氮代謝廢物（尿素氮和肌氨酸酐）的堆積，稱為急性腎衰竭（acute renal failure, ARF）。據文氏和楊氏（1999）的報告，有 5% 的住院病人併發急性腎衰竭，而加護病房的重症病人更是高達 30%。此外其所併發之嚴重合併症，使急性腎衰竭更成了住院病人死亡之主要原因之一。所以從事第一線之醫療護理人員能熟悉急性腎衰竭的預防及照護，可以增加病人的存活率，而且對高危險群的病人能早期發現、早期治療，進一步預防急性腎衰竭的發生。

病因

急性腎衰竭發生的原因，於臨床上大致可分三類：

一、腎前性（prerenal）

有 55～60% 的急性腎衰竭，主要是腎臟的血液灌流和腎絲球過濾率降低。因此，任何引起急性循環血量減少為主要原因，包括：

㈠液體容積不足：出血、脫水或第三度空間液體轉移（例如：燒傷、低白蛋白血症）。

㈡心輸出量不足：充血性心衰竭或心因性休克而致腎組織灌流不足。

㈢敗血性休克。

㈣腹主動脈瘤。

㈤腎動脈血栓形成或阻塞。

㈥藥物：服用 ACE 抑制劑（angiotensin converting enzyme, ACE）和 NSAIDS（nonsteroidal anti-inflammatory drugs）。

二、腎實質性（intrinsic）

因缺血或腎毒性傷害使腎絲球和（或）腎元的傷害，造成了腎功能的異常。造成腎實質損傷的原因，包括：

㈠急性腎小管壞死：腎前期缺血期延長。

㈡壓擊症候群（crush syndrome）。

㈢嚴重的過敏反應：例如輸血反應。

㈣造成腎毒性的藥物：抗生素：青黴素（Methicillin、Cephalsporin 等）、氨基糖甘配醣體（Netromycin、Gentamycin 等）、抗癌藥物（Cisplatin、Methotrexate

等）、顯影劑等。

三、腎後性（postrenal）

有 5% 因泌尿道阻塞，造成尿的排泄受阻，使尿滯留於腎臟形成水腎，造成腎元漸損傷，功能受破壞。常見的原因包括：

㈠良性的前列腺肥大。

㈡前列腺癌。

㈢兩側輸尿管結石。

㈣下腹部腫瘤或纖維化使阻塞輸尿管。

㈤腎臟結石引起尿路阻塞。

㈥膀胱或下泌尿道畸形未矯正。

臨床症狀和徵象

急性腎衰竭的臨床症狀和徵象完全視引起病人產生急性腎衰竭的原因不同而異。病人腎功能的改變程度可由尿素氮、肌氨酸酐和代謝廢物，亦即氮質血症（azotemia）來判斷。

一、腎前性

主要的症狀多半與液體容積不足有關。

㈠一般症狀：口渴、體重減輕、發燒、疲倦、皮膚飽和度降低。

㈡心血管症狀：姿勢性低血壓、心搏過速、頸靜脈塌陷、中央靜脈壓、肺微血管楔壓下降、心律不整。

㈢呼吸症狀：早期出現淺而快的呼吸，當代謝性酸血症產生變為深而快的呼吸。

㈣腸胃症狀：噁心、嘔吐、便秘或腹瀉。

㈤神經症狀：尿素氮漸漸升高時，有頭痛、注意力不集中、心智改變（記憶障礙、意識混亂、嗜睡）等症狀。

二、腎實質性

主要的症狀是與腎功能單位（腎元）之損傷有關，而產生液體負荷過多、電解質與酸鹼不平衡。

㈠一般症狀：全身容易疲倦、無力感、體重增加（大於 0.5 kg/day）。

㈡心血管症狀：高血壓、頸靜脈怒張、心包膜摩擦音。

㈢呼吸症狀：呼吸深而快（Kussmaul 氏呼吸）。

㈣腸胃症狀：食慾不振、噁心、嘔吐。

㈤皮膚症狀：搔癢。

㈥神經症狀：嗜睡、譫妄、意識不清、混亂。

㈦電解質不平衡的症狀：

1.高血鉀：心律不整、帳蓬型 T 波、不安、肌肉軟弱無力、麻刺感。

2.低血鈣：肌肉軟弱無力、麻刺感、QT 間隔延長、心律不整、心衰竭。

3.高磷酸血症：心輸出量減少、麻刺感、肌肉痙攣。

三、腎後性

主要的症狀是與病因有關：

㈠膀胱頸阻塞：排尿不暢、頻尿、急尿、夜尿、恥骨上方腹部不適。

㈡輸尿管阻塞：噁心、嘔吐、腰側疼痛、血尿。

診斷

㈠病史和理學檢查：為最重要之診斷依據。

㈡實驗室檢查：見表 43.1。

一、急性腎衰竭的分期

㈠少尿期

通常開始於病因發生後 24～48 小時，一天小便小於 400 mL，漸進性地產生氮質血症。此期可持續 10～14 天，甚至數週。可能產生的合併症是液體容積負荷過多，產生充血性心衰竭和肺水腫，尤其是老年病人有心臟或和腎臟疾病病史者。因為腎臟沒有能力代謝廢物，所以會產生電解質不平衡（高血鉀、高磷酸血症、低血鈣）和酸血症。

㈡利尿期

隨著腎小管功能逐漸恢復，尿排出量一天可大於 400 mL，甚至大於 3,000 mL。因為高濃度的尿素產生的滲透性利尿，但此期腎臟沒有能力保留過濾出去的鈉和水，可能使尿變得更低滲透性。而血液尿素氮和肌氨酸酐仍繼續上升。

㈢恢復期

恢復期可持續數天至一年。此期腎臟已漸恢復過濾和濃縮尿液的能力。

表 43.1　急性腎衰竭的實驗室檢查

	腎前性	腎實質	腎後性
尿量	< 400～700 mL/24hr	< 400 mL/24hr	< 50 mL/24hr
血液尿素氮	> 20 mg/dL	> 20 mg/dL	
肌氨酸酐	> 1.2 mg/dL	> 1.2 mg/dL	
尿鈉濃度	< 20 mEq/L	> 20 mEq/L	> 20 mEq/L
尿比重	> 1.020	1.010	
血液尿氮／肌氨酸酐	> 10：1	< 10：1	< 10：1
尿滲透壓	> 500 mOsm/kg	< 400 mOsm/kg	< 400 mOsm/kg
尿液沉澱	正常	細胞殘渣和顆粒圓柱體	紅血球、白血球和顆粒圓柱體
尿肌氨酸酐	正常	低	
血紅素	正常	< 13 g/dL	
血鉀	正常	> 5 mEq/L	
血鈣	正常	< 8.8 mg/dL	
血磷酸	正常	> 4.5 mg/dL	
酸鹼平衡	正常	代謝性酸中毒	

治療

　　Jin 等人（2017）回顧 2000 年到 2008 年入住ICU中15,724的成年人，監測 4,049 位病人入住 ICU 後的前 48 小時，評估每小時監測尿排出量於臨床的成效。研究結果顯示密集監測尿排出量改進了 AKI（acute kidney injury），減少了所有患者的液體超負荷，並降低了 AKI 患者的 30 天死亡率。危重症多重器功能障礙常波及肺和腎臟，通常需要器官支持，例如呼吸器的通氣、腎臟替代療法和或體外膜肺氧合應用於危重症疾病的過程，其結果之評估仍需持續關注（Joannidis et al., 2020）。

一、腎前性

　　治療的目標著重於液體的補充，維持血壓，增加腎組織的血液灌流。液體的補充可用濃縮的紅血球、血漿和血漿代用品、生理食鹽水和葡萄糖溶液。液體補充可以合併給予利尿劑。每小時評估病人的意識狀況、生命徵象、心血管、呼吸功能及輸入、輸出

量,並監測中央靜脈壓或肺微血管楔壓,以了解液體補充的治療效果和反應。

二、腎實質性

確定病人有腎實質損傷,典型代表為急性腎小管壞死(acute tubular necrosis, ATN)。

於少尿期的治療原則:

(一)液體補充:每日攝入量為前日尿排出量加上無感性液體流失量(500~600 mL)。若仍無法維持平衡,有液體容積負荷過多,考慮緊急透析治療。

(二)矯正酸中毒:可考慮補充重碳酸氫鈉,以維持血清重碳酸鹽濃度在 16~20 mEq/L。當體液負荷過多時應禁用或減量。注意太快矯正酸血症可能誘發低血鈣抽筋。

(三)維持電解質平衡:高血鉀之處理: 1.10% 葡萄糖鈣靜脈注射; 2.重碳酸氫鈉靜脈注射; 3.50% 葡萄糖和胰島素靜脈注射; 4.Kayexalate 口服或灌腸。以上方法均無效時,須緊急透析治療。高磷酸血症:可服用 Al(OH)$_3$ 或 CaCO$_3$ 矯正至 5~6 mg/dL,以免在補充鈣質時造成轉移性鈣化。低鈣血症:可於飯前 30 分服用 CaCO$_3$。

(四)減少腎毒性:應參考腎功能調整藥物劑量,以免造成對腎臟的傷害。

(五)飲食原則:高熱量低蛋白飲食。每日熱量為 35~50 kcal/kg,蛋白質限制在 0.6 g/kg,若已行緊急透析治療,宜增加至 1~1.5 g/kg,預防負氮平衡。

於利尿期的治療原則:

(一)液體之補充宜參考前一日尿量做適當補充。

(二)電解質之平衡:測量每日尿鈉、尿鉀以為參考,以 0.45% 生理食鹽水加上 KCl 補充。

(三)病人可以進食時,宜減少輸液量,並改用口服補充。

(四)藥物劑量宜隨腎功能之改善而適當調整劑量。

三、腎後性

治療方向主要是解除阻塞如膀胱頸阻塞,須放置導尿管;而輸尿管阻塞,必要時須以外科方式解決阻塞問題。阻塞問題解決以後之利尿期,應特別注意水分和電解質之平衡。

護理措施

護理人員在照顧急性腎衰竭病人時,常見的護理診斷及護理措施,如下:

一、液體容積負荷過多

㈠導因

因腎前衰竭或腎實質損傷處於少尿期使尿液排出障礙。

㈡護理目標

病人沒有液體容積負荷過多的徵象。

　　1.體重回到基準線。

　　2.組織間隙沒有水腫。

　　3.血壓維持在基準線的 10% 以內。

　　4.中央靜脈壓 2～10 mmHg。

　　5.肺微血管楔壓 8～10 mmHg。

㈢護理措施及理由，見表 43.2。

表 43.2　急性腎衰竭病人的護理診斷：液體容積負荷過多

護理措施	理　　由
1.監測和記錄輸入、輸出量和每天量體重 2.監測和記錄心血狀態：生命徵象、血液動力學指標、周邊脈搏和頸靜脈	• 於急性腎小管壞死少尿期，病人有液體容積負荷過多的高危險性，而導致心衰竭。所以血液動力學的評估，可以協助做為腎前性或腎實質性腎衰竭之鑑別診斷
3.監測液體容積過多的徵象：溼的肺囉音。呼吸短促、心跳快速、頭靜脈怒張、周邊水腫、體重增加 4.依醫囑限制水分和鈉的攝取 5.依醫囑給予利尿劑，並評估治療效果 6.確定和矯正引起液體容積過多的原因	• 預防對腎臟造成更進一步的傷害或永久性損傷

二、排尿型態改變

㈠導因

水分、電解質和廢物的排出不正常。

㈡護理目標

病人回復到正常的排尿型態。

　　1.每日尿排出量大於 400 mL。

　　2.電解質維持在正常的範圍。

　　3.維持酸鹼平衡。

　㈢護理措施及理由：見表 43.3。

三、高危險性感染

　㈠導因

　　1.因尿毒和壓力反應促使免疫系統功能障礙。

表 43.3　急性腎衰竭病人的護理診斷：排尿型態改變

護　理　措　施	理　　　　由
1.每天監測血清電解質 2.監測高血鉀的徵象和症狀：心律不整、帳蓬型 T 波、不安、肌肉軟弱無力、麻刺感、噁心、嘔吐 3.監測低血鈣的徵象和症狀：肌肉軟弱無力、麻刺感、QT 間隔延長、心律不整、心衰竭、噁心、嘔吐 4.監測尿毒症的徵象和症狀：血液尿素氮和肌氨酸酐增加、嗜睡、食慾不振、軟弱。當血液尿素氮（大於 100 mg/dL）、肌氨酸酐（>10 mg/dL）、腸胃出血、意識改變、無法控制的高鉀血症、代謝性酸中毒和液體容積負荷過多時，需要緊急透析治療 5.注意會引起腎毒性的藥物	• 腎實質性損傷，腎無法把鉀排出 • 腎實質性損傷，保留磷酸的結果造成高磷酸血症，使血鈣降低 • 出現尿毒症狀可能顯示有血液透析必要，並確立血液透析之頻次 • 許多的藥物經由腎臟排出，當腎功能減低時，有必要調整藥物的劑量或給藥頻次
6.矯正電解質不平衡： 　⑴高血鉀：①10% 葡萄糖鈣靜脈注射；②重碳酸氫鈉靜脈注注射；③50% 葡萄糖和胰島素靜脈注射；④Kayexalate 口服或灌腸。以上方法均無效時，須緊急行透析治療 　⑵低鈣血症：可於飯前 30 分鐘服用 $CaCO_3$ 　⑶高磷酸血症：可服用 AL（OH）$_3$ 或 $CaCO_3$ 矯正至 5～6 mg/dL 7.矯正酸中毒：補充重碳酸氫鈉，以維持血清重碳酸鹽濃度在 16～20 mEq/L	• 急性腎小管壞死時腎臟無法排出氫離子，口服或靜脈注射重碳酸氫鈉，以矯正酸中毒

2.侵入性管路。

㈡護理目標

病人能免於感染。

㈢護理措施及理由：見表43.4。

表 43.4　急性腎衰竭病人的護理診斷：高危險性感染

護理措施	理由
1.監測感染的徵象：體溫上升、無精打采、尿液混濁、靜脈穿刺處有紅腫或滲出液 2.以無菌技術執行換藥、靜脈導管或導尿管之置入 3.減少侵入性管路之放置 4.維持攝取適當的熱量和蛋白質 5.例行執行胸腔物理治療 6.例行執行皮膚和口腔護理 7.依醫囑執行抗生素治療，並監測其治療效果 8.維持尿液處於酸性狀態	• 病人有急性腎小管壞死，免疫系統易受影響，感染是導致死亡的原因之一 • 適當的營養有助於傷口的癒合和增加免疫力 • 酸性尿可以減少細菌的生長，降低感染

結論

急性腎衰竭是臨床上常見的症候群，而加護病房的重症病人併發急性腎衰竭高達30%，所以從事第一線之醫護人員能熟悉急性腎衰竭的照護及預防，可以減少腎臟再度被傷害及預防腎功能喪失所造成的併發症。

學習評量

1.何謂急性腎衰竭？引起急性腎衰竭的病因為何？

2.試述急性腎衰竭的臨床表徵及治療原則。

3.試述下列有關急性腎衰竭之護理診斷的護理目標和護理措施：

(1)液體容積負荷過多；(2)排尿型態改變；(3)電解質不平衡——高血鉀；(4)高危險性感染。

參考文獻

一、中文部分

文耀閣、楊五常（1999）：急性腎衰竭之病理機轉。臨床醫學，43(4)，235-241。

陳永銘、李源德等（1984）：急性腎衰竭。臺大內科學講義，pp. 351-358，臺北：橘井文化。

鐘宇杰、林堯彬、楊五常（1999）：急性腎衰竭之處理一般原則，臨床醫學，43(4)，413-418。

二、英文部分

Dolan, J. T. (1991). *Critical care nursing: clinical management through the nursing process*. Philadelphia: Davis, F. A.

Guyton, A. C. (1985). *Anatomy and physiology*. Philadelphia: Holt-Saunders.

Jin, K., Murugan, R., Sileanu, F. E., Foldes, E., Priyanka, P., Clermont, G., & Kellum, J. A. (2017). Intensive monitoring of urine output is associated with increased detection of acute kidney injury and improved outcomes. *Chest, 152*(5), 972-979.

Joannidis, M., Forni, L. G., Klein, S. J., Honore, P. M., Kashani, K., Ostermann, M., Prowle, J., Bagshaw, S. M., Cantaluppi, V., & Darmon, M. (2020). Lung–kidney interactions in critically ill patients: consensus report of the Acute Disease Quality Initiative (ADQI) 21 Workgroup. *Intensive Care Medicine, 46*(4), 654-672.

Nancy, M. H. (1993). *Nursing the critically ill adult* (4th ed.). California: Benjamin Cummings.

第四十四章 持續性動靜脈血液過濾術

學習目標

—— 研讀本章內容後，學習者應能達成下列目標：

1. 了解 CAVH 的原理。

2. 了解 CAVH 的臨床適應症及禁忌症。

3. 了解接受 CAVH 治療病人之護理措施。

前言

　　加護中心的重症病人經常呈現血液動力學及代謝狀況不穩定，一旦面臨腎功能的受損，體內過多的代謝廢物或體液無法排除，將影響病人的預後。傳統的血液透析治療（HD）易使重症病人及多器官衰竭病人的血液動力學不穩，而持續性動靜脈血液過濾術（CAVH）則是利用慢速且持續的超過濾來排除體液及中、小分子量的溶質，使重症病人得到一個較安全有效的替代治療方法。本章將介紹 CAVH 的原理、適應症及護理措施。

CAVH 之原理

　　主要是模仿腎絲球之過濾原理發展而成，利用動靜脈之壓力差來推動血流，使血液流經一個具高通透性膜的過濾器（filter），藉由超過濾作用（ultrafiltration）產生超過濾液（ultrafiltrate）排出體外，在血液流回病人靜脈之前，再加入適量之補充液（replacement fluid）以補充流失的體液，整個過程不需使用幫浦（pump）來驅動血流（圖 44.1）。

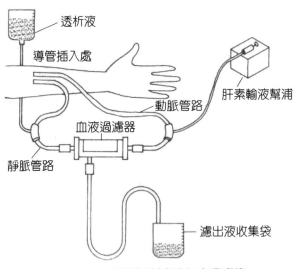

圖 44.1　持續性動靜脈血液過濾術

一、利用超過濾作用移除血中的水分及中、小分子量的溶質，而保留了血球與蛋白的成分。

二、CAVH 的清除水分及代謝廢物能力是受到超過濾率的影響，而超過濾率（ultrafiltration rate, QF）是取決於經膜壓力（transmembrane pressure, TMP），

超過濾率＝TMP×K（過濾器膜之通透係數）。經膜壓力又受到過濾器內之靜水壓（hydrostatic pressure）及血漿腫脹壓（oncotic pressure）的影響。

三、過濾器內靜水壓在血流端為陽壓，在過濾液端為負壓。超過濾端的壓力可由過濾器與超過濾液收集袋的高度差距來計算，而一般收集袋都在過濾器下方 50 公分處，可以產生一個負壓。

四、影響血液端靜水壓的因素，包括：1.血壓：通常收縮壓在 60 mmHg 以上，就可以維持超過濾的進行，臨床上最好維持平均動脈在 60 mmHg 以上，當病人的平均動脈壓在 80 mmHg 以上時，任何血管通路皆可進行 CAVH 治療；若病人血壓太低，則使用較大的血管（股動脈）或幫浦來獲得足夠的血流量。2.平均動脈壓愈高血流量愈大；血管通路選擇在較大的血管，使用較大口徑之血管襯管，均可獲得較高的血流量。此外，血液黏稠度、CAVH 營路長度和內徑大小亦影響血流量。

五、對抗超過濾作用最主要這血漿腫脹壓，靜水壓越高，超過濾率就越高，但在相同的靜水壓下，血漿腫脹壓越高，則超過濾率就越低。

六、這避免體外循環的血液凝固，CAVH 的操作過程中通常必須加入抗凝劑（肝素），初劑量肝素 15～30 u/kg 由動脈端滴注，維持劑量為 5～15 u/kg。

七、CAVH 的作用如同腎絲球，24 小時不斷地進行超過濾作用，一天下來脫水總量可達 10 公升以上，如不給予適量的補充液，會造成體液不平衡現象。補充液一般可用乳酸林格氏液、生理食鹽水加上所需之緩衝劑及電解質；補充液的成分可依病人的需要來加以調整。補充液的給法，可分為：1.前稀釋法（predilution）：在過濾器之前，即動脈端給予補充液，它的好處在於血液進入過濾器前，輸注之補充液會將血液稀釋，使得過濾器內之血漿腫脹壓下降，可以提高超過濾率、增加尿素清除率、減少肝素的需要量。缺點則是補充液需要量較多。2.後稀釋法（postdilution）：在過濾器之後，即靜脈端給予補充液，它的好處就是所需之補充液較前稀釋法少。

CAVH 的適應症、禁忌症及合併症

一、適應症

　　㈠急性腎衰竭患者。

　　㈡對利尿劑無反應的急性肺水腫。

　　㈢少尿或乏尿患者，仍需大量靜脈點滴滴注。

　　㈣急性或慢性腎衰竭而血液動力學不穩。

㈤電解質不平衡，臨床呈現症狀及徵象，例如：高鉀血症、高鈉血症。

二、禁忌症

CAVH 之使用並沒有絕對之禁忌症，但當病人正在出血或有凝血功能異常時，可嘗試減少肝素的劑量或不用肝素來進行治療。

三、合併症

CAVH 可能出現之合併症是可預期的，大部分是可避免的。

㈠與血管通路有關之合併症：感染、血管栓塞、血栓性靜脈炎、出血及形成血管瘤。

㈡過濾器與管路有關之合併症：管路連接處的脫落、過濾器膜破裂而使血液流失到過濾液內，此合併症較少見。

㈢與使用肝素（Heparin）有關之合併症：出血、過濾器的血液凝固，因過濾器的血液凝固而造成過濾器功能喪失，此比例高達 32% 以上，原因為血流量不足、抗凝劑劑量不夠，或是因過濾器內超過濾作用的進行，造成血濃縮，而使血液容易凝固。改善方法為選擇較大的血管及內徑較大的導管，以增加血流量，同時補充液由前稀釋法給予，以改善血濃縮的問題。

㈣液體與電解質不平衡：一般只要醫護人員經常監測病人血中電解質及進出液量，這個問題是可避免的。

㈤治療性藥物的去除：一般治療性藥物，分子量小於 5,200 Da（道爾頓），可經由超過濾作用而從血中排除到超過濾液內。然而血中藥物被清除的程度與血中蛋白結合的比例有關，未與蛋白結合的藥物才會被去除。

其他持續性腎臟代替治療法

一、持續性動靜脈血液透析術（continuous arteriovenous hemodialysis, CAVHD）

雖然 CAVH 經由超過濾作用，以清除體內水分及尿素等代謝廢物，但是尿素清除率只有 9～12 L/day，這對處於高分解代謝下的重症病人常是不夠的。為彌補 CAVH 對尿素清除率之不足，因此 1984 年，Geronemus 等人發展出 CAVHD 的治療方法，其原理乃同時應用超過濾及透析作用，以增加尿素清除率。其尿素清除率高達 37 L/day。CAVHD 的操作與 CAVH 類似，兩者最大的不同在於 CAVHD 過濾器的超過濾側有兩個開口，以供透析液（dialysate）的流進與排出，其透析液可用 1.5% 之腹膜透析液。

二、持續性靜脈血液透析術（continuous venovenous hemodialysis, CVVHD）

同 CAVHD，只是利用靜脈血管通路，藉助血液幫浦（blood pump）將血引出，完成治療，血流不受病人血壓影響。優點是超過濾量較大，血流量大，不易凝固，可減少抗凝劑使用量，減少出血之危險。

接受 CAVH 治療病人之護理

一、協助用物準備

　　㈠雙腔導管。
　　㈡輸液幫浦兩臺。
　　㈢補充液：依醫囑準備溶液，例如乳酸林格氏液 5% G/W，0.9% N/S 或其他溶液。
　　㈣收集管及收集袋：收集過濾液使用。
　　㈤抗凝劑：肝素。

二、治療前病人的準備

　　㈠監測體重、血壓、呼吸、脈搏、CVP 或 PCWP，以了解病人血液動力學及體內水分平衡狀態。
　　㈡收集檢驗報告，作為治療的參考。包括：血液常規、血小板、電解質、血糖、尿素氮、Creatinine、凝血時間等。
　　㈢準備穿刺部位皮膚、協助醫師穿刺。

三、協助透析護理人員架接血管通路及血液過濾器、動靜脈血液回路管、過濾液管等

將血液過濾器固定與病人心臟同高的位置；收集袋固定於低於血液過濾器 50 公分處。將輸液幫浦分別接上輸液管。

四、治療過程病人的監測事項：

　　㈠每小時監測生命徵象，每四小時測量 CVP 或 PCWP，以了解血液動力學及體內水分平衡狀態。
　　㈡每兩小時監測病人的意識狀態、肢體運動及感覺功能是否正常。
　　㈢每日監測電解質，例如：BUN、Creatinine、K^+、Cl^-、Ca^{2+}。

㈣依病情需要監測動脈血液氣體分析（ABG），以了解體內酸鹼平衡。

㈤協助病人採取舒適的姿勢，並定時改變姿勢。

㈥每小時評估並記錄過濾量，以調整補充液量。

㈦每 2～4 小時評估血液過濾器有無凝固。

㈧經常檢視管路有無扭曲，過濾液降低或導管滑出現象。

㈨依 PTT 結果調整肝素用量。

㈩觀察病人有無出血情形：遇有下列情況時，結束治療或更換過濾器：

    1.過濾液呈紅色。

    2.血液過濾器凝固。

    3.腎功能恢復。

    4.病況惡化無法繼續治療。

㈪補充液之調整（表 44.1）

    1.單時平衡＝單時輸入量－單時排出量

      單時輸入量＝補充液量＋透析液量＋肝素量＋（IV＋輸血＋口服）

      單時排出量＝濾出量＋小便量＋其他（引流量、嘔吐量）

    2.累計平衡＝前一次累計平衡－此次單時平衡

    3.每小時計算輸出入量後計算補充液需要量，設定下一小時補充液。

      下一小時補充液量＝此小時補充液量－（此小時單時平衡－欲脫水量／h）－
      （累計平衡－累計應脫水量）

      ＊欲脫水量／h＝欲減輕體重／治療時間（小時）

    4.依病人血壓隨時調整脫水量。

㈫於治療結束後測量病人的體重。

表 44.1　加護中心 CAVH/CVVHD 輸出入量紀錄單

姓名：病歷號：　　　　　　體重：治療前＿＿＿＿kg　　　　治療後＿＿＿＿kg
床號：＿＿＿＿＿　　　　　血壓：治療前＿＿＿＿　　　　　治療後＿＿＿＿

日期	時間	血壓	輸入量				單時輸入量	排出量			單時排出量	單時平衡	累積平衡
			⑴補充液	⑵肝素量	⑶透析液	IV 輸血口服		⑷濾出量	小便量	其他			

結論

　　CAVH 是一種持續性、緩和的治療，設備簡單、易操作，對於不適合的血液透析治療之腎衰竭患者，CAVH 不失為一有效之替代治療方法；對於急需腸道外營養補充（TPN）又擔心造成體液過度堆積的患者，CAVH 為有效治療法。處於高代謝異化狀態下的患者，CAVHD 比 CAVH 有更高之尿素清除率。

學習評量

    1.簡述 CAVH 的原理。

    2.簡述補充液的兩種給法。

    3.簡述接受 CAVH 治療病人之可能合併症。

    4.簡述接受 CAVH 治療病人之護理重點。

參考文獻

一、中文部分

馮英鳳（1995）：連續性動靜脈血液過濾術。臺中榮民總院加護護理訓練講義。

張景竣、吳義勇（1994）：連續性動靜脈血液過濾術。臺北榮民總院腎臟科講義。

二、英文部分

Coloski, D., Mastrianni, J., & Brown, L. H. (1990). Continuous arteriovenous hemofiltration patient: Nursing Care Plan. *Dimensions of Critical Care Nursing*, *9*(3), 130-142.

第四十五章　肝衰竭病人之護理

學習目標

──研讀本章內容後，學習者應能達成下列目標：

1. 描述肝衰竭的定義。
2. 說出肝衰竭的病因及其病理變化。
3. 列出肝衰竭的臨床病徵。
4. 描述肝性腦病變的臨床分期。
5. 說出肝衰竭和肝性腦病變的治療和護理措施。

前言

　　肝臟組織結構因許多不同的病理變化，而漸進性遭受破壞或功能受到干擾，當肝細胞漸進地受破壞或被纖維組織所取代達到一定的程度時，造成肝功能損傷，最後導致肝衰竭。肝功能失調可能是突然的，或是漸進性地潛伏多年，完全依其病因而有所不同。雖然對肝衰竭沒有特別的治癒方法，但支持性療法之目標是維持病人的肝功能。重症單位的護理人員在病人重症期間最大的挑戰是適時細心的護理，維持病人的生命，並預防合併症。

病因

一、病毒

　　常見的病毒是病毒性肝炎（A、B、C 或 D 型），疱疹病毒也曾有報告會引起急性肝疾病。

二、化學性

　　會引起肝疾病和肝衰竭的藥物，有：止痛、解熱、消炎藥（如Acetaminophen、Salicylates、Phenylbutazone）、麻醉藥（如Halothane）、利尿劑（如Furosemide）等。若同時給予 Isoniazed、Rifampin 會引起肝毒性反應。酒精對肝細胞直接產生毒性反應。慢性酒癮者可能會產生雷氏（Laennec's）肝硬化。工業性化學劑，例如：四氯化碳（carbon tertrachloride）可能會引發肝病變和肝衰竭。

三、代謝性

　　慢性酒癮常發生營養不良，因酒精會抑制肝臟釋放三酸甘油脂。三酸甘油脂堆積於肝臟，增加脂肪酸的合成，使脂肪浸潤於肝臟形成脂肪肝。

四、缺血

　　因循環衰竭或休克使肝組織灌流不良，而產生肝衰竭。

病理變化

一、急性肝疾病

　　猛爆性肝衰竭可能是感染、藥物或毒素所致，是一種發生很快，肝細胞漸進性的遭

受破壞和產生退行性變化，肝細胞大量的壞死而形成嚴重的肝功能失調。

二、慢性肝疾病

慢性肝疾病或稱產肝硬化，是肝臟漸進性的退行性變化，肝細胞漸進性的壞死、纖維化和結節再生。

㈠雷氏肝硬化（Laennec's liver cirrhosis）

雷氏肝硬化是最常見的慢性肝疾病，主要是與慢性酒癮者有關。酒精的毒性反應直接作用於肝細胞，漸進地脂肪浸潤於肝臟細胞。

㈡壞死後肝硬化（postnecrotic liver cirrhosis）

壞死後肝硬化主要是肝臟失去大部分的細胞，肝臟逐漸產生纖維化，肝組織變大，不規則的結節再生和變性。有 25%壞死後肝硬化有急性病毒肝炎之病史。也有工業性化學物質、藥物中毒和特定的內毒素感染也會有壞死後肝硬化。壞死後肝硬化有可能會發展為肝癌。

㈢膽道肝硬化（biliary liver cirrhosis）

膽道肝硬化繼發於肝內、肝外膽管阻塞，膽汁引流受阻，形成膽汁鬱積。膽汁滯流累積於肝臟，使肝細胞受到破壞。

㈣心因性肝硬化（cardiac liver cirrhosis）

心因性肝硬化較少見，通常與充血性心臟衰竭有關。嚴重的靜脈充血加速缺血，使肝細胞受傷而產生壞死，最後纖維化。

臨床症狀和徵象

肝衰竭的臨床表徵主要是與肝細胞損傷有關。病人在肝功能失調的早期可能是各組織蛋白的合成減少，以及因噁心、嘔吐和厭食引起的營養不良有關，顯得虛弱、食慾不振、體重喪失、腹部不適和疲倦。隨著肝功能逐漸的被破壞，身體的組織器官也受波及。

㈠心臟血管系統

剛開始病人的心臟血管系統呈現高血流動力的現象，皮膚潮紅、高血壓、洪脈。隨著肝臟受損，肝臟合成白蛋白的能力下降（血清白蛋白小於 3.5 g/100 mL），血管內膠質滲透壓降低，血管內的液體滲出組織間隙形成腹水，循環血量因此減少導致血壓下降。

㈡呼吸系統

腹水使腹壓上升壓迫橫膈而影響肺臟的擴張。腹水滲入肋膜腔形成肋膜積水也有可能壓迫肺臟，如此一來病人有可能產生低血氧症。

（三）腎臟

循環血量減少，腎臟組織灌流降低，尿液排出也減少。

（四）神經系統

神經系統的臨床症狀持續幾小時到幾天。大部分神經功能的改變是肝臟無法將蛋白質的代謝產物（氨）轉化為尿素自尿液排出。過多的氨通過腦血管障壁，而干擾中樞神經系統，產生肝性腦病變，肝性腦病變的臨床分期見表 45.1。因肝臟貯存維生素 B 的能力下降，使周邊神經變性和感覺改變。

表 45.1　肝性腦病變的分期

分　　類	臨床徵象和症狀
第一期：前驅症狀（prodromal）	表情冷淡、意識混亂、心智遲緩、輕微的振顫、行為改變、血氨上升、輕微的腦電波異常
第二期：瀕臨昏迷（impending coma）	不適當的行為、嗜睡、叫不醒、輕微的撲顫、血氨上升、腦電波常有變化
第三期：木僵（stupor）	嚴重的意識混亂、嗜睡但可叫醒、沒有方向感、撲顫、肝口味、四肢僵硬、反射增強、腦電波大部分有變化
第四期：昏迷（coma）	意識喪失、對疼痛無反應、生命徵象改變、反射減弱、抽搐、腦電波大部分有變化

（五）血液系統

因為肝臟無法合成膽鹽而干擾腸胃道吸收脂溶性維生素，特別是維生素 K，因此無法合成凝血酶原和凝血因子，所以常見皮膚瘀血、鼻腔出血和齒齦出血等出血現象。

（六）液體和電解質

電解質隨液體平衡而有所變化。剛開始因抗利尿激素的排出減少，使鈉和水滯留於血管內。當肝臟漸進充血產生門脈高壓，液體滲入腹膜腔形成腹水，身體的循環血量減少。循環血量減少的結果，產生代償機轉，使抗利尿激素（antidiuretics, ADH）、醛類脂醇（aldosterone）和活化 renin-angiotensin 系統之結果，使鈉和水滯留在體內，鈉因體內過多的水分而被稀釋形成低血鈉。其他電解質的變化有：1.因腹瀉、 aldosterone 或利尿而產生低血鉀；2.因食物攝入減少和維生素 D 的吸收降低而產生低血鈣；3.因肝臟無法貯存鎂而產生低血鎂。

（七）腸胃系統

因為門脈高壓常見食道靜脈曲張和痔瘡形成，也比較容易出血。因血液經腸胃道細

菌的分解形成氨也是肝衰竭病人產生肝性腦病變的原因之一。

㈧免疫系統

肝衰竭病人因肝臟的 Kupffer 細胞的過濾功能降低而容易發生感染。

㈨皮膚

由於肝臟對膽紅素的代謝能力降低，而引起高膽紅素血症形成黃疸。病人的呼吸道有稍甜且帶臭的味道，稱為肝口味。因動情激素排出降低，血中高濃度的動情激素使頸、胸部出現蜘蛛狀痣，以及手掌、腳掌發紅。

㈩內分泌

性腺低下有男性女乳化現象。

診斷

診斷肝衰竭的過程有實驗室檢查、影像檢查、病理切片和內視鏡檢。

一、實驗室檢查

㈠全血球計數：血紅素和血比容下降，表示最近有腸胃道出血和肝臟無法貯存和製造血紅素所需的鐵、葉酸和維生素 B_{12}。白血球、血小板降低與脾腫大有關；而白血球增加表示目前有感染的跡象。

㈡凝血酶原時間：凝血酶原時間延長，表示無法吸收維生素 K，凝血酶原的合成減少。

㈢血清白蛋白和全蛋白：兩者皆降低，表示肝臟對蛋白質的合成能力降低。

㈣血液尿素氮和肌氨酸酐：液體容積不足和腸胃道出血，血液尿素氮和肌酸酐會升高。

㈤血中氨值：升高，為肝臟合成尿素的能力降低。

㈥血糖：降低，表示肝臟沒有能力貯存肝醣；也有可能是營養不良。

㈦血膽固醇：降低，表示肝臟失去合成膽固醇的能力。

㈧血膽紅素（直接和間接）：升高，為肝功能障礙。

㈨肝臟酵素：AST、ALT、Alkaline phosphate 和 LDH 升高，反映肝細胞或膽道組織損傷或壞死。

㈩肝炎病毒試驗：評估是否為活動性肝炎。

㈩一尿液／糞便：可能尿膽素原、糞膽素原增加。

二、影像檢查

㈠腹部超音波：可能有膽道阻塞。

㈡腹部 X 光片：顯示肝腫大。

㈢肝臟電腦斷層：肝臟結構異常。

㈣肝臟病理切片：肝臟廣泛的受破壞。

㈤肝臟和腸系膜血管攝影：評估肝循環和門脈高壓的程度。

㈥腦波電圖：評估肝性腦病變。

治療

慢性肝衰竭是無法治癒，以支持性療法效果較好，所以一些基本治療原則仍須注意。而猛爆性肝衰竭的死亡率偏高，但又有可能完全治癒，或需要肝臟移植。

一、一般性治療

㈠找出誘因：肝硬化的病人常因使用利尿劑、安眠鎮靜劑和腸胃出血、高蛋白飲食、便秘、腹瀉或嘔吐、外科手術、感染、喝酒等誘因，而出現肝腦病變。治療上必須去除這些誘因，病情多能改善。

㈡灌腸以清除大便內的有毒氮化物：若合併消化道出血也應灌腸或鼻胃管引流讓腸內血液盡早排出，以減少氮化物的生成。

㈢急性期給予無蛋白質飲食，恢復期再慢慢增加蛋白質飲食的量（20 gm/day）：慢性肝衰竭則需長期限制蛋白質飲食（50 gm/day），盡量給予植物性蛋白質。

㈣降低血氨

　1.Neomycin：為口服的 Aminoglycoside，不易被腸道吸收，破壞腸道細菌，可以有效的降低腸氨的發生。

　2.口服 Latulose，其可使大便酸化，使會發酵乳糖的細菌大量生長，抑制會合成氨的細菌，使氨的合成減少。腸內物的酸化可使氨傾向離子化而不易被吸收。Latulose 與血液同時存在，大腸細菌較易作用於 Latulose 而不作用於血液，因而使氨的合成減少。

二、藥物治療

產生肝性腦病變的偽神經傳導物質理論如果屬實，補充腦中的 Dopamine 應有療效，因此給予其前身 Levodopa 則可穿過腦血管障壁會有短暫的效果。此外，Bromocriptine 是一種長效的 Dopamine 接受器的藥物，對慢性的肝性腦病變也有療效。

三、肝臟移植手術

末期肝病包括慢性肝腦病變，肝移植是一個極有價值的治療方式。

四、實驗性的治療方式

分子吸附循環系統又稱為人工肝臟（Molecular Adsorbents Recirulating System, MARS）。MARS 治療使用分子吸附再循環系統，治療急、慢性肝病引起的肝衰竭，主要是支持性替代肝臟解毒功能，清除肝衰竭時累積的大量水溶性和蛋白質結合毒素，減少血漿毒素，使肝細胞再生恢復，以改善病人情況，其目的是使病人完全恢復或渡過危險期，以及準備和過渡到肝臟移植或避免再次肝臟移植。

護理措施

一、監測神經功能

(一)評估是否有肝性腦病變的症狀和徵象：參考表 45.1。

　　1.意識程度：嗜睡或昏迷。

　　2.記憶：短期記憶或簡單的計算。

　　3.行為：激動、嗜睡或僵直。

　　4.人格的改變：心智遲緩、表情遲滯。

　　5.神經功能狀態：說話緩慢、振顫或深度昏迷、反射增強或減弱、對疼痛無反應。

(二)監測血氨值

(三)依醫囑給予抗血氨治療：評估治療的反應。Latulose 不可與 Neomycin 同時給予，因為 Neomycin 是破壞腸道細菌，而 Latulose 需要腸道細菌才能產生作用。

(四)維持一個安全的環境，避免不必要的傷害

二、維持體液、電解質和酸鹼平衡

(一)病人有腹水時必須限制鈉和水的攝取量

　　1.每天限水 1,000～1,500 mL。

　　2.每天攝取鈉 200～500 mg。靜脈注射或腸胃道沖洗，應避免用生理食鹽水。

(二)每天量體重、測量腹圍和記錄輸入／輸出量。

(三)協助腹水放液穿刺時，放液速度要慢，一次不超過 1,000～1,500 mL。

(四)給予利尿劑時，必須小心監測血鉀，尤其是腸胃道出血大量輸血後會加速高血鉀之發生。

(五)依醫囑靜脈注射血清白蛋白維持足夠的血管內膠質滲透壓。

三、維持呼吸功能

若是因腹水或肋膜積水而影響肺部的擴張，應採取的措施是：

㈠協助病人採半坐臥。

㈡至少每兩小時評估呼吸音。

㈢必要時提供氧氣，以減輕低血氧。

四、預防肝毒性

㈠避免給鎮靜劑和安眠藥，以避免加速肝性腦病變之進行。

㈡謹慎評估病人所服用的藥，避免藥物之間的加成作用對肝臟造成傷害。

㈢調整藥物的劑量預防肝毒性。

五、預防低血糖

㈠給予 10% 葡萄糖溶液靜脈滴注，並每天監測血糖濃度。

㈡一天必須提供 1,400～1,500 卡之熱量，以葡萄糖為主要之能量來源。

六、預防出血

㈠監測凝血酶原和部分凝血酶原時間，了解肝功能狀況。

㈡依醫囑給予維生素 K 之治療。

㈢盡量避免肌肉注射，降低出血的危險性。以靜脈注射和皮下注射為最佳之選擇。

七、預防感染

㈠對侵入性治療嚴格執行無菌技術。

㈡注意體溫、白血球計數和 C-反應蛋白的變化，必要時要做痰液、血液、尿液的培養。

八、監測腎功能

㈠當尿液減少、尿鈉小於 10 mEq/L 和氮質血症時，液體補充必須依排出量補充之。

㈡監測中央靜脈壓、肺微血管楔壓了解血液動力學的狀況。

㈢調整液體和鈉的攝取量。

㈣監測血液尿素氮、肌氨酸酐、血清滲透壓和電解質。

㈤停止對腎臟有害的藥物，例如 Gentamycin、Netromycin、Sisogen 等
Aminoglycoside 的藥物。

結論

　　肝衰竭的治療目標是維持病人的肝功能，重症單位之護理人員在病人重症期間最
大的職責，是依治療目標提供適當的護理措施，以延長 病人的生命，預防合併症的發
生。

學習評量

1.簡述肝衰竭的定義。
2.試述肝衰竭的病因及病理變化。
3.試述肝衰竭的臨床症狀和徵象，及其病理機轉。
4.簡述降低血氨的治療方式。

參考文獻

一、中文部分

李宣書、李源德等（1984）：肝衰竭。臺大內科學講義（pp.294-301），臺北：橘井。

二、英文部分

Blaney, H., & DeMorrow, S. (2022). Hepatic Encephalopathy: Thinking Beyond Ammonia. *Clinical Liver Disease*, *19*(1), 21.

Dolan, J. T. (1991). *Critical care nursing:clinical management through the nursing process*. Philadelphia: Davis, F. A.

Kobashi-Margáin, R. A., Gavilanes-Espinar, J. G., Gutiérrez-Grobe, Y., Gutiérrez-Jiménez, Á. A., Chávez-Tapia, N., Ponciano-Rodríguez, G., Uribe, M., & Sánchez, N. M. (2016). Albumin dialysis with molecular adsorbent recirculating system (MARS) for the treatment of hepatic encephalopathy in liver failure. *Annals of Hepatology*, *10*(S2), 70-76.

Nancy, M. H. (1993). *Nursing the critically ill adult* (4th ed.). California: Benjamin Cummings.

Schimdt, L.E. Sorensen, V.R., Svendsen, L.B., Hansen, B.A., & Larsen, F.S. (2001). Hemodynamic change during a single treatment with the Molecular Adsorbent Recirculating System in patients with acute-on-chronic liver failure. *Liver Transplanation*, 7, 1034-1039.

第四十六章 急性胰臟炎病人之護理

學習目標

—— 研讀本章內容後,學習者應能達成下列目標:

1. 說出急性胰臟炎的定義和分類。
2. 描述胰臟炎的病因和病理變化。
3. 描述胰臟炎的臨床症狀與其臨床症狀有關的病理過程。
4. 列出急性胰臟炎的治療措施。
5. 說出急性胰臟炎常見的護理診斷與其護理措施。

前言

胰臟炎和飲食習慣有關，近年來國人飲食習慣逐漸西化，病人也愈來愈多，大多集中在四、五十歲的中壯年。這些病人大多體型肥胖，且有酗酒習慣，往往在暴飲（酒精）暴食（高蛋白質脂肪食物）後發病。胰臟炎發病初期，胸骨下的上腹部有輕微悶痛感，兩小時之後，刀割般的劇烈絞痛取而代之，此時身體常因不堪的劇痛而捲成一團。值得注意的是，胰臟炎爆發後，發炎的胰臟細胞及分泌物釋放出來，就會引發一連串反應，不可收拾，不少病人因而併發肝衰竭、呼吸衰竭等多重器官病變，嚴重者甚至喪命。

解剖位置

一、部位

胰臟位於上腹部後腹膜腔內，因為它沒有特定的外囊保護，所以鄰近組織的疾病將直接波及胰臟。胰臟本身的結構分為三部分：頭部接近十二指腸的彎曲部、體部、尾部與脾臟相接觸。胰管（pancreatic duct or duct of Wirsung）為胰臟之主要排出管，在十二指腸孔頭處進入十二指腸之前與總膽管連接，引流胰臟的外泌素進入十二指腸，消化脂肪、蛋白質和碳水化合物。

二、微細結構

胰臟的外分泌物是無色，一天約有 1,500～2,000 mL，pH 值是 8.0～8.3。消化酵素內含有高濃度的鈉、碳酸、水和鉀。胰臟的分泌細胞（β-cell）製造和分泌胰島素進入血流，調節血中糖的含量。

定義

胰臟炎是胰臟細胞因某些因素誘發胰臟的蛋白質分解酵素（proteolytic enzymes）的釋放，造成胰臟本身的自我消化，而導致胰臟組織廣泛性發炎，結果產生水腫、出血和脂肪壞死。胰臟炎的分類為：1.急性胰臟炎；2.慢性胰臟炎；3.壞死性的膿瘍，稱為偽囊（pseudocyst）：胰腺管壞死而破裂，使胰分泌液淤積於後腹膜腔中；4.葉周圍性胰臟炎：發生於萎縮腺胞周邊之胰腺纖維變性。

病因

引起胰臟炎的病因有： 1.膽道疾病合併膽石病； 2.慢性酒精中毒； 3.不明原因的胰臟炎。

一、膽道疾病合併膽石病

總膽管或法透氏壺腹部（ampulla of vater）的結石，促使胰臟的消化酵素和膽汁回流進入胰管，當超過胰臟的保護障壁的容量，使胰臟組織受損產生炎症。

二、胰臟的保護障壁

胰臟保護障壁是法透氏壺腹部括約肌、胰蛋白酶（trypsin）的抑制劑，及胰管和總膽管間的壓力差。假如法透氏壺腹部括約肌關閉不全、胰蛋白酶抑制劑分泌不足，以及總膽管的壓力大於胰管，將會使具活性的胰蛋白酶回流至胰臟組織，自行消化本體，且膽汁及其他的消化液回流進入胰管，使胰臟受更進一步的損傷。

三、慢性酒精中毒

急性酒精攝取會增加法透氏壺腹部括約肌的張力和抑制胰液的分泌。但是慢性酒精中毒會促使胰液（水、重碳酸鹽、蛋白質、酵素）的過度分泌，而有結石沉積於腺細胞（機轉不明）。慢性酒精中毒使法透氏壺腹部括約肌的張力降低，而增加胰臟的消化酵素和膽汁回流進入胰管的危險性。

四、病因不明

有 10～25% 的病人產生急性胰臟炎的致病機轉不明。例如：手術後胰臟炎、高血脂、高鈣血症、腹部受傷、胰臟癌、胰管的內視鏡檢和藥物（Imuran 、Azathioprine、Sulfonamides、 Thiazide diuretics、 Corticosteroids 、Furosemide 等）誘發胰臟炎。

病理變化

促使急性胰臟炎的發生因素有：

一、活化的胰臟酶使產生化學性的發炎反應，而導致：

　(一)甲型磷脂酶（phospholipase A）：它會消化細胞膜的磷脂體，損及胰臟的腺細胞和產生水腫、凝固及脂肪壞死。

　(二)彈性蛋白酵素（elastase）：消化血管壁的彈性纖維，而產生出血、缺血和壞死。

㈢胰蛋白酶：活化 kallikrein-kallidin-bradykinin 的系統，使血管擴張、微血管的通透性增加、發炎細胞浸潤和疼痛。蛋白質滲出血管，使血清白蛋白降低而加速液體容積不足，產生低血壓，甚至休克。

二、膽汁的逆流進入胰管，胰的脂肪酶濃度增加，而產生胰臟的脂肪性壞死。

三、蛋白質分解酵素消化胰臟的表面，而使胰液漸漸滲入腹腔產生腹膜炎。

四、病人因急性胰臟炎和有嚴重的胰臟壞死而存活者，可能會產生糖尿病。

臨床症狀

急性胰臟炎常見的臨床表徵是嚴重的腹部疼痛，可能是漸進性或突然發生，疼痛侷限於上腹部而輻射至背部、胸部和腰骨處。坐姿往前可以緩解疼痛。疼痛通常併有噁心、嘔吐和腹脹之現象。疼痛有可能是腹膜炎所致。後腹膜腔出血可見於腰側有瘀血（Grey-Turner's sign）和肚臍瘀血（Cullen's sign）。出血和大量的血漿進入胰臟和鄰近的組織，而有休克現象。發燒、心跳快速和黃疸是常見的症狀。肋膜積水也可能出現。而呼吸功能不足和抽搐較少發生。

診斷

一、臨床病史

㈠健康型態：最近是否罹患疼痛疾病、胰臟炎、肝炎、十二指腸潰瘍、肝臟或胰臟癌、高血脂、內分泌疾病、腹部受傷等病史。

㈡壓力處置：最近是否有壓力事件、周圍的支持系統如何？

㈢營養代謝型態：最近的體重是否增加或減少？食慾如何？進食後是否有腹部疼痛？

㈣排泄型態：排便習慣是否改變？是便秘或腹瀉？

二、實驗室檢查

㈠血清澱粉酶（amylase）：急性胰臟炎發生的 6 小時內血清澱粉酶的濃度高於正常值的 2.5 倍，於 24 小時達到最高峰，且持續幾天。

㈡尿液澱粉酶和血清脂肪酶於急性胰臟炎發生後濃度升高持續 5～7 天。

㈢澱粉酶和肌氨酸酐的廓清率大於 5% 表示有急性胰臟炎。

㈣白血球增加。

㈤血紅素和血比容依出血程度和液體容積狀況而有所改變。

㈥血清和尿膽紅素升高。

㈦血清白蛋白低於 3.3 g/100 mL。

㈧三酸甘油脂升高。

㈨電解質不平衡：低血鈣、低血鉀和低血鈉。

㈩動脈血氧氣體分析：因休克、敗血症使 pH 值小於 7.35、動脈血中氧氣濃度下降，呼吸功能障礙，甚至產生成人呼吸窘迫症候群。

㈩一血糖和尿糖升高：因發炎過程而使胰臟 β 細胞的功能受影響；也有可能是升血糖素（glucagon）的釋放增加而產生高血糖。

三、影像檢查

㈠胸部 X 光片：橫膈膜上升、肺擴張不全。

㈡腹部 X 光片：了解鄰近胰臟的中空器官，例如：胃、十二指腸的阻塞、近端迴腸鈣化、黏連。

㈢腸胃道的鋇劑檢查：胃排空時間延長、十二指腸因胰臟的頭部水腫而擴大，因假囊的形成使胃移位。

㈣膽囊及膽管 X 光攝影：排除急性膽囊炎。

㈤腹部超音波：顯示器官／結構的水腫、發炎過程、膽結石、胰管鈣化、膿瘍、血腫、器官腫脹、假囊。

㈥電腦斷層：確定腫瘤、胰臟假囊腫、胰管擴張和結石。

㈦腹腔穿刺放液：用來分析胰澱粉酶；減少腹腔內的液體，降低對呼吸功能的影響。

合併症

急性胰臟炎潛在性的合併症很多，可能與其他疾病的臨床表徵難以區辨。較嚴重的合併症有：液體容積不足（出血性）、休克、急性腎衰竭，成人呼吸窘迫症候群、胰臟膿瘍，或胰臟假囊形成、瀰慢性血管內凝血、營養不良等。

治療

急性胰臟炎的治療以 PANCREAS 之簡單記憶法來代表。

一、P：Pain（疼痛）

急性胰臟炎發作時有嚴重的疼痛以 Demerol 取代 Morphine 來止痛，降低法透氏壺腹部括約肌的痙攣和胰管內壓，減輕胰臟炎的病情。

二、A：Antispasmodic drugs（抗痙攣藥物）

於急性胰臟炎發作時使用抗痙攣藥物，有助於降低腸胃的刺激和蠕動。

三、N：Nasogastric suction（鼻胃管抽吸）

禁食可以讓胰臟休息，且減少胰臟酵素的分泌。鼻胃管抽吸可以緩解腹脹、腸絞塞和胃酸的分泌。組織胺阻斷劑也可以減少胃酸的製造和分泌。

四、C：Calcium（鈣）

1/3 急性胰臟炎的病人有低鈣血症，臨床上較少發生痙攣。假如低血鈣產生臨床症狀，則要補充鈣。

五、R：Replacement of fluids and electrolytes（補充液體和電解質）

鼻胃管引流和液體轉移至後腹膜腔，導致液體容積不足，必須補充液體，以維持足夠的循環血量；補充白蛋白以維持足夠的腫脹壓（oncotic pressure），減少微血管滲漏的症狀。

六、E：Endocrine（內分泌）

以胰島素控制高血糖；許多藥物被用來治療急性胰臟炎，例如 Calcitonin、Cimetidine、Glucagon 和胰酵素抑制劑（Somatostation、Trasylol），但都未能證實其療效。

七、A：Antibiotics（抗生素）

有膿瘍時使用廣效性抗生素（Cefotaxine、Mezlocillin、Cefalothin、Cephamandole）控制感染。

八、S：Steroids（腎皮質類固醇）

於胰臟炎急性發作時開始投予治療。

其他的治療措施有：以肝素（Heparin）來預防瀰漫性血管內栓塞。或低劑量投予，預防血栓的形成。腹膜透析移除有毒物質。腹膜穿刺放液減少肺擴張不全，以緩解呼吸功能障礙。外科治療：1.診斷不明確時，做腹腔鏡檢查或剖腹探查以確定診斷；2.胰臟膿瘍、假囊形成或膽道異常，必須放置引流管引流；3.胰臟壞死做擴創術，必要時要做胰臟切除術。

護理措施

　　早期和積極的液體復甦和早期腸內營養與較低的死亡率和感染併發症的發生率具相關性（Crockett ., 2018; Ketwaroo et al., 2019; Mederos et al., 2021; Vivian et al., 2019）。急性胰臟炎常見的護理診斷和護理措施如下：

一、液體容積不足

(一)導因

　　1.出血。

　　2.腹水（低白蛋白血症使血管內的水進入腹膜腔）。

　　3.脫水：禁食、嘔吐、鼻胃管引流。

(二)護理目標

　　1.維持穩定的血液動力學功能

　　　(1)心跳小於 100 次／分。

　　　(2)中央靜脈壓 0～8 mmHg。

　　　(3)肺動脈壓小於 25 mmHg。

　　　(4)肺微血管楔壓 8～12 mmHg。

　　　(5)平均動脈壓 70～90 mmHg。

　　2.減輕水腫和腹水

　　　(1)體重維持在體重基準線的 5% 內。

　　　(2)腹圍回到基準線。

　　3.維持下列檢驗數值在正常生理範圍

　　　(1)血比容 37～52%。

　　　(2)血紅素 12～14 g/100 mL。

　　　(3)血清白蛋白 3.5～5.5 g/100 mL。

(三)護理措施及理由：見表 46.1。

二、無效呼吸型態

(一)導因

　　1.因腹痛產生換氣不足。

　　2.肺擴張不全。

　　3.肋膜積水。

(二)護理目標

　　1.維持每分鐘有效的通氣量。

表 46.1　急性胰臟炎的護理診斷：液體容積不足

護 理 措 施	理 　 由
1.評估腸胃道功能： 　(1)腹部評估：腹壁緊繃程度、壓痛、回縮 　　痛、腹轉、Cullen's 或 Grey-Turner's 徵象 　(2)腸胃道症狀：噁心、嘔吐、便秘、吐血、 　　血便 2.依醫囑重建和維持正常的液體容積 　(1)給予補充血製品和靜脈輸注液 　(2)補充血清白蛋白 　(3)監測液體容積過多的徵象： 　　水腫、體重增加、血壓增加、洪脈；頸靜 　　脈怒張、中央靜脈壓和肺動脈壓上升、呼 　　吸困難、呼吸囉音 　(4)監測液體容積不足的徵象： 　　低血壓、心跳加速、中央靜脈壓和肺動脈 　　壓下降、尿減少、尿比重增加、皮膚和黏 　　膜乾燥 　(5)依醫囑給予強心劑和血管加壓劑： 　　Dopamine、Epinephrine	• 腸道血管因代償性血管收縮（交感神經反 　應），使腸蠕動降低，胃和腸道黏膜缺血 　Cullen's sign：肚臍周圍瘀血，可能有腹膜腔 　出血 Grey-Turner's sign：腰側周圍瘀血，可 　能與腹膜腔出血有關 • 緩解液體容積不足和低血壓。重建血管內循 　環血量、組織灌流和氧合能力。置換因禁 　食、嘔吐、鼻胃管引流等所流失的液體 • 血管內流失白蛋白，腫脹壓降低，促使組織 　間隙水腫和腹水形成 • 積極的液體補充，會產生液體容積過多的現 　象 • 增加靜脈血液回流和心收縮力，使心輸出量 　增加

　　　(1)潮氣容積大於 5〜7 mL/kg。

　　　(2)每分鐘呼吸速率小於 25〜30 次。

　　2.能夠做有效的深呼吸、咳嗽，清除痰液。

　　3.維持動脈血液氣體分析在正常的生理範圍。

　　　(1)$PaO_2 > 60$ mmHg。

　　　(2)$PaCO_2 < 35$〜45 mmHg。

　　　(3)pH 7.35〜7.45。

⑷Base excess±2。

4.胸部 X 光片沒有肺擴張不全和肋膜積水。

㈢護理措施及理由：見表 46.2。

表 46.2　急性胰臟炎病人的護理診斷：無效呼吸型態

護 理 措 施	理　　　由
1.評估呼吸功能： ⑴呼吸速率、深度和呼吸型態改變 ⑵胸廓的對稱性 ⑶是否使用呼吸輔助肌肉 ⑷聽診呼吸音 ⑸評估痰的顏色、味道、性狀和量 ⑹評估動脈血液氣體分析	• 腹部疼痛促使換氣不足，容易產生高二氧化碳血症和肺擴張不全；肺擴張不全加速換氣和肺組織灌流不平衡
2.執行增進呼吸功能的方法： ⑴依醫囑給予止痛劑（Demerol），減輕腹部疼痛 ⑵施行減輕焦慮的方法： 　• 鼓勵病人說出害怕及所關心的事情 　• 多給予傾聽和照顧時非語言的觸摸 　• 施行護理活動前先給予解釋	• Demerol 可以減輕腹部疼痛，較 Morphine 少引起法透氏括約肌痙攣。腹部疼痛若緩解，多鼓勵病人深呼吸及咳嗽 • 減輕焦慮或壓力，有助於降低疼痛的程度和增加呼吸
3.執行有助於肺部擴張和橫膈移動的方法： • 維持鼻胃管在正確的位置和通暢 • 鼓勵病人經常改變姿勢（半坐臥或坐姿） • 當深呼吸時鼓勵病人排氣	• 促使通氣和氧氣交換，預防肺擴張不全和痰液蓄積在肺部 • 鼻胃管抽吸有助於減輕腹脹 • 改變姿勢有助於減輕疼痛。最好是在給予止痛劑後，才改變姿勢和鼓勵深呼吸、咳嗽 • 改變姿勢和深呼吸有助於腸蠕動和排氣
4.監測肋膜積水的徵象：呼吸短促、肋膜疼痛、胸部叩診有濁音、呼吸音減弱或聽不到	
5.協助執行腹腔穿刺放液	• 減輕腹腔內的液體，有利於橫膈的移動
6.依醫囑給予維持呼吸治療 • 氧氣治療 • 呼吸器	

三、舒適情形改變／急性疼痛

㈠導因

1. 胰臟腫脹或水腫。
2. 胰臟酵素分泌刺激腹膜。
3. 膽管痙攣。

㈡護理目標

1. 病人能說出疼痛已緩解。
2. 病人臉部的表情和姿勢呈現放鬆的樣子。
3. 病人能確定疼痛以緩解並知道減輕疼痛的方法。

㈢護理措施及理由：見表 46.3。

表 46.3　急性胰臟炎病人的護理診斷：舒適情形改變／急性疼痛

護 理 措 施	理　　由
1. 施行減輕胰臟刺激的方法 　⑴讓病人禁食 　⑵教導家屬和朋友不要帶食物入病室 　⑶維持鼻胃管通暢和執行間歇性抽吸 2. 依醫囑給予止痛劑（Demerol），並評估止痛的效果 3. 協助增進舒適的方法： 　⑴提供安靜的環境，增進睡眠 　⑵口腔護理 　⑶改變姿勢 　⑷鼓勵表達並多給予傾聽 　⑸限制訪客	• 減少胃液分泌的同時也減少胰液的分泌，減輕對胰臟的刺激 • 看到食物會刺激胰液的分泌 • 鼻胃管抽吸到可緩解噁心、嘔吐和腸脹氣 • Demerol 較 Morphine 不易引起法透氏括約肌的痙攣 • 活動增加使用疼痛加劇 • 抗膽鹼激素藥物會抑制唾液的分泌，口腔黏膜變得乾燥

四、營養狀況改變／營養少於身體需要

㈠導因

1. 噁心、嘔吐。
2. 禁食狀態。

3.吸收不良（脂肪的代謝改變）。

4.碳水化合物和蛋白質的代謝改變

　　⑴低血糖。

　　⑵低血清白蛋白。

㈡護理目標

　　1.病人能維持體重在基準線 5% 以內。

　　2.病人能維持下列營養指標在生理可接受的範圍內：

　　　⑴血清白蛋白：3.5～5.0 g/100 mL。

　　　⑵血紅素：12～14 g/100 mL。

　　　⑶血比容：42～45%。

　　　⑷淋巴球總數大於 1,500/cumm。

　　　⑸運鐵蛋白：200～400 mg/100mL。

　　　⑹三頭肌皮膚摺層厚度大於平均值的 85%。

　　　⑺上臂中點肌肉環圍大於平均值的 85%。

　　3.病人的皮膚、黏膜維持完整性。

　　4.病人感覺肌肉有張力。

㈢護理措施及理由：見表 46.4。

結論

　　急性胰臟炎之病程嚴重性之差異很大，如果合併出血性休克、急性腎衰竭、成人呼吸窘迫症候群、敗血症，甚至產生多重器官衰竭，可能造成死亡。所以急性胰臟炎的各種臨床與實驗室檢查之確立診斷相當重要，以及早決定內科或外科之醫護處置，減少合併症之發生。然而對日益增多的酒精性胰臟炎，必須由教育及戒酒之宣導，才能有效地預防其復發。

表 46.4　急性胰臟炎病人的護理診斷：營養狀況改變／營養少於身體需要

護理措施	理　由
1.執行營養評估：	• 重症疾病會快速消耗身體所貯存的營養
⑴詢問有關平日飲食習慣及是否有腸胃不適之	素，呈現異化狀態
症狀	
⑵人體測量學：體重、三頭肌皮膚摺層厚度、	
上臂中點肌肉環圍	
⑶實驗室檢查：血清白蛋白、血紅素、血比	
容、淋巴球總數、運鐵蛋白、血膽固醇、血	
糖、電解質、尿素氮、血液肌酸酐	
2.依飲食醫囑給予全靜脈營養（TPN）	• 全靜脈營養（total parenteral nutrition,
	TPN）主要是經由中央靜脈提供足夠的熱
	量和營養素，達到同化目的，促使營養狀
	況之改善，達到急性疾病期代謝的需求
⑴以輸液幫浦控制滴速在 60～80 滴／分	• 讓生理反應產生調適，避免產生血糖不耐
⑵每天量病人的體重，並記錄輸入和輸出量	症
⑶密切監測 TPN 治療的合併症	• 避免於治療期間產生高血糖、敗血症、電
	解質不平衡
⑷維持 TPN 管路的無菌狀態，並執行管路的	• 避免感染，產生敗血症
照顧	
⑸監測體溫的變化，體溫上升，立即報告醫	
師。有感染的徵象，需要作細菌培養和敏感	
試驗	
⑹TPN 管路僅提供非腸道營養液輸入之用	• 避免產生低血糖
⑺停止 TPN 治療，應慢慢減少輸注滴速	
3.腸道灌食可始於 24-72小 時	• 補充熱量損失，增加內臟血流以保持腸粘
⑴先由元素食（elemental）或聚合食	膜的完整性，並刺激腸道的蠕動
（polymetric）腸道營養配方開始	
⑵再漸進提供足夠熱量的需求	

學習評量

1.試述急性胰臟炎的原因、臨床症狀及病理變化。

2.試述急性胰臟炎相關的診斷檢查。

3.請簡述急性胰臟炎的治療原則及有關液體容積不足、舒適情形改變／急性疼痛、營養少於身體需要之護理措施。

參考文獻

Crockett, S. D., Wani, S., Gardner, T. B., Falck-Ytter, Y., Barkun, A. N., Crockett, S., ... Gerson, L. (2018). American Gastroenterological Association Institute guideline on initial management of acute pancreatitis. Gastroenterology, *154*(4), 1096-1101.

Dolan, J. T. (1991). *Critical care nursing:clinical management through the nursing process.* Philadelphia: Davis, F.A.

Ketwaroo, G., Sealock, R. J., Freedman, S., Hart, P. A., Othman, M., Wassef, W., ... Yadav, D. (2019). Quality of care indicators in patients with acute pancreatitis. *Digestive Diseases and Sciences, 64*, 2514-2526.

Mederos, M. A., Reber, H. A., & Girgis, M. D. (2021). Acute pancreatitis; a review *JAMA, 325*(4), 382-390.

Nancy, M. H. (1993). *Nursing the critically ill adult* (4th ed.). California:Benjamin Cummings.

Sleisenger, M. H. (1989). *Gastrolintestinal disease: Pathophysiology, diagnosis and management* (4th ed.). Philadelphia: Sauders.

Vivian, E., Cler, L., Conwell, D., Coté, G. A., Dickerman, R., Freeman, M., ... Krishnamoorthi, R. (2019). Acute pancreatitis task force on quality: development of quality indicators for acute pancreatitis management. *Official Journal of the American College of Gastroenterology ACG, 114*(8), 1322-1342.

第四十七章　糖尿病酮酸血症病人之護理

學習目標

——研讀本章內容後，學習者應能達成下列目標：

1. 列出引起糖尿病酮酸血症的原因。
2. 說出糖尿病酮酸血症的臨床表徵及其病理機轉。
3. 說出糖尿病酮酸血症的治療策略。
4. 列出糖尿病酮酸血症常見的護理診斷及護理處置。

前言

　　糖尿病酮酸血症（diabetic ketoacidosis, DKA）是糖尿病的急性合併症之一，糖尿病酮酸血症的死亡率是 2～18%。當胰島素分泌不足或壓力分泌過度時，血液中葡萄糖因來源增加和利用減少，導致濃度升高，此時脂肪組織釋放脂肪酸的速度加快，再加上肝臟將脂肪酸轉換成酮體的功能亢進，而產生高血糖、液體和電解質不平衡、酸鹼不平衡及負氮平衡等症狀。發生時可能持續數小時或數天，嚴重的液體和電解質不平衡可能會產生休克和昏迷。

病因

　　糖尿病酮酸血症常發生於：1.有糖尿病而未被診斷者；2.第一型糖尿病人者（以前稱胰島素依賴型或幼年型糖尿病）忘了注射胰島素或自動減少胰島素劑量，或者是使用適當的胰島素劑量，但糖尿病未被控制下來；3.第二型糖尿病人者（以前稱非胰島素依賴型或成人型糖尿病）同時經歷生理或情緒壓力及心理社會異常，例如感染（呼吸道、泌尿道）、腸胃道疾病（噁心、嘔吐、腹瀉）、創傷、手術、懷孕等，而沒有適當的調整胰島素劑量。

病理變化

　　胰島素缺乏會引起下列錯綜複雜的生理失序現象：

一、高血糖和高滲透

　　細胞對葡萄糖的吸收降低，使血中葡萄糖濃度增加，因而滲透壓升高。

二、脫水

　　血中高濃度的葡萄糖（血糖大於 180 mg/100 mL）經腎臟排至尿中會產生滲透性利尿。結果使液體自細胞內向細胞外轉移，導致脫水現象，甚至因而併發液體容積不足性休克。

三、酮酸血症

　　胰島素分泌不足，使葡萄糖利用減少，所以脂肪分解使脂肪組織釋放脂肪酸的速度加快，再加上肝臟將脂肪組織轉換成酮體的功能亢進，使得血液中酮體濃度上升，干擾體內的酸鹼平衡，造成代謝性酸中毒。

四、負氮平衡

胰島素分泌不足，使蛋白質的合成減少，肝臟的糖質新生增加，肌肉質塊崩解，轉變為能量的來源。

五、電解質不平衡

㈠高血鉀：代謝性酸中毒使鉀自細胞內向細胞外移出。

㈡低血鉀：持續地高滲透性利尿使鉀流失。

臨床症狀和徵象

一、早期症狀

因滲透性利尿產生脫水之相關症狀：皮膚潮紅、皮膚飽滿度降低、皮膚黏膜乾燥。發病前數天有 3P 症狀：口渴（polydipsia）、多吃（polyphagia）、多尿（polyruria），常伴隨著厭食、噁心、嘔吐等表徵，有時以腹痛為主要徵象，需要和急性腹症做鑑別診斷。

二、呼吸系統的改變

因為代謝性酸中毒產生呼吸快速、Kussmaul 氏呼吸（深呼吸）作為代償。呼吸時有丙酮味。

三、神經系統的改變

因為脫水和細胞氧化減少，意識由混亂漸至昏迷。

四、心臟血管系統的改變

脫水產生低血壓的結果，交感神經系統產生代償作用，使心跳加快。因血中碳酸濃度增加使皮膚呈現潮紅。高血鉀，使心電圖有帳篷型 T 波、P-R 間隔延長、寬的 QRS 複合波。

診斷

實驗室的檢查（如表 47.1）作為輔助診斷。

表 47.1　糖尿病酮酸血症的實驗室檢查

實驗室檢查	數值
血清試驗	
血糖	300～1,200 mg/100 mL
鉀	初期：3.5～4.5 mEq/L
	晚期：< 3.5 mEq/L
鈉	初期：高血鈉（>143 mEq/L）
	滲透性利尿期：<135 mEq/L
磷酸	<1.0 mg/100 mL
鎂	初期時是正常，然後才低於正常
鈣	通常是在正常生理範圍，若是有嚴重的低磷酸血症，可能有高血鈣之現象
血液尿素氮（BUN）	嚴重脫水時會上升
滲透壓	<330 mOsm/kg
血比容	上升
白血球	上升
脂肪酸	明顯上升
動脈血液氣體分析	pH<7.20；HCO_3^- < 10 mEq/L
酮酸血症	明顯上升；丙酮呈現陽性反應
尿液試驗	
糖尿	尿中出現大量的葡萄糖
酮尿	丙酮上升
鈉	降低
氯	降低
蛋白尿	輕微
尿比重	>1.025
心電圖	S-T 間段和 T 波不正常；心臟節律不正常
液體容積不足	
輕度	1,000～2,000 mL
中度	3,000～4,000 mL
重度	5,000～8,000 mL

治療

　　糖尿病酮酸血症的治療著重於抑制肝臟中葡萄糖的釋放，及促進周邊組織葡萄糖的利用，矯正酮酸血症、補充水分和調節電解質異常。

一、注射胰島素

　　低劑量胰島素（5～10 μ/hr 或 0.1 μ/kg/hr）連續性靜脈內注射。每小時約可以平穩地降 75～100 mg 的血糖，直到血糖值至 250～300 mg/100 mL 及酮體消失。之後為預防發生低血糖要降低胰島素劑量，並補充葡萄糖溶液。

二、補充水分

　　在糖尿病酮酸血症發生的第一個小時先靜脈滴注 0.9% 生理食鹽水 1,000～2,000 mL。發生低血壓時每小時給予靜脈滴注 0.9% 生理食鹽水，但要注意心臟和腎臟的功能，以防產生心衰竭、水分過量等合併症。直到血壓穩定後才改為 0.45% 的生理食鹽水，再改以 5% 的葡萄糖及 0.45% 的生理食鹽水持續靜脈滴注。

三、補充電解質

　　補充水分、注射胰島素、矯正酸血症均會造成血中鉀離子濃度下降。治療糖尿病酮酸血症的同時須仔細檢查血鉀濃度，並補充適量的鉀離子，使維持在 4～5 mEq/L。若是病人尿量減少，就要慎防高鉀血症。此外，在利尿期時，鎂、磷酸也有可能會流失，需要特別的注意。

四、矯正酸鹼平衡

　　大部分糖尿病酮酸血症的病人在酸血症時並不見得要補充重碳酸鈉，只要在治療期間補充水分、電解質和胰島素，腎臟便可以保留碳酸和矯正酸血症。然而，若是病人有嚴重的酸血症（pH < 7.10），就必須補充適量的重碳酸鈉，並依照動脈血液氣體分析小心矯正，避免補充過度。

護理措施

　　糖尿病酮酸血症是一種內科急症，經由醫護人員早期的評估、診斷、治療和細心的照顧，可以使病人在瀕臨生命危險之中得以恢復。護理人員在照顧糖尿病酮酸血症病人時，常見的護理診斷及護理措施如下：

一、液體容積不足

(一)導因

1.滲透性利尿。

2.嘔吐。

3.體液流失。

(二)護理目標

1.維持穩定的血液動力學

(1)血壓變動在基準線的 10%。

(2)心跳：160～100 次／分。

(3)中央靜脈壓：2～10 mmHg。

(4)肺微血管楔壓：8～12 mmHg。

(5)心輸出量：4～8 L/min。

2.維持體重在基準線的 5%。

3.神經功能狀態回復正常。

(三)護理指施及理由：見表 47.2。

表 47.2　糖尿病酮酸血症病人的護理診斷：液體容積不足

護 理 措 施	理　　由
1.監測血壓、心跳、中央靜脈壓、肺微血管楔壓、心輸出量和呼吸速率的變化	液體容積不夠會產生低血壓、心跳加快、低中央靜脈壓、低肺微血管楔壓、低心輸出量和呼吸速率增加。低血壓持續一段時間會產生急性腎衰竭，必須及時矯正
2.評估脈搏、皮膚飽滿度和黏膜等周邊液體容積不足的徵象	脈搏微弱、皮膚飽滿度下降和黏膜乾燥等皆是顯示周邊液體容積不足的徵象
3.詳細記錄輸入和輸出量、每小時尿排出量和每天量體重	尿排出量每小時小於 30 mL，顯示液體補充不夠使腎組織灌流不足。長期的腎組織灌流不足會產生急性腎衰竭。每小時監測尿量作為每小時補充液體的參考依據
4.補充液體期間密切觀察神經功能狀態	嚴重的液體容積不足，會產生意識混亂、嗜睡和譫妄。這些徵象因酮酸血症之治療而恢復。假如這些神經功能狀態變得更差，可能是流體容積負荷過多產生腦水腫。

二、電解質不平衡

(一)導因

1. 胰島素缺乏。

2. 滲透性利尿。

3. 嘔吐。

4. 鼻胃管引流。

(二)護理目標

病人的實驗室檢查值回到正常範圍。

血清的檢查：

1. 滲透壓：285～295 mOsm/kg。

2. 鈉：135～148 mEq/L。

3. 鉀：3.5～5.5 mEq/L。

4. 氯：100～106 mEq/L。

5. 鈣：8.5～10.5 mg/100 mL。

6. 磷酸：3.0～4.5 mg/100 mL。

7. 血糖：70～110 mg/100 mL。

尿液檢查：

1. 鈉：80～180 mEq/L。

2. 尿比重：1.010～1.025。

3. 糖和丙酮呈陰性反應。

(三)護理措施及理由：見表 47.3。

三、無效的呼吸型態

(一)導因

1. 代謝性酸中毒。

2. 意識程度改變。

(二)護理目標

病人能維持或回復有效的呼吸型態。

1. 呼吸速率：<25～30 次/分。

2. 正常的呼吸型態，沒有使用呼吸輔助肌肉。

3. 動脈血中二氧化碳分壓：35～45 mmHg。

4. 回到正常的意識狀況。

表 47.3　糖尿病酮酸血症病人的護理診斷：電解質不平衡

護 理 措 施	理 由
1.評估引起電解質不平衡的促使因素	確立引起糖尿病酮酸血症（本身的疾病、胰島素使用不當或藥物等）的因素，並給予治療和持續預防血糖控制有關的問題
2.每小時監測血糖的變化	病人接受胰島素治療，血糖下降得快，當血糖值在 250～300 mg/100 mL 時，應補充葡萄糖溶液
3.每兩小時監測血中電解質直到穩定，特定是鉀、鎂、磷	在滲透性利尿期時可能血中的鉀、鎂、磷會流失
4.監測低血鉀的臨床徵象和症狀：T 波扁平或倒置，S-T 間段低於基準線。意識混亂、疲倦、不安和感覺異常	鉀離子在維持神經功能和心臟功能扮演著重要的角色。低血鉀會產生致命性的心律不整
5.監測低血鎂的臨床徵象和症狀：震顫、肌肉痙攣、心律不整、意識混亂和感覺異常、心電圖改變	鎂離子維持神經的傳導、肌肉收縮和心臟功能。低血鎂會產生神經肌肉和心臟功能障礙
6.監測低磷酸血症的臨床徵象和症狀：震顫、感覺異常、軟弱；腸胃症狀；心肌功能下降和呼吸受抑制	磷酸是肌肉收縮和神經傳導的基本物質。嚴重的低磷酸血症（小於 1.0 mg/100 mL）會抑制心肌功能和產生呼吸衰竭
7.監測動脈血液氣體分析，假如 pH<7.10 給予補充重碳酸氫鈉	密切監測 pH 了解代謝酸中毒的發展程度，並給予補充重碳酸氫鈉矯正，尤其是當血糖以胰島素治療回到正常值，可以抑制酮酸的形成
8.依醫囑根據血糖值給予胰島素滴定治療，監測病人是否有低血糖的徵象和症狀	
9.根據血中電解質依醫囑給予補充電解質	

(三)護理措施及理由：見表 47.4。

四、營養狀況改變／營養少於身體需要

(一)導因

　　1.胰島素缺乏。

　　2.異化狀態。

(二)護理目標

下列病人的情況能穩定：

　　1.體重回到正常基準線。

　　2.正的氮平衡。

3.配合胰島素、飲食和運動治療能維持理想的血糖。

4.腹部不適能減到最小。

㈢護理措施及理由：見表 47.5。

表 47.4　糖尿病酮酸血症病人的護理診斷：無效的呼吸型態

護理措施	理由
1.至少每兩小時評估：呼吸道的通暢、呼吸能力、是否使用呼吸輔助肌肉；呼吸速率和深度；呼吸音；動脈血液氣體分析	糖尿病酮酸血症會增加呼吸速率和深度，以代償代謝性酸中毒。快速的補充液體可能使心臟功能受影響，使液體堆積在肺部，使呼吸型態變得更差
2.維持呼吸道的通暢，並提供氧氣治療，或氣管內插管	促使良好的換氣和氣體交換
3.減少活動	降低對氧氣的需求量
4.維持半坐臥式和鼻胃管減壓	採半坐臥呼吸較不費力。糖尿病酮酸血症會有噁心和嘔吐，在意識混亂的狀況下，採坐臥和鼻胃管減壓可以預防吸入食物或液體

表 47.5　糖尿病酮酸血壓病人的護理診斷：營養狀況改變／營養少於身體需要

護理措施	理由
1.執行腹部評估： 主觀資料：食慾不振、噁心、嘔吐、上腹部不適、腹部疼痛 客觀資料：壓痛、腹脹、腸蠕動減少	低血鉀和酸血症會降低腸道蠕動，及產生腹部不適相關的症狀
2.協助插鼻胃管	鼻胃管減壓輕腹部不適和預防食物吸入的危險性給予胰島素治療，血糖和脂肪酸會下降
3.監測血糖、酮體、電解質和動脈血液氣體分析	
4.監測輸入和輸出量；每日量體重	
5.在胰島素治療下，血糖降到 250～300 mg/100 mL 時，開始給予 5% 的葡萄糖溶液和 0.45% 的生理食鹽水靜脈輸注	
6.會診營養師，同時讓病人和家屬了解其營養的需求	避免因低血糖產生合併症；達到符合營養的需求；維持理想體重

結論

　　糖尿病酮酸血症是糖尿病急性的併發症，需要緊急處理。糖尿病酮酸血症的護理目標，在於抑制肝臟葡萄糖釋放和促進周邊組織葡萄糖的利用，矯正酮酸血症，補充水分和矯正電解質不平衡。在矯正血糖的同時，也要特別注意慎防低血糖的發生，例如：當血糖低於 250 mg/100 mL 時，需要補充適當的葡萄糖。良好的血糖控制可以避免糖尿病酮酸血症，務必教導病人經由飲食、運動、藥物和血糖監測、自我保健來控制自己的糖尿病。

學習評量

　　1.試述發生糖尿病酮酸血症的原因。

　　2.試述糖尿病酮酸血症的臨床表徵及其病理機轉。

　　3.試述糖尿病酮酸血症的治療原則。

　　4.請列出下列有關糖尿病酮酸血症之護理診斷的護理措施：

　　　(1)液體容積不足；(2)電解質不平衡；(3)無效的呼吸型態；(4)營養少於身體需要。

參考文獻

Center for Disease Control and Prevention (2021): Diabetic Ketoacidosis. Retrieved from https://www.cdc.gov/diabetes/basics/diabetic-ketoacidosis.html

Dolan, J. T. (1991). *Critical care nursing:clinical management through the nursing process.* Philadelphia: Davis, F.A.

Guyton, A. C. (1985). *Anatomy and physiology.* Philadelphia: Holt-Saunders.

Kopanz, J., Lichtenegger, K. M., Koenig, C., Libiseller, A., Mader, J. K., Donsa, K., Truskaller, T., Bauer, N., Hahn, B., & Sendlhofer, G. (2021). Electronic diabetes management system replaces paper insulin chart: improved quality in diabetes inpatient care processes due to digitalization. *Journal of Diabetes Science and Technology, 15*(2), 222-230.

Nancy, M. H. (1993). *Nursing the critically ill adult* (4th ed.). California: Benjamin Cummings.

Takeshi, K., & Ayako, M. (1997). Classification of diabetes on the basis etiologies versus degree of insulin deficiency. *Diabetes Care, 20,* 219-220.

第六篇

其　他

第四十八章　外傷病人之護理

學習目標

—— 研讀本章內容後，學習者應能達成下列目標：

1. 了解胸部外傷的種類及其病理生理變化。
2. 列舉三種致命性的胸部外傷及其治療。
3. 了解胸部外傷病人的護理。
4. 了解腹部外傷的原因及機轉。
5. 了解腹部外傷病人的護理。

前言

　　近年來意外傷害所導致之死亡率日漸高升，占我國十大死因第三位。外傷（trauma）占意外事件絕大多數者。外傷治療成效好壞端視救護初期能否正確評估外傷嚴重度，並給予及時適切之急救。外傷可分成穿刺傷（penetrating injury）及鈍傷（blunt injury）。穿刺傷是指異物進入體內，如刀傷、槍傷。鈍傷發生在自高處墜落地面撞擊造成，或被重物直接壓傷，或被加速的物體撞到等。本章內容將介紹胸部外傷的種類、腹部外傷及護理措施。

胸部的外傷

　　胸腔的範圍從鎖骨下到橫膈，內容物包括：縱膈腔及肋膜腔、心臟、大血管、食道、氣管、胸腺、迷走神經、肺臟。胸部外傷可以導致心肺功能的損傷，包括：呼吸道缺損、胸壁不穩定、胸內壓力改變及心臟功能惡化。這些變化進一步導致氣體交換功能障礙，產生低血氧、低心輸出量、血管內容積缺失、組織灌流減少等問題。

　　心臟胸腔的外傷分成五類：

　　㈠骨性胸廓結構破壞：肋骨及胸骨骨折，連枷胸。

　　㈡實質性組織破壞：心肌挫傷、肺部挫傷。

　　㈢心臟胸腔的動態性破壞：心包膜填塞、壓力性氣胸、血腫、開放性氣胸。

　　㈣呼吸道破壞：氣管支氣管損傷。

　　㈤周邊結構破壞：主動脈破裂、大血管破壞。

　　具生命威脅的胸部損傷需緊急救治以保住生命，這些情況包括心包填塞、壓力性氣胸、大量血胸。

一、心包填塞（Cardiac tamponade）

　　心包填塞是指心包膜腔內有血液積聚，最常由穿刺傷及鈍傷所造成，心包膜腔是一纖維性組織，只要有少量的血液積聚，即可限制心臟的活動及阻礙心臟的充填。血液積聚的速度通常較慢，需要有相當量後使心包膜內的壓力升高，才會出現臨床症狀，若是快速地血液積聚，立刻會影響心臟的功能，使得心輸出量減少及靜脈回流不足，導致循環障礙。

　　㈠臨床症狀

　　　1.貝克氏三病徵（Beck's triad）：血壓下降、靜脈壓升高（頸靜脈怒張）、心音模糊，主要是因為心臟舒張期時心室填充受到影響所致。

　　　2.奇異脈（pulsus paradoxus）：主要是指在吸氣時，收縮壓下降超過 10mmHg 以

　　上，在心包填塞的早期會出現，也許不會出現。

3.中心靜脈壓升高。

4.呼吸困難。

5.心跳加快、胸痛、焦慮、混亂、不安。

㈡治療

1.心包膜腔放液術（pericardiocentesis）：指用針由心包膜腔將血液抽出，通常只要移除 15～20 mL，即可改善血液動力情況。

2.開胸術（thoracotomy）：由此可直視心臟並作心肌或血管之修補，以達到止血及緩解填塞。

二、氣胸

　　氣胸是指肋膜腔內有氣體的堆積，使其內變成陽壓，造成肺臟部分或全部塌陷。氣胸可分成閉鎖性氣胸及開放性氣胸（open preumothorax），有時會伴有出血的情形，稱為血氣胸。

㈠開放性氣胸

　　主要是在胸壁上有傷口，隨著呼吸空氣自由地進出胸腔，刀傷、槍傷及胸部手術均為造成的原因，由於空氣經此傷口進出得很快，產生一吸吮的聲音（sucking sound），故稱為吸吮性胸部傷口。

　　其病理生理變化為造成患側肺臟組織部分或全部塌陷，同時會造成縱膈腔的蹼動，即吸氣時縱膈腔移位到健側，吐氣時向患側移動，會影響健側肺臟之膨脹及減少靜脈回流，使得心肺功能均無法正常運作。

㈡壓力性氣胸（tension pneumothorax）

　　每次吸氣時，空氣由撕裂的肺臟或由胸壁上的小孔進入肋膜腔內，但吐氣時空氣無出口排至體外，產生單向瓣膜效應（one way valve effect），則胸內壓會持續上升，故為一種可以威脅生命的醫療急症，若不立即治療可能致死。

　　其病理生理變化：由於單向瓣膜效應，除了使患側肺臟完全塌陷外，同時會因為縱膈腔移位而壓迫到健側肺臟影響其通氣，另外也會壓迫氣管、食道、心臟及大血管，使得靜脈回流降低，心輸出量亦會降低，導致低血壓及休克，嚴重時可以造成心肺功能暫停。

㈠臨床症狀

1.呼吸困難。

2.疼痛。

3.患側胸廓膨脹程度降低。

4.呼吸淺而快。

5.壓力性氣胸可見心跳加快、低血壓、頸靜脈怒張、發紺、大量盜汗及躁動。

6.觸診時氣管偏移（偏健側），聽診時患側呼吸音可能消失而健側呼吸音可能減弱，心音無法在正常位置聽到。

7.胸部 X 光可發現肋膜腔內有空氣，縱膈腔及氣管偏移至健側。

8.動脈血液氣體分析：PaO_2 及 SaO_2 下降，$PaCO_2$ 上升。

(二)治療

1.閉鎖性氣胸：當氣胸面積超過該側肺臟 20%以上，放置胸管並配合胸腔水下引流裝置。

2.開放性氣胸：

(1)緊急處理是立即將胸壁傷口以一敷料堵住並密合封住敷料的三個邊，一個邊不要封住，以便讓胸內的空氣在吐氣時有出口；若病人為清醒時，教導病人作吸氣動作後摒住呼吸，再用敷料蓋住傷口，以防空氣再被吸入，避免發生壓力性氣胸。

(2)放置胸管並配合胸腔水下引流裝置。

(3)手術縫合胸壁傷口。

(4)使用抗生素以預防感染。

3.壓力性氣胸：

(1)緊急處理：立即減壓是最重要的步驟，即將一大號針經患側鎖骨中線第二肋間或腋前線第五肋間刺入肋膜腔內，使其內的空氣可以逸出，則成為一單純性氣胸。

(2)放置胸管並配合胸腔水下引流裝置。

三、血胸（Hemothorax）

血胸是指肋膜腔內有血液積存，常伴隨氣胸發生，若肋膜腔內血液的積聚很快地超過 1,500 mL，則稱為大量血胸（massive hemo-thorax），故血胸可以依據出血程度分成少量、中度及大量出血。出血少於 350 mL 稱為少量出血；出血介於 350～1,500 mL 稱為中度出血；出血量>1,500 mL 稱為大量出血。造成血胸的原因為穿刺傷、鈍傷，出血的來源為肺微血管、肋間動脈，或胸腔內之心臟及大血管，若來自低壓血管，出血程度有時可自行減緩，若來自高壓血管（如胸主動脈），則需接受治療以中止之。

病理生理變化為肋膜腔內有血液積聚，會壓迫患側肺臟組織，使通氣受到影響，導致血氧過低的現象出現；若出血量很大，還會使病人發生循環血量不足性休克。

(一)臨床症狀

1.若為少量出血，病人可能沒有症狀。

2.呼吸困難。

3.胸痛。

4.休克徵象：呼吸快而淺、心跳加快及血壓下降。

5.視診時可看到不對稱的胸廓膨脹。

6.胸部 X 光：血量達 300 mL 時，會使肋骨橫膈膜角（costo-phrenic angle）變成鈍角。

(二)治療

1.若為少量血胸，有時可讓其自行吸收。

2.液體補充：包括輸血及輸液，以助恢復正常的循環血量。

3.胸腔放液穿刺術（thoracentesis）或插胸管：有助減壓以促使肺臟再膨脹。

4.開胸術（thoracotomy）：有下列情形者需行開胸術，包括胸腔放液穿刺術抽出超過 1,500 mL 的血液或每小時血液引流超過 200 mL 且持續四小時，若合併有心臟血管損傷時，可能需要緊急行開胸術。

5.氧氣治療：有助緩解呼吸困難。

6.止痛劑：有助緩解疼痛。

四、主動脈破裂（Aortic rupture）

主動脈破裂是外傷後造成突然死亡常見的導因，最常造成其斷裂的原因是鈍傷，第一對或第二對肋骨骨折、高位胸骨骨折，及左鎖骨骨折均與其有關。以發生部位而言，最常於左鎖骨下動脈遠端降胸主動脈處斷裂，因為此處以解剖觀點而言是固定不動的（anatomical fixation），其他如心包膜囊處及橫膈膜處的主動脈亦可發生。一旦發生，若能早期發現及早期治療，則有存活機會。其病理生理變化為內膜及中層撕裂而外膜完整，形成所謂的假性動脈瘤，造成循環血量不足及低血壓，出現循環血量不足性休克，不立即處理，死亡率甚高。

(一)臨床症狀

1.低血壓。

2.四肢血壓差異大，上肢血壓高，下肢有神經肌肉或感覺缺損，呼吸困難、呼吸速率加快。

3.氣管向右側偏移，橈動脈及股動脈的搏動可能會消失或緩慢。

4.胸部 X 光：縱膈腔變寬。

(二)治療

　　1.修補破裂部位。

　　2.切除破裂部位再做血管移植。

五、心臟挫傷（Cardiac contusion）

　　因胸部鈍傷造成心臟肌肉損傷，臨床較難診斷，是一種可以致死的損傷。

(一)臨床症狀

　　1.節律障礙：特別是在受傷後 48～72 小時較明顯。

　　2.胸痛。

　　3.心電圖出現 ST 間段升高，T 波 倒置。

　　4.心肌酶升高。

　　5.心輸出量減少或正常。

(二)治療

　　為了預防突發的節律障礙，病人通常會在加護病房中接受嚴密觀察及心臟功能的監測。

六、肺挫傷（Pulmonary contusion）

　　是指肺實質的損傷，是一種常見可以致死的胸部外傷，較易發生於胸壁較薄且膨脹較佳的年輕人，較少發生在老年人，其所導致的呼吸衰竭常常是漸進性發生，可為單側性，也可能為兩側性，挫傷程度可分為：輕度、中度、重度。主要的病理變化是間質及肺泡內有不正常的液體積聚，影響氣體交換，導致血氧過低及肺擴張不全。

(一)臨床症狀

　　1.呼吸速率加快、呼吸困難。

　　2.心跳加快。

　　3.胸痛。

　　4.咳血、痰中帶血絲或有明顯血液。

　　5.嚴重時會有發紺、躁動、痰呈黏稠泡沫血樣且量多。

(二)治療

　　1.輕度肺挫傷：助痰液移除。

　　2.中度及重度肺挫傷：氣管內插管或氣管切開，配合呼吸器使用。

七、連枷胸（Flail chest）

　　連枷胸是一種多發性骨折，主要是指相鄰的兩個或兩個以上肋骨有兩處或多處部位

斷裂的現象，造成與其他胸壁呈不連續狀態，因而無法維持正常的呼吸動作及通氣。常伴隨有肺臟損傷時，會使病情較為嚴重。病理生理變化為初期患部會有明顯的肌肉痙攣，對於患部斷裂的肋骨具有穩定的作用，住院後 24～48 小時使用了止痛劑之後肌肉會放鬆，可以看到奇異呼吸（paradoxical breathing），此呼吸動作會使患部下之肺臟無法充分通氣。當合併疼痛時會降低肺順應性導致缺氧，二氧化碳含量增加，呼吸性酸中毒。由於會造成縱膈腔移位，使心輸出量減少。

　　㈠臨床症狀

　　　1.疼痛：吸氣時較明顯。

　　　2.奇異呼吸：於吸氣時連枷部位向內陷，使其下之肺臟及縱膈腔向健側移位，影響正常肺臟之吸入氣體量。吐氣時，連枷部位向外膨出，其下肺臟及縱膈腔會向患側移位，使得有些氣體有二側肺間來回移動而沒有呼出。

　　㈡治療

　　　1.若有嚴重呼吸窘迫現象時：置入氣管內插管，合併呼吸器使用，藉以達到下列目的：⑴恢復充分通氣，降低血氧過低及血中二氧化碳過高的程度；⑵以內在使用的陽壓（PEEP），有助穩定胸壁；⑶降低有骨折的肋骨移動以緩解疼痛；⑷提供分泌物移除的路徑。

　　　2.呼吸功能良好時

　　　　⑴緩解疼痛，以預防胸廓的制動，使病人能夠深呼吸及有效地移除分泌物。

　　　　⑵預防性抗生素使用。

　　　　⑶液體補充。

八、胸部外傷的合併症

　　㈠出血：導因於受傷部位的出血或因大量輸血導致凝血病變。

　　㈡成人呼吸窘迫症候群。

　　㈢肺栓塞。

　　㈣腎、肝功能缺損。

　　㈤感染。

胸部外傷的治療目標

　　一、建立並維持呼吸道通暢。

　　二、提供適當的肺泡通氣及氧合。

　　三、維持血液動力學穩定。

　　四、監測並維持液體及電解質平衡。

五、監測並維持酸鹼平衡。

六、確認與 ARDS，肺栓塞有關的潛在性病理。

七、提供營養支持。

八、預防感染。

九、疼痛控制及促進病人舒適。

十、提供病人及家屬之情緒及精神支持。

胸部外傷病人的主要問題

一、組織血流灌注改變

(一)導因

　　1.低血容積。

　　2.血管破裂。

(二)護理目標

組織有適當的血流灌注以滿足代謝需求。

臨床呈現意識清楚、小便量大於 30～30 mL/hr，微血管再充填小於 2 秒，皮膚溫暖。

(三)護理措施

　　1.每小時監測並記錄生命徵象，維持收縮壓大於 90 mmHg。

　　2.每四小時監測並記錄血液動力學，例如中央靜脈壓、肺微血管楔壓、心輸出量。

　　3.每兩小時評估意識狀態及神經功能（感覺及運動）。

　　4.每兩小時監測尿量，維持小便量大於 30～50 mL/hr。

　　5.每四小時評估微血管再充填情形，觀察四肢末梢皮膚顏色、溫度，以了解周邊循環是否足夠。

　　6.每天及視病況需要時監測血色素，以維持血色素大於 10 gm/dL。

　　7.依醫囑提供輸液療法，以維持 CVP 6～12 mmHg，PCWP 8～12 mmHg。

二、氣體交換功能障礙

(一)導因

　　1.肺泡－微血管膜破壞。

　　2.組織灌流減少。

㈡護理目標

有正常的氣體交換。臨床呈現 PaO_2 > 80 mmHg，pH7.35～7.45，$PaCO_2$：35～45。

㈢護理措施

1. 建立並維持呼吸道通暢。

2. 依病況提供適當的氧療法。

3. 每兩小時評估呼吸型態、呼吸音、呼吸次數、胸部對稱起伏。

4. 每天及視病況需要監測動脈血液氣體分析值。

5. 觀察有無呼吸窘迫情形。

6. 追蹤胸部 X 片變化，了解胸部軟組織受傷情形。

三、體液容積缺失

㈠導因

血液流失。

㈡護理目標

病人有足夠的體液容積。

臨床呈現收縮壓大於 90 mmHg，PCWP 8～12 mmHg，CVP 6～10 mmHg、皮膚飽滿度正常。

㈢護理措施

1. 對於外顯的出血點，予以加壓止血。

2. 建立靜脈通路，給予輸液療法，輸液種類若為血液製品，補充流失量；若為結晶溶液則補充流失量的 3 倍。

3. 監測中央靜脈壓或肺微血管楔壓。

4. 持續監測生命徵象。

5. 監測意識狀態及神經功能。

6. 監測血液常規，如：Hgb、Hct，維持 Hgb > 10 gm/dL。

7. 監測小便排出量，維持>30～50 mL/hr。

8. 評估肢體皮膚顏色、溫度，以了解組織灌注。

9. 評估是否有潛在出血情形，例如腹部變硬等。

10. 給予病人及家屬心理支持，減輕其焦慮。

11. 固定骨折的身體部位，防止過度活動造成出血。

12. 給予身體保暖。

四、心輸出量改變－減少

(一)導因

    1.心臟損傷。

    2.出血性休克。

(二)護理目標

有適當的心輸出量以滿足身體代謝需求。

臨床呈現心輸出量大於 2.4 L/min/m^2，脈搏 60～100 次 / 分，心電圖正常。

(三)護理措施

    1.每小時監測生命徵象及心電圖變化。

    2.監測中央靜脈壓及肺微血管楔壓。

    3.每天及視病情需要監測心輸出量。

    4.依醫囑給予輸液療法，以維持 CVP 6～10 mmHg，PCWP 8～12 mmHg。

    5.執行十二導程心電圖檢查，以了解心臟的電氣傳導是否正常。

    6.監測血液常規檢查值，如：Hgb、Hct。

    7.監測周邊組織灌流情形，如：皮膚是否溫暖、顏色粉紅，並給予適當保暖。

    8.依醫囑給予心臟收縮劑，如：Dopamine 或 Dobutamine，並監測藥物反應。

五、疼痛

(一)導因

組織、神經、血管損傷。

(二)護理目標

病人表示疼痛減輕。

(三)護理措施

    1.使用疼痛計分表評估病人疼痛。

    2.協助病人採取舒適臥位。

    3.固定受傷的肢體，減少局部水腫，維持循環。

    4.依醫囑給予止痛劑，並觀察藥物反應。

    5.給予病人心理支持，以減輕身體之不適。

    6.監測疼痛造成自主神經興奮症狀，如血壓上升、心跳上升。

六、個人因應能力失調

㈠導因

外傷壓力事件。

㈡護理目標

病人能適當表達與壓力事件相關的情緒。

㈢護理措施

1.協助病人了解壓力事件的本質、過程、發生經過。

2.鼓勵病人表達感覺，並給予同理反應。

3.藉轉移注意力、放鬆方法、傾聽以疏解緊張情緒。

4.發掘過去成功因應的情境。

5.教導問題解決，做決策的技巧。

腹部外傷（Abdominal Trauma）

一、腹部解剖學

腹部是由橫膈、脊椎、骨盆、腹壁肌、髂骨肌所構成之腔室，為有利於醫護人員能迅速正確的做檢查，判斷器官受損情形，以胸骨中線及肚臍與腸骨連線的交叉，將腹部分為四個象限：

㈠右上限（RUQ）：主要包括肝臟、膽囊、幽門、十二指腸、胰臟頭、右側腎上腺、部分腎臟、結腸右曲、部分升結腸及橫結腸。

㈡左上限（LUQ）：主要包括腹主動脈、左葉肝臟、胰臟體、胃、左側腎上腺、部分腎臟、結腸左曲、部分橫結腸及降結腸。

㈢右下限（RLQ）：主要包括下端右腎、盲腸、部分升結腸、膀胱（膨脹時）。

㈣左下限（LLQ）：主要包括下端左腎、乙狀結腸、部分降結腸及膀胱（膨脹時）。

二、腹部外傷的原因

㈠鈍傷（blunt trauma）

造成腹部鈍傷的情況為：1.人由高處墜落地面撞擊造成；2.被加速的物體撞擊到，如棒球、石頭或汽車駕駛撞到方向盤；3.被重物直接壓傷，如被倒塌的牆、倒下來的機器等壓傷；4.爆炸時產生之震波亦會造成鈍傷，如常見的爆竹工廠爆炸。

(二)穿刺傷（penetrating trauma）

    1.刀子或剪刀類之尖銳物品的刺傷，如鬥毆時被刀砍傷；

    2.槍傷所造成的子彈穿透傷；

    3.被細長物品戳傷；

    4.爆炸時產生之碎片造成的炸傷。

三、腹部外傷的機轉

(一)腹部鈍傷

主要是物體突然減速，而腹部器官仍在繼續前進，但每個器官彼此前進的速度不同，而產生拉扯；或撞擊力壓迫使腹壓上升，腹部血管組織因過大的壓力產生拉扯而出血。若肝臟、胰臟、胃、大小腸等腹部內器官之破損，使膽汁、胰液、胃液、腸液、腸內容物外漏，刺激腹膜，產生腹膜炎，不緊急處理則引起敗血性休克。

(二)腹部穿刺傷

主要是被加速具能量之尖銳物經由貫穿方式進入腹腔，如：刀子、剪刀或子彈等，加速物將能量釋放於組織血管間，使組織血管受傷，而腹部器官會因組織血管受傷而出血，循環血量減少，血壓下降導致出血性休克；且肝臟、胰臟、胃、大小腸會因組織受傷而破裂，使膽汁、胰液、胃液、腸液、腸內容物外漏，刺激腹膜產生腹膜炎。

四、腹部外傷的診斷

(一)病史：包括過去病史及意外傷害發生之當時情況，以及受傷後緊急救護處理的時間。

(二)身體評估：包括視、聽、觸、叩診，於受傷後八小時內每小時評估一次。

(三)特殊診斷

    1.胸部 X 光檢查：若發現游離氣體（free air）於橫膈膜下，應懷疑腸胃破裂。

    2.腹部 X 光檢查：了解是否有異物留在腹腔內。

    3.診斷性腹膜灌洗術（diagnostic peritoneal lavage）：用以初步診斷腹腔內是否出血，其方法是自腹腔內抽出少量的液體，依抽出液之顏色、紅血球、白血球、澱粉酵素之含量來作為診斷參考依據。若腹腔沒有出血，其抽出液應為清澈的液體。表 48.1 為腹膜灌洗術之陽性反應。

    4.超音波：快速安全之非侵入性檢查。

    5.電腦斷層掃描（CT scan）：提供腹部外傷解剖學上之診斷。

表 48.1　腹膜灌洗術之陽性反應

1.紅血球：100000/mm^3（鈍傷）
2.紅血球：1,000～100,000/mm^3（穿刺傷）
3.Hct > 2%
4.白血球：> 500/mm^3
5.澱粉酶：> 200somogyi 單位
6.出現膽汁
7.出現細菌、小便、糞便樣
8.沒有凝固的血液

五、腹部外傷的治療目標

　　腹部外傷之治療決定在初步處理及診斷後，依受傷的嚴重程度、病人血液動力學之穩定情況，採非手術及手術兩種治療方法。

　　㈠建立並維持呼吸道通暢。

　　㈡維持適當的通氣及氧合狀態。

　　㈢維持血液動力學穩定。

　　㈣維持體液、電解質、酸鹼平衡。

　　㈤提供營養支持。

　　㈥預防感染。

　　㈦疼痛控制。

　　㈧提供病人及家屬心理支持。

　　㈨維持皮膚完整性。

六、腹部外傷病人的主要護理問題

　　㈠～㈥同胸部外傷病人的護理問題。

七、營養狀態少於身體需求

　　㈠導因

　　　1.腸胃道外傷直接影響營養吸收。

　　　2.身體處於高代謝狀況。

　　㈡護理目標

　　維持正氮平衡。

(三)護理措施

1. 依病人身高、性別、受傷之嚴重程度及體重變化，計算病人基本所需之熱量。

2. 持續追蹤評估病人血清白蛋白的檢驗值，須維持血清白蛋白的檢驗值 ≥ 3.0 mg/dL。收集 24 小時尿液，計算尿素氮之檢驗值，維持正氮平衡。

3. 若病人無法由口進食，應盡早考慮開始給予高營養注射療法。

4. 每班評估病人腸胃道蠕動情形。

5. 若腸胃道許可，應盡早開始給予灌食，避免腸道黏膜萎縮。可使用持續灌食法，至少每四小時評估一次胃餘量、解便性狀量，依消化情況增減灌食速度。

6. 每週監測病人的體重及相關的營養指標。

八、身體心像改變

(一)導因

1. 外傷事件導致身體結構改變。

2. 身體功能改變。

(二)護理目標

病人能承認改變，及表達對身體心象之重建統合。

(三)護理措施

1. 評估病人因應壓力之模式。

2. 協助病人表達感受，並以同理心反應。

3. 協助病人表達憤怒、挫折、失望。

4. 鼓勵病人討論及正視身體改變的部分。

5. 以適當的名字稱呼改變的身體部分。

6. 提供病人與有相同經驗的人接觸之機會。

7. 促進新技巧之學習。

8. 介紹可協助病人之復健服務。

9. 鼓勵重要親友提供支持，以及培養病人的獨立性。

10. 稱讚建設性的問題解決方法。

結論

外傷治療成效好壞端視救護初期能否正確評估外傷嚴重度，並給予及時適切之急救。具生命威脅的胸部損傷需緊急救治以保住生命，這些情況包括：心包填塞、壓力性

氣胸、大量血胸等，治療目標首建立呼吸道通暢，維持血液動力學穩定。而腹部外傷造成腹部器官的受傷，亦可能造成休克或腹膜炎，亦需緊急處理。

學習評量

　　1.說明胸部外傷的種類。

　　2.列舉三種致命性的胸部外傷及說明其治療方法。

　　3.簡述胸部外傷病人的護理。

　　4.說明腹部外傷的原因及機轉。

　　5.簡述腹部外傷病人的護理。

參考文獻

一、中文部分

丁玉芝（1996）：腹部外傷護理。榮總護理，13(1)，25－33。

邱艷芬、王桂芸、周幸生合著（1995）：內外科護理學㈡。臺北：國立空中大學。

周幸生等人合譯（1994）：新臨床護理診斷。臺北：華杏出版社。

二、英文部分

Dolan, J. T. (1991). *Critical Care Nursing*. Philadelphia: F. A. Davis Company.

第四十九章 腹部手術後病人之護理

學習目標

——研讀本章內容後，學習者應能達成下列目標：

1. 說出如何減輕腹部手術後傷口的疼痛。
2. 說出如何預防腹部手術後傷口的合併症。
3. 列出預防腹部手術後感染的護理措施。

前言

腹部手術可見於治療腸胃潰瘍、穿孔或阻塞、腫瘤、腸道缺血或發炎。腹部手術也可以應用於腹部器官的病理切片檢查，此外腹部受傷時也需要行腹部手術。接受腹部手術而必須住加護中心的理由是：1.手術時間比預期的長，相對的麻醉時間也延長（6～8 小時），使肺容積改變，影響氣體交換，需要人工呼吸器協助；2.任何休克都有可能發生於腹部手術後病人，在手術後即刻時期常見的是液體容積不足的休克（手術過程中失血太多），經補充液體或血液，直到血液動力學穩定；3.手術過程所致的合併症；4.病人本身有高血壓，或慢性阻塞肺疾病，於手術後即刻時期需要每小時密切監測其醫療狀況。

腹部手術後的護理於本文主要著重於緩解傷口的疼痛、維持體液電解質平衡、傷口的照顧和預防手術後合併症等之討論。

術後護理措施

當病人於手術後轉入手術後恢復室或加護中心，於第一期每 15 分鐘連續兩小時監測病人的生命徵象，第二期才改為每 30 分鐘連續兩小時，然後再每小時觀察生命徵象持續 24 小時，觀察期間生命徵象若有任何的改變，應每 5 分鐘密切監測直到情況穩定。24 小時之後視病人的情況改以每 2～4 小時測量病人的生命徵象，直到病人出院。

一、維持體液電解質的平衡

手術後麻醉恢復期可能因失血、腹腔體液的轉移或鼻胃管的引流，而有液體容積不足、電解質流失，所以要特別監測病人體液平衡的狀態（例如，CVP：2～6 mmHg、PCWP：8～12 mmHg、尿排出量 > 30 mL/hr）。

㈠評估黏膜和皮膚飽脹度。

㈡監測心血管功能狀態：HR、BP、CVP、PCWP、CO、CI 和周邊脈搏強度。

㈢確實記錄輸入和輸出量及每天量體重。

㈣監測腎功能：BUN、 Creatinine，每小時尿排出量和尿比重。

㈤若病人為細胞內脫水，依醫囑給予低張溶液（例如：5% Dextrose、0.45% NS），協助血管內的水進入細胞內，並監測病人的反應。

㈥若病人為細胞外脫水，依醫囑給予等張溶液（例如：NS、Lactic Ringer），協助細胞內的水進入血管，並監測病人的反應。

㈦若病人血管內水分不足，則依醫囑補充晶質溶液（例如：Lactic Ringer）及膠質溶液（例如：Gelifundol），並監測病人的反應。

㈧監測電解質，並依醫囑補充電解質及監測病人的反應。

二、維持呼吸道的通暢及良好的氣體交換

麻醉恢復期依病人的需要提供適當的氧氣治療，此期因腹部有傷口，可能因害怕疼痛而不敢翻身、咳嗽，而易產生肺部擴張不全，形成氣體交換障礙。

㈠評估呼吸音。

㈡監測動脈血中氧氣、二氧化碳濃度，或以脈衝式血氧監測器監測血氧飽和度。

㈢依醫囑給予止痛劑，促進舒適感。

㈣協助排除肺部分泌物：

    1.鼓勵深呼吸、咳嗽和翻身。

    2.提供潮溼化的氧氣。

    3.執行胸腔物理治療。

    4.教導有效的咳嗽方法。

    5.以輔助物（枕頭或束腹帶）壓住傷口，減少傷口的振動。

    6.協助適當的使用誘發性肺量計器（incentive spirometer）。

三、減輕疼痛，增進舒適感

手術後病人可能因腹部傷口、腸脹氣、腸阻塞、或傷口感染而有腹痛或回縮痛（rebounding tenderness）。

㈠評估疼痛的部位、疼痛特性和加重痛的原因。

㈡維持鼻胃管引流的功能。

㈢觀察傷口是否有紅、發炎、滲出液。

㈣教導病人以枕頭或束腹帶固定傷口，減少翻身或咳嗽時振動傷口。

㈤依醫囑給予止痛劑以緩解疼痛。

四、預防感染

㈠觀察手術傷口和周圍組織感染（紅、腫、熱、痛）的徵象。

㈡評估傷口引流液的顏色、量、味道，若有膿性引流液必須做細菌培養。

㈢監測白血球和分類計數，若白血球增加大於 10,000/cumm，且分類曲線傾向左（bands form 多於 segs）表示有感染的現象。

㈣換藥時嚴格執行無菌技術。

㈤促進適當的熱量、營養素之攝取，特別是蛋白質，有助於傷口的癒合和預防感染。

㈥假如傷口有感染，依醫囑給予抗生素，並評估對治療的反應。

五、鼓勵早期活動

術後盡早活動是患者康復的一個極為重要的因素，因為它可以促進腸道蠕動的恢復，通過促進正常的呼吸動力學降低褥瘡性肺炎和術後肺炎的風險，並刺激心血管系統的適應，減少深部靜脈血栓形成血栓栓塞的風險，防止褥瘡的出現和發展。

結論

照顧腹部手術後病人除了著重於維持體液電解質之平衡、緩解傷口的疼痛、評估腸胃道功能之恢復及傷口照顧之外，更需要謹慎小心評估病人所隱藏之高危險合併症，藉由早期發現早期治療，才能得以預防。

學習評量

1. 如何協助腹部手術後病人維持術後呼吸道的通暢？
2. 如何協助腹部手術後病人增進舒適，減輕疼痛？
3. 試述預防腹部手術後感染之護理措施。

參考文獻

Castelino, T., Fiore Jr, J. F., Niculiseanu, P., Landry, T., Augus。tin, B., & Feldman, L. S. (2016). The effect of early mobilization protocols on postoperative outcomes following abdominal and thoracic surgery: a systematic review. *Surgery*, *159*(4), 991-1003.

Hall, L., Wood, D. H., & Schmidt, G. A. (1991). *Principles of critical care*. New York: McGraw-Hill.

Mogoanta, S. S., Paitici, S., & Mogoanta, C. A. (2021). Postoperative Follow-Up and Recovery after Abdominal Surgery. In *Abdominal Surgery-A Brief Overview*. IntechOpen.

Sleisenger, M. H., & Fordtran, J. S. (1989). *Gastrointestinal disease: pathophysiology*, *diagnosis*, *management* (4th ed.). Philadelphia: PA: Saunders.

第五十章　臟器移植病人之護理

學習目標

—— 研讀本章內容後，學習者應能達成下列目標：

1. 了解臟器移植的捐贈者與受贈者條件。

2. 了解腦死判定程序。

3. 了解捐贈器官之維護。

4. 了解免疫抑制劑的使用。

5. 了解臟器移植術後處理。

前言

　　器官移植的歷史大約可追溯至西元 1933 年，但直到 1960 年代早期因免疫抑制劑的引用，在防止排斥作用上大大的延長器官的接受程度而開拓了器官移植的前景。隨著外科相關技術、生理學、免疫學等發展，使得目前器官移植成為常規手術，延續了無數生命，也改善了往後的生活品質。護理人員應具備臟器移植的相關知識給予病人整體性照顧。本章內容將介紹各臟器移植的捐贈者與受贈者條件、腦死判定程式、捐贈器官之維護、免疫抑制劑使用，臟器移植術後護理。

　　各臟器移植的捐贈者與受贈者之條件：

一、心臟移植

　　心臟移植是治療無法以傳統方法治療的末期心肌衰竭病人，此為對末期心臟病人者是最佳的治療方式。

　(一)捐贈者條件

　　1.經判定腦死而心臟功能正常者。

　　2.男性年齡最好小於 35 歲，女性小於 40 歲。

　　3.正常胸部 X 光、心電圖、心臟聽診，不需或僅需少量強心劑即可維持正常血液動力學。

　　4.無心跳停止、重度低血壓、胸部外傷、心臟內注射強心劑病史者。

　　5.無中樞神經系統以外之惡性腫瘤。

　　6.無活動性感染或傳染性疾病。

　(二)心臟移植受贈者之適應症

　　1.年齡小於 65 歲。

　　2.末期心臟衰竭病人

　　(1)嚴重冠狀動脈阻塞疾病，合併嚴重左心室功能不良，且經由藥物或手術治療，仍然維持在紐約心臟功能分類第四類者（輕微活動或休息時均有明顯不適的情況）。

　　(2)原因不明心肌病變，雖經藥物治療仍然維持在紐約心臟功能分類第四類者。

　　(3)心臟瓣膜性疾病合併嚴重心肌病變，雖經瓣膜置換手術後，功能仍然維持在紐約心臟功能分類第四類者。

　　(4)複雜先天性心臟病變無法用手術矯正者。

　　(5)其他無法用藥物或手術矯正之末期心臟疾病。

3.其他重要器官如腦、肺、肝、胃功能正常，並不排除因心臟衰竭引起之輕度肝、胃功能異常。

4.能夠完全與醫師合作，接受手術後長期之追蹤檢查及治療者。

5.情緒穩定能夠以實際的態度面對問題者。

㈢禁忌症

1.肺動脈高壓，肺血管阻力大於 8 wood 單位。

2.活動性感染。

3.活動性消化性潰瘍。

4.惡性腫瘤。

5.其他重度全身性疾病，如：紅斑性狼瘡、類澱粉沉積、高血壓、周邊或腦血管疾病、胰島素依賴性糖尿病合併症者等。

6.精神狀態異常或藥物、酒精成癮者。

㈣捐贈者與接受者之配合

1.ABO 血型相容。

2.體重相差小於 20%。

3.捐贈者淋巴球與接受者血清配合試驗（lymphocyte crossmatch test）陰性反應。

二、肝臟移植

㈠捐贈者條件

1.符合腦死條件者。

2.無惡性腫瘤病史者（腦瘤除外）。

3.無 AIDS 病史。

4.無明顯敗血症者。

5.無長時間（15 分鐘以上）低血壓、休克或無心跳（asystole）者。

6.無明顯肝病史或肝損傷者（非絕對）。

7.無長期控制不良的心臟血管疾病、高血壓或糖尿病者（非絕對）。

8.年齡 60 歲以下者（非絕對）。

㈡適應症

下列肝臟疾病人者出現末期肝病症狀，如：無肝臟移植手術禁忌者，得接受肝臟移植手術。

1.慢性活動性肝炎。

2.原發性膽性肝硬化。

3.原發性硬化性膽道炎。

4.猛爆性肝炎。

5.自體免疫肝炎。

6.代謝性障礙：Wilson's 疾病。

7.多囊性肝疾病。

8.酒精性肝硬化。

9.原發性肝腫瘤。

10.Budd-Chiari 症候群。

11.外傷。

㈢禁忌症

　1.絕對禁忌症

　　⑴AIDS。

　　⑵無法控制的感染。

　　⑶肝外腫瘤。

　　⑷肝外癌症轉移疾病。

　　⑸急性酒精疾病或藥物濫用。

　　⑹嚴重低血氧。

　　⑺複雜的心肺疾病。

　　⑻病人及家屬無法配合術後的終身服藥。

　2.相對禁忌症

　　⑴非轉移性肝膽腫瘤。

　　⑵慢性 B 型肝炎。

　　⑶廣泛性門靜脈血栓。

　　⑷廣泛性腹部手術。

　　⑸嚴重酒精疾病。

　　⑹嚴重腎衰竭。

　　⑺年齡超過 65 歲。

　　⑻猛爆性肝衰竭合併腦損傷。

三、腎臟移植

　　腎臟衰竭會造成許多尿毒的症狀，而具其治療方法，包括：血液透析、腹膜透析及腎臟移植。成功的腎臟移植往往可以減少很多因為洗腎造成的時空限制，以及食物的限制，此外還可以提升體能，進而使病人得到更自由的生活品質。

　　腎臟移植是由外科醫師，為腎衰竭病人植入一顆足以承擔淨化血液功能的新腎而進

行的手術。

（一）腎臟移植的禁忌

年齡太大（如超過 70 歲）的病人，癌症病人、控制不良的精神病人、部分慢性 B 型及 C 型肝炎合併肝功能不良者，以及活動性之感染（如發燒）病人，可能不適合接受腎臟移植。慢性 B 型及 C 型肝炎合併肝功能不良者，最好在接受腎臟移植以前先接受肝炎的治療。

（二）腎臟移植的種類

腎臟移植通常可分為兩種：一種是由接受者的近親（三等親以內）所捐贈的「活體移植」；另一種則是由無親屬關係的腦死病人所捐贈的「屍腎移植」。

　　1.活體移植：其優點包括：成功率高於一般的屍腎移植，因為移植手術屬於常規手術，而且捐贈的腎臟較少發生損害，因此手術成功率較高。但是先決條件捐贈者必須是血型相合而且身體健康的成人，術後也要長期追蹤腎功能。

　　2.屍腎移植：近年來移植技術的進步已經大大提升了屍腎移植的成功率。然而因為器官來源匱乏，大多數想要接受腎臟移植的病人都還要耐心等待與自己基因相配合的腎臟早日出現。

四、肺臟移植

（一）受贈者的選擇

　　1.年齡在 60 歲以下（單肺移植 60 歲，雙肺移植 55 歲）。

　　2.末期肺疾病，內科治療無效，預期存活小於三年。

　　3.無合併其他主要器官系統疾病。

　　4.可參與術前之復健計畫。

　　5.適當的營養狀況（理想體重之 80～120%）。

　　6.理想的精神社會狀況。

　　7.每日類固醇（Prednisolone）使用量小於 20 mg。

（二）禁忌症

病人合併有下列情況時，將被排除於肺臟移植手術考慮。

　　1.合併其他主要器官、系統之末期疾病。

　　2.無法控制之肺內或肺外感染。

　　3.持續吸菸者。

　　4.酒精或藥物成癮者。

　　5.合併主要精神性疾病。

　　6.無法有效配合手術前、後之治療。

腦死判定程式

　　病人判定腦死的前提須排除可逆性傷害，才能開始腦死的判定，且兩次間隔時間至少四小時。腦死之宣布需由兩名醫師，來確定其所有腦部之功能皆完全停止及不可能復原，並且記錄病情之進展，宣布的時間及簽名在病歷上。

　　腦死之宣布需依照人體器官移植條例及腦死判定程式認可之醫療標準為之，目前僅通用於人體器官移植條例內規定之特定範圍。宣布腦死的醫師不能受器官移植小組之影響，以保護捐贈者的權利。

一、腦死判定步驟

　　㈠判定前之先決條件

　　　　1.病人陷入深度昏迷，不能自行呼吸而必須依賴人工呼吸器維持呼吸。

　　　　2.導致昏迷的原因已經確定。

　　　　3.病人係遭受無法復原之腦部結構損壞。

　　㈡排除可逆性之昏迷

　　　　1.排除因為新陳代謝障礙，藥物中毒與低體溫所導致之昏迷。

　　　　2.如罹病之原因不明，即應排除而不列入考慮。

　　㈢在使用人工呼吸器之狀況下，至少觀察 12 小時

　　觀察期間，病人應呈持續之深度昏迷，不能自行呼吸且無自發性運動或抽搐。

　　　　1.罹病原因如為情況明顯之原發性腦部損壞，則經 12 小時之觀察即可。

　　　　2.罹病原因如為腦部受損而又有藥物中毒之可能性時，須等藥物之半衰期過去之後，再觀察 12 小時，若藥物種類不明時，至少需觀察 72 小時。

　　㈣腦幹功能測試

　　須完全符合上列㈠、㈡、㈢之條件後，才能進行下列具有「判定性」之測試。

　　　　1.第一次測試

　　　　　⑴腦幹反射之測試（必須完全符合下列六項條件）：

　　　　　　• 頭：眼反射消失。

　　　　　　• 瞳孔對光反射消失。

　　　　　　• 眼角膜反射消失。

　　　　　　• 前庭：動眼反射消失。

　　　　　　• 對身體任何部位之疼痛刺激，在顱神經分布區範圍內，不能引起運動反應。

　　　　　　• 以導管在氣管抽痰時，不能引起作嘔咳嗽之反射。

(2)能否自行呼吸之測試（必須完全符合下列四項過程）
- 由人工呼吸器供應 100% 氧氣十分鐘，再給予 95% 氧氣加 5% 二氧化碳五分鐘（惟在特殊情況下，可以調慢人工呼吸器換氣頻率為之），使動脈血中 $PaCO_2$ 達到 40 mmHg 以上。
- 除去人工呼吸器並由氣管內插管供應 100% 氧氣每分鐘供應六公升。
- 觀察十分鐘，以檢視是否能自行呼吸（必須符合完全不能自行呼吸之條件）。
- 確定病人不能自行呼吸後，即應再把人工呼吸器接回個體身上。

2. 第二次測試：第二次腦幹功能測試應在第一次測試完畢接回人工呼吸器至少四小時後為之，並應完全依第一次測試之規定程式進行。

㈤腦死判定

經上述㈣之 1～2 腦幹功能第二次測試，如病人仍完全符合無腦幹反射與不能自行呼吸之條件，即可判定病人腦死。

二、人員資格

㈠判定腦死之醫師，應兼具下列兩項條件：

1. 積極資格
　(1)具神經內科或神經外科或麻醉科專科醫師資格。
　(2)曾接受行政院衛生署認可之腦死判定相關研習，持有文件證明者。
2. 消極資格：參與器官摘取、移植手術者，不能執行腦死判定。

㈡參與腦死判定之人員

1. 病人之原診治醫師。
2. 具判定資格之醫師二人。

㈢腦死判定照會流程

1. 由病人之診治醫師填寫「使用呼吸器昏迷病人照會單」，本照會單比照急診照會單。
2. 按醫院腦死判定醫師排班辦法依程式執行腦死判定。

三、醫院之設備條件

具人工呼吸器及測定血液氣體等腦死判定所需之設備。支持院外時可攜帶醫院購置之混合氣體瓶前往。

四、判定病人腦死之法律效果

(一)由病人原診治醫師據以簽發死亡證明書。

(二)腦死判定與傳統死亡之法律效果相同。

(三)對於非病死或可疑為非病死之屍體，尚須依法相驗或經檢察官及最近親屬書面同
　　意，始得摘取器官。

捐贈者器官之維護

當病人之病情已發展成近似腦死狀況時，要避免一些妨害腦死判定之用藥，例
如：長效性鎮靜劑和肌肉鬆弛劑。一般來說，醫師會做適當的處置，不會影響病人權
益。

在轉介捐贈者的過程中及等待腦死判定前後，醫護必須全力維持捐贈者器官的功
能。必要時得使用輸液：升壓劑或利尿劑，以維持捐贈器官功能之完整。

當腦判確定後，對捐贈者的照護目標，由幫助恢復健康，轉成為維持器官功能。此
時，仍應給予捐贈者持續最佳的照護與治療。

對於捐贈者生命徵象及器官之維護，建議如下：

一、體溫

(一)體溫過低時會壓抑腦部功能，腦電圖之判讀可能受影響，甚至會影響腦死亡診斷
　　的正確性，應該使用電毯或烤燈維持體溫在 36°C 以上。

(二)體溫升高經常發生在頭部受傷的病人，因此捐贈者體溫升高時，應注意是否有感
　　染，體溫超過 38.5°C 時應該抽血做細菌培養。如果只是體溫高而沒有感染的證
　　據時，仍然可以捐贈器官。

二、血壓

(一)要經常測量及記錄捐贈者的血壓，並且盡可能維持捐贈者的血壓正常，如果血壓
　　低於 90 mmHg 時，應該考慮給予更多輸液或升壓劑（如 Dopamine）。

(二)頭部外傷病人常常會發生尿崩症，而導致血壓過低。發生時，應盡可能補充所
　　有流失的體液，可以使用多條注射管路同時輸液；必要時也可以使用 Minirin
　　（DDAVP）治療。

(三)在腦死判定前，可以考慮調高 Dopamine 滴數，以維持收縮壓大於 150 mmHg，
　　避免在腦判中血壓下降而造成器官受損。

三、排尿量及輸液

㈠盡可能維持捐贈者的尿量每公斤體重每小時 1 mL 以上。

㈡血壓低、尿量少及 BUN／Cr > 15 時，要給予適當的輸液補充，來維持腎臟血流的灌注量及體內電解質平衡。

㈢輸液的方法，最理想是準備兩條靜脈注射管：一條周邊的管路要暢通，另有中心靜脈途徑（CVP）更好。給大量輸液時，應考慮添加 KCl，並且保持收縮壓 100 mmHg，每小時尿量大於 50 mL 及維持 CVP 在 8～12 cmH$_2$O 之間，如果血壓和 CVP 達到上述範圍時，以這小時尿量再加 50 mL 為下個小時的點滴量。但是如果患者尿量每小時少於 50 mL 時，由 IV push Lasix 80～120 mg。2～4 小時內再測 BUN 和 Creatinine 值。如果捐贈者有適當尿量，輸入的液體量應與尿量配合。

四、眼睛

㈠照會眼科總醫師檢查眼球，依照醫囑保護眼角膜。

㈡使用 Gentamicin 眼藥水，從每小時點一次到一天四次，視情形而定。

㈢持續放置冰袋在捐贈者的眼瞼上，直到摘取眼角膜。

㈣注意眼瞼是否閉緊，如果閉不緊，可以先點眼藥膏再以紙膠布黏合上下眼瞼。

捐贈檢驗項目

㈠ABO 血型。

㈡電解質：BUN、Creat、Na$^+$、K$^+$、GOT/GPT、T/D Bilirubin、PT。

㈢肝炎指標：HbsAg、HbcAg、HbeAg、HRV-DNA。

㈣HLA 人類淋巴球抗原：非必要。

㈤Anti-HIV、VDRL。

移植手術

一、心臟移植手術

㈠正位心臟移植法：將受贈者之心臟切除，再將捐贈者之心臟植入。

㈡異位心臟移植法：主要適用於受贈者肺血管阻力大於 6 wood，或心臟較小時。受贈者之心臟並不切除而是與捐贈者縫合並存。

二、腎臟移植手術

腎臟捐贈來源除來自腦死病人亦可能來自活體（如父母、手足）捐贈。取腎最好取左側腎臟，因左腎之腎靜脈較長。而植入之腎臟通常植在右側腸股窩。病人原本之腎臟在下列情況下須切除：持續性腎盂腎炎、感染性腎結石、腎素分泌過多引發不能控制之高血壓或腎臟惡性疾病。

三、肝臟移植手術

受贈者病變之肝臟切除，保留血管。再將捐贈者之肝臟植入，血管與血管接合循環重建前，須將保存液以 Albumin 沖出，再接合膽道並放入膽汁引流管。

移植手術後之醫療照顧

一、免疫抑制劑的使用

排斥及或感染是臟器移植手術後造成病人死亡的主因。因此術後使用免疫抑制劑的目的是在不危害宿主抵抗感染能力及降低藥物副作用，以增加生活品質下，預防排斥的發生。臨床上常用三合一藥物，如下：

(一)Cyclosporin（環孢靈）

阻斷 T-helper 淋巴細胞，對 B 淋巴細胞沒有影響且不會抑制骨髓功能。因此不會破壞體內對抗外來菌源的能力，對感染有較好的抵抗力。為達到最佳治療效果須維持血液中正常的濃度，應維持全血中濃度於 250～350 mg/mL，血漿中濃度維持 100～200 mg/mL。

副作用：腎毒性、高血壓、抽搐、精神病、高血鉀、肝毒性。因此，腎功能不好（Creatinine > 1.5 mg）環孢靈必須減量。

(二)Azathioprine

主要抑制 DNA 與 RNA 合成，因此對細胞增殖有良好的抑制效果。會降低白血球數目，因此需視白血球數目而調整劑量，臨床上維持白血球數目大於 5,000/mm^3。維持劑量 2 mg/kg/day。

(三)Corticosteroids

包含靜脈注射 Methylprednisolone 及口服的 Predmisolone，主要抑制 B 和 T 淋巴細胞及可能分解活性 T 細胞，可穩定細胞壁及抗發炎作用。

其合併症為月亮臉、睡眠的干擾等，在高劑量下易增加感染的發生率。

㈣ATG 抗淋巴球球蛋白

直接毒害淋巴球劑量為 10 mg/kg/day，連續使用七天。

副作用：血小板減少症、寒顫。

二、排斥的種類

㈠超排斥（hyperacute rejection）：立即發生，原因是受贈者之細胞性毒害抗體（cytotoxic antibody）攻擊捐贈者的組織抗原。

預防：1.確認血型相合；2.受贈者與捐贈者之淋巴球相合。

㈡急性排斥（acute rejection）：發生在移植後幾星期內，為術後早期死亡的第二死因。發生原因是受贈者免疫系統的對捐贈者組織細胞表面上的人類淋巴球抗原起反應。急性排斥導致移植細胞壞死。

㈢慢性排斥（chronic rejection）：發生術後三個月以後，是造成移植存活者長期的衝擊。

三、各器官排斥現象

㈠心臟排斥

心臟出現急性排斥之診斷很難依靠臨床症狀來判斷，雖可藉心電圖、胸部 X 光、超音波等檢查協助判定，但在早期有許多檢查不會呈現不正常，或受其他因素干擾，最有效之診斷為心內膜切片病理檢查，依細胞之浸潤、組織及血管之變化，將排斥嚴重程度分為：1.輕度排斥：心肌內膜血管周圍僅有少許淋巴球滲入；2.中度排斥：淋巴球已滲入心肌間隙，且滲入區域愈多表示排斥現象愈嚴重；3.嚴重排斥：除淋巴球滲入心肌，併有出血現象、心肌水腫及細胞壞死；4.急性排斥之治療以藥物 ATG 或 Methylprednisolone 為主的脈衝治療。而依排斥發生之時間與症狀又可分為：急性排斥（一年內），與慢性排斥（一年後）；5.慢性排斥主要之病變在冠狀動脈，主要為脂肪及血栓形成，使血管壁增厚、內徑減小，引發冠狀動脈血流不足之症狀出現。臨床之診斷依據為：

1.臨床症狀：心輸出量減少使病人活動能力降低。

2.心肌有缺血性變化：心電圖、Thallium scanning 皆呈現心肌缺血性變化。

3.左心室功能不良：心室射出量減小及心室壁運動變差。治療方法在於抗凝劑長期使用及低脂低熱量飲食為主。

㈡肝臟排斥

急性細胞性排斥是肝臟移植手術後主要之問題，最有效之診斷為肝臟穿刺切片檢查，病理切片結果為：1.門脈出現感染性浸潤；2.肝葉間膽道上皮細胞之異常變化；

3.門脈及中央靜脈出現內膜炎。治療主要給高劑量之類固醇。

　　㈢腎臟排斥

　　超急性排斥，須立即取出移植之腎臟，急性排斥為移植術後兩週內發生，病人出現發燒、體重增加、疲倦、高血壓、小便量減少、移植部位腫大疼痛。治療方式給予高劑量之類固醇。慢性排斥則是病人之腎功能在數日到數年逐漸變壞。治療方式考慮回到透析治療。

移植手術病人之處理照顧

一、術前處理

　　㈠協助各項檢查、會診之進行：心電圖、X 光、血型、血球計數、生化檢查、凝血時間、常規尿液、糞便檢查、組織配對及備血。會診包括：麻醉科、精神科、感染科、胸腔科、社工等。

　　㈡協助病人了解手術過程及術後需配合之事項。

二、手術後的處理重點

　　㈠穩定生命徵象及血液動力學

　　　1.維持心臟功能：移植後之心臟雖已截斷神經，但仍會出現心律不整，須持續觀察心電圖之變化。

　　　2.維持呼吸功能：術後可能會需要短期使用呼吸器，維持呼吸道通暢最重要是評估呼吸音、抽痰、拔除管後鼓勵病人之深呼吸及有效咳嗽，確實執行可防止肺部塌陷及感染。

　　　3.維持體溫穩定：在心臟移植過程中體溫會降至 20°C，而肝臟、腎臟移植病人所新得之器官亦是冰冷地植入，造成術後體溫過低是為常見現象，故保暖是非常重要之護理措施。

　　　4.血液動力學數值之監測：中心靜脈壓、肺動脈壓、肺微血管楔壓及心輸出量之監測。

　　㈡維持體液、電解質及酸鹼之平衡

　　在手術過程中大量輸液、輸血以維持心輸出量，器官保存液所含之過量電解質等，極易造成術後體液、電解質不平衡。定時監測血清中電解質之數值，觀察電解質不平衡所出現之生理變化：如鉀離子過高心電圖之變化等。詳記輸入排出量、維持尿量在 30 mL/hr 以上（有時會需要更多，因為術前之心臟、腎臟衰竭造成之水分鬱積）、觀察每日體重變化及是否出現水腫或水分不正常之鬱積，對治療方向具重要參考價值。

㈢維持各導管引流管之功能

移植手術後病人皆會使用氣管內插管、Swan-Ganz 導管、動脈導管、胃管及導尿管，而心臟移植病人術後會有胸管、暫時性心臟節律器導線。腎臟移植病人在腹腔會有傷口引流管。肝臟移植病人會有 T-tube 及傷口引流管。護理人員須維持各導線及管路之功能及安全，觀察各引流管引流液之顏色、性質及量並記錄。若是肝臟移植之病人須特別注意 T-tube 之功能及引流量，因肝臟移植之失敗常因膽汁之滲漏造成腹膜炎所致。

㈣預防感染

臟器移植之病人因需使用大量之免疫抑制劑，極易發生感染情形。故手術後須住進隔離病室，以減少感染機會，而工作人員應遵守勤洗手及無菌操作原則。各導線及管路須依醫院政策定期更換，並盡早拔除不必要之管路，以減少感染機會。

㈤預防合併症

觀察排斥及感染症狀外，尚需觀察抗排斥藥物所引發之潰瘍出血、骨髓抑制等。對臥床所引起之靜脈血栓、肌肉耗損，可以協助病人執行全關節活動及下肢彈性繃帶包紮來預防。

㈥提供情緒支持

由於藥物服用造成生理不適、身體心像改變、人格改變。應鼓勵病人及家屬表達想法，給予同理心支持，鼓勵家屬陪伴病人。

結論

隨著科技的進步，器官移植手術延續了無數生命，並改善病人的生活品質。器官移植術後病人之即刻性護理重點是穩定生命徵象、血液動力學、體液電解質平衡、排斥反應之觀察、預防感染等。而來自家庭、社會的支持更是不容忽視。

學習評量

1.說明腦死判定程式。
2.簡述免疫抑制劑的種類及副作用。
3.簡述臟器移植手術後的護理。

參考文獻

一、中文部分

汪素敏（1997）：心臟移植及其病人的護理。護理雜誌，44(3)，85-90。
邱艷芬、王桂芸、周幸生（1995）：內外科護理學㈡。臺北：國立空中大學。

二、英文部分

Futterman, L. G. (1988). Cardiac transplantation: A comprehensive nursing perspective Part1. *Heart & Lung, 17*(5), 499-510.

Futterman, L. G. (1988). Cardiac transplantation: A comprehensive nursing perspective Part 2. *Heart & Lung, 17*(6), 631-640.

第五十一章 敗血症及敗血性休克之實證治療

學習目標

——研讀本章內容後，學習者應能達成下列目標：

1. 了解敗血症與敗血性休克。
2. 了解敗血症與敗血性休克治療實證指引。
3. 了解敗血症與敗血性休克的護理措施。

前言

　　敗血症（sepsis）為感染所造成之全身性發炎反應，隨著敗血症本身疾病進展演變成嚴重敗血症合併器官衰竭、敗血性休克，容易發生於老年人及罹患共病症的病人，有極高的死亡率（De La Rica, Gilsanz., & Maseda, 2016）。隨著醫學的進步，國際敗血症論壇提供《戰勝敗血症治療指引》（Surviving Sepsis Campaign），每四年更新一次，提供醫療臨床人員對敗血症的早期診斷及執行戰勝敗血症治療準則。國際間對敗血症死亡率的評估已證實敗血症病人的死亡率逐漸下降，於美國的統計，因嚴重敗血症引起的死亡率從 1988 年到 2012 年減少 51%（Martin, Mannino, Eaton, & Moss, 2003; Gaieski, Edwards, Kallan, & Carr, 2013）；在法國 ICU 因嚴重敗血症引起的死亡率從 1993 年到 2001 年由 56% 下降到 35%（EPISEPSIS Study Group, 2004）。《戰勝敗血症治療指引》，最近已由 2016 版進展至 2021 年版，本文將介紹敗血症和敗血性休克的定義治療的實證指引及護理措施。

名詞定義

　　敗血症（sepsis）乃因感染所造成之全身性發炎反應，感染之原因不外乎細菌、黴菌、病毒等病源體。敗血性休克（septic shock）是病人罹患敗血症伴隨有高死亡危險的循環與細胞代謝失能 （De La Rica, Gilsanz, & Maseda, 2016）。

敗血症之致病因素

　　任何降低宿主之免疫系統的情況都會增加感染的可能性及發展敗血症的機率。其中營養不良與呼吸道感染（結核菌、黴菌、病毒…等）有高度相關。其他敗血症之致病因素包括：

一、免疫功能不全：後天免疫不全、酗酒者、惡性腫瘤。
二、極端年齡：小於 1 歲或大於 65 歲。
三、外科侵入程序。
四、使用廣效性抗生素。
五、慢性病：糖尿病、腎衰竭、肝炎。

敗血症的診斷

　　為了能快速評估診斷早期敗血症徵象，2016 年敗血症診斷流程中將過去的系統性炎症反應症候群 （systemic inflammatory response syndrome, SIRS）符合下列 2 項或 2 項以上：體溫 > 38°C or < 36°C、心跳 > 90 次/分、呼吸 > 20 次/分 or $PaCO_2$ < 32mmHg、

白血球計數 >12000/mm^3 或 < 4000/mm3 或 > 10% immature bands）（Bone et al., 1992）評估方式更改為 qSOFA（quick Sepsis Related Organ Failure Assessment），當懷疑病人有感染時，以生命徵象做為評估依據，其中 qSOFA 評估項目有：⑴當病人出現意識改變；⑵呼吸速率每分鐘等於或大於 22 次；⑶動脈收縮壓小於或等於 100mmHg。三項中符合其中兩項，表示病人可能已經出現器官失調，不論在一般病房、重症病房，甚至在醫院院外都能應用 qSOFA 進行評估，及早發現敗血症早期徵象，但不推薦單獨使用 qSOFA 作為篩檢敗血症或敗血性休克的工具（Evans et al., 2021）（強反對、實證中等）。為了確認器官功能障礙，可以應用連續器官功能衰竭評估計分（sequential organ failure assessment, SOFA）（表6.6）進行連續器官功能衰竭評估，每一項評估最多 4 分，根據各器官功能分數評估介於 0-24 分，若因感染導致 SOFA 總分比原有分數增加 2 分或 2 分以上，即符合敗血症（Singer et al., 2016）。此外，當懷疑有敗血症的成人，建議測量血中乳酸濃度，但需考量其他造成乳酸濃度上升的原因，所以實證極低，為弱推薦（Evans et al., 2021）。確立敗血症後，依循《戰勝敗血症治療指引》（Evans et al., 2021）針對嚴重敗血症與敗血性休克進行治療。但要注意的是敗血症與敗血性休克之治療建議指引並不適用於所有的重症病人，像是在外科 ICU，常見多重外傷、出血性休克、中樞神經衰竭或開心手術後的病人。訂定此指引之專家也強調，這些原則性的建議絕對不能取代醫師針對病人之個別狀況，還是要經過整體性的評估之後再做出治療的判斷。

敗血症的照護指引

一、復甦照護

㈠輸液治療

敗血症和敗血性休克是醫療緊急情況，推薦立即開始治療和復甦。有敗血症或敗血性休克的病人，推薦使用平衡晶體溶液作為一線復甦液體，而不是使用生理食鹽水，主要是研究結果並沒有辦法證實這樣的做法得到好處，通常是有體液過多的風險。不推薦使用 starches 溶液作為復甦溶液（強反對，實證高）、不建議使用明膠作為復甦溶液（實證等級由低提升至中等）。

㈡平均動脈壓

平均動脈壓（MAP）目標為大於 65 mmHg（強推薦，實證中等）。

有敗血性休克的病人，推薦使用 norepinephrine 作為第一線升壓劑。當 norepinephrine 無法取得時，epinephrine 或 dopamine 可作為其他選擇，當病人有心律不整時，應小心使用 epinephrine 及 dopamine（強推薦、實證高：dopamine；中等：

vasopressin；低：epinephrine、selepressin；極低：angiotensin II。有敗血性休克的病人且持續需使用升壓劑治療，建議使用靜脈類固醇：建議 norepinephrine 或 epinephrine 超過 0.25 ug/kg/min 使用至少 4 小時之後使用。劑量為 hydrocortisone 200 mg，可以每 6 小時或連續靜脈輸注（弱推薦，實證中等）。

　㈢感染

1. 確立感染：當懷疑有敗血症或敗血性休克但尚未確認時，推薦持續再評估並尋找其他可能的診斷，當證實或強烈懷疑為其他致病的原因時，應停止使用抗生素。

2. 抗生素使用時機：投與抗生素的時效，會根據敗血症風險而決定。因此，指引專家們，更建議要做好有效率的快速診斷。

　⑴敗血症但無休克的病人，建議迅速評估急性症狀為感染或非感染相關。儘快評估包括病史、臨床檢查、關於感染或非感染的檢查、早期治療可能類似敗血症的疾病，此評估應儘量在 3 小時內完成。

　⑵敗血症但無休克的病人，建議短期間內儘快調查原因，如果持續懷疑感染，建議在開始發現敗血症的 3 小時內投予抗生素（弱推薦，實證極低），但如果臨床判斷，非常可能是敗血症，甚至是敗血性休克，則仍然維持 1 小時內投與抗生素的標準（敗血性休克：強推薦，實證低；敗血症：強推薦，實證極低）。

3. 抗生素的選擇

　有敗血症或敗血性休克且為 MRSA（methicillin-resistant Staphylococcus aureus）高風險的病人，推薦經驗性使用可以抗 MRSA 的抗生素。有敗血症或敗血性休克但為 MRSA 低風險的病人，不建議經驗性使用可以抗 MRSA 的抗生素。

4. 確認感染源及控制

　⑴儘快評估病人的感染源，並針對感染源加以處理，如膿瘍局部引流、清創壞死組織。

　⑵移除可能導致感染的管路及避免持續接觸感染源。

　㈣通氣治療

1. 低血氧呼吸衰竭：建議使用高流量鼻氧療法（high flow nasal oxygen），而非侵入性呼吸器（新建議：弱推薦，實證低）。

2. 急性呼吸窘迫症候群：使用低潮氣容積的機械通氣策略（6 mL/kg），而非高潮氣容積策略（> 10 mL/kg）、重度急性呼吸窘迫推薦使用高目標的 30 cmH$_2$O 的氣道高原壓力，而非更高的氣道高原壓力（強推薦，實證高）。中重度急性呼吸窘迫：建議使用較高的 PEEP（弱推薦，實證中等）、推薦一天使用超

過 12 小時的俯臥呼吸器治療（強推薦，實證中等）。重度急性呼吸窘迫，當傳統機械通氣失敗時，在有相關設備的醫學中心建議使用 V-V ECMO（新建議：弱推薦，實證低）。

㈤血液製品輸注

輸血策略：應評估病人整體狀況，但不應只看血紅素 Hb < 7 g/L，決定是否輸血。除非心肌缺血，嚴重低血氧、或急性出血（強推薦，實證中等）。

㈥血糖控制

當血糖超過 180 mg/dL 時，開始使用胰島素治療。開始胰島素治療後，建議將血糖目標控制在 144-180 mg/dL（強推薦，實證中等）。

證據品質和臨床建議強度說明：

GRADE（The Grading of Recommendations Assessment, Development and Evaluation）評分系統清楚闡述了證據品質和臨床建議強度的定義：

1. 推薦強度指建議被實施後帶來的利益及風險，推薦強度分為強推薦、弱推薦、強反對、弱反對、無推薦。
2. GRADE 評分系統將證據品質分為高、中、低、極低四個等級。

　　高：非常有把握觀察值接近真實值。

　　中：中等把握觀察值接近真實值。

　　低：把握有限，觀察值可能與真實值有很大的差別。

　　極低：幾乎沒有把握，觀察值可能與真實值可能有極大的差別。

護理措施

一、了解敗血症高危險群病人，早期偵測敗血症，啟動早期治療。

二、至少每兩小時監測病人生命徵象：**體溫、心跳、血壓、呼吸。**

三、每班評估各器官功能是否正常：

㈠肺功能：呼吸型態、血氧飽和度、氣體交換功能。

㈡腎功能：尿量減少、BUN、Creatinine 是否上升。

㈢肝臟功能：肝臟酵素、膽色素是否上升。

㈣腸胃功能：腹脹、腸蠕動變慢、噁心、嘔吐。

㈤神經系統：意識狀態改變。

四、依醫囑執行敗血症治療

執行敗血症與敗血性休克指引（surviving sepsis campaign guidelines）。觀察病人對治療的反應，提供醫療團隊作為治療計畫的參考。

五、預防再次感染

遵循醫療政策執行各種導管之照護群組，嚴格遵守手部衛生。

結論

敗血症是一種嚴重感染的系統反應，其致病機轉複雜，微生物入侵或創傷時引起促發炎介質與代償性抗發炎介質之混合作用，造成免疫系統功能抑制、細胞凋亡及心血管功能缺損等變化，有極高的致死率。隨著國際敗血症論壇出版《戰勝敗血症治療指引》，敗血症病人的死亡率雖然逐漸下降，但要將死亡率下降至 25% 的目標，仍是醫護團隊的一大挑戰。對於敗血症病人的預後，護理人員扮演重要的角色，必須要及早偵測出敗血症的徵象，配合政策啟動敗血症照護指引，為此護理人員必須了解敗血症病人的治療與護理，提升病人的照護及促進預後。

學習評量

1. 說明敗血症、敗血性休克的定義。
2. 簡述敗血症之致病因素。
3. 簡單 qSOFA 的評估項目。
4. 簡述敗血症有關感染的照護指引。

參考文獻

De La Rica, A. S., Gilsanz, F., & Maseda, E. (2016). Epidemiologic trends of sepsis in western countries. *Annals of Translational Medicine, 4*(17), 325.

EPISEPSIS Study Group (2004). EPISEPSIS: a reappraisal of the epidemiology and outcome of severe sepsis in French intensive care units. *Intensive Care Medicine, 30*, 580-588.

Evans, L., Rhodes, A., Alhazzani, W., Antonelli, M., Coopersmith, C. M., French, C., ... Prescott, H. C. (2021). Executive summary: surviving sepsis campaign: international guidelines for the management of sepsis and septic shock 2021. *Critical Care Medicine, 49*(11), 1974-1982.

Martin, G. S., Mannino, D. M., Eaton, S., & Moss, M. (2003). The epidemiology of sepsis in the

United States from 1979 through 2000. *New England Journal of Medicine, 348*(16), 1546-1554.

Rhodes, A., Evans, L. E., Alhazzani, W., Levy, M. M., Antonelli, M., Ferrer, R., ... Dellinger, R. P. (2017). Surviving sepsis campaign: International guidelines for management of sepsis and septic shock: 2016. *Intensive Care Medicine, 43*(3), 486-552.

Singer, M., Deutschman, C. S., Seymour, C. W., Shankar-Hari, M., Annane, D., Bauer, M., ... Coopersmith, C. M. (2016). The third international consensus definitions for sepsis and septic shock (Sepsis-3). *JAMA, 315*(8), 801-810.

第五十二章　心室輔助器病人的護理

學習目標

——研讀本章內容後，學習者應達成下列目標：

1. 說出使用心室輔助器治療的適應症。
2. 了解心室輔助器的治療目的。
3. 了解心室輔助器的種類。
4. 了解心室輔助器照護原則。
5. 說出使用心室輔助器常見的副作用及預防。

前言

Gibbon 在 1952 年第一個成功地使用循環心肺機，自此之後，心肺繞道系統快速地應用於手術中，暫時或完全地支持全身循環。然而循環心肺機並不能完全治療需要循環支持數天到數週的心因性休克病人，因此要有另外一種暫時性的心室輔助機器（Veuntricular assist device, VAD）來支持循環系統，使心肌有時間復原或等待心臟移植。主動脈內器球幫浦被啟用於 1970 年代的早期，其可以降低暫時性的心室輔助機器的需求，但還是有一些低心輸出量的病危病人，主動脈內氣球幫浦對他們是一點幫助都沒有。所以自 1970 年代後，醫療科技的精進，創造了更精巧的儀器——心室輔助器，可以協助心室衰竭的病人等待心臟移植。

心室輔助器的種類

心室輔助器的種類，其比較見表 52.1。

表 52.1　心室輔助器之比較

心室輔助器	驅　動	血液推動	抗凝血劑	輔助心室	腔室位置	使用期限
Biomedicus	離心式	連續式	長期使用：Heparin	左、右雙心室	體外	短期（數天）
Abiomed	氣動式	脈動式	長期使用：Heparin	左、右雙心室	體外	短期（數天至數週）
Thoratec	氣動式	脈動式	短期使用：Heparin 長期使用：Couma-din	左、右雙心室	體外	長期（數月）
Heartmate	氣動式 電動式	脈動式	短期使用：Heparin 長期使用：Aspirin Dipyridamole	左心室	體內	長期（未定）
Novacor	電動式	脈動式	短期使用：Heparin 長期使用：Aspirin Coumadin	左心室	體內	長期（未定）
TAH	氣動式	脈動式	短期使用：Heparin 長期使用：Aspirin Coumadin	雙心室	體內	長期（未定）

一、離心型的幫浦心室輔助器（Centrifugal pump for ventricular assist devices; Metronic-Biomedicus, Inc., Eden Prairie, MN ）

腔室位置置於體外，常用於接受心臟手術無法脫離人工心肺機的病人，使用期間為數天至一週。其較搏動型系統和人工心肺機接管接至一個或二個心房，或左心室的副作用少。其特點是利用離心力來驅動血流，其血流方式是連續性非脈動性，當病人心肌未恢復前，需與主動脈內氣球幫浦同時使用，才會有脈動效果。為防止血栓形成必需連續使用 Heparin，而輔助器的室腔約 5～7 天更換。

二、體外氣動式心室輔助器

雙心室輔助器（Abiomed Inc., Danvers, MA）見圖 52.1。此為一體外的氣動式心室輔助器（External pneumatic ventricular assist devices），其可作為單一心室或雙心室之輔助。經美國的食品及藥物管理局（U.S. Food and Drug Administration, FDA）同意應用於心臟切開術後病人的循環支持，但不同意其作為等候心臟移植的橋梁。

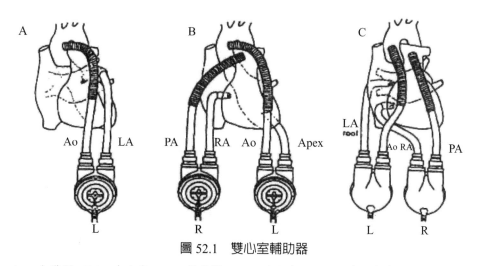

圖 52.1　雙心室輔助器

註：Ao：主動脈；LA：左心房；PA：肺動脈；RA：右心房；Apex：左心室尖。

三、體內心室輔助器

㈠Thoratec 的心室輔助器（Thoratec Laboratories, Inc., Pleasanton, CA）

此為一氣動式囊狀型的左、右心室或雙心室輔助器，可以置放在上腹部，主要是用於心肌梗塞病人之恢復期或等待心臟移植的橋梁。此輔助器可以持續使用一年左右。經美國的 FDA 同意應用於心臟移植的橋梁。需要長期使用抗凝劑 Wafarin（Coumadin），

使 PT 延長 1.5～2 倍，以防止血栓形成。病人可以下床走路和運動（例如：騎靜態的腳踏車或跑步機），甚至帶著此輔助器出院返家接受門診之追蹤治療。

　　㈡Heartmate（Thermo Cardiosystems, Inc., Woburn, MA）

　　為一氣動和電動式的心室輔助器（圖 52.2）。適用於左心衰竭必需長期使用輔助器的病人。其設備包含：1.內流血液管路（inflow）：放在左心室心尖；2.外流血液管路（outflow）:放在升主動脈；3.輔助器:放在腹壁。以上三項設備都與放在上腹的外接電纜線連接，藉由氣動或電動式壓力將內流血液管路引流的血液經由外流血液管路打至全身血液循環。因為內流血液管路引流出的血液只和 Heartmate 幫浦的界面接觸，所以只要服用血小板抑制劑即可防止血栓形成。因為機器電源有插電及攜帶型，所以可以允許病人正常的活動和出院。

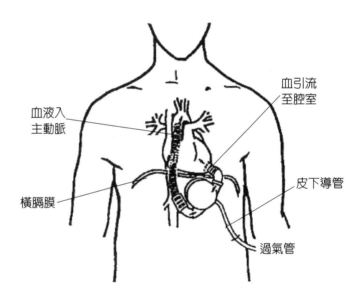

圖 52.2　Heartmate 左心室輔助器

　　㈢Novacor（Novacor Division, Baxter Healthcare Corporation, Oakland, CA）

　　為一電動式之可背帶式左心室輔助器（圖 52.3）。自體內植入腔室，其與 Heartmate 同樣有內流血液管路、外流血液管路及輔助器。為預防血栓形成常用 Coumadin、Aspirin 等抗凝劑。因為機器電源有插電及攜帶型，病人可以自由活動，出院返家等待心臟移植。

　　㈣TAH（Total Artifical Heart; Cardiowest Inc., Tucson, AZ）

　　是一種內在的氣動式雙心室輔助器，將原來的心室移除後置放在縱膈腔內，用於等待心臟移植的橋梁。

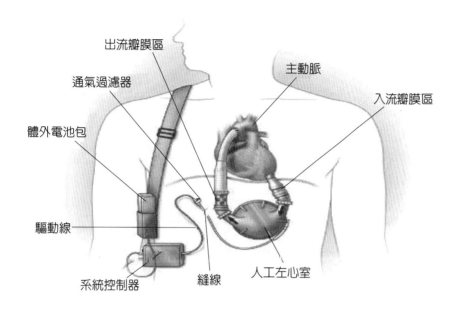

出流瓣膜區
通氣過濾器
主動脈
入流瓣膜區
體外電池包
驅動線
系統控制器
縫線
人工左心室

圖 52.3　Novacor 左心室輔助器

置入心室輔助器之適應症

一、不適宜接受心臟移植的病人

㈠年齡大於 65 歲。

㈡肺動脈高壓。

㈢非與心衰竭有關的末期器官衰竭。

㈣最近患有惡性腫瘤。

㈤急性或慢性之難以治療的心衰竭。

二、使用主動脈內氣球幫浦達最大治療而無效者

三、血液動力學改變

㈠心輸出指數 < 2 L/min /m^2。

㈡肺微血管楔壓 >18 mmHg。

㈢全身血管阻力 > 2,100 dynes-sec/cm^2。

㈣平均動脈血壓 < 60 mmHg。

㈤難以治療且對生命有威脅的心律不整。

副作用

一、出血

出血是常見的合併症，通常於置入後 48～72 小時，還不需要給予抗凝劑。置入 Novacor、Heartmate、Thoratec 或 TAH 使用 Heparin 者，監測凝血參數（ACT、PT、PTT），注意是否有血胸或鼻胃管出血，若發生出血，可使用拮抗劑（Protamine）或輸入新鮮的血漿和血小板。

二、感染

長期使用 Novacor、Heartmate 或 Thoratec，發生感染的機率有 20%，所以例行性給予抗生素有其必要。發生感染的原因：1.病人因素：年齡、營養；2.設備因素：管路接管、外接電纜線。監測 WBC、CRP，只要懷疑有感染，需要做痰、血液、尿液、傷口、大便的微生物培養，找出病源，對症治療。除此之外嚴格執行接觸病人前洗手，侵入性處置及傷口換藥時執行無菌技術。

三、血栓形成

可發生於每一種機器。對於長期使用 Thoratec、Novacor 者，需例行性口服抗凝血劑，嚴格監測凝血參數（ACT、PT、PTT）。一方面注意維持足夠的幫浦流速；一方面監測是否有心包膜填塞。

四、腎衰竭

常發生於因使用人工心肺機時間過長而使用離心型的幫浦心室輔助器之病人，需要安排血液透析。

手術後護理

一、維持足夠的心輸出量以維持全身之血液灌流：要補充足夠的液體容積，滿足前負荷的需求，才能維持足夠的心輸出量。有出血時，注意傷口及連接管處之滲血量，監測凝血指標（ACT、PT、PTT），必要時依醫囑給予止血劑及輸血，維持血比容大於 35%。

二、維持呼吸道的通暢及良好的氣體交換：評估呼吸音，執行胸腔物理治療，氣管內管能盡早拔除愈好。教導深呼吸、咳嗽及誘發性肺計量器，以維持肺的擴張。

三、確認輔助器的操作型態、相關參數設定（流速、速率）、警告系統及處理。

四、確認與輔助器相關的合併症及預防合併症的發生。

  1. 低血壓：密切監測 HR（Heart rate）、MAP（Mean arterial pressure）、RAP（Right atrium pressure）、LAP（Left atrium pressure）、CO（Cardiac output）、HI（Heart index）、SvO$_2$（Venous oxygen saturation），依醫囑維持良好的血行動力學。

  2. 感染：(1)血液培養採集；(2)前 7 天依醫囑給予預防性抗生素治療；(3)如果有分泌物：收集氣管和手術傷口分泌物培養。

  3. 腸胃道出血:可能是使用 VAD 造成的壓力、此外，患者使用多模式抗凝血劑（eg. warfarin、clopidogrel 或 aspirin）防止血栓形成，會使患者傾向於出血。除使用治療腸胃道出血的藥物之外，還要補充足夠的液體及血製品，維持 MAP 在 70-80 mmHg。監測全血球計數及會診腸胃科醫師評估腸胃道出血的來源。

  4. 腦中風或出血：使用多模式抗凝血劑增加缺血和出血性中風的風險。密切監測凝血參數，維持 INR（international normalized ratio）在 1.5 and 2.5 及評估神經功能。

  5. 心律不整：房性心律不整在患有 LVAD 的患者類似於沒有 LVAD 的患者，β 受體阻斷劑是首選於鈣通道阻滯劑；如果 β 受體阻斷劑耐受性不好，amiodaron 是首選治療房性心律失常。治療心室心律不整，通常選擇 amiodarone、lidocaine 和 dofetilide，若心室頻脈經常發生，除緊急使用電擊去顫，就會考慮植入心室去顫器（implantable cardioverter-defibrillator, ICD）或電燒手術。

五、了解漸進性活動的重要性：病人生命徵象穩定後開始每兩小時翻身，手術後第二天開始胸腔物理治療及每日二次的全關節被動運動。與病人一起討論安排復健目標和時間，逐漸增加肌肉力量，使有氧狀況達最佳狀態，為心臟移植前做準備。並增加病人對環境控制之能力及信心。

六、給予病人及家屬足夠的心理支持，適時向病人解釋各種護力活動，減輕焦慮。

七、協助執行逐漸脫離輔助器：病人符合脫離心室輔助器之評估標準為：1.心輸出指數 > 2 L/min/m^2；2.平均動脈壓 > 65 mmHg；3.肺微血管楔壓 < 15 mmHg；4.強心劑達最小劑量（Dobutrex < 0.25 ug/kg/min、Epinephrine < 0.01 ug/kg/min）；5.幫浦流速達最低，但不至於引起血栓形成。

結論

　　每年等待心臟移植的病人相當多，但因捐贈心臟的來源有限，所以心室輔助器應該是可以作為心臟移植的橋梁。病人接受植入心室輔助器期間，護理人員除致力於循環系統的正常運作外，更應該協助預防合併症的發生，並朝向教導病人學習自我照顧為目標，於出院後等待最好的時機接受心臟移植。而永久性的循環支持系統是將來醫學努力的遠景，解決心臟捐贈來源之短缺，及時搶救病人，改善心臟末期病人的生活品質。

學習評量

　　1.簡述使用心室輔助器治療的適應症。

　　2.簡述使用心室輔助器的治療目的。

　　3.簡述心室輔助器的種類。

　　4.簡述心室輔助器的照護原則。

　　5.簡述使用心室輔助器常見的副作用。

　　6.簡述預防使用心室輔助器副作用的方法。

參考文獻

Chmielinski, A., & Koons, B. (2017). Nursing care for the patient with a left ventricular assist device. *Nursing, 47*(5), 34-40.

Dillner, L. (1994). Pump action. *Nursing Times, 90*(37), 16-17.

Frazier, O. H.(1994). Outpatient LVAD: Its time has arrived. *Annual Thoracic Surgery, 58,* 1309-1310.

Machado, R. C., Gironés, P., Souza, A. R. d., Moreira, R. S. L., Jakitsch, C. B. v., & Branco, J. N. R. (2017). Nursing care protocol for patients with a ventricular assist device. *Revista Brasileira de Enfermagem, 70,* 335-341.

Morney, D. A. & Vaca, K. J. (1995). Infectious complicationsassociated with ventricular assist devices. *American Journal of Critical Care, 4*(3), 204-209.

Peigh, P.S., & Pennington, D.G. (1991). Mechanical assist devices. *Annual Thoracic Surgery, 36,* 117-123.

Pennington, D.G., Swartz, M.T., Lohmann, D.P., & McBride, L.R. (1998). Cardiac assist devices. *Surgical Clinics of North America, 5,* 691-703.

Reedy, J.E. (1993). Transfer of a patient with a ventricular assisi device to a non-critical care area. *Heart & Lung, 22,* 1. 71-76.

Teplitz, L. (1990). An algorithm for ventricular assist devices. *Dimensions of Critical Care Nursing, 9*(5), 256-265.

Vitale, N. (1999). Mechanical cardiac asssitance. *Intensive Care medicine, 25*, 543-545.

第五十三章 重症病人的血糖控制

學習目標

——研讀本章內容後，學習者應達成下列目標：

1. 了解壓力下內分泌的調控。
2. 了解沒有糖尿病的重症病人因壓力誘發高血糖的情況。
3. 了解胰島素在敗血症病人免疫上的調控角色。
4. 了解困難血糖控制的定義與預後的相關性。

前言

　　高血糖與病危病人的關係是一種多重因素影響的結果，包括：糖皮質類固醇、腎上腺皮質激素、升糖素及生長荷爾蒙的增加、糖質新生和糖質分解，所以又稱壓力下高血糖或壓力性糖尿病。壓力下高血糖，胰導素阻抗扮演重要的角色，於病危病人，有80%的高血糖即屬此情況。近來實證研究結果顯示高血糖未經控制，病人的預後會變差，因此於病危病人的血糖控制是相當重要的。本章將介紹壓力下內分泌的調控、壓力下機轉──敗血症導致高血糖和胰島素阻抗、高血糖對重症病人的影響、重症病人胰島素的加強治療。

壓力下內分泌的調控

　　當病人處在壓力情境，藉由活化腦下垂體刺激腎上腺分泌 cortisol，得以調整及適應壓力，以維持細胞及組織器官的恆定（Markin, & Zaloga, 2002）。在壓力的誘發下，分泌 Cortisol，使血中 epinephrine、norepinephrine、glucagon、GH 的濃度增加，不管周邊胰島素阻抗（insulin resistance）使血中 insulin 的濃度仍維持正常或減少（Hart, Stanford, Ziegler, Lake, & Chernow, 1989; van den Berghe, 2002., Siegel, Cerra, Coleman, Giovannini, Shetye, Border, & McMenamy, 1979）。但是血中 insulin 的分泌也會因胰臟的 α-recepror 的過度刺激而被抑制（Siegel, Cerra, Coleman, Giovannini, Shetye, Border, & McMenamy, 1979）。且 Iinsulin resistance、interleukin-1（IL-1）、tumor necrosis factor（TNF-α）也會抑制 insulin 的分泌（Mehta, Hao, Brooks-Worrell, & Palmer, 1994）。

壓力下機轉──敗血症導致高血糖和胰島素阻抗

　　壓力下引發高血糖定義為血糖大於 200mg/dL（McCowen, Malhotra, & Bistrian, 2001），在 Leuven 加強胰島素治療試驗中定義為血糖大於 100 mg/dL（van den Berghe.,et al. 2001）。Frankenfield 等人（1994）的報告於敗血症沒有糖尿病的加護病人有 75% 的病人血糖大於 110 mg/dL。在 Leuven 加強胰島素治療試驗中，還是有 12% 的病人血糖大於 200 mg/dL（van den Berghe., et al.2001）。

　　葡萄糖的攝取及氧化在敗血症病人是複雜的，可能依疾病的嚴重度及疾病的分期而有所不同。血糖的攝取及氧化在敗血症及菌血症的早期是增加的（Agwunobi, Reid, Maycock, Little, & Carlson, 2000., Gelb, Bayona, Wilson, & Cechetto, 2002），這可能是因 cytokine 的誘發，增加組織中（如：肝臟、脾臟、肺臟、空腸）豐富的單核球噬菌細胞於非胰島素介質對葡萄糖的攝取。由於增加非胰島素介質對葡萄糖的攝取，使第一型葡萄糖運輸器（GluT1 transporter）的活動也增加，因而伴隨發生胰島素阻抗，降低對葡萄

糖的利用及氧化。外因性的胰島素可以提高葡萄糖的利用及氧化，然而非氧化的貯存還是有障礙的（Agwunobi, Reid, Maycock, Little, & Carlson, 2000）。

　　沒有糖尿病的重症病人因壓力誘發高血糖的情況可能是：1.過度的中和調控荷爾蒙：glucagon, growth factor, catecholamines, glucocorticoids；2.cytokines 增加抑制胰島素分泌：IL-1, I L-6（interleukin-6）, TNF-α；3.外源性的: catecholamines 增加抑制胰島素的分泌、在胰島素分泌不足下接受葡萄糖輸液、營養支持等。

高血糖對重症病人的影響

一、廣泛性炎症的影響

　　葡萄糖是廣泛發炎物質的媒介物，以 insulin 嚴格的控制血糖，維持血糖在 110mg/dL，可以有效地達到抗發炎的效果（van den Berghe., et al.2001）。相關的研究顯示於高血糖的情況下會激發多形核白血球、單核球、IL-8、NF-kB、MMP-2、MMP-9，因而產生廣泛的發炎物質（Mohanty, Hamouda, Garg,Aljada, Ghanim,& Dandona, 2000; Straczkowski, Dazienis-Strackzkowska, Stepien, Kowalska,Szelachowska, Stepien,Kowalska, Szelachoeska, & Kinalska, 2002; Standifford, Kunkel, Green,Laichalk, Strieter, 1996; Hack, Aarden, Thijs, 1997; Multz, & Cohen, 2003; Aljada, Ghanim, mohanty, Hofmeyer, Tripathy, & Dandona, 2002; Yorek, & Dunlap, 2002., Guha, Bai, Nadler, & Natarajan, 2000）。此外，急性高血糖會減少內皮細胞 nitric oxide（NO）的含量，產生不正常的血管反應及器官灌流（Giugliano, et al., 1997）。

二、增加感染的危險性

　　已知高血糖會增加糖尿病人感染的危險性。在外科及燒傷病危病人嚴格地控制血糖，可以降低敗血症的發生機率（van den Berghe, et al., 2001., Mowlavi, Andrews, Milner, Herndon, & Heggers, 2000., Furnary, Zerr, Grunkemeier, & Starr, 1999., Zerr, Furnary, Grunkemeier, Bookin, Kanhere, & Starr, 1997）。McManus 等人（2001）和 Evans（2001）於體外試驗的研究發現，血糖控制可以降低經由發炎介質的刺激釋放白血球。Rassias 等人認為嚴格的血糖控制可以預防手術後降低白血球對細菌的吞噬（Rassias, Marrin, Arruda, Whalen, Beach, & Yeager, 1999）。

胰島素在敗血症病人免疫上的調控角色

　　胰島素除可以控制血糖外，於急性期對抗急性發炎反應也有很好的效果。Danclona 等人（2001）的研究中報告持續滴注 insulin，可以有效地降低過氧化物的產生，及減少

血清中細胞內可溶性的 adhesive molecule-1（sICAM-1）、monocyte chemoattract protein-1（MCP-1）及 plasminogen activator inhibitor-1（PAI-1）的含量。Aljada 等人（2002）也發現 insulin 會降低 pro-inflammatory transcription factor、early growth response-1（EGR-1），而這些改變與血漿中 tissue factor（TF）、PAI-1 的濃度顯著降低有關。高血糖也會促發產生血栓的產生，而 insulin 可以抑制 TF 和 PAI-1，所以有抗血栓及纖維溶解的作用。

　　Insulin 有抗發炎的效果，其中之一的作用機轉是可能經由內皮細胞釋放 NO（Nitric Oxide）。Insulin 可以增加 NO 合成酶的表現，產生 NO（Ajada, & Dandona, 2001）。NO 已經證實可以降低內皮細胞黏著分子的表現 （endothelial cell adhesion molecules, ECAMs）、pro-inflammatory cytokines 的釋放（Peng, Spiecker, & Liao, 1998）。NO 也可以降低 NF-kB （Nuclear Factor-KappaB）轉錄基因及 NF-kB 的合成。在 Leuven 加強胰島素治療試驗中的報告指出，嚴格的控制血糖可以控制 NF-kB 的活性，得以降低 CRP（C-reactive protein）。

重症病人胰島素的加強治療

　　在 Leuven 加強胰島素治療試驗的研究對 1,548 位外科手術之重症病人的研究顯示，嚴格的血糖控制可以降低病人的罹病率及死亡率。研究者比較持續控制血糖維持在 80～110 mg/dL（實驗組）和血糖大於 215 mg/dL，控制血糖維持在 180～200 mg/dL（控制組）的兩組病人，經過 12 個月的追蹤，實驗組的死亡率（4.6%）低於控制組（8.0%）。實驗組的血流感染率降為 46%。以加護病人於加護中心停留天數大於五天的病人之血糖控制的研究發現：血糖小於 110 mg/dL，死亡率是 15%；血糖 110～150 mg/dL，死亡率是 25%；血糖大於 150 mg/dL，死亡率是 40% （Marik, & Zaloga, 2001, 2003; Marik, & pinsky, 2003）。病人於積極血糖控制下，血糖仍大於 200 mg/dL，即為血糖困難控制，經 Knapik 等人（2009）於冠狀動脈繞道手術病人的研究，血糖困難控制在死亡組病人於手術後有較嚴重的合併症。產生血糖困難控制的因素，有：女性（odds ratio (OR), 2.36），糖尿病病史（OR, 2.22），使用體外循環（OR, 1.81）。與死亡率有關的因素，有：左心室射出指數小於 35%（OR, 7.38），血糖困難控制（OR, 7.06），以及中風病史（OR, 5.66）。血糖困難控制與手術後罹病率有顯著相關（OR, 1.87）（Knapik , Nadziakiewicz, Urbanska, Saucha, Herdynska, & Zembala, 2009）。

　　加護病人愈早開始嚴格的血糖控制，可以快速的改善胰島素阻抗。病人的血糖大於 150 mg/dL，建議給予 insulin 持續滴注（Marik, & Zaloga, 2001, 2003; Marik, & pinsky, 2003）（胰島素溶液配置：1 U Regular Human insulin + 0.9% NaCl 1 mL），血糖控制之

臨床路徑及控制範圍視 ICU 性質而定。有研究指出，持續靜脈滴注與皮下注射胰島素方案相比，在成人 ICU 患者樣本中，持續靜脈滴注有更好的血糖控制和發生更低的低血糖發生率（Tran et al., 2019）。病人於加護中心數天後，病況趨於穩定，血糖已經有很好的控制，且逐漸達到病人的營養目標，才建議改為皮下注射 insulin 或口服降血糖藥物。

結論

　　高血糖的控制於加護中心並非是例行常規，於實證研究的結果，醫護團能接受高血糖的控制是可以促進病人的預後，但嚴謹的血糖控制可能會因低血糖（小於 40 mg/dL）而產生抽搐、腦部損傷、憂鬱、心律不整等副作用，因此血糖控制範圍仍有爭議，控制血糖的方法及應用於不同科別的病危病人仍在驗證中，而這最終的目標是能產生最大利益，避免嚴重的副作用產生。

學習評量

　　1.簡述壓力下內分泌的調控。
　　2.簡述沒有糖尿病的重症病人因壓力誘發高血糖的情況。
　　4.簡述胰島素在敗血症病人免疫上的調控角色。
　　5.簡述困難血糖控制的定義與預後的相關性。

參考文獻

Agwunobi, A. O., Reid, C., Maycock , P., Little, R. A., & Carlson, G . L. (2000). Insulin resistance and substrate utilization in human endotoxemia. *Journal of Clinical Endocrinology and Metabolism*, *85*, 3770-3778.

Aljada, A., Ghanim, H., Mohanty, P., Kapur, N., & Dandona, P. (2002). Insulin inhibits the pro-inflammatory transcription factor early growth response gene-1 (Egr)-1 expression in mononuclear cells (MNC) and reduces plasma tissue factor (TF) and plasminogen activator inhibitor-1 (PAI-1) concentrations. *Journal of Clinical Endocrinology and Metabolism*, *87*, 1419-1422.

Aljada, A., Ghanim, H., Mohanty, P., Hofmeyer, D., Tripathy, D., & Dandona , P. (2002). Glucose activates nuclear factor kappa B pathway in mononuclear cells (MNC) and induces an increase in p47phox. subunit in MNC membranes [Abstract]. *Diabetes*, *51* (Suppl 2), A537.

Ceriello, A., Bortolotti, N., Motz, E., Pieri, C., Marra, M., Tonutti, L., Lizzio, S., Feletto, F., Catone, B., & Taboga, C. (1999). Meal-induced oxidative stress and low-density lipoprotein oxidation in diabetes: the possible role of hyperglycemia. *Metabolism, 48*, 1503-1508.

Ceriello, A. (1993). Coagulation activation in diabetes mellitus: the role of hyperglycaemia and therapeutic prospects. D*iabetologia, 36*, 1119-1125.

Chettab, K., Zibara, K., Belaiba, S. R., & McGregor, J. L. (2002). Acute hyperglycaemia induces changes in the transcription levels of 4 major genes in human endothelial cells: macroarraysbased expression analysis. *Journal of Thrombosis and Haemostasis. 87*, 141-148.

Dandona, P., Aljada, A., Mohanty, P., Ghanim, H., Hamouda, W., Assian, E., & Ahmad, S. (2001). Insulin inhibits intranuclear nuclear factor kappaB and stimulates IkappaB in mononuclear cells in obese subjects: evidence for an anti-inflammatory effect? *Journal of Clinical Endocrinology and Metabolism, 86*, 3257-3265.

Dandona, P., Aljada, A., & Bandyopadhyay, A. (2003). The potential therapeutic role of insulin in acute myocardial infarction in patients admitted to intensive care and in those with unspecified hyperglycemia. *Diabetes Care, 26*, 516-519.

Evans, T. W. (2001). Hemodynamic and metabolic therapy in critically ill patients. *New England Journal of Medicine, 345*, 1417-1418.

Frankenfield, D. C., Omert, L. A., Badellino, M. M., Wiles, C. E. Bagley, S. M., Goodarzi, S., & Siegel, J. H. (1994). Correlation between measured energy expenditure and clinically obtained variables in trauma and sepsis patients. *Journal of Parenteral and Enteral Nutrition, 18*, 398-403.

Furnary, A. P., Zerr, K. J., Grunkemeier, G. L., & Starr, A. (1999) . Continuous intravenous insulin infusion reduces the incidence of deep sternal wound infection in diabetic patients after cardiac surgical procedures. *Annals of Thoracic Surgery, 67*, 352-360.

Guha, M., Bai, W., Nadler, J. L., & Natarajan, R. (2000). Molecular mechanisms of tumor necrosis factor alpha gene expression in monocytic cells via hyperglycemia- induced oxidant stress dependent and -independent pathways. *Journal of Biological Chemistry, 275*, 17728-17739.

Giugliano, D., Marfella, R., Coppola, L., Verrazzo, G., Acampora, R., Giunta, R., Nappo, F., Lucarelli, C., & D'Onofrio, F. (1997). Vascular effects of acute hyperglycemiain humans are reversed by L-arginine. Evidence for reduced availability of nitric oxide during hyperglycemia. *Circulation, 95*, 1783-1790.

Hart, B. B., Stanford, G. G., Ziegler, M. G., Lake, C. R., & Chernow, B. (1989). Catecholamines: study of interspecies variation. *Crit Care Med, 17*, 1203-1218.

Hack, C. E., Aarden, L. A., & Thijs, L. G. (1997). Role of cytokines in sepsis. *Advances in Immunology, 66,* 101-195.

Hansen, T. K., Thiel, S., Wouters, P. J., Christiansen, J. S., & van den Berghe, G. (2003) Intensive insulin therapy exerts antiinflammatory effects in critically ill patients and counteracts the adverse effect of low mannose-binding lectin levels. *Journal of Clinical Endocrinology and Metabolism, 88,* 1082-1088.

Knapik, P., Nadziakiewicz, P., Urbanska E., Saucha, W., Herdynska, M., & Zembala, M. (2009). *Annals of thoracic Surgery, 7,* 1859-1865 .

Kwoun, M. O., Ling, P. R., Lydon, E., Imrich, A. Qu Z., Palombo, J., & Bistrian, B. R .(1997). Immunologic effects of acute hyperglycemia in nondiabetic rats. *PubMed, 21,* 91-95.

Marik, P. E., & Zaloga, G. P. (2001), Early enteral nutrition in acutely ill patients: a systematic review. *Crit ical Care Medicine, 29,* 2264-2270.

Marik , P. E., & Zaloga, G. P. (2002). Adrenal insufficiency in the critically ill: a new look at an old problem. *Chest, 122,* 1784-1796.

Marik, P.E., Pinsky, M. R. (2003). Death by total parenteral nutrition. *Intensive Care Medicin, 29,* 867-869.

McCowen, K. C., Malhotra, A., & Bistrian, B. R . (2001). Stress-induced hyperglycemia. *Critical Care Clinics, 17,* 107-124.

McManus, L. M., Bloodworth, R. C., Prihoda, T.J., Blodgett, J. L., Pinckard, & R. N. (2001). Agonist-dependent failure of neutrophil function in diabetes correlates with extent of hyperglycemia. *Journal of Leukocyte Biology, 70,* 395-404.

Mehta, V. K., Hao, W., Brooks-Worrell, B. M., Palmer, J. P. (1994). Low-dose interleukin 1 and tumor necrosis factor individually stimulate insulin release but in combination cause suppression. *European Journal of Endocrinology, 130,* 208-214.

Mohanty, P., Hamouda, W., Garg, R., Aljada, A., Ghanim, H., & Dandona, P. (2000) . Glucose challenge stimulates reactive oxygen species (ROS) generation by leucocytes. *Journal of Clinical Endocrinology and Metabolism, 85,* 2970-2973.

Mowlavi, A., Andrews, K., Milner, S., Herndon, D. N., & Heggers, J. P. (2000). The effects of hyperglycemia on skin graft survival in the burn patient. *Annals of Plastic Surgery,* 629-632.

Multz, A. S., & Cohen, R. (2003). Systemic response to pneumonia in the critically ill patient. *Seminars in Respiratory Infections, 18,* 68-71.

Peng, H. B., Spiecker, M., & Liao, J. K. (1998). Inducible nitric oxide: an autoregulatory feedback inhibitor of vascular inflammation. *Journal of Immunology, 161,* 1970-1976.

Rassias, A. J., Marrin, C. A., Arruda, J., Whalen, P. K., Beach, M., & Yeager, M. P. (1999). Insulin infusion improves neutrophil function in diabetic cardiac surgery patients. *Anesthesia & Analgesia, 88*, 1011-1016.

Siegel, J. H., Cerra, F. B., Coleman, B, Giovannini, I., Shetye, M., Border, J. R., & McMenamy, R. H. (1979). Physiological and metabolic correlations in human sepsis. Invited commentary. *Surgery, 86*, 63-193.

Standiford, .T. J., Kunke l, S. L., Greenberger, M. J., Laichalk, L. L., & Strieter , R. M. (1996) Expression and regulation of chemokines in bacterial pneumonia. *Journal of Leukocyte Biology, 59*, 24-28.

Straczkowsk, i M., Dzienis- Straczkowska, S., Stepien, A., Kowalska, I., Szelachowska, M., & Kinalska, I. (2002). Plasma interleukin-8 concentrations are increased in obese subjects and related to fat mass and tumor necrosis factor-alpha system. *Journal of Clinical Endocrinology and Metabolism, 87*, 4602-4606.

Takahashi, Y., Matsuura, H., Domi, H., & Yamamura, H. (2022). A continuous intravenous insulin infusion protocol to manage high-dose methylprednisolone-induced hyperglycemia in patients with severe COVID-19. *Clinical Diabetes and Endocrinology, 8*(1), 1-8.

Tran, K. K., Kibert, J. L., Telford, E. D., & Franck, A. J. (2019). Intravenous insulin infusion protocol compared with subcutaneous insulin for the management of hyperglycemia in critically ill adults. *Annals of Pharmacotherapy, 53*(9), 894-898.

van den Berghe, G,. Wouters, P., Weekers, F., Verwaest, C., Bruyninckx , F., & Schetz, M., et al. (2001). Intensive insulin therapy in critically ill patients. *New England Journal of Medicine, 345*, 1359-1367.

van den Berghe, G . (2002) . Neuroendocrine pathobiology of chronic illness. *Critical Care Clinics, 18*, 509-528.

van den Berghe, G., Wouters, P. J., Bouillon, R., Weekers, F., Verwaest. C., & Schetz, M, et al. (2003). Outcome benefit of intensive insulin therapy in the critically ill: insulin dose versus glycemic control. *Critical Care Medicine, 31*, 359-366.

Yorek, M. A., & Dunlap, J. A. (2002). Effect of increased concentration of D-glucose or L-fucose on monocyte adhesion to endothelial cell monolayers and activation of nuclear factor-kappaB. *Metabolism, 51*, 225-234.

Zerr, K. J., Furnary, A.P., Grunkemeier, G. L., Bookin, S., Kanhere, V., & Starr, A. (1997). Glucose control lowers the risk of wound infection in diabetics after open heart operations. *Annals of Thoracic Surgery, 63*, 356-361.

第五十四章 持續性監測混合靜脈血氧飽和度於病危病人之應用

學習目標

—— 研讀本章內容後，學習者應達成下列目標：

1. 了解持續性監測混合靜脈血氧飽合度在生理上的意義。

2. 了解氧氣供應與氧氣需求間關係對混合靜脈血氧飽合度的影響。

3. 了解增加及減少氧氣消耗的情況及活動。

4. 了解持續性監測混合靜脈血氧飽合度應用於病危病人之目的。

前言

　　混合靜脈血氧飽和度（mixed venous oxygen saturation，$S\overline{V}O_2$）是反應個體 O_2 供應及 O_2 需求間平衡的一種指標。自 1984 年光纖維動脈導管廣泛應用於臨床，尤其是病況危急的病人，例如：開心手術、敗血症、急性心肌梗塞、心因性休克等。可藉由持續監測混合靜脈血氧飽和度，及早發現病人潛在性心肺問題，進而提供恰當的醫護處置及評估病人對醫護處置的反應。所以持續性監測混合靜脈血氧飽和度是逐漸成為重要的評估工具。本文就有關學者對混合靜脈血氧飽和度在臨床上的研究文獻，其在生理上的意義、測量方法及如何應用於加護護理等逐一探討。希望護理同仁能藉由對混合靜脈血氧飽和度的認識、了解，進而應用於臨床上，以嘉惠病人。

　　1959 年，Boyd 等指出混合靜脈血氧飽和度（$S\overline{V}O_2$）用來評估病人心臟血管功能狀況是一個可信賴的指標。在 1959～1970 年期間相繼許多報導亦指出 $S\overline{V}O_2$ 具有評估心臟功能的參考價值。1970 年，Muir 等對不同嚴重程度的急性心肌梗塞病人進行研究，比較 $S\overline{V}O_2$ 與心輸出指數（CI）的相關性，結果發現，當患者 $S\overline{V}O_2$ 降低時，心輸出指數也同時降低。1973 年，Martin 等應用光纖維肺動脈導管於 14 位病人（有 8 位是接受冠狀動脈繞道手術，6 位是非心臟血管疾病）進行體內 $S\overline{V}O_2$ 的連續續性監測，發現所得到數值與體外 $S\overline{V}O_2$ 的數值相近（$\alpha = 0.985$），範圍為 46～98%。1981 年，Mountain-View 也設計出一種新的光纖維氧氣監測器，它是一種經改良過的分光光度計（Spectrophotometer），目前在臨床上是相當重視。

　　Vahdatpour等人（2020）在系統性文獻回顧中指出經由中央靜脈導管測量混合靜脈氧飽和度（$S\overline{V}O_2$）是非特異性的，宜作臨床分辨，低 $S\overline{V}O_2$ 可能反映心源性休克、血容量不足或阻塞性休克。高 $S\overline{V}O_2$ 通常見於敗血性休克患者，可能因液體復甦而改善心臟功能；而肺實質疾病-肺高壓併腎衰竭繼發感染性休克的病人也可能有存在代償性PH失效的低 $S\overline{V}O_2$。因此應用 $S\overline{V}O_2$ 須謹慎判斷，以提供適當的醫護處置及持續性測量 $S\overline{V}O_2$ 有助於評估對治療的反應。

$S\overline{V}O_2$ 在生理上的意義

　　$S\overline{V}O_2$ 是評估心臟功能及組織灌流之重要指標，意即代表氧氣供應及氧氣需求間的平衡。在休息狀態下正常的氧氣運輸（Oxygen deliwvery, DO_2）是每分鐘 1000 毫升，組織的氧氣消耗量（Oxygen consumption, VO_2）是每分鐘 250 毫升，所得的 750 毫升氧氣是存於靜脈中，亦即 $S\overline{V}O_2$ 應有 75%，其相關性如圖 54.1 所示。

　　氧氣的運輸有兩種方式：1.97% 氧氣溶解於血漿，其總量可由動脈血氣分壓（PaO_2）；2.3% 的氧氣溶解於血紅素，其總量可由動脈血氧飽和度（SaO_2）測得。其

受血液中溫度、二氧化碳、及紅血球中的 2、3-DPG（2、3-diphosphog1ycerate）濃度所影響。

<table>
<tr><td>

<u>靜脈血中氧氣貯存</u>

心輸出量×靜脈血氧含量×10

心輸出量（1.34×血紅素×靜脈血氧飽和度）×10

5(1.34×15×0.75)×10

= 5×15 毫升氧氣×10

= 750 毫升／分

</td><td>

<u>動脈血中氧氣貯存</u>

心輸出量×動脈血氧含量×10

心輸出量（1.34×血紅素×動脈血氧飽和度）×10

5(1.34×15×0.98)×10

= 5×20 毫升氧氣×10

= 10,000 毫升／分

</td></tr>
</table>

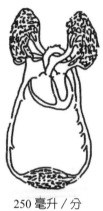

250 毫升／分
氧氣需求量

圖 54.1　氧氣供應、消耗及貯存

註：10 = 每 100 毫升血含有 10cc. 的氧氣含量；1.34 = 每 1 公克血紅素可攜帶 1.34cc. 的氧氣。

資料來源：Winslow, E. H., & Clark, A. P. et al. (1990). Effects of a lateral turn on mixed venous oxygen saturation and herat rate in critically ill adults. Heart & Lung, 19(5), 557-560.

　　身體活動時氧氣消耗量增加，促使交感神經刺激心輸出量的增加，以符合身體氧氣的需求。$S\bar{V}O_2$ 仍可維持在 60～80% 的正常範圍內。個體在劇烈運動情況下，氧氣的消耗量可能達平常的六倍。對健康人而言，能藉由代償增加體內氧氣的運輸，以符合生理的需求。然而對病況危急的患者是一種負擔，即使在休息狀態下，也無法達到組織氧氣供應及需求間的平衡。

　　當氧氣需求量無法得到滿足時，病人可能有血中缺氧（Hypoxemia）、組織缺氧（Hypoxia）及乳酸中毒（Lactic acidosis）等情形，若不能及時矯正，死亡可能隨即發生。

　　有許多情況及活動會增加病況危急患者的氧氣需求量，如表 54.1 所示。體溫增加 1°C 時氧氣消耗量增 10%；顫抖、頭部外傷、燒傷則增加至 100%；病人合併發燒、感染、呼吸工作量增加，其對氧氣的消耗為休息狀態的兩倍，每分鐘 500 毫升；例行性護理活動也會增加氧氣消耗，視活動範圍而有所不同；而麻醉、止痛肌肉鬆弛等藥劑的使用，氧氣的需求量則減少，$S\bar{V}O_2$ 就回復正常。Jamieson 等學者（1980-1981）對 20 位左心室衰竭的病人，在手術中及手術後血液動力學之變化及持續性監測 $S\bar{V}O_2$ 之比較研究中發現、$S\bar{V}O_2$ 與血液動力學測定，包括：心臟出量及心輸出指數有 65% 以上的相關性。當 $S\bar{V}O_2$ 值降低約超過 10% 時，會比平均血壓、心跳速率或動脈楔壓等值的改變還早被發現。$S\bar{V}O_2$ 低於 65% 與下列因素有關：1.不正常的血液、動力學狀態：低輸出

表 54.1　改變氧氣消耗量的情況及活動

情況或活動	氧氣消耗量（％）
增加氧氣消耗量的情況	
發燒（每增加 1°C）	10
骨傷	10～30
呼及費力	40
嚴重感染	60
顫抖	50～100
燒傷	100
氣管內管抽痰	27
胸部受傷	60
多重器官衰竭	20～80
敗血症	50～100
頭部受傷（鎮靜）	89
頭部受傷（非鎮靜）	138
危急病人在急診部門	60
減少氧氣消耗量的活動	
麻醉	25
燒傷病人在麻醉階段	50
增加氧氣消耗量的活動	
換藥	10
激動	18
身體檢查	20
訪客探訪	22
擦澡	23
照胸部 X 光片	25
姿勢改變	31
胸腔物理療法	35
秤體重	36

資料來源：Winslow, E. H., & Clark, A. P. et al. (1990). Effects of a lateral turn on mixed venous oxygen saturation and heart rate in critically ill adults. *Heart & Lung: The Journal of Critical Care*, *19*(5), 557-560.

量、血壓低、全身血管阻力增加及心律不整；2.不正常的氧氣需求：震顫、抽痰、姿勢改變、發燒；3.不正常氧氣運輸：貧血、呼吸通阻塞、肺泡微血管膜擴散障礙。當 $S\overline{V}O_2$ 高於 85%～95% 可能有不正常的血液動力學狀況，例如：高心輸出量、全身血管

阻力降低、氰化物（Cyanide）中毒。$S\overline{V}O_2$ 並非與心臟功能中的某一指標有特定關係，但若 $S\overline{V}O_2$ 的數值超過 $\pm 10\%$，則須評估每一相關的血液動力學因子。是故，$S\overline{V}O_2$ 可用來及早確定組織灌流不當的現象。

$S\overline{V}O_2$ 的測量方法

混合靜脈血（肺動脈血）的定義為其血來自於全身的回流靜脈血及經冠狀竇回流到右心房的混合血。所以在右心室或肺動脈取得的血標本必是混合靜脈血，因為其包含了來自心臟及身體其他部分的混合靜脈血。$S\overline{V}O_2$ 可由兩種式測得：1.體外測得由是由 Swan-Ganz 的遠端管抽取肺動脈血，經血液氣體分析器測得混合靜脈血氧飽和度；2.體內測得法是將含光纖維的肺動脈導管同 Swan-Ganz 置入法，由皮下經血管至肺動脈處，藉由紅血球對光的反應，經電腦每五秒計算出混合靜脈血氧飽和度，達到持續監測的目的，儀器設備如圖 54.2 所示。

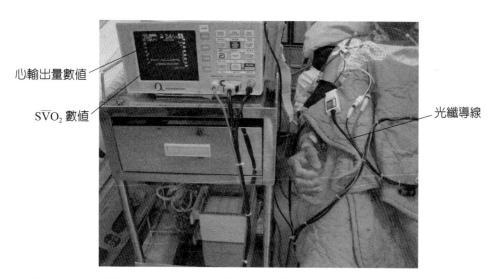

心輸出量數值

$S\overline{V}O_2$ 數值

光纖導線

圖 54.2　持續性心輸出量及混合靜脈血氧監測器（continuous cardiac monitor）

$S\overline{V}O_2$ 應用於加護護理

持續性監測混合靜脈血氧飽和度應用於病危患者，主要目的有三：1.當 $S\overline{V}O_2$ 降低代表氧氣的消耗及運輸不平衡，提醒醫護人員須更進一步評估相關因素，如：血紅素、動脈氧氣含量、心輸出量、或組織氧氣消耗量的增加；2.$S\overline{V}O_2$ 的穩定在某些個案代表氧氣的供應及需求穩定，不需常去做動脈、靜脈血液氣體分析，可減少金錢、時間上的浪費及輸血的可能性；3.持續監測 $S\overline{V}O_2$ 應用於加護單位，可事先協助護理人員判

斷此時所執行的護理活動是否安全，例如：$S\overline{V}O_2$ 低於 50%或更低，表示氧氣的運輸量介於氧氣需求量的邊緣，此時執行抽痰或翻身更增加病人氧氣的需求量，以及降低心輸出量或血中氧氣飽和度。所以護士在執行護理活動時可利用 $S\overline{V}O_2$ 來確定是否得當，或將其活動改良或延後，減少病人組織的耗氧量。

加護單位的護理人員，透過持續性監測 $S\overline{V}O_2$，可在其他與血液動力學相關因素未變化之前有所警覺，例如：心衰竭、低血容、呼吸衰竭等，在病人情況尚未變壞前做適當之處置，且可藉由 $S\overline{V}O_2$ 來評價液體補充、藥物治療（Atropine、Nitroprusside、Isoproterenol、Epinephrine、NTG、Dobutamine、Dopamine……）及呼吸治療等效果。當發現有與中央靜脈導管相關的感染，除進行細菌培養外，需儘快移除導管和進行抗生素治療。

臨床範例

個案為 74 歲冠狀動脈疾病人者，於 10 月 7 日接受冠狀動脈繞道手術，在心臟血管加護中心接受立即照護，經藥物治療（NTG、Dopamine、Dobutamin）、主動脈內氣球幫浦（IABP）、呼吸器的輔助治療下。病情穩定。於手術後第一天早上主護護士給予病人床上擦澡及右側翻身，病人的 $S\overline{V}O_2$ 的血液動力學相關因素的變化，如表 54.2 中之 A、B 所示。$S\overline{V}O_2$ 由 63% 降至 45%，血壓 160/60 mmHg、肺動脈壓（PAP）52/25 mmHg，血中混合靜脈血氧飽和度（$S\overline{V}O_2$）為 97%，因此主護護士立即將病人姿勢調整睡平，呼吸器的氧氣飽和度由 40% 增至 60%，經身體評估後，發現右下肺葉呼吸聲減弱，胸部 X 光片顯示右肺葉塌陷，應避免患側（右側）受壓，證明了立即措施是對的，經十分鐘後病人的 $S\overline{V}O_2$ 漸回升至 65%，血壓、肺動脈壓趨於穩定、心輸出量、動脈血氧飽和度亦進步了，所以將氧氣吸入濃度由 60% 漸漸再降回原來的 40%。

結論

自 1981 年光纖維氧氣監測器進一步改良後，可正確的持續監測 $S\overline{V}O_2$，已廣泛應用於病危患者，尤其是開心手術病人。傳統的血液動力學相關因素的評估是有助於了解病人氧氣供應及需求間的平衡狀態，但往往因為是間歇性測量如心輸出量、心輸出指數、全身血管阻力、動脈血氧分析等，而不能及時地判斷病人是處於氧氣供不應求的情境，所以持續性監測 $S\overline{V}O_2$ 是具有隨時評估身體組織氧氣需求及供應間平衡的價值性，可及早提醒醫護人員執行減輕病人受威脅的處置，並評估其對治療的反應。

表 54.2　S$\overline{V}O_2$ 與血液動力學因素的相關性

資料	A	B	C
心輸出量（L/min）	3.29	-	4.38
S$\overline{V}O_2$(%)	63	45	65
血壓（mmHg）	140/60	160/60	120/70
肺動脈壓（mmHg）	43/23	52/25	41/20
動脈血壓（mmHg）	126	-	107
動脈血二氧化碳分壓（mmHg）	35	-	33
動脈血氧飽和度（％）	97	97	98
血紅素（gm/100mL）	10.2	10.2	10.2

註：「-」未能及時測量得到數據；A：病情穩定時；B：床上擦澡及右側翻身；C：經處理後十分鐘。

學習評量

1. 簡述持續性監測混合靜脈血氧飽合度在生理上的意義。
2. 簡述氧氣供應與氧氣需求間關係對混合靜脈血氧飽合度的影響。
3. 簡述增加及減少氧氣消耗的情況及活動。
4. 簡述持續性監測混合靜脈血氧飽合度應用於病危病人之目的。

參考文獻

Brannan. W, et al. (1989). *Care of the Surgical patient ll in the ICU. Cardiopuimonary Monitoring*, 18-19.

Clark. A. P.. Winslow. E. H. et al. (1990). Effects of endotracheal suctioning on mixed venius oxygen saturation and heart rate in critically ill adults. *Heart & Lung: The Journal of Critically Care, 19*(5), 552-560.

Davidson, L. J., Brown, S. (1986). Contionus S$\overline{V}O_2$ monitoring: A tool for analyzing hemodynamic status. *Heart & Lung, 15*(3), 287-291.

Jamieson, W.R. E.. Turnbull. K. W. et al. (1982) Continous monitoring of mixed venous oxyegen saturation in cardiac surgery. *The Candian Journal of Surgery, 25*(5), 538-542.

Marx, G., & Reinhart, K. (2006). Venous oximetry. *Current Opinion in Critical Care, 12*(3), 263-268.

Nelson. L.D. et al (1985). Continuous venous oximetry in surgical patients. *Ann. Surg. March,* 329-333.

Sion, K., Gore, J. M. et al. (1984). Use of continous monitoring of mixed venous sturation oin the coronary care unit. *Chest, 86,* 757-761.

Tyier. D. O., Winslow. E. H. et al. (1990). Effects of a 1-minute back rub on mixed venous saturation and heart rate in critically ill patients. *Heart & Lung: The Journal of Critical Care, 19*(5), 562-565.

Vahdatpour, C. A., Darnell, M. L., & Palevsky, H. I. (2020). Acute respiratory failure in interstitial lung disease complicated by pulmonary hypertension. *Respiratory Medicine, 161,* 105825.

White, K. M., Winslow. E. H. et al. (1985). Compleying the hemodynamic picture: $S\overline{V}O_2$. *Heart & Lung: The Journal of Critical* Care, *14*(3). 272-279.

White. K. M., Winslow, E. H. et al. (1990). The physiologic basis for continous mixed venous oxygen saturation monitoring. *Heart & Lung: The Journal of Critical Care, 19*(5), 548-556.

Winslow, E. H., Clark.A.P, et al. (1990). Effects of a lateral turn on mixed venous oxygen saturation and heart rate in critically ill adults. *Heart & Lung: The Journal of Critical Care, 19*(5), 557-560.

Winslow, E. H., & Clark, A. P. et al. (1990). Effects of a lateral turn on mixed venous oxygen saturation and heart rate in critically ill adults. *Heart & Lung: The Journal of Critical Care, 19*(5), 557-560.

索 引

一、英文部分

二、中文部分

四畫

國家圖書館出版品預行編目資料

實用重症護理學／張美玉，劉慧玲著．－－四
版．－－臺北市：五南圖書出版股份有限公
司，2023.10
面； 公分
ISBN 978-626-366-609-2（平裝）

1.CST: 重症護理 2.CST: 重症醫學

419.821   112015198

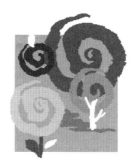

5K19

實用重症護理學

作 者 — 張美玉(211.1)、劉慧玲

發 行 人 — 楊榮川

總 經 理 — 楊士清

總 編 輯 — 楊秀麗

副總編輯 — 王俐文

責任編輯 — 金明芬

封面設計 — 姚孝慈

出 版 者 — 五南圖書出版股份有限公司

地　　址：106臺北市大安區和平東路二段339號4樓

電　　話：(02)2705-5066　　傳　　真：(02)2706-6100

網　　址：https://www.wunan.com.tw

電子郵件：wunan@wunan.com.tw

劃撥帳號：01068953

戶　　名：五南圖書出版股份有限公司

法律顧問　林勝安律師

出版日期　2000年 8 月初版一刷
　　　　　2011年 5 月二版一刷
　　　　　2022年12月三版一刷
　　　　　2023年10月四版一刷

定　　價　新臺幣880元

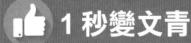

經典永恆・名著常在

五十週年的獻禮 —— 經典名著文庫

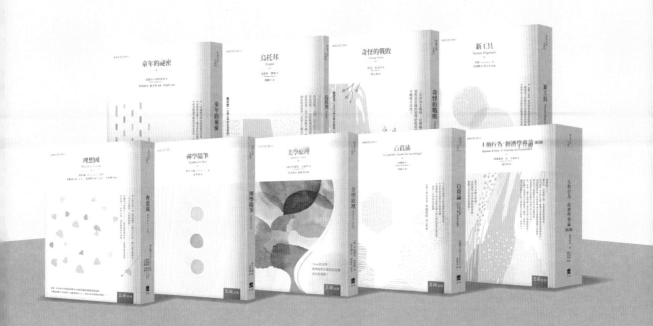

五南，五十年了，半個世紀，人生旅程的一大半，走過來了。

思索著，邁向百年的未來歷程，能為知識界、文化學術界作些什麼？

在速食文化的生態下，有什麼值得讓人雋永品味的？

歷代經典・當今名著，經過時間的洗禮，千錘百鍊，流傳至今，光芒耀人；

不僅使我們能領悟前人的智慧，同時也增深加廣我們思考的深度與視野。

我們決心投入巨資，有計畫的系統梳選，成立「經典名著文庫」，

希望收入古今中外思想性的、充滿睿智與獨見的經典、名著。

這是一項理想性的、永續性的巨大出版工程。

不在意讀者的眾寡，只考慮它的學術價值，力求完整展現先哲思想的軌跡；

為知識界開啟一片智慧之窗，營造一座百花綻放的世界文明公園，

任君遨遊、取菁吸蜜、嘉惠學子！